精准医学出版工程·精确麻醉系列

丛书主审 罗爱伦 曾因明 **丛书主编** 于布为

中西医结合精确麻醉

主编 苏 帆 王秀丽

PRECISION ANESTHESIA IN INTEGRATED TRADITIONAL CHINESE AND WESTERN MEDICINE

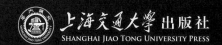

上海交通大学出版社
SHANGHAI JIAO TONG UNIVERSITY PRESS

内容提要

本书共分为五章，包括了中西医结合麻醉概述、中医药围手术期应用的中医基础理论、中西医结合麻醉临床实践、中西医结合麻醉规范与培训以及中西医结合麻醉研究热点与展望。

本书附录为读者提供了常用方剂与常用中药的名称，以及50个常用穴位的信息，帮助读者更好地理解中西医结合麻醉的实践方法。《中西医结合精确麻醉》是一本全面而实用的书籍，旨在促进中西医结合在麻醉领域的应用，为临床医生和研究人员提供了宝贵的参考资料和指导。

图书在版编目（CIP）数据

中西医结合精确麻醉 / 苏帆，王秀丽主编 . -- 上海：
上海交通大学出版社，2024. 12 -- ISBN 978-7-313-31732
-2

Ⅰ. R614

中国国家版本馆 CIP 数据核字第 2024DP6903 号

中西医结合精确麻醉
ZHONGXIYI JIEHE JINGQUE MAZUI

主　　编：苏　帆　王秀丽	
出版发行：上海交通大学出版社	地　　址：上海市番禺路 951 号
邮政编码：200030	电　　话：021-64071208
印　　制：上海万卷印刷股份有限公司	经　　销：全国新华书店
开　　本：787 mm×1092 mm　1/16	印　　张：23.75
字　　数：558 千字	
版　　次：2024 年 12 月第 1 版	印　　次：2024 年 12 月第 1 次印刷
书　　号：ISBN 978-7-313-31732-2	
定　　价：168.00 元	

"精准医学出版工程——精确麻醉系列"
编委会

丛书主审　　罗爱伦　曾因明

丛书主编　　于布为

编　　委　（按姓氏笔画排序）

马正良　王秀丽　王英伟　王国年　王国林

石学银　冯　艺　朱　涛　华　薇　刘学胜

严　佳　苏　帆　杨立群　吴镜湘　沈小凤

宋海波　罗　艳　姜　虹　姜丽华　姚尚龙

袁红斌　夏　明　顾小萍　顾卫东　徐子锋

徐美英　郭向阳　韩文军　熊源长　缪长虹

魏　嵘

学术秘书　　薛庆生

本书编委会

主　编

苏　帆　山东中医药大学附属医院

王秀丽　河北医科大学第三医院

副主编

李文志　哈尔滨医科大学附属第二医院

余剑波　天津市中西医结合医院

刘国凯　北京中医药大学东直门医院

郝　巍　河北省中医院

编　者（按姓氏笔画排序）

马武华　广州中医药大学第一附属医院

王均炉　温州医科大学附属第一医院

王祥瑞　上海同济大学附属东方医院

吕　欣　上海市肺科医院

齐　峰　山东大学齐鲁医院

安立新　首都医科大学附属北京友谊医院

杨　帆　山东中医药大学附属医院

李惠洲　河北医科大学第三医院

宋建钢　上海中医药大学附属曙光医院

迟永良　山东中医药大学附属医院

赵高峰　广东省中医院

高　巨　江苏省苏北人民医院

崔苏扬　江苏省中医院

梁汉生　北京大学人民医院

路志红　空军军医大学第一附属医院

总　序

　　无论中西方，医学发展的早期都基于朴素的自然主义哲学思想。在远古时期，人类的生存主要依赖于狩猎活动。由于生产力低下，那时人类还无法制造高效率的生产工具和武器，只能依赖人海战术去围猎动物，因此受伤乃至死亡都是不可避免的，这就促使人们探索如何去救治这些伤者。人们发现，指压身体某个部位会产生酸麻胀感，以及镇痛作用，因而萌发了经络学说的基础。而在采集野生植物以果腹的同时，人类又对其药用价值有了体会，产生了中医药学的基础。几乎同一时期，中国出现了扁鹊而古希腊出现了希波克拉底，显然这不是偶然。后来，火的发现以及冶炼技术的发展，使医疗器械的发展迈上了快车道。我在希腊博物馆里看到的据称是希波克拉底用过的手术器械，已与现代手术器械几无二致。这些都说明，在医学发展的早期，东西方走的几乎都是相同的路。

　　然而，在随后的历史岁月中，中医逐渐趋于以针灸、汤药、外敷为主要治疗手段，更加强调调理机体内部各脏腑间的功能平衡以及维持与外界的平衡关系。而西方医学的发展之路，则更加偏重于基于理论指导的所谓科学化的发展之路，如对人体解剖结构的研究，魏尔肖细胞病理学概念的提出，培根科学方法论的建立，基于解剖学的外科手术技术的发展，以及现代医院组织形式的确立及在全世界范围的推广。这些都使得西医这种所谓现代医学，在近代逐渐发展成为医学的主流。而在中华人民共和国成立后，有感于西医人才匮乏和广大农村地区缺医少药的现实，毛泽东特别强调要努力发掘中医药这座宝库，大力培养中医人才，把医疗卫生工作的重点放到农村去。这一系列的指示，使得中医药的发展得到了保证。尽管如此，相较于西医系统而言，中医中药学的发展仍然滞后，特别是在麻醉学领域更是如此。以上对中医和西医这两个大类系统进行了简单的比较。

其实，从医学发展的趋势来看，无论西医还是中医，目前大体上仍然都处于经验医学为主的阶段，处于由经验医学向精准医学转化的进程中。精准医学，就我的理解而言，是一个相对于经验医学的概念；其需要被准确地定义，仍有待发展和完善。仔细回忆，"精准"这个词，在20年前，中国大陆是不太常用的。那时常用的词是什么呢？是精确。随着两岸交流的日益增多，一些来自中国台湾的惯用词开始在大陆流行，精准就是其中之一。特别是在美国前总统奥巴马提出发展"precise medicine"后，大陆的医学专家就将其译为精准医学。相对于以患者的症状体征和主诉为主要诊断依据的经验医学，精准医学更加强调客观证据的获取，这样的进步与循证医学的兴起不无关系。其实，精准医学也有不足的一面，很多问题有待进一步厘清。比如，我们经常需要抽取患者一定量的血液来做检查，将化验结果当作患者当前的状态，殊不知这个化验结果，不过是患者抽血时的状态而已。再比如，我们给患者口服用药，每日口服三次的药物，本应间隔8小时，却分别在白天的早、中、晚用药，这样真的合理吗？但大家很难改变现状。毕竟在半夜叫醒患者服药，对于患者和值班护士都是折磨。千里之行，始于足下，我们应当从最细微之处做起。

长久以来，麻醉界一直以心率、血压是否平稳，或者再加上苏醒是否迅速等，作为评判麻醉好坏的标准。这就导致在麻醉诱导后，使用小剂量血管收缩药来维持血压成为一种普遍的做法。近年来，以美国为代表的所谓干派麻醉，更是要求麻醉诱导后的整个手术期间都不允许输入较大量的液体，以避免体内液体超负荷，影响术后恢复；随着循证医学的强势崛起，以及国内规范化培训的全面铺开，这种理论和做法成为每一个接受培训的年轻医生都必须掌握的权威。但从结果来看，很多规培毕业生在临床麻醉的实践中"险象环生"，科室不得不对他们进行再培训，甚至强制他们短期脱岗接受再培训。因而，欧美主流麻醉理论在临床科学性方面是有待商榷的。

关于精确麻醉，1999年，我首次提出了"理想麻醉状态"这一中国麻醉的独创理论。理想麻醉状态，是对麻醉过程中所有可监测到的人体指标，都规定它们的正常值范围；在麻醉和手术过程中，只要将这些指标都控制在正常值范围内，就能杜绝患者发生意外的可能性。"理想麻醉状态"理论和欧美主流麻醉理论的最大区别，就在于前者是以人体各脏器的良好灌注为目标，而并非仅以血压这一相对表象的指标为判断标准。在1999年到2009年，我担任中华医学会麻醉学分会第十届委员会主任委员的十年间，就"理想麻醉状态"这一理论进行了全国巡讲，并举办了几十期的县级医院麻醉科主任培训班。约有数千人参加了这些培训，使得中国麻醉的整体安全水平得到迅速改善。在2018年国家卫生健康委新闻发布会上，国家卫生主管部门领导就中国何以能在短短十几年的时间里，将医疗可及性和医疗质量指数排名从110位快速提升到48位做了回答，其中就特别提到麻醉学科的进步所做的贡献。这是卫生主管部门领导对我们努力的高度肯定。在新冠病毒流行期间，应用这一理论指导新冠肺炎危重症患者的救治，也取得了良好的成绩。以上是精确麻醉在临床实际应用方面的贡献。

　　"精确麻醉系列"是"精准医学出版工程"丛书的一个组成部分。本系列目前已有13个分册，其内容涵盖了产科、儿科、骨科、胸外科、神经外科、整形外科、老年患者、肿瘤患者、手术室外及门诊手术的精确麻醉，以及中西医结合的精确麻醉、疼痛精确管理、精确麻醉护理、精确麻醉中的超声技术等。各分册的主编均为国内各相关麻醉领域的知名专家，均有扎实的理论基础和丰富的临床实践经验，从而保证了本系列具有很高的专业参考价值。本系列可作为临床专科医生工作中的参考书，规培医生和专培医生的自学参考书，对于已经获得高级职称的专业人员，也有望弥补经验方面的某些不足。总体而言，这是一套非常有意义、值得推荐的参考书籍。

　　精确麻醉今后将走向何方？以我个人之愚见，大概率有两个目标。其一是以人工智能为基础的自动化麻醉，这一突破，可能就在不远的将来。其二则是以遗传药理学为基础、完全个体化的、基于患者自身对药物不同敏感性所做出的给药剂量演算以及反馈控制计算机的给药系统，真正实现全自动的精确麻醉管理。只有完成了这两个目标，我们才真正意义上实现了完整的精确麻醉。

于布为

2024年6月20日

草于沪上寓所

前　言

2015年，美国总统奥巴马在国情咨文中提出"精准医学计划"（precision medicine initiative），希望精准医学可以引领一个医学新时代。汉语中"精确"（accurate）和"精准"（precision）是有区别的，两者的不同主要在于前者是精密而准确，最好没有误差，而后者多指时间和空间上的准确。因此，丛书名"精确麻醉"是立念于更加准确地描述现有的麻醉理论与技术。

"精确麻醉系列"之《中西医结合精确麻醉》若采用上述理念将其理论和技术更加准确地描述出来还是有一定的难度。一是中医药麻醉还不是业内的广泛共识，二是中西医结合之说在中西医两界都存有质疑。不管怎样，中医药麻醉有20世纪的底子，加之中医麻醉人多年的努力，现已经小有建树，且中西医结合已成为我国的医学战略。"故不积跬步，无以至千里；不积小流，无以成江海"，理顺当前已经取得的成果，方能积小为大，从模糊到清晰，从粗略到准确，也符合此书的本意。同时，本书可为将来中西医结合麻醉的发展乃至成为一门重要学科奠定基础，其重要性是不言而喻的，前景可期。

该书的前两章着重于中医药麻醉的历史、理论和技术，有丰富的传统典籍支持。从第三章开始，融入了大量中西医结合麻醉的实践内容，体现了编者丰富的中医药麻醉经验和临床认知，是本书中最有分量的部分。它不仅从理念和方法上做到了尽可能的精确，同时为该领域的进步和完善提供了重要参考和启示作用，也为今后中西医结合麻醉学科的发展奠定了坚实基础。

该书在编写过程中得到了所有参与者的广泛重视，大家认真讨论，反复推敲，最后形成本书。这本书倾注了各位编者的热情、智慧和努力，体现了当前国内乃至国际上中西医结合麻醉的较高水平，为今后中西结合麻醉的广泛实施和应用提供了可靠的参考。该书尤其适合年轻的麻醉医师及医学生阅读和借鉴，为开辟中医药麻醉领域科研、强化中西医结合麻醉方式、构建麻醉中医理论与实践体系提供强大的内容支持和应用帮助。

　　在此，我谨代表《中西医结合精确麻醉》的全体编者，感谢于布为教授的倡导、信任和支持；感谢所有参编人员的倾情付出；感谢王秀丽主任对该书前期编撰做出的大量组织工作。

　　由于时间仓促，书中内容尚未应收尽收，是为一憾。期待有再版机会，吾等再努力补缀、修饰、改正。

苏　帆

2024.7

济　南

目　录

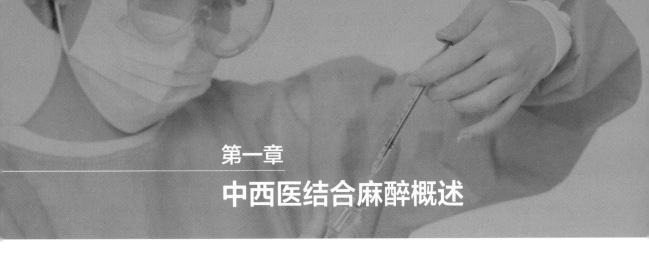

第一章
中西医结合麻醉概述

麻醉术是我国古代外科领域的重要发明之一。在很长的一段历史时期内，我国古代医家都有应用与补充，使麻醉技术一度处于世界领先水平。

第一节　中国古代麻醉术溯源

一、古代麻醉术发明于汉代

古代麻醉术最早源于我国。目前发现最早的有关药物麻醉术的文献是 1973 年湖南长沙马王堆 3 号汉墓出土的医学帛书《五十二病方》所载的"令金伤毋痛"方。其中有"已饮，有顷不痛。复痛，饮药如数。不痛，毋饮药"的记述。又如方中所提到的"醇酒盈一杯入药中，挠饮。不能饮酒者，酒半杯"，说明了酒在止痛上发挥着关键的作用。说明当时已在一定程度上知道药物和酒可以产生止痛的效果。

《神农本草经》载有的药物如羊踯躅、大麻、乌头、附子、莨菪子等都提到其麻醉镇痛作用，如："乌头，味辛温，主中风恶风，洗洗出汗，除寒湿痹，咳逆上气，破积聚寒热，其汁煎之，名射罔，杀禽兽。"

《列子·汤问》和《史记·扁鹊列传》中均有进行外科手术的记录。《列子·汤问》中记述战国名医扁鹊以"毒酒"作麻药为患者"剖胸探心"，如"鲁公扈、赵齐婴二人有疾，同请扁鹊求治。扁鹊遂饮二人毒酒，迷死三日，剖胸探心……二人辞归。"这里的"毒酒"当为麻醉酒，是史料中关于麻醉药酒的最早记载，据此可以推断在战国时期具有麻醉作用的药酒就已出现。

张仲景在《金匮要略》中认为乌头有麻醉的作用，其曰："乌头，右一味，以蜜二斤，煎减半，去滓，以桂枝汤五合解之，得一升后，初服二合，不知，即取三合；又不知，复加至五合，其知者，如醉状；得吐者，为中病。"清代曹颖甫曰："乌头性同附子，麻醉甚于附子，服后遍身麻木，欲言不得，欲坐不得，欲卧不得，胸中跳荡不宁，神智沉冥，如中酒状……"

二、华佗最早发明组方有麻醉作用的药物

华佗从饮酒能使人醉而不醒中得到启示，又结合《神农本草经》中具有麻醉作用的乌头、莨菪子、羊踯躅等药，将其组成一方，首创了用于外科手术的酒服麻沸散。后期发掘的《神医华佗秘方》中记载有麻沸散、琼酥散和整骨麻药三方，据后人考证均有麻醉作用。华佗可以做类似脾切除、肠胃吻合等高难度的手术，他的外科成就代表了汉代最高水平，被誉为"外科鼻祖"。在《三国志》《列子·汤问》等文献中均能找到华佗施用麻醉后手术成功的病例记载。如"若病结积在内，针药所不能及，当须刳割者，便饮其麻沸汤，须臾便如醉死，无所知，因破取病。若在肠中，便断肠湔洗，缝腹膏摩，四五日差，不痛，人亦不自寤，一月之间即平复矣。"这一发明比西方国家使用乙醚或一氧化二氮进行麻醉早1700多年。美国拉瓦尔（Lawall）在《世界医学史》中提到华佗在发明麻醉术时说："一些阿拉伯权威提及吸入性麻醉术，这可能是从中国人那里演变来的，因为中国名医华佗擅长此术。"

第二节　古代麻醉术的发展

古代麻醉术在晋代有了发展。葛洪是两晋之交著名的道教学者、医学家和药学家。他所撰的《肘后方》中载有麻醉药物，如羊踯躅、乌头等，在总结前人的基础上，将其应用于临床，并有所发挥与提高。

道教认为天雄、附子有轻身的作用，实则是使用这些药物可产生轻度麻醉作用。道教常以天雄、乌头、附子等作为修炼服用的主药，原因在于适量服用这些药物后可以令人产生轻快的感觉。

隋唐时代的药物麻醉发展迅速，全身麻醉法已经应用于临床。巢元方等编撰的《诸病源候论》中还具体论述了腹部外科手术的方法和步骤，如"夫金疮肠断者……肠两头见者，可速续之，先以针缕如法，连续断肠，便取鸡血涂其际勿令气泄，即推内之。"这种断肠吻合术与华佗采用的吻合术大有相似之处，说明巢元方重视该项治疗技术，也印证了在他之前有外科学家曾成功地进行过肠吻合术，也为华佗进行过腹部诸种手术提供了佐证。

唐代段成式的《酉阳杂俎》内容广泛，当中记载荆州的一位外科医师对小腿骨折的患者进行全身麻醉后施行切开复位手术治疗。唐代孙思邈在使用麻醉药物上也有较丰富的经验，他发现了大麻具有麻醉作用，把它作为麻醉药物用于腕骨拆换。唐代蔺道人在《仙授理伤续断秘方》中有以麻醉药为主组成的整骨药，"用大乌头……温酒调下，如未觉再添二分药"，书中把川草乌、马钱子、木别子等作为麻醉药物使用，或与乳香、没药合用，增强药力，并对麻醉深度、药剂用量、药物中毒的解救方法都进行了研究。

公元前386年扁鹊用砭石镇痛做切开痈肿术与抢救垂危患者揭开了将针灸术用于麻醉的序幕，奠定了针灸麻醉的雏形。但古代文献中有关针灸用于麻醉的记载甚少，仅唐文学家薛用弱在其《集异记》中有名臣梁国公狄仁杰妙用针术麻醉取鼻中疣赘的记载："狄梁公性闲医药，尤妙针术……有富室儿，年可十四五，鼻端生赘，大如拳石，根蒂缀鼻，才如食箸，或触之，酸痛刻骨……痛楚危极，顷刻将绝……即于脑后下针寸许，乃询病者曰：针气已达病处乎？病人颔之。公遽抽针，而疣赘应手而落……"这是一次成功运用针灸镇痛麻醉去除赘瘤的记载。

两宋时期，对麻醉技术的研究更加深入，如南宋针灸医家窦材在《扁鹊心书》中记载了以睡圣散作为全身麻醉的方剂，临床使用方法是"人难忍艾火灸痛，服此即昏睡不知痛，亦不伤人，山茄花（即曼陀罗花）、火麻花……共研为末，每服三钱，小儿只一钱，茶酒任下。一服后即昏睡"。这是全身麻醉方药在医学文献中的最早记载，至今仍有重要的参考价值。

辽夏金元时期，医家对麻醉剂有了比较深入的认识。麻醉术的发展主要表现在用药量与麻醉深度间关系的认识和运用，同时还强调了不同个体耐药量、病情轻重、出血量的差异，这是平衡麻醉的雏形。金元时期因时代与环境的特殊性，骑兵大量发展，骨伤科疾病出现较多，急需理想的麻醉剂。1337年，危亦林在《世医得效方》中主张骨折在手法复位困难时，可行切开复位法，并吸收了唐宋两代的麻醉经验，制草乌散，用于整骨麻醉，"服后若麻不得，可加曼陀罗花及草乌五钱，用好酒少些与服""……用此麻之，任从用钳拽。或凿开取出……"麻醉方法及剂量按照年龄、体力及出血情况而定，再按照患者的麻醉程度逐渐增加或减少。书中描述得非常详细："先用麻药服，待其不识痛处，方可下手。或服后麻不倒，可加曼陀罗花及草乌五钱，用好酒调些少与服，若其人如酒醉，即不可加药。被伤者有老、有幼、有无力、有血出甚者，此药逐时相度入用，不可过多。亦有重者，若见麻不倒者，又旋添些，更未倒，又添酒调服少许，已倒，便住药，切不可过多"，并总结出"用盐汤或盐水与服立醒"，较之前代这是非常重要的创见，对药量有比较严格的控制，防止深度麻醉产生意外，对麻醉管理技术的认识有了明显提高。

明代梅元实的《药性会元》中记载了一则大家都很熟悉的方药，就是由曼陀罗花、川乌、草乌组成的蒙汗药，能令人丧失知觉，从而产生镇痛作用。李时珍高度重视麻醉术，对古代麻醉术进行了深入研究，在《本草纲目》中详细介绍了曼陀罗花的麻醉作用。书中记载了麻醉药如乌头、莨菪、曼陀罗花、无名异、茉莉根等，还提及了北方少数民族地区的"押不芦"草也具有很好的麻醉效果，并认为在华佗的麻沸散中包括有"押不芦"的成分。明代在局部麻醉术方面有显著进步，明代医学家王肯堂在《证治准绳·外科》中首次论及局部麻醉药，其成分是川乌、草乌、南星、半夏、川椒，为末调搽，并将局部麻醉方法广泛应用于临床，以减轻患者的痛苦。王肯堂的唇裂修补术及耳落再植术等就是在局部麻醉下进行的。如"缺耳，先用麻药涂之，却用剪刀剪去外些皮，即以绢线缝合，缺耳作二截缝合"，反映了在麻醉术的帮助下用外科手术治疗损伤的先进水平。明代外科大家陈实功著有《外科正宗》，该书有"列症最详，论治最精"之誉，记载了鼻息肉摘除术等都运用了局部麻醉法。

1942年，清代《医宗金鉴》中有以蟾酥、荜茇、半夏、闹羊花、胡椒、川椒、川乌组成的琼酥散（早期亦有记载，传华佗创），用黄酒调服可起麻醉作用。清代赵学敏于1759年在其著作《串雅内编》中介绍过一种手术方药，便是由草乌、川乌、天南星等组成的麻醉药，并且记载了复方催醒剂的应用。用人参、生甘草、陈皮、半夏、白薇、菖蒲、茯苓组成的复方作为内服的催醒剂，这是催醒方法的一次发展和提高。

由此可见，麻醉术是中国古代医药在外科领域的重要发明，从华佗发明麻沸散开始，历经一千多年的发展，越来越适合医学需求。

第三节　古代麻醉术对现代麻醉的影响

虽然，华佗的麻沸散在特定的社会环境中消失，使古代麻醉术在很长的一段时间内迷失在医学的发展中。但是，中医学对人的关怀并未从此消失，人们仍旧渴望发展技术和增长知识。中医学对人的关怀在新时期又开始萌发出新的活力，经过众多医者孜孜不倦的求索，中医药理论和诊疗方法更加完善和有效。同时，旨在减轻患者伤痛的"以人为本"的镇痛方法也得到了发展。

中国的传统文化之所以历经几千年而不衰，是因为其具有开放性和包容性。而近两千多年来，儒家思想起了至关重要的作用。儒家思想经过几千年的历练，作为中国传统文化的主题也具有开放性和包容性，这就意味着其具有发展的潜力。儒家思想中的仁爱、道德、和谐、中庸之道用在行医上是最贴切不过了，尤其是用于麻醉医学。麻醉医学是目前医学领域具有潜在风险的学科之一，麻醉医师要有仁爱之心、职业操守、社会责任和高超的技术，因为他们的职业关乎生命存亡，他们的职业操守意味着生命价值，他们顾及的是医患的共同命运，他们的技术是绝无任何偏激的中庸之道。

如今即使麻沸散重新问世，也已不可能再有用武之地，其原因是当今诸多全身麻醉剂不但有麻沸散的所有功能，且其化学结构与成分及主要作用机制和不良反应都非常清晰，且麻醉作用强度也是麻沸散所远远不能及的。但是，麻沸散作为中华民族智慧的一种象征，对麻醉学的发展永远是一股巨大的推动力，启发我们去开发更加实用的中医药资源用于麻醉医学。

古代麻醉术的存在让我们引以为傲的同时，激励着我国麻醉医师们奋起直追，力争再次站在世界麻醉学领域的高峰！

第四节　中西医结合麻醉概念的形成与未来

一、中西医结合麻醉概念形成背景

首先引起国内重视中医药在麻醉领域应用的是 2001 年在 *Anesthesiology* 上刊登的一篇关于针刺 P6 穴（内关）预防术后恶心、呕吐的文章，认为术中针刺 P6 穴（内关）可以明显降低术后恶心、呕吐的发生率。*Anesthesiology* 是国际麻醉界权威的杂志，能刊登这样的文章，是对研究的设计、实施方法和结果给予了肯定，同时也是对其中分析讨论的某些中医理论有一定程度的认可。该文章的发表，迅速在国内产生了影响，出现了大量术中针刺穴位进行预防和治疗麻醉相关问题的研究。同时进行的研究还有体针、埋针治疗顽固性神经痛，葛根素的脏器保护作用，参附注射液的心肌保护作用等。很快，广大麻醉医师认为中医药可以为现行的临床麻醉和镇痛发挥非常重要的作用，特别是针对那些发病原因与机制不清的术后并发症、器官功能障碍、心脑血管意外、慢性病理性疼痛等，可以解决某些西医无法完全解决的问题。这种理念的改变推动了全国范围内研究中医药在麻醉与镇痛领域应用的高潮。

近年来，中西医结合在围手术期脏器功能保护方面的研究逐渐兴起，中西医结合脏器功能保护的实质是采用中医整体观概念，针对脏器损伤的病因、病机，引入五脏的生克制约关系，通过疏肝、养心、健脾、润肺和补肾的方法，进行全脏器功能保护，而非局限于单一脏器功能的保护；利用维护全身脏腑的气血平衡去促进所有脏器功能的恢复及各脏腑相互之间的协调关系，而非局限于脏器结构、生物学特性及单一功能的改善。这一理念将彻底改变过去单一脏器功能保护的片面性，重新确立脏器功能保护的方向及目的。

二、创新理论的指导作用

（一）麻醉与手术相关的中医理论创新

（1）肾元理论与体质说。手术患者的体质问题是麻醉手术的风险之一，先天不足、体质羸弱者对麻醉与手术的耐受力较差，其术后并发症发病率高，且较为严重，结局也很差。

（2）麻醉手术气血关系。麻醉手术是一个伤气耗血的过程，术前禁食断水谷之气、机械通气扰乱清气、麻醉阻抑气机、手术切口泄卫气、出血脱营气、开胸腹破宗气、切割器官伤脏腑之气，最终气血耗损，导致元气大伤。

（3）气血调控即应激调控理论。维护机体脏腑的气血平衡是人体生命基本的正邪相争过程，和应激调控是抗伤害刺激的过程一样。"正气存内，邪不可干"与恰当应激强度的平衡具有同质性。

（4）术后并发症的气血理论。术后并发症发生的三个基本要素：术前肾气本虚、术中和术后的气虚大于血虚与气虚血瘀。术后气血失衡导致的气机逆乱是其本质。

（二）创新理论的临床实践指导作用

（1）术前培元固本、益气生津，纠正肾气本虚以提高患者的应激功能储备；以补益气血类中药、耳穴压豆、穴位贴敷、埋针、穴位注射、导引术、食疗、音乐疗法等方法培元固本、益气生津，提高患者的功能储备，增强其对麻醉手术的耐受力。

（2）术中补气益气、通经活络，维护气血平衡以调控应激反应的发生、发展；以经皮穴位电刺激（transcutaneous electrical acupoint stimulation，TEAS）、电针、针刺，以及参麦、参附等中成药防治术中高血压或低血压、低体温、心律失常、苏醒期烦躁等，从而调控应激，治疗术中意外，同时维护术中内环境平衡，保护系统器官功能。

（3）术后温里回阳、补气益气，纠正气血失衡以防止术后应激紊乱的发生；以穴位贴敷、耳穴压豆、针刺、补益气血类中药、承气汤类中药、导引术、食疗及音乐疗法等纠正气血失衡，防治不良反应及术后并发症，加快术后康复。

三、寻找切入点

（一）术后并发症已成为人类健康第三大杀手

2019 年初，英国伯明翰大学公共卫生和外科学系德米特里·涅波戈季耶夫教授对 29 个国家的手术数据进行分析后得出：全世界每年有 420 万人在手术后 30 天内死亡，比艾滋病、肺结核和疟疾年死亡数的总和还多 123 万人，术后并发症已成为人类第三大杀手（7.7%），仅次于冠心病（17.3%）和中风（10.1%）。死亡原因主要与术后并发症结局有关，并指出迫切需要研究如何提高手术质量和安全性。

（二）手术伤及生命之本元，使西医学防治术后并发症陷入瓶颈

自 21 世纪初，术后患者 30 天死亡率长期停留在 15% 左右。尽管近十几年医学科技飞速发展，麻醉、监测、手术等技术日趋完善，但这种发展与进步并没有从根本上改变术后的高死亡率。究其原因，除与疾病本身的转归有关外，更重要的是患者遭受的手术创伤导致了其生命的本元（元气）受到削弱，乃至无法承受手术带来的巨大伤害，导致各系统器官出现致命并发症。因此，防治术后并发症应该另辟蹊径。

（三）培元固本、回阳救逆，维护生命本元将成为抵抗手术伤害的关键

应激紊乱是术后并发症发生的共同病理学基础，是导致系统器官功能损伤最重要的病理机制。因此，调控应激反应进行系统脏器功能保护是防治术后并发症的关键。从中医五行生克概念出发，基于气血平衡理论，提出术前培元固本、益气生津，术中补气益气、通经活络，术后温里回阳、补气益气等就是着眼于维护手术患者生命本元，调控整个围手术期气血平衡，以达到保护各系统全脏器功能的作用，从而提高手术患者对手术伤害的承受能力。

基于上述理论，中西医结合麻醉从根本上切入了麻醉与手术的整个进程，并在理论指导下建立了术后并发症整体气血论治及异病同治的防病、治病思路，具有了从根本上防治术后并发症、减少术后死亡率、促进术后患者快速康复的可能性。

四、开展系列研究的成果

（1）建立了中医麻醉与手术理论体系，着重阐述了肾气与患者功能储备，正邪相争与应激反应发生、发展，气血平衡与应激调控，脏腑生克与器官功能保护，通经活络、调畅气机与系统功能保护，以及固护正气与并发症防治等。该理论体系概括三大方面：① 麻醉手术是一个伤气耗血的过程。老年患者久病致其肾气本虚；术前禁食、禁饮断水谷之气，麻醉、插管、机械通气、开胸、开腹等伤清气、宗气、肺气和气机；手术切口破卫气，出血失营气，肝、心、脾、肺、肾手术伤脏腑之气。② 术后气虚大于血虚状态——"小马拉大车"理论。上述诸多因素使机体气血大伤，术中虽大量输血、输液看似能补血，其实大量寒湿液体会进一步耗损正气，最终进入气虚大于血虚状态，形成"小马（气）拉大车（血）"，发展为气血失衡、气机逆乱。③ 术后并发症的发生是正不压邪的结局。手术初始阶段，正气尚充实，表现为"正盛邪实"，血压升高，心率加快；随着手术进行，气血耗损增加，表现为"正邪相持"，出现血压、心率的波动或轻微下降；随着创伤加剧，气血大量耗脱，表现为"正不压邪"，血压剧烈下降，最终导致器官缺血、缺氧出现并发症。

（2）揭示了气血平衡过程与应激反应发生发展的对应关系，认为术前肾气本虚是术后应激紊乱发生的前提条件（内因），麻醉手术伤气耗血是术后应激紊乱发生的必要条件（外因），而术后气血失衡导致的气机逆乱和气虚血瘀（应激紊乱）是并发症发生的决定因素（**见图 1-1、图 1-2**）。

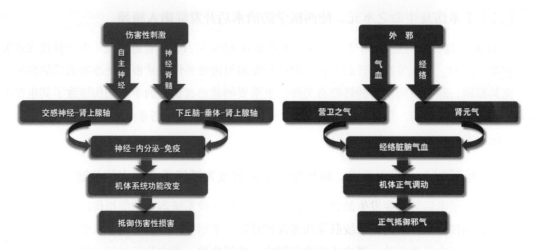

图 1-1　手术应激反应中西医理论对应示意图

术前肾气本虚（应激储备不足）、术中伤气耗血（应激应答能力下降）

↓

术后气血失衡、气机逆乱（应激紊乱）

↓

术后脏腑功能紊乱（术后并发症）

图 1-2　基于气血理论术后应激紊乱与并发症的中西医病机示意图

（3）提出了中医理论指导下的围手术期应激反应调控方法，包括术前培元固本、益气生津纠正肾气本虚以提高患者的应激功能储备，术中补气益气、通经活络维护气血平衡以调控应激反应的发生发展，以及术后温里回阳、补气益气纠正气血失衡以防止术后应激紊乱的发生。从术后并发症发生发展来看，均凸显围手术期固护正气的重要性，所谓"正气存内，邪不可干"。手术创伤导致失血亡津、正气耗脱，形成气血失衡、气机逆乱状态均为急性虚证，正所谓"邪之所凑，其气必虚"。对急性虚证的治疗就是固护本元、扶正祛邪。以参麦注射液和参附注射液为例说明，人参大补元气，固脱生津，安神；麦冬养阴生津，润肺清心；附子回阳救逆，补火助阳，逐风寒湿邪。见表 1-1：

表 1-1　参麦、参附注射液的中、西医药理作用

参附注射液	参麦注射液
① 提高心脏泵血功能	① 抗心衰
② 抗休克	② 抗休克
③ 抗缺血再灌注损伤	③ 抗多脏器缺血
④ 减轻免疫损伤	④ 增强免疫功能
⑤ 抗伤害性刺激作用	⑤ 心脏保护
⑥ 抗炎性反应	⑥ 抗炎性反应

（4）用大量基础研究探讨了围手术期应激紊乱与系统器官功能保护的病理学与生物学基础，研究了围手术期应激反应发生发展的分子生物学基础，术后应激紊乱与系统器官功能损伤的病理学基础、肠功能、心功能、肺功能及脑功能保护共同的生物学基础与病理学基础。

（5）开展了在气血与应激理论指导下的术后并发症防治，包括术后认知功能障碍（postoperative cognitive dysfunction，POCD）的防治、术后肺部感染的防治、术后深静脉血栓形成（deep vein thrombosis，DVT）的防治、术后心脑血管意外的防治和术后消化功能紊乱的防治。

五、新医学的召唤

中医学是我国传统医学，西医学则是在西方传统医学与生物科学发展的基础上建立起来的现代医学。我国的中西医结合医学，其精髓是在坚实掌握国际先进的诊断和治疗的基础上，结合我国传统医学建立起来的一种新医学模式。这样才会源于西医，但高于西医；源于中医，但

高于中医。中西医结合医学是最具潜在优势的学科。

中西医结合医学的发展大致经历了 3 个阶段：

（1）20 世纪 60—70 年代的临床与实验研究开创阶段。其特点是临床各学科开展中西医结合防病、治病的研究，研究中显示出明确的中西医结合优势。在临床上大量采用辨证分型的方式分析疾病，并开展了相应的实验研究，已经出现了诸如针刺麻醉、中药麻醉及中西医结合治疗骨折和急腹症等方面的研究成果。

（2）20 世纪 80 年代的临床与基础研究深化发展阶段。开始了类似实验建模的方式，运用相应动物模型和实验研究观察手段，把中医的证候与经络、穴位研究深入更高、更具体的层次。

（3）自 20 世纪 90 年代起，中西医结合医学进入较快建设发展阶段。1982 年国务院学位委员会将"中西医结合"设置为一级学科，招收中西医结合研究生，促进了中西医结合学科建设；1992 年，国家标准《学科分类与代码》又将"中西医结合医学"设置为一门新学科，促进了中西医结合研究把学科建设作为主要发展方向和历史任务。

近年来已创立或正在酝酿一些新的学科领域，如中医病理学、实验针灸学和针刺麻醉学等。对中西医结合的认识，除自身的实践外，还依赖于医学科技水平的进步。自 20 世纪 80 年代以后，中西医结合突破了统一论，作为一种理念和技术上的创新，在中西医各自向前发展的大前提下，中西医结合的探索和研究出现了飞速的发展，其结合的形式和深度变得更加广泛。尤其是在手术、肿瘤治疗及流行性传染病等领域，中西医结合有着巨大的贡献。采用中医药干预，改善疾病的病理生理过程和转归，尤其在围手术期器官功能保护与并发症防治方面是"看得见、摸得着"且有准确的化学、生物学和病理学的证据。因此，这种结合医学模式将成为自然而然的事情，并不存在什么学术之争、领域之争，只是在预防、治疗、康复过程中不同的表现形式和技术内涵而已。至于怎样去精确地探索和研究其防病、治病的生物学和病理学机制，有待于未来新医学的深度发展和理论技术的突破。

六、中西医结合麻醉发展愿景

（1）解决西医解决不了或解决不好的问题。

（2）以固护正气为目的，在术前、术中、术后提高手术患者的功能储备，提高其手术耐力。

（3）气血理论指导下的全脏器功能保护。

（4）"异病同治"思想指导下的术后并发症防治。

（5）完善中国中西医结合麻醉理论与实践。

（6）形成中国版加速康复外科（enhanced recovery after surgery，ERAS）。

（7）确立中国特色的围手术期医学。

（苏帆）

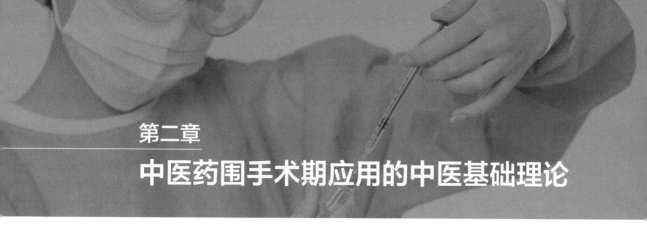

第二章
中医药围手术期应用的中医基础理论

第一节　围手术期相关中医基础理论概述

围手术期应用的中医理论离不开大的中医理论体系。中医理论体系是以古代中国的哲学思想为先导，在辩证唯物论思想影响下，经过长期的反复实践和不断的积累、总结、再积累而形成的具有明显原创风格的医学体系，是中华民族长期与疾病斗争的丰富经验总结。中医理论体系阐明了中医学的基本观念、理论和原则，它在整个防病、治病的医疗实践中占有极其重要的地位，也是整个中医医疗行为最重要的指导思想。因此，在围手术期中引入中医的理论和技术，必须高度重视中医理论的实践指导作用，并且要不断进行理论创新，以便更好地指导临床实践。

一、肾元理论

肾元理论来源于中医命门学说，始见于《黄帝内经》，谓："命门者，目也"（《灵枢·根结》）。自《难经》始，命门被赋予"生命之门"的含义，它是先天之气蕴藏之所在，人体生化的来源，生命的根本。命门的功能有以下几种认识。

（1）命门为元气所系，是人体生命活动的原动力。"命门者，精神之所舍，元气之所系也"（《难经·八难》）。

（2）命门藏精舍神，与生殖功能有密切关系。"命门者，精神之所舍也，男子以藏精，女子以系胞"（《难经·三十九难》）。说明命门是人体藏精舍神之处，男子以贮藏精气，女子以联系子宫。

（3）命门为水火之宅，包括肾阴、肾阳的功能。"命门为元气之根，为水火之宅，五脏之阴，非此不能滋；五脏之阳气，非此不能发"（《景岳全书·传忠录·命门余义》）。"命门之火，谓之元气，命门之水，谓之元精"（《类经附翼·求正录》）。张景岳认为命门的功能包括了肾阴、肾阳两方面的作用。

（4）命门内寓真火，为人身阳气之根本。"命门者，先天之火也……心得命门而神明有主"（《石室秘录》）。这种观点把命门的功能，称为命门真火，或命火，也就是肾阳，是各脏腑功能活动的根本。

纵观历代医家对命门的认识，有有形与无形之争，有右肾与两肾之辩，有主火与非火之争等。但对命门的主要生理功能，以及命门的生理功能与肾息息相通的认识是一致的。一般认为肾阳，亦即"命门之火"；肾阴，亦即张景岳所谓"命门之水"。肾阳，亦即真阳、元阳；肾阴，亦即真阴、元阴。古人言命门，强调了肾中阴阳的重要性。

肾元主要是指肾中的本源能量，有时也指肾中的元气。元，有"初始""基本"的意思。"肾元充足"，一般就是指肾精、肾气、肾阴、肾阳都充足。也就是说，肾元是包括先天的肾精、肾气、肾阴、肾阳在内的。肾元，是阴阳未分时的说法。万物皆有阴阳，如果以阴阳分之，则肾元的能量可分为肾阴（元阴）、肾阳（元阳）。

肾虽然是先天之本，但是它本身的能量也有先天和后天之分，也就是说，肾精、肾气、肾阴、肾阳等都有先天和后天之分，只有其中先天的部分才属于肾元，而其中后天药物或饮食补养的肾精、肾气、肾阴、肾阳都是属于后天之气，这不属于肾元之内。

肾的元气——先天之气，是无法靠后天水谷精微物质来培养生成的，只有最初的、最原始的精华之气才能叫"元气"。肾虽然是先天之本，但也有后天之气；肾虽然有肾的元气，也有一般的后天肾气。后天的肾气，才是靠水谷所养所生的，而通常用中药所补充的也只能是这部分。

肾元理论与人的体质有密切的关系，对术前评估有较好的指导作用。

二、五行理论

五行理论是中国古代的一种朴素的唯物主义哲学思想，属元素论的宇宙观，是一种朴素的普通系统论。五行学说认为，宇宙间的一切事物都是由木、火、土、金、水五种物质元素所组成，自然界各种事物和现象的发展变化，都是这五种物质不断运动和相互作用的结果。五行是一种系统观，它强调整体概念，旨在描述事物的运动形式及转化关系。五行的意义包含阴阳演变过程的五种基本动态：木（代表伸展）、火（代表炎上）、土（代表生化）、金（代表收敛）、水（代表润下）。它是用来阐释事物之间相互关系的抽象概念，具有广泛的含义，并非仅指五种具体物质本身。五行理论是以五种机制的功能属性来归纳事物或现象的属性，并以五者之间的相互资生、相互制约来论述和推演事物或现象之间的相互关系及运动变化规律。

中医学把五行学说应用于医学领域，加强了中医学整体观念的论证，使中医学所采用的整体系统方法进一步系统化，对中医学特有的理论体系的形成起到巨大的推动作用，成为了中医学理论体系的哲学基础之一和重要组成部分。随着中医学的发展，中医学的五行理论与哲学上的五行理论日趋分离，着重用五行互藏理论说明自然界多维、多层次无限可分的物质结构和属性，以及脏腑的相互关系，特别是人体五脏之中各兼五脏，即五脏互藏规律，揭示机体内部与外界环境的动态平衡的调节机制，阐明健康与疾病、疾病诊断与防治的规律。

五行理论在中医学领域中的应用，主要是运用五行的特性来分析和归纳人体的形体结构及其功能，以及外界环境各种要素的五行属性；运用五行的生克制化规律来阐述人体五脏系统之间的局部与局部、局部与整体，以及人与外界环境的相互关系；用五行乘侮、胜复规律来说明疾病的发生、发展的规律和自然界五运六气的变化规律，不仅具有理论意义，而且还有指导临床诊断、治疗和养生康复的实际意义。五行理论的应用，加强了中医学关于人体内部及人与外界环境是一个统一整体的论证，使中医学所采用的整体系统方法更进一步系统化。

五行理论重要的理论内涵还在于可以完整地阐述脏腑的生理功能及其相互关系，揭示五脏病变的传变规律，并用于指导疾病的诊断和防治。五脏六腑之间的生克制约关系不仅能够维持相互之间的功能平衡，更重要的是可以起到目前西医学认为的器官相互之间的保护作用。中医在防病、治病原则中有相生关系确定的治疗方法和相克关系确定的治疗方法，如根据相生规律的治疗原则有滋水涵木法、益火补土法、培土生金法、金水相生法；根据相克规律确定治疗原则有抑木扶土法、培土制水法、佐金平木法、泻南补北法。

总之，根据生克规律进行防病治病的大法是抑强、扶弱，但遵循的原则必须分清主次，或是治母为主，兼顾其子；或治子为主，兼顾其母。或是抑强为主，扶弱为辅；或扶弱为主，抑强为辅。要从矛盾双方来考虑，不得顾此失彼。

五行理论较为完整地整合了各脏腑器官之间功能的相互平衡协调关系，对围手术期全脏器功能保护有重要的指导作用。同时，对术后并发症的预防和治疗提供了重要理论依据和参考。

三、气血理论

"人之所有者，血与气耳"。气是不断运动着的具有很强活力的精微物质；血基本上是指血液、津液，是机体一切正常水液的总称。气、血、津液均为构成人体和维持人体生命活动的最基本物质。气血理论是中医理论体系中的重要组成部分。"气主煦之，血主濡之"，只有全身气血的温煦濡养，才能使五脏六腑、四肢百骸维持并发挥正常生理功能。气、血任何一方有问题，或相互之间协调出现异常，均会导致各脏腑功能的失调，引发疾病。

（一）气

1. 气的生成
（1）先天之精气：即受之于父母的先天禀赋之气。其生理功能的发挥有赖于肾藏精气。
（2）水谷之精气：即饮食水谷经脾胃运化后所得的营养物质。
（3）吸入之清气：即由肺吸入的自然界的清气。
2. 气的分类
（1）元气：又称原气，是人体生命活动的原动力。元气由先天之精所化生，并受后天水谷精气不断补充和培养。元气根源于肾，通过三焦循行于全身，内至脏腑，外达肌肤腠理。元气的功能是推动和促进人体的生长发育，温煦和激发脏腑、经络、组织器官的生理活动。因此，可以说元气是维持人体生命活动的最基本物质。

（2）宗气：即胸中之气，由肺吸入之清气和脾胃运化的水谷精气结合而生成。宗气的功能一是上走息道以行呼吸，二是贯注心脉以行气血。肢体的温度和活动能力、视听功能、心搏的强弱及节律均与宗气的盛衰有关。由于宗气积于胸中，临床上常以心尖部位的搏动情况和脉象来了解宗气的盛衰。

（3）营气：即运行于脉中、具有营养作用的气，主要由脾胃运化的水谷精气所化生。营气的功能表现为注入血脉、化生血液和循脉上下、营养全身。

（4）卫气：即行于脉外、具有保卫作用的气，与营气一样，也主要是由脾胃运化的水谷精气所化生。卫气的功能包括：① 护卫肌表，防御外邪入侵；② 温养脏腑、肌肉、皮毛；③ 调节控制汗孔的开合和汗液的排泄，以维持体温的恒定。

（5）脏腑之气：分布于脏腑的气。这是构成脏腑经络的最基本物质，也是维持脏腑经络生理活动的物质基础，能促进脏腑代谢、活动、兴奋与温煦。各脏腑经络之气具有特异性，如脾气升清，胃气顺降，肺气宣发肃降，肝气疏泄，心气推动血液运行。

3. 气的功能

（1）推动作用：气可以促进人体生长发育，激发各脏腑组织器官的功能活动，推动经气的运行、血液的循行，以及津液的生成、输布和排泄。

（2）温煦作用：气的运动是人体热量的来源。气维持并调节着人体的正常体温，气的温煦作用保证着人体各脏腑组织器官及经络的生理活动，并使血液和津液能够始终正常运行而不致凝滞、停聚。

（3）防御作用：气具有抵御邪气的作用。一方面气可以护卫肌表，防止外邪入侵；另一方面气可以与入侵的邪气作斗争，以驱邪外出。

（4）固摄作用：气可以保持脏腑器官位置的相对稳定；可统摄血液，防止其溢于脉外；控制和调节汗液、尿液、唾液的分泌和排泄，防止体液流失；固藏精液以防遗精滑泄。

（5）气化作用：即通过气的运动可使人体产生各种正常的变化，包括精、气、血、津液等物质的新陈代谢及相互转化。实际上，气化过程就是物质转化和能量转化的过程。

气的各种功能相互配合，相互为用，共同维持着人体的正常生理活动。例如，气的推动作用和气的固摄作用就是相反相成的，一方面气推动血液的运行和津液的输布、排泄；另一方面气又控制和调节着血液和津液的分泌、运行和排泄。推动和固摄的相互协调，使正常的功能活动得以维持。气的运动被称为气机，气的功能是通过气机来实现的。气运动的基本形式包括升、降、出、入四个方面，并体现在脏腑、经络、组织、器官的生理活动之中。例如，肺呼气为出，吸气为入，宣发为升，肃降为降。又如，脾主升清，胃主降浊。气机的升降出入应当保持协调、平衡，这样才能维持正常的生理活动。

（二）血

血是流行于脉管之中的红色液体，是构成人体和维持人体生命活动的基本物质之一。脉作为血液的循行通道，称为血之府。

（1）血的来源：血主要是由营气和津液所组成，主要来源于摄入的饮食物。饮食的优劣和脾胃功能的强弱，直接影响着血的化生。此外，精血之间相互资生、相互转化，因此，精气是血化生的另一个来源。

（2）血的功能：血的主要功能是营养和滋润全身。血循行于脉中，内达脏腑，外至肌肉、皮肤、筋骨，不断为全身各脏腑器官提供营养，从而维持正常的生理活动。正如《素问·五脏生成》所说："肝受血而能视，足受血而能步，掌受血而能握，指受血而能摄。"血又是精神活动的主要物质基础。人的精神、神志、感觉、活动均有赖于血液的营养和滋润。

（3）血的运动与调节：血液循行于脉管中，周而复始，如环无端。气的推动作用和固摄作用是血液得以正常运行的保证。心主血脉，心气的推动是血液循行的基本动力；肺朝百脉，运行于全身的血液都要汇聚于肺，合成为宗气后贯注于心脉，以推动血液运行；脾气的统摄作用使血液在脉中正常运行而不致溢出脉外；肝的疏泄功能使气血运行通畅，肝的藏血功能则调节着血液的流量。

（三）津液

津液是体内各种正常水液的总称，包括各脏腑组织器官的内在体液及正常的分泌物。与气、血一样，津液也是构成人体和维持人体生命活动的基本物质。

（1）津液的生成：通过胃对饮食的初步消化和小肠的分清别浊、上输于脾而完成的。脾一方面将津液输布全身，以滋润和灌溉各组织器官，另一方面将津液上输入肺，再由肺进一步宣发，将津液经过气化形成汗液排出体外。或经肺的肃降作用，将津液输送到肾和膀胱，经肾的气化作用变为尿液排出体外。

（2）津液的功能：一方面，津液有滋润、濡养的作用，可以滋润皮毛、肌肤、眼、鼻、口腔，濡养内脏、骨髓及脑髓；另一方面，津液可以化生血液，并有滋养、滑利血脉的作用，是组成血液的主要成分。此外，津液的代谢还有助于体温的恒定及体内废物的排出。

（四）气和血、津液的关系

1. 气与血的关系

气属阳，血属阴，气的功能以推动、温煦为主，血的功能以营养、滋润为主。气血之间存在气为血帅、血为气母的关系。

1）气为血帅

指的是气能生血、气能行血及气能统血三个方面。

（1）气能生血：血的化生过程离不开气化。无论是饮食物转化成水谷精微、水谷精微转化成营气和津液、营气和津液转化成血液的过程，还是精转化成血的过程，均需要依靠气的作用。气盛则生血充足；气虚则影响血的化生，甚而出现血虚。

（2）气能行血：血液在脉中的循行有赖于气的推动，即所谓"气行则血行，气滞则血瘀"。心气的推动、肺气的宣发布散、肝气的疏泄条达均与血液的运行密切相关，无论哪个环节功能失调，均可导致血行不畅。

（3）气能统血：气对血液具有统摄作用，使之循行于脉中而不致外溢。气的统摄作用主要是由脾气来实现的。如脾气虚，不能统血，临床上就会出现各种出血病证，称为"气不摄血"。

2）血为气母

血是气的载体，同时也是气的营养来源。因此，气不可能在没有血的情况下独自存在。临床上血虚会使气的营养无源，导致气亦虚；血脱则使气无所依附，从而气也随之而脱。

2. 气和津液的关系

气对津液的关系主要表现为气能生津、气能行津、气能摄津三个方面。

（1）气能生津：气是津液生成的物质基础和动力。津液源于水谷精气，而水谷精气赖脾胃之运化而生成。气推动和激发脾胃的功能活动，使中焦之气机旺盛，运化正常，则津液充足。

（2）气能行津：指气的运动变化是津液输布排泄的动力。气的升降出入运动作用于脏腑，表现为脏腑的升降出入运动，所以"气行，水亦行"。

（3）气能摄津：气的固摄作用控制着津液的排泄。体内的津液在气的固摄作用控制下维持着一定的量。如果气的固摄作用减弱，则体内津液过多地经汗、尿等途径外流，出现多汗、漏汗、多尿、遗尿的病理现象，临床治疗时应注意补气固津。

（五）精

构成人体并维持人体生命活动的基本物质中还有"精"。"精"在中医学理论上的基本含义有广义和狭义之分。广义之"精"泛指一切精微物质，包括气、血、津液和从饮食中来的营养物质；狭义之"精"，即通常所说的肾中所藏之精，这种精与人的生长、发育和生殖都有着直接的关系。

就手术而言，最基本的两个变化就是手术切口和出血，手术切口必然破气，切口也使出血成为必然。因此，从最基本层面看，手术就意味着气与血的丧失或平衡紊乱。气血问题也就是手术过程中的基本问题，因此气血理论也就成为围手术期最基本的理论，对提高术前患者功能储备，维护术中血流动力学稳定，以及加速术后康复等有重要指导作用。

四、经络理论

经络理论是指人体经络与穴位的理论。现代研究人员采用物理或化学手段，如声、光、电、热及同位素示踪等，都证明了经络的存在。令人遗憾的是，在解剖学上仍不能找到其结构实体。

（一）经络的概念

经络，是经和络的总称。经，又称经脉，有路径之意。经脉贯通上下，沟通内外，是经络系统中纵行的主干。故曰："经者，径也。"经脉大多循行于人体的深部，且有一定的循行部位。络，又称络脉，有网络之意。络脉是经脉别出的分支，较经脉细小。故曰："支而横出者为络。"络脉纵横交错，网络全身，无处不至。

经络相贯，遍布全身，形成一个纵横交错的联络网，通过有规律的循行和复杂的联络交会，组成了经络系统，把人体五脏六腑、肢体官窍及皮肉筋骨等组织紧密地联结成统一的有机整体，从而保证了人体生命活动的正常进行。所以说，经络是运行气血、联络脏腑肢节、沟通内外上下、调节人体功能的一种特殊的通路系统。

（二）经络系统

经络系统是由经脉、络脉及其连属部分构成的，经脉和络脉是它的主体。

1. 经脉系统

（1）正经：正经有十二条，即手三阴经、足三阴经、手三阳经、足三阳经，共四组，每组三条经脉，合称十二经脉。

（2）十二经别：十二经别是十二经脉别出的正经，它们分别起于四肢，循行于体内，联系脏腑，上出颈项浅部。阳经的经别从本经别出而循行体内，上达头面后，仍回到本经；阴经的经别从本经别出而循行体内，上达头面后，与相为表里的阳经相合。为此，十二经别不仅可以加强十二经脉中相为表里的两经之间的联系，而且因其联系了某些正经未循行到的器官与形体部位，从而补充了正经之不足。

（3）十二经筋：十二经筋是十二经脉之气"结、聚、散、络"于筋肉、关节的体系，是十二经脉的附属部分，是十二经脉循行部位上分布于筋肉系统的总称，它有联缀百骸、维络周身、主司关节运动的作用。

（4）十二皮部：十二皮部是十二经脉在体表一定部位上的反应区。全身的皮肤是十二经脉的功能活动反映于体表的部位，所以把全身皮肤分为十二个部分，分属于十二经，称为"十二皮部"。

2. 络脉系统

络脉有别络、孙络、浮络之分。

（1）十五别络：别络有本经别走邻经之意，共有十五支，包括十二经脉在四肢各分出的络、躯干部的任脉络、督脉络及脾之大络。十五别络的功能是加强表里阴阳两经的联系与调节作用。

（2）孙络：络脉中最细小的分支。

（3）浮络：浮行于浅表部位而常浮现的络脉。

3. 奇经八脉

1）奇经八脉的概念

奇经八脉是指十二经脉之外的八条经脉，包括任脉、督脉、冲脉、带脉、阴跷脉、阳跷脉、阴维脉、阳维脉。奇者，异也。因其异于十二正经，故称"奇经"。它们既不直属脏腑，又无表里配合。

2）奇经八脉的生理特点

（1）奇经八脉与脏腑无直接络属关系。

（2）奇经八脉之间无表里配合关系。

（3）奇经八脉的分布不像十二经脉分布遍及全身，人体的上肢无奇经八脉的分布。其走向也与十二经脉不同，除带脉外，余者皆由下而上循行。

3）奇经八脉的共同生理功能

（1）进一步加强十二经脉之间的联系：如督脉能总督一身之阳经；任脉联系总任一身之阴经；带脉约束纵行诸脉。二跷脉主宰一身左右的阴阳；二维脉维络一身表里的阴阳。即奇经八脉进一步加强了机体各部分的联系。

（2）调节十二经脉的气血：十二经脉气血有余时，则蓄藏于奇经八脉；十二经脉气血不足时，则由奇经"溢出"及时给予补充。

（3）奇经八脉与肝、肾等脏及女子胞、脑、髓等奇恒之腑有十分密切的关系，相互之间在生理、病理上均有一定的联系。

（三）经络的功能与意义

经络的气血循环不同于单纯的血液循环，除了和血液循环具有同等重要的意义外，还具有独到作用。经络气血循环除了血脉循环外，还循着细胞间隙，由液晶态组织液，直接完成各细胞间的信息传递和物质交换。它的意义在于更大可能地沟通了人体机体内部的相互联系。

经络理论在临床上几乎可以用于解释所有疾病的病理生理变化，同时可以通过经络与穴位互参协助疾病诊断，最终用于指导临床治疗。

（1）解释病理变化：经络与疾病的发生、传变有密切的关系。某一经络功能异常，就易遭受外邪的侵袭，既病之后，外邪又可沿着经络进一步内传脏腑。经络不仅是外邪由表入里的传变途径，也是内脏之间、内脏与体表组织间病变相互影响的途径。

（2）协助疾病诊断：经络有一定的循行部位和脏腑络属，可以反映所属脏腑的病症。因而在临床上，就可以根据疾病所出现的症状，结合经络循行的部位及所联系的脏腑，作为临床诊断的依据。

（3）指导临床治疗：经络学说早已被广泛用于指导临床各科的治疗，特别是针灸、推拿和中药处方。如针灸中的循经取穴法，就是经络学说的具体应用。中药治疗亦是通过经络这一渠道，使药达病所，以发挥其治疗作用。如麻黄入肺经、膀胱经，故能发汗、平喘和利尿。

五、脏腑理论

脏腑理论是通过观察人体外在现象、征象，来研究人体内在脏腑的生理功能、病理变化及其相互关系的理论学说。包括构成人体的基本结构——五脏、六腑、奇恒之腑、经络等全身组织器官的生理、病理及其相互关系；构成生命活动的物质基础——精、气、血、津液的生理、病理、相互关系和与脏腑的关系。

（一）脏腑体系

人体内有五脏、六腑，是人体的核心脏器，主宰着人体的生命活动。人有五官，是内通五脏的外窍。肾与耳相通，肝与目相通，肺与鼻相通，心与舌相通，脾与口相通。人体的躯体有皮、肉、脉、筋、骨，也分属五脏所主管，肺主管皮毛，脾主管肌肉，心主管脉，肝主管筋，肾主管骨。五脏与六腑相配合，中医学中称为"相合"，又叫"互为表里"，脏为阴属里，腑为阳属表。以五脏为核心，配合六腑，主管五体，开窍五官，相互联系，内外沟通，形成了人的生命整体现象。

（二）脏腑功能

五脏的"脏"，有"藏"的意思，就是贮藏人体的各种精气，用来维持人的生命活动。例如：心藏神，肺藏魄，肝藏魂，脾藏意，肾藏志。

五脏各有所主，心脏主管血和脉，血液的运行和脉络的通畅与心脏有着密切的关系。我们常说的"心情舒畅""操心""心浮气躁"等，都是心主管人精神思维的表现。肝脏主管藏血，能使人耐受疲劳。肝还主管疏泄和畅达，使人的气血舒畅，有助脾胃的消化、腑气的通利。脾脏是人的后天根本，主管对食物和水液的运输和吸收转化，并把精微物质输布全身。中医叫做"脾主运化"。脾脏还有提升中焦之气的作用。凡内脏脱出（子宫脱出、疝气、痔疮）多是脾气下陷所致。脾脏主管人体肌肉、四肢的正常发育成长和正常活动。脾脏统摄血液在血管中正常运行而不外溢，即"脾统血"的功能。肺脏主管着一身之气，全身的各种生理活动都依靠着肺气的作用；人有没有气力，也要依靠肺的作用。肺脏主管呼吸，行吐故纳新；肺脏与心脏紧紧配合，推动着全身的血液运行；肺调节全身的水液，使水液下行；肺还主管发声。肾脏是人的先天根本、真火（即元阴、元阳）的所在地，决定人生老病衰亡的全过程；肾主管着生殖功能和全身水液代谢及大小便的排泄；肾还主管着脑、髓和骨骼及牙齿的发育生长，决定着人的精力、智慧与才干。

六腑的"腑"，有"府舍"的意思，是空腔的器官，主要作用是输送营养和排泄糟粕，参与水液代谢等。总的说六腑是起疏泄作用，与五脏"藏"的作用正好相反。例如胆主管疏泄胆汁，胃主管接受和容纳食物，大肠接受小肠中传下的东西，再回收水分，变成大便排出体外。

脏腑五行循环：金→水→木→火→土→金。在五脏中为：肺→肾→肝→心→脾→肺；六腑中为：大肠→膀胱→胆→小肠→胃→大肠。

脏腑五行相生关系（调理改善促进相生关系）：金生水、水生木、木生火、火生土、土生金；即肺助肾、肾助肝、肝助心、心助脾、脾助肺；大肠助膀胱、膀胱助胆、胆助小肠、小肠助胃、胃助大肠。

脏腑五行相克关系：金克木、木克土、土克水、水克火、火克金；即肺伤肝、肝伤脾、脾伤肾、肾伤心、心伤肺；大肠伤胆、胆伤胃、胃伤膀胱、膀胱伤小肠、小肠伤大肠。

人和自然是统一、协调的，人体的各个器官也是统一、协调的。所以，五行学说衍生出的脏腑理论，不仅把人和自然联系了起来，也把脏腑、形体、官窍、情感联系了起来。人体各系统气的运动特征，也和五行相顺应。近年来中西医结合围手术期脏器功能保护就是针对脏器损伤的病因、病机，引入五脏六腑的生克制约关系，采用中医药干预来维护全身脏腑的气血平衡，促进所有脏器功能的恢复以及相互之间的协调关系，彻底改变了过去单一脏器功能保护的局限性，建立了全脏器功能保护的理念。

第二节　中医理论在麻醉手术中的应用

一、中医体质辨识

临床常见的一个现象就是相似的群体，同样的麻醉、相同的手术和医疗技术，但患者麻醉与手术后的结局却迥然不同，其中原因之一就是患者体质不同所致。体质是在中医理论发展过程中形成的病理生理学概念。所谓体质，就是机体因为脏腑、经络、气血、阴阳等的盛衰偏颇而形成的素质特征。体质与先天禀赋有关，中医认为与自身元气有关。体质强一定和脏腑气血充盛有关，而脏腑气血是否充盛，取决于自身元气是否充盛。自身的元气不足，导致脏腑气血充盛不足，使外邪易于侵犯，同时也是内伤杂病发病的原因之一。

身体的素质特征是复杂的，但根据脏腑气血阴阳的功能状态以及邪气的有无，可以分为正常体质与异常体质两大类。异常体质又可按邪正盛衰分为虚性体质、实性体质和复合性体质三类。

（一）正常体质

正常体质即身体强壮且无寒热之偏的体质。形体肥瘦匀称，健壮，头发盛长而黑，面色红润，肤色红黄隐隐、明润含蓄，目光有神、精采内含，鼻色明润，嗅觉通利，口和，唇红润，胃纳佳，四肢轻劲有力，能耐受寒热，二便正常，脉象从容和缓，节律均匀，舌质淡红、润泽，苔薄白。此类型体质阴阳无明显偏颇。

（二）虚性体质

虚性体质系指脏腑亏虚，气血不足，阴阳偏衰为主要特征的体质状态。常见有以下四类。

（1）气虚体质：指素体气弱少力之质。此型胖人和瘦人均有，但瘦人为多。毛发不华，面色偏黄或㿠白，肤色黄，目光少神，鼻部色淡黄，口淡，唇色少华，肢体疲乏无力，不耐寒热，纳呆，大便正常或便秘，小便正常或偏多，脉象虚缓，舌淡红，边有齿印。

（2）血虚体质：指血虚之体常见的素质特征。主要可见面色萎黄或苍白，唇舌色淡，毛发枯燥，肌肤不泽，精神不振，疲乏少力，动则短气，大便常秘，脉象细弱。

（3）阴虚体质：指阴液亏虚，失于滋润、阴虚阳亢的体质。体形瘦长，面色多偏红或颧红，肤色苍赤，巩膜红丝较多或见暗浊，两眼干涩，视物昏花，眵多，鼻中微干，或有鼻血，口燥咽干，多喜饮冷，唇红微干，手足心热，大便偏干或秘结，小便短赤，脉细弦或数，舌红少苔或无苔。

（4）阳虚体质：指素体阳气亏虚、阴寒内盛的体质状态。多见形体肥胖，面色少华、㿠白，毛发易脱落，肤色柔白，两目胞色晦暗，鼻头冷或色微青，口唇色淡红，形寒肢冷，倦怠，背部或脘部怕冷，多喜偏热食物，大便溏薄，小便清长，脉象沉细，舌质淡胖，边有齿印，苔白。

（三）实性体质

邪气有余为实，故实性体质主要是指体内阴阳偏盛，痰、瘀等邪气内结所形成的素质特征，常见以下五种体质类型。

（1）阴寒体质：指素体阴气偏盛之质。见形体壮实，肌肉紧缩，皮肤紫黑，四体常冷，多静少动，喜热恶寒，舌质淡，脉紧实。

（2）阳热体质：指素体阳气偏盛之质。见体格较强健，面色潮红或红黑，有油光，目睛充血，多目眵，口唇暗红或紫红，舌质红或暗红、质坚，舌苔薄黄或黄腻，脉紧实有力。

（3）痰湿体质：指由于体内痰饮水湿潴留而形成的素质特征。体形多肥胖丰腴，面色淡黄而暗，肤色白滑，鼻部色微黑，口中黏腻不爽，四肢沉重，嗜酒茶，恣食肥甘，大便正常或不实，小便不多或微浑，脉濡或滑，苔腻。

（4）瘀血体质：指经脉不畅，血瘀不行，或瘀血内阻的体质状态。此型多见于瘦人。毛发易脱落，面色黧黑或面颊部见红丝赤缕，肤色偏暗滞，或见红斑、斑痕，或有肌肤甲错，眼眶暗黑，或白珠见青紫，红筋浮起，鼻部暗滞，口干，但欲漱口不欲咽，口唇淡暗或紫，脉弦或沉、细涩或结代，舌质青紫或暗，或舌边青，有点状或片状瘀点，舌下静脉曲张。

（5）气郁体质：指脏腑功能失调，特别是气机郁滞为基本状态的体质类型。以上所述体质类型是按正虚、邪实分类，但临床常见某些人群、特别是女性为主的群体，出现以肝郁不舒、气机郁滞为特征的体质状态。见性格内向，少言寡语，素多抑郁，遇事善于思虑，难以忘却，多愁善感，叹息暖气，胸胁胀满，脘腹胀闷，或多怒易急躁，口干苦等。

（四）复杂体质

复杂体质是指兼具上述两种以上不正常身体素质的体质类型。如气虚与痰湿体质混见、气虚与瘀血体质混见、阳虚与阴寒体质混见、气郁与痰湿体质混见、气郁与阴虚体质混见等。

手术患者的体质问题是麻醉手术的风险之一，是麻醉手术前访视的重要科目。临床发现，体质较弱、年龄较大、久病卧床的患者其术后并发症的发病率较高，且较为严重，结局往往也很差。《黄帝内经》认为疾病的发生与否取决于正气，而体质就其生理学基础和表现特征，在一定程度上反映了正气的盛衰。一般而言，体质强壮者则正气旺盛，抗病力强，难以致病；体质羸弱则正气虚弱，抗病力差，易于致病。中医的体质评估可为术前评估机体功能状态、制订麻醉手术辅助方案及选定中医药干预措施提供重要依据。

二、伴随疾病的中医病机与麻醉手术关系

手术患者的伴随疾病大多涉及一个或多个脏腑器官的功能低下，且病史较久，有些甚至病情较重或迁延而导致患者长期卧床。单个系统疾病的病理生理学，以及对麻醉手术的特定影响不在本节讨论之中。本节着重讨论整体情况下伴随疾病导致的全身气血虚衰对麻醉手术的影响。

（一）伴随疾病导致的气血双虚

临床最常见的伴随疾病大致包括冠心病、高血压、糖尿病、脑卒中及肝肾功能不全等，所有此类伴随疾病将严重影响整个机体的气机升降出入、气血运行，加之长期卧床、营养不良和西药治疗等都可导致机体的气血损耗，最终发生气血双虚。

（二）长期气血双虚导致的肾气本虚

长期的气血双虚将会严重影响机体的气血运行，几乎所有的伴随疾病及大量相应的西医治疗均会损伤脾胃，从而使后天之气的生化和补偿发生障碍，长此以往将会耗损自身元气，导致肾气不足，患者在术前就肾气本虚，而术前的肾气本虚是发生术后气虚血瘀的重要机制之一。

（三）伴随疾病与术中气血均衡紊乱

按照五行生克理论，五脏六腑之间的功能是相互影响的。机体某个脏腑器官的气血改变，一定也会影响其生克器官的气血状态改变。肝、心、脾、肺、肾随着各自功能状态的变化，动态发生着相互协调、相互制约的改变，处在短期或长期的均衡之中。因此，伴随疾病状态下机体建立的气血平衡是脆弱的，而手术对任何一脏腑器官的操作都会破坏这种均衡，从而引起全身气血均衡的改变，手术越大、时间越长则对气血均衡的影响越剧烈。

（四）伴随疾病造成的单一脏腑气血不足

手术患者术前的伴随疾病发生在不同的系统器官，就会造成相应系统器官的气血不足，表现为该系统器官的功能低下。手术本身会造成患者全身的气血均衡紊乱，但如果某一个系统器官在术前就存在这种功能低下，那么手术创伤带来的气血失衡就会对这个本来功能低下的系统器官影响更加显著，这很好地说明了术后并发症往往发生在术前就已经有气血受损的脏腑器官中。因此，术前调整伴随疾病所在的系统器官的功能状态，对提高麻醉手术耐力、降低术后并发症是非常必要的。

三、麻醉手术与气机的关系

麻醉与气血的关系主要体现在麻醉本身对气机的影响。人体的气在不停运动着，称为"气机"，其基本活动形式有升、降、出、入四种。人体的脏腑、经络等组织，都有相应气的升降出入。"出入废，则神机化灭；升降息，则气力孤危"，说明气的升降出入运动对人体和一切生命活动的重要意义。麻醉与手术对气机的影响包括以下几个方面：

（1）麻醉药物的抑制作用。全身麻醉药和局部麻醉药，包括镇痛、镇静和催眠药，基本都抑制身体的生理功能，阻抑机体正常的生理反射，从动力学方面影响气机的整体运动。

（2）局部麻醉、椎管内麻醉等区域麻醉都是通过局麻药物直接抑制神经的传导，使整个器官脏腑气机被阻抑，无法发挥升降出入作用，也影响相互之间的气机协调。

（3）麻醉的人工机械通气干扰了整个呼吸过程，使机体气机的动力来源——宗气受到极大影响，从而使肺的主气过程受到严重影响。

（4）手术针对脏腑器官组织本身的损伤，干扰该受伤脏腑器官气机的正常运行，整体协调性也受损。

（5）手术对某些组织器官的切除，切断了各脏腑器官之间的协调与制约的联系，使原来循行的气机运行发生混乱。

麻醉与手术对气机的影响，根本上干扰了五脏六腑及全身的气机升降出入，从而影响了生命活动的正常运行。例如，肝脏手术后患者常见术后谵妄和精神行为学的改变；心脏手术后常见术后认知功能的障碍，以及长时间大创伤手术后常见胃肠功能紊乱，都说明手术本身干扰了某脏腑器官的气机运动，从而发生功能改变或障碍。

四、麻醉手术与气血的关系

中医所讲的血包括脉中流动的血、组织器官中流动的津液等。中医讲的气有很多种，除了先天的元气和后天的水谷之气以外，还有清气、宗气、营气、卫气和脏腑之气等。

（一）麻醉手术与气

（1）清气与麻醉手术：由肺吸入的自然之气称为清气。全麻患者的人工通气从根本上扰乱了人体正常呼吸。中医的清气理论远非吸入氧气和呼出二氧化碳这么简单，而是有着更深层的含义。呼吸的过程是一个顺应天理、四时及机体需要的自然过程，有自身的节奏、容量、压力和调节机制，任何因素干扰了这个过程都将破坏自然进程，导致机体应激发生。因此中医认为，人工的机械通气就是"伤清气"的过程，它从根本上干扰了肺的宣发、肃降作用，也就是说干扰了肺主气的气机。

（2）宗气与麻醉手术：中医称胸腔内的气为宗气。宗气是机体的"发动机"，主宰着全身气的升降出入。开腹、开胸手术使整个呼吸机制的完整性受到破坏，"发动机"的作用被破坏，将影响整个机体气的分布和运动，从主动的过程变为被动的过程，通俗地讲就是"发动机"失灵。

（3）水谷之气与麻醉手术：由脾胃吸收运化而来的精微物质被称为水谷之气。机体所有的气，除元气外都是水谷之气与清气化生而来。中医的水谷之气蕴含的不仅是三大营养物质，最重要的体现在"精微"二字上。水谷之气是大自然能量的综合，入脉里，归经络，补脏腑，充元气，身体部位各取所需。它是精气的来源、元气的后天补给，是所有生命活动的保障。因此，这远非现行临床上静脉输注脂肪乳、氨基酸和葡萄糖等三大营养进行"摊派"式补给所能比拟的。麻醉手术前的禁食、禁饮就是断机体的水谷之气，断精气之源。临床研究发现，麻醉手术前禁食、禁饮时间越长，术后消化功能紊乱及其他并发症的发病率越高，其危害也越大。

（4）营气与麻醉手术："营气者，泌其津液，注之于脉，化以为血，以荣四末，内注五脏六腑。"营气，也称荣气，分布于脉中，主要由脾胃运化的水谷精微化生，通过肺中清纯之气渗注，心中阳火之气温煦，化生为血液。血是氧的载体，虽然不能将这里的氧气笼统地称为"营气"，但营气除营养物质外肯定也包含有氧气的含义。中医用"营"或"荣"，有"营四末、荣脏腑"之意，确有异曲同工之妙。

麻醉手术对营气的伤害包括：① 术前禁食、禁饮，少了水谷精微化生。② 手术创伤出血，必然导致气随血脱而损耗营气。③ 手术创口与麻醉干扰经络循行，阻碍营气环行。临床上手术创伤越大、手术时间越长，患者术后发生低血容量、低灌注甚或休克的可能性就越大。

（5）卫气与麻醉手术："卫气者，所以温分肉、充皮肤、肥腠理、司开阖者也"。卫气也由水谷之气化生，活动力强，行于脉外。主要是护卫肌表，防御外邪，故有"卫阳"之称。从本质上讲，卫气即人体重要的"免疫之气"，是防病抗病、抵御外邪的最重要成分。

麻醉手术对卫气的伤害包括：① 卫气也由水谷之气化生，故手术禁食、禁饮亦会减少卫气化生。② 手术创口包括开腹、开胸，必然先破卫气，手术创口越大，伤筋动骨，剖胸破腹，卫气耗损就愈加严重。③ 手术多在昼日进行，而卫气昼行于阳，因此手术创伤导致卫阳之气外泄更多。这也是大多数术后患者气血失衡以阳虚为主的最重要原因之一。

（二）麻醉手术与血

"中焦受气取汁，变化而赤，是谓血。"中医血的概念是循脉而行的红色液体，是由脾胃吸收之水谷精微通过营气与肺的作用气化而成。西医的血来自骨髓，但主要是指血的有形成分，而中医的血更注重的是血的无形成分。因此，中医更看重从血的功能来认识血。

1. 血的运行靠气推动

中医理论认为，血液正常循行，是依靠心肺之气推动。血液运行前必须先经过肺气气化，即承载气的过程；血要循脉而行必须靠心气的推动，心气一旦赋予血以动力，血将循行不止。血液若流出脉外，不单是血的损失，更重要的是伴随气的丢失，即中医讲的气随血脱。手术中输异体血只是输注量的概念，不能补充这个气，甚至，机体会把外来的血当作外邪，要调动正气来抵御邪气，是消耗正气的过程，围手术期患者输异体血所引起的术后免疫功能低下就是最经典的范例。

2. 血与气的关系

血也称为"营血"或"荣血"。中医理论认识血具有宏观性，蕴含在血中的一种气叫营气，是血的品质的一种体现，通俗地讲它可能包括氧气、激素、活性因子、营养物质等。所以"营"即营养；"荣"即荣华、茂盛。这两字表达了传统中医对人体血的品质和功能的高度概括。

3. 麻醉手术对血的影响

（1）术前禁食、禁饮：禁食、禁饮使水谷之精微的气化来源减少而导致血的减少；术前贫血的患者多伴随营养方面的问题，而伴随创伤的手术患者术前就有潜在的低血容量。因此，术前的禁食、禁饮则对该类患者的血影响更甚。

（2）心肺功能：麻醉药物本身就可以抑制循环和呼吸，比如丙泊酚、七氟烷等，这些药物均是剂量依赖性地抑制循环和呼吸。呼吸（肺气）与循环（心气）的抑制导致血液的气化和运行受阻。

（3）创伤和出血：只要出血就伴随气随血脱，即出血会造成营气的丢失，手术出血的多少

中西医结合精确麻醉

直接决定了术后血虚，也影响气虚的程度，而术中输血补液只能从液的概念和容积上进行了部分补偿，并不能替代中医意义上的血，更不能取代原有血的"活力"。

（4）继发凝血功能障碍：中医认为，肝藏血，脾统血。机体在发生凝血功能障碍时，导致继发性出血，也就是肝、脾的藏血和统血能力受到影响，从根本上就是麻醉手术导致的肝气、脾气受损，使血的品质受到影响所致。

（5）血管通透性改变：血管内皮损伤、炎性因子和血管活性物质的释放等都可造成血管通透性增加，使血液外渗。中医认为是气不能统血，使血溢出脉外。这是因为上述的物质积聚，改变了营气的品质，使气的统血能力下降所致。

五、麻醉手术与气虚、血虚

气与血之间的密切关系概括起来就是"气为血之帅，血为气之母"。"气为血之帅"是指血液的循脉而行，要依靠心气推动、肺气输布和肝气疏泄，称为"气行则血行"。"血为气之母"是指气依附于血，并得其所养。

气损耗过多或化生不足会发生气虚，血损耗过多或化生不足会发生血虚。气血双虚是麻醉手术最常见的气血失衡。手术创伤较大，出血量较多，气随血脱使患者很快进入一种气血双虚的状态。临床上控制性降压是一个主动调控气血的过程，从证的表面上看气、血都虚，其实两者都不虚；失血性休克是典型的气血双虚的表现，但本质上是血虚大于气虚；心力衰竭也表现为气血双虚，但实质上是气虚大于血虚。因此，气虚或血虚是一种状态，随着时间和病理生理变化在调节中处于动态平衡。

从中医辨证的观点出发，维护气血平衡一直都是麻醉医师需要关注的最重要问题。麻醉医师必须熟练掌握循环监测、容量调控及心肺功能保护和维护气血平衡。心血管活性药物是当前调控气血平衡的重要手段，但带来的负效应也明显，因为气血平衡的调控来源于气机的良性运动，这种调控作用有赖于人体整体功能的完整性，包括心肺功能和循环调节功能等；用中医的理论来讲就是依靠气的推动与血的运动来保证气血的平衡，即"营卫和"，而血管活性药物往往只注重一个方面，要么作用于心脏，要么作用于血管，导致相互之间的配合发生紊乱；血管活性药物用得越多，这种紊乱会越明显。而从中医的穴位刺激、中成药应用着手，可能给围手术期气血平衡的调控带来新的方法和应用前景，因为这些干预措施往往是双向调节的，更有整体性和协调性，对维护气血的均衡往往能起到标本兼治的作用。

六、术中意外发生的中医病机

手术中常会发生诸如寒战、高血压或低血压、烦躁不安、心律失常、低体温、恶心呕吐及苏醒延迟等。此类情况的中医病机均与气血平衡调节不畅导致脏腑气机运转异常有关。手术创伤可导致局部脉络受阻，气血运行不畅；术中的输血、输液，使大量的寒凉液体输布体内，发生寒凝作用，也使某些部位发生气血凝滞；脏腑手术导致脏腑间五行生克平衡发生改变，使气血、气机的调节发生紊乱；证的表现有阳气不舒、脉络受阻、营卫不和等，导致肺失宣降、心阳受损、肝气上扰、心肾不交等，临床就会表现为寒战、高血压或低血压、烦躁不安、心律失常、低体温、恶心呕吐及苏醒迟延等。值得一提的是，恶性高热及过敏反应，两种情况均与体质有关，前者属热证，后者属寒证。多为外邪（一般认为是风邪）引起机体营卫不和，生热或生寒所致。

掌握了手术中意外的中医病机，我们就能够有针对性地采用穴位刺激或使用中成药进行合理干预来解除这种意外影响，从而避免了在手术过程中使用大量的活性药物，尤其是血管活性药物，减少了外部因素对内环境的干扰，调动患者机体的自我调整能力，最终达到降低术后不良反应和并发症、促进患者快速康复的目的。

七、气血平衡理论与容量调控

（一）心气、血、脉的认知

中医理论中没有容量的概念，但是可以根据气血理论中"气、血和脉"的认知来理解容量的概念。根据中医理论"气行则血行"的概念得知，血液循环的正常运转是气行为先，所以有"气为血之帅"之说。按照血流动力学理论，心脏的泵血功能是血液循环动力的来源，心脏泵血的效果依赖于循环系统的完整性，包括泵血、瓣膜开合和血管弹性及回路完整。因此可以认为中医讲的心气就是心的泵血功能，而血、脉则是循环的完整性。因此，只有当所有的心输出量检测指标正常时才能表示心气的正常，当所有心输出量指标在正常范围内才能表示血和脉也在正常范围；这样就能预测到心气与血、脉是否处于一种平衡状态，也就是预测到机体的气血状态是否处于平衡状态。血流动力学指标相互间的关系也就是心气与血、脉的关系。心气正常才能使心主血脉发挥正常。

（二）血流动力学指标与气血平衡的对应关系

血流动力学检测指标包括血压、心率、心输出量和外周循环阻力。分析其与心气、血、脉的对应关系应该是：血压、心率和心输出量对应的是心气，外周循环阻力对应的是血与脉，而血压、心率、心输出量和外周循环阻力之间的相互关系就是气血平衡的关系，这种关系的正常与否决定了心主血脉的能力。中医证候与病理状态、血流动力学指标及心气、血、脉的对应关系见表2-1。

表2-1　中医证候与病理状态、血流动力学指标及心气、血、脉的对应关系

中医证候	病理状态	平均动脉压	心率	心输出量	外周阻力	心气	血	脉	心主血脉
气血平衡	心功能正常	正常	正常	正常	正常	正常	正常	正常	正常
气虚	心功能不全	正常或降低	加快	减少	正常	弱	不少	数	能力下降

中医证候	病理状态	平均动脉压	心率	心输出量	外周阻力	心气	血	脉	心主血脉
血虚	低血容量状态	正常、升高或降低	加快	减少	增加	不定	少	数	能力下降
气血双虚	代偿阶段	正常、升高或降低	加快	减少	增加或降低	不定	少	紧或数	能力下降
	休克	降低	很快	很低	增加或降低	很弱	很少	浮紧数	无血可主
气虚血瘀	器官功能障碍	正常或降低	较快	很低	降低	弱	多	数	能力下降

上述的对应关系虽然是人为界定的，但相互之间的对应关系显而易见。了解了上述对应关系，就能很好地运用血流动力学监测出客观的指标，为围手术期中医药干预和效果评定提供良好的参考。

（三）气血双虚与气血平衡的关系

气血双虚是气血失衡的一种表现，有时候是麻醉手术的必然过程，如心脏手术、神经外科手术、脊柱和关节手术。患者创伤较大，出血量较多，气随血脱使患者很快进入一种气血双虚的状态。假如患者血液的氧合没有问题，血压与心率尚属正常，处于血流动力学的代偿状态，临床是不进行输血、输液干预的。因为目前临床的控制性降压技术，就是人为造成的气血双虚状态，这样做对人体整个生理功能虽然有影响，但由于控制相对容易，且在一定的容许范围以内，对整个机体的正常活动影响较小，同时还能达到一定的方便手术的目的。因此，气血双虚对手术本身来讲是一种新的气血平衡，原则上不应该过早地进行干预，如果术中出血迅猛，那么就要及时考虑进行输血、输液，否则会引起剧烈的血流动力学改变而诱发强烈的应激反应。

目前手术有输血的管理规范，当一般手术患者手术中出血小于 800 ml 时，只用血浆代用品进行补充，超过 800 ml 或年老体弱的患者可考虑输入部分红细胞，当出血量超过 1000 ml 时，输入红细胞的同时要考虑输血浆或凝血因子。中医一般认为血之所以不流出脉外，主要是因为气的统血作用，那么人体血液中几乎所有与凝血功能相关的因子都可以认为是特殊的气，具有防止继发出血的功能。中医认为，血里的气称为营气，所以出血一定也伴随气的丢失，所谓"气随血脱"。可以认为，容量调控中的气血概念，除了心气外，还有营气的概念，而营气可能涵盖除凝血因子以外，重要的还有"氧"的概念在其中。这样我们在理解气血双虚的理论上，气就有了有形和无形的双重概念了。

（四）气血平衡与容量调控

在麻醉手术过程中，麻醉医师要尽可能地维持患者血流动力学的稳定，减少伤害性刺激对机体的损伤和侵害，使患者保持在一种平稳的生命状态，这称为"理想麻醉状态"。人体和各脏腑的气血平衡也是正常的生理状态，是人体生命活动和脏腑器官功能得以正常的基本体现，也是在麻醉手术中要极力维护的平衡之一。

手术创伤伴随失血的过程，也伴随气随血脱，所以会造成气血双虚的暂时现象，但要维护一种气血的相对平衡，必须在补血、补液的过程中时刻考虑容量平衡的问题，即气血平衡。对于年轻体壮的患者，由于肾气充沛，调动迅速，虽然手术有失血，但是若及时补足丢失的液体量，则很快达到新的气血平衡；但对年老体弱的患者来说，肾气本来不足，在手术失血过程中，肾气调动迟缓，如果进行了大量的补液，不但不能达到新的气血平衡，反而会形成气相对虚弱的现象，增加心脏的负担。这就是目前在临床上一直都有的"干湿之争"，即围手术期是给患者多输液，保持机体稍微"湿"好还是少输液保持稍微"干"些好。目前基本的认识与上面的观点相同，对年轻力壮者，稍微"湿"些好，能尽快纠正血容量，维持正常的代谢水平，有利于尽快康复；但对年老体弱者，则应少输液体，稍微"干"些好，这样虽然容量上可能有所欠缺，但对老年人的生理功能影响较小，也符合老年人代谢缓慢的特点。

麻醉学上的"干湿之争"，其实用中医的气血平衡理论加以诠释就非常容易理解，无论出血多少，无论输与不输，无论输什么，只需要考虑维持一种气血的平衡状态，不至于让机体有过重负担的同时，可能更加有利于康复。

（五）气血不平衡与容量调控

麻醉手术过程是一个伤血耗气的过程，但在整个手术过程中会不会发生不平衡的状态呢？比如气虚大于血虚的状态，或者是血虚大于气虚的状态。这个回答应该是肯定的，无论手术中气血怎样丢失，气血总是应该在动态的平衡当中。一个好的麻醉医师应能熟练掌握了手术中容量平衡技术，对术中即便有大出血或术前就有潜在低血容量的患者进行及时的容量扩容，以适应手术的需要。但这带来的问题是，补血、补液的过程中，患者的气是否也能得到及时的补充呢？对肾气旺盛、年轻力壮者，似乎没有什么问题，因为他（她）的肾气充沛，调动也极为迅速，因此在补液纠正血虚的同时，通过肾气调动及时补足了气虚。但对于肾气本虚或年老体弱者，肾气的调动就会相对迟缓，不能适应已经纠正的血虚状态，而出现气虚大于血虚的局面，这就是围手术期中医气血理论之一——"小马拉大车理论"（见图2-1）。

大马（气）→小马（气虚）→还是小马（气仍虚）
麻醉与手术→气血双虚→输血输液→气虚大于血虚→"小马拉大车"
大车（血）→小车（血虚）→变成大车（血补足）

图2-1 "小马拉大车理论"示意图

"小马拉大车"状态是手术后气血失衡的重要表现形式，对理解容量调控的难易程度有很好的启发作用。因为在容量调控中我们总是执着在"输不输""输什么""输多少"的执念中，只注重容量本身的缺与不缺，而忽略了中医所讲的气虚的概念。中医的气与血可以理解为"气——灌注能力""血——灌注的量"。很显然，中医的气血平衡概念可以延伸到某个具体脏腑的气血，要保证脏腑的气血平衡，既要"血"足，还得"气"充，即灌注的量要充足，灌注的能力也要正常才可以。

八、气血平衡理论与应激调控

（一）肾气本虚与应激调控

研究认为，老年患者或因疾病长期卧床者均可有术前肾气本虚；如若有先天不足、体质羸弱者本身就肾气不足。这种肾气本虚或肾气不足会使患者术前就存在正气储备不足，在病理生理学上表现为创伤应激能力下降。当手术创伤开始，需要机体应激器官迅速产生足量的应激激素以对抗手术伤害，但由于患者存在应激能力不足，应激激素大量消耗，使得应激反应不能满足机体抗伤害的需要，并通过下丘脑-垂体-肾上腺轴（hypothalamic-pituitary-adrenal axis，HPA）诱发强烈的负反馈效应，使体内促激素释放激素大量增加并开始蓄积，从而激发机体多种血管活性物质释放，以及炎性介质分泌。随着手术的进行，机体这种负反馈调节始终存在，目的是激发更多的应激激素释放，以提高应激水平，对抗手术带来的越来越强烈的伤害刺激。但是，由于患者术前处于肾气本虚或不足状态（即应激储备能力不足），这种负反馈调节短时间并不是十分有效，从而造成应激能力"透支"（伤及患者生命本元），手术时间越长，手术创伤越大，这种透支就越大；随着手术结束，创伤刺激越来越弱，机体的应激能力也开始缓慢恢复；正常应激反应的高峰应该出现在手术后 24～48 h，但这类患者由于术中和术后短时间内体内还蓄积着大量促激素和促激素释放激素，以及大量血管活性物质及炎性介质被激活，使机体的应激反应变得越来越强，其应激高峰出现在术后 72 h 或更长时间，并持续一周以上。机体应激与代谢处于严重的透支和负氮平衡状态，最终发生病理性应激紊乱，这几乎是所有术后并发症发生的共同病理生理学基础。

从上述过程看，肾气本虚是术后应激紊乱发生的内在因素，因为它导致术前应激能力的下降，在需要及时增强应激的时候不能满足机体需要；禁食、机械通气、创伤出血、器官手术等大量伤气耗血是应激紊乱发生的必要条件，因为应激紊乱的发生是以大量的气血损耗发生为前提，从而发生一系列的负反馈调节，促进体内大量促应激激素增加和蓄积，最后引起不必要的高强度应激反应；术后由于大量的气血耗损，发生失血亡津、正气耗脱而导致气血失衡、气机逆乱是应激紊乱发生并出现并发症的必然结果。如术后肺部感染多发生在高龄手术患者，且常伴有系统性疾病，如高血压、冠心病、慢性支气管炎或糖尿病等。

患者的体质问题一直都是麻醉手术的风险之一，中医的肾气本虚目前在西医学上较为统一的称谓是"机体衰弱"，机体衰弱的程度可以判断术后的预后。这类患者对麻醉与手术的耐受力较差，其术后并发症发病率高，且较为严重，结局也很差。但面对机体衰弱的问题，无论是麻醉医师还是手术医师，在很大程度上都忽略了它对手术康复的影响，即便认知到它的危害性，由于对其本质尚未有深刻了解，在针对性防范上也无能为力。但如果从中医肾气本虚的认知出发，则有完全不同的结果，因为中医对于肾气本虚有针对性的施治，包括补益气血类中药应用、通经、活络、针灸等，理论上可采用培元固本、益气生津、益气固脱、回阳救逆等方法来减轻肾气本虚对机体气血平衡的影响，从而避免手术后出现气血失衡、气机逆乱等，以减少应激紊乱和术后并发症发生。

（二）气虚大于血虚与应激紊乱

气虚大于血虚是"小马拉大车"理论的本质。一般认为，手术创伤出血一定是发生气血双虚，但气血双虚仍然是一种气血平衡，只是其水平较低。而气虚大于血虚是人为造成的。麻醉手术是一个伤气耗血的过程，术前禁食断水谷之气、机械通气扰乱清气、麻醉阻抑气机、手术切口泄卫气、出血脱营气、开胸腹破宗气、切割器官伤脏腑之气，最终气血耗损导致元气大伤，气虚血虚，表现为器官缺血、缺氧及功能障碍。此时应该补气益气、通经活络，维护气血平衡，以调控应激反应的发生、发展；以经皮穴位电刺激、电针、针刺及中成药防治术中高血压或低血压、低体温、心律失常、苏醒期烦躁等症，达到调控应激，治疗术中意外，同时维护术中内环境平衡，保护系统器官功能。

术前肾气本虚（应激储备不足）、术中伤气耗血（应激应答能力下降）

↓

术后气血失衡、气机逆乱（应激紊乱）

↓

术后脏腑功能紊乱（术后并发症）

图 2-2 基于气血理论术后应激紊乱与并发症的中西医病机示意图

（三）气虚血瘀与应激紊乱

上述诸多因素使机体气血大伤，术中虽大量输血、输液看似能补血，其实大量寒湿液体又会进一步耗损正气，最终进入气虚大于血虚状态，形成"小马（气）拉大车（血）"，发展为气血失衡、气机逆乱，最后导致气虚血瘀，出现术后并发症。此时应该温里回阳、补气益气，纠正气血失衡，以防止术后应激紊乱的发生。以穴位贴敷、耳穴压豆、针刺、补益气血类中药、承气汤类中药、导引术、食疗及音乐疗法等纠正气血失衡，防治不良反应及术后并发症，加快术后康复。术后并发症发生的共同病理学基础是术后应激紊乱，防止老年患者术后应激紊乱发生是并发症防治的关键。术后应激紊乱发生与老年器官功能下降或储备不足有关，导致手术初期应激应答能力下降，不能满足创伤应激需要，结局是不断通过 HPA 循环加强反馈性调节，引起以释放激素、促激素、应激激素、炎性介质及血管活性物质过度释放并蓄积为特点的应激紊乱状态。

应激反应通过交感神经-肾上腺髓质轴（Sympathetic-adrenomedullary axis，SA）和 HPA 启动和应答，SA 是反应轴，不参与调控过程，而 HPA 是应激反应发生、发展、结局与转归的决定因素，也是唯一的调控途径。目前应激反应调控多采用减少应激源、抑制应激反应等综合措施，但对 HPA 功能状态的影响甚微，而过度镇静和不合时宜地抑制应激反应甚至是有害的。

综上所述，术后并发症严重威胁手术安全，术后应激紊乱是共同的病理基础，而当前对其调控又相当困难。气血理论可较完整地诠释应激紊乱的发生、发展，并能提出针对性的中药干预方法。以 HPA 各节点功能状态为重点观察指标，以术后肺部并发症防治为观察结果，以期达到气血理论指导下防止术后应激紊乱发生，从而防治术后并发症的目的。同时，针对共同的病理基础整体防治术后并发症的探索，也完全符合中医异病同治的防病治病思想，对开发系列中医药用于围手术期、加快术后康复具有重要意义。

九、脏腑气血平衡与器官功能保护

（一）脏腑气血平衡

《素问·调经论》曰："人之所有者，血与气耳"；古人言："气血盈，则百病而不生"。人体脏腑百官最重要的就是气血，一切疾病，均是气血在全身或脏腑出现问题而导致的。气血是人体之本，五脏六腑、筋骨皮肉都必须依赖气血滋养，可谓没有气血就没有生命。

全身气血平衡依赖于先天之气的生化与后天之气的滋养，脏腑气血平衡决定于周身气血是否旺盛充足，气机升降出入是否调畅，而气血运行的通道——经络则是维系这种平衡的最基本保障。《灵枢·经脉》曰："经脉者，所以能决死生，处百病，调虚实，不可不通。"人体健康的根本在气血，要想身体健康，必须气血充足、经络疏通、气机调畅、脏腑平衡。如果一个人长期超负荷工作、过度劳累、生活不规律等，必然会气血不足，供给五脏六腑的能量也会不够，从而导致脏腑活动也超负荷运转。时间久之，脏腑损伤出现并相互影响，脏腑功能不主，身体内环境发生紊乱，最终机体既没有力量及时清理内部毒素，又缺乏能力抵御外来致病因子的侵袭，发生疾病成为必然。

由此可见，五脏六腑都需要气血滋养，在经络畅通、气机调畅下才能正常工作；而充足的气血和正常的气机运转则有赖于健康的五脏，脏腑的气血平衡是维护脏腑功能正常运行的最根本因素。

（二）器官功能保护的中医基础

器官功能保护是整个围手术期的重要任务之一，其目的在于通过对某个脏器的缺血保护，防止其功能受损，在维护器官功能、防治术后并发症方面发挥着重要作用，一直是麻醉与围手术期研究的热点与难点。热点在于通过器官功能保护，尤其是重要器官如心、肺、脑、免疫及肠道的保护对术后并发症防治起着关键性的作用，对加速术后康复有着重要的临床意义；难点是绝大多数重要器官的功能保护研究仍然停留在实验研究水平，临床转化率非常低。其原因是器官功能损伤的机制是多方面的，广泛涉及机体神经、内分泌、免疫系统，与代谢、应激及炎性改变密切相关。

如前所述，中医认为器官功能的损伤与脏腑气血失衡导致的功能不足是一致的，而脏腑气血失衡除了与脏腑本身气血运行失调有关外，还与全身气血是否充足、经络是否通畅以及气机是否正常升降出入有关。病机的物质基础是气血，联系通路是经络，调控是气机。由此可见，补益气血、通经活络以及调畅气机是器官功能保护的重要原则，也是得以形成完整中医辨证施治方案的基础。

2

（三）维护气血平衡进行器官功能保护

气血是指人体内气和血的统称。中医学认为气与血各有其不同作用而又相互依存，以营养脏器组织，维持生命活动。气是人体最基本的物质，由肾中的精气、脾胃吸收运化水谷之气和肺吸入的清气结合而成。血是行于脉中，循环流注于全身，具有营养和滋润作用的红色液态物质。

气血是人体脏腑、经络等一切组织器官进行生理活动的物质基础，而气血的生成与运行又依赖于脏腑生理功能。在生理情况下，气血是相依相附的，保持着相互对立又相互依存的关系，气为阳，是动力；血为阴，是物质基础。

正常人的生理状态就是阴阳平衡，也可看作气血平衡。气可生血，血可养气，营血在经脉中运行有赖于气作为动力，气行血亦行，气滞血亦滞，故言："气为血之帅"；气必须依赖营血而发挥作用，故又言："血为气之母"，此所谓阴阳互根。

气升则升，气降则降；气热则行，气寒则凝。气行血亦行，气虚血亦虚，气滞血亦滞，脾气虚则血失统摄而溢，气火盛则迫血妄行而泄。因此，气与血的平衡是器官功能得以正常发挥的重要保障，维护气血平衡即保护器官功能。

十、五行生克制化与全脏器功能保护

（一）五脏的生克制化关系

五脏六腑有阴阳之分，五脏属里，故为阴；六腑属表，故为阳。五脏具有化生和贮藏精气以及藏神主志的作用。六腑共同功能是受纳腐熟水谷、传化精微、排泄糟粕。

五脏之间按一定规律相互依存、相互制约，相生关系包括：肝→心→脾→肺→肾→肝；相克关系包括：肝→脾→肾→心→肺→肝。这种生克制化关系的存在保持着人体生理活动的协调与平衡，从而维持机体处于健康状态。如心属火，肾属水，水克火，即肾水能制约心火，如肾水上济于心，可防止心火亢烈；肺属金，心属火，火克金，即心火制约肺金，抑制肺气清肃太过；肝属木，肺属金，金克木，即肺金制约肝木，肺气清肃，可抑制肝阳上亢；脾属土，肝属木，木克土，即肝木制约脾土，肝气条达，可疏泄脾气壅滞；肾属水，脾属土，土克水，即脾土制约肾水，脾土运化，能防止肾水泛滥。

临床常见肝炎导致脾胃不和，表现为恶心、纳差及消化不良等；肝移植术中血流动力学的巨变、肝移植术后精神运动性障碍均为旧肝至新肝的切换过程中五脏的生克关系平衡发生了紊乱所致；多器官功能衰竭的器官序贯性损伤以及呼吸窘迫综合征等都体现了五脏的生克制约与疾病发生、发展之间的关系。其他常见的还有肝肾综合征、肝心综合征、肝肺综合征、肺心病等。五脏依靠这种生克制约关系，达到其功能之间的协调统一，使全身气机升降有度，出入平衡，并按照机体需求不断地调整产生新的平衡来适应脏腑功能的改变。一旦致病因素过分强大（邪过盛），超过了人体此种平衡调节的能力，即出现了脏腑相生不及，相克太过，或是反乘、相侮等，则全身气机就失去了平衡，最后阴阳不调，气血不周，清气不升，浊气不降，疾病就产生了。

（二）生克制化关系下的防病治病策略

五行中的相生关系是：木生火，火生土，土生金，金生水，水生木。任何一行都有"生我"和"我生"两个方面。以木为例：生我者为水，我生者为火，可喻为水为木之母，火为木之子。五行中的相克关系是：金克木，木克土，土克水，水克土，火克金。任何一行都有"克我"和"我克"两个方面。再以木为例：克我者为金，我克者为土。

所谓五行相生，是相互促进的关系；五行相克，是相互制约的关系。在中医临床上可根据这个原理，来决定治疗策略，并能预测疾病的传变方向及转归。《素问·六元正纪大论》中有"木郁达之""火郁发之""土郁夺之""金郁泻之""水郁折之"，对五行配五脏的治疗起着极大的指导作用。又如《金匮要略》曰："夫治未病者，见肝之病，知肝传脾，当先实脾，四季脾旺不受邪，即勿补之。中工不晓相传，见肝之病，不解实脾，唯治肝也。"张仲景善于运用五行学说，如从肝病传脾的例子推论到他脏，依据五行学说互相依存、互相制约的理论来指导论治。

1. 五行相生理论应用

（1）补肝养心法适用于心神虚怯、怔忡心悸、不寐健忘等证。由于木为火母，肝血不荣，导致营血亏损，血虚不能养神，故宜补肝以养心神，主方如养心汤加枣仁之类。

（2）益火生土法适用于命门火衰，脾土不振而患下利清谷。脾胃主中土，非火不能生，故命门为生化之源，脾胃之母。在正常情况下，荣养本于水谷，食强则体壮。若命门火衰，不能鼓舞脾胃阳气，则脾胃运化无权，故纳呆食少，下利清谷。治宜补肾健脾，用四神丸之类。

（3）培土生金法适用于肺病日久，脾土虚弱，土不生金之证。由于久病不愈，单纯清金滋水，是取不到良效的，必须结合培补脾土之法，以资生化之源。因此，前人治疗肺病时，常常加上一些兼顾脾胃之药。

（4）清金滋水法适用于火灼肺金，水源涸竭，阴虚劳损之证。人体中生长与敛藏的关系必须平衡，如在阳气过分鸱张的情况下，必致耗伤阴血，故消金的作用，主要是收敛过盛的阳气，以保存将涸的阴液。主方如百合固金汤、清燥救肺汤。

（5）滋水涵木法适用于肾水不足，肝阳内动。肾水亏损，水不涵木，木失滋荣，乃令肝阳上亢而出现上述症状。该法以补肾阴养肝木为主，使木得滋养，水木相济，亢阳潜藏，诸症皆除。

2. 五行相克理论应用

（1）抑木扶土法适用于肝病传脾，木旺土衰，腹痛作泻、时作时止，脉象较弦，不思饮食。肝为风木之脏，体阴用阳，刚劲之性，最易犯胃克脾，如脾土素弱，肝木更易相克，以致出现腹痛作泄，日久不愈等症，治以痛泻要方为主。

（2）泻肝和胃法适用于脘痛连胁、呕恶心嘈、频吐酸水、脉弦滑，发于暮夜，冲逆欲呕不吐，说明肝气攻胃，由恼怒强食，气机紊乱而成病，发时用河间金铃子散，兼以宣通阳明可愈。

（3）泻火清金法适用于心火上炎，肺失清肃，症见咳嗽气喘，甚则吐血、衄血等。肺属金为清肃之脏，若金被火灼，肺失清肃则为咳嗽气喘，肺络受伤则见吐衄。凡此诸证皆当泻火以清金，主方如泻心汤。

（4）培土制水法适用于土不制水，水邪泛滥，症见腹胀面浮、周身浮肿等。脾属土，为万物之母。张景岳云："水为至阴，故其本在肾；水化于气，故其标在肺；水惟畏土，故其制在脾。"按此论据，水肿的发生主要与肺、脾、肾三脏关系密切，尤其与脾土更为重要，脾土有制水的作用，故培土制水法的运用较为广泛。

（5）佐金平木法适用于木火炽盛，上灼肺金，金不制木，木反侮金等证。在人体脏腑中，木中有火，亦称相火，如人体生理功能保持健康时，则木气与相火皆能动而中节，成为生化的动力。反之，若肺金失于清肃而致木火上炎，煎熬真阴，在施治时就须应用佐金平木的方法来进行治疗。

（6）泻南补北法适用于水亏火旺，心肾不济，以致出现头目眩晕、耳鸣耳聋、自汗盗汗、骨蒸潮热、遗精少寐等证。肾为水脏，上交于心火则水火既济，精神充沛。反之，水火不济，水不涵木，阴阳失调则致病遂生。

（三）中医观点下的单脏器功能保护片面性

脏器功能保护的出发点是借助某些干预手段达到维护器官功能、减轻损伤及防治可能出现的器官功能障碍。目前研究脏器功能保护的热点集中在心、肺。

以心脏保护为例，采用药物或提取物、特定技术等作为干预措施，进行多时点、多路径干预，以组织学、酶学、标志物、基因表达等观察干预效果，并制订干预有效的标准，评判心脏保护的效果。然而这种脏器保护的研究一开始就陷入了片面性，原因在于：① 干预措施本身就不能成为标准，因某些药物具有其本身特定的药理作用，或是某种受体激动或抑制剂，产生的保护效应离不开原有的药理作用或激动或抑制的受体介导，换句话说凡是有类似药理作用或对该介导受体有类似作用的干预物均可能产生类似的效果；② 心脏保护的目标性不明确，是保护心肌结构、心肌生物学指标，还是心肌收缩功能；是维持心脏与其他系统协调性，还是维持心脏泵血能力等。③ 由于导致心脏损伤或是心脏功能障碍的因素是多方面的，除心肌血供、缺血再灌注、瓣膜功能失调、原有心肌病变等，还有代谢因素、电解质、毒素和容量改变等，要做到一种干预措施能保护所有因素导致的心脏问题是不可能的。④ 从中医五行理论看，心位于完整的脏腑五行环中，生其者为肝，被生者为脾；克其者为肾，被克者为肺。因此，心功能的运转和肝、脾、肾、肺均有密切的生克制约关系，在进行保护前的心脏状态有极大的个体化特性，是与其他四脏保持着一种已经相互适应的平衡状态，若进行单纯的心脏保护干预，势必要牵动其他四脏为适应新的状态而进行的调整，通俗地讲有"按下葫芦浮起瓢"的概念，也就是说保护了心脏的功能，有可能损害与其有生克制化关系的其他脏器的功能。

（四）整体观与全脏器功能保护

全脏器功能保护的概念出发点是中医的整体观和辨证施治概念。从脏腑五行关系看，相生关系：肝→心→脾→肺→肾，相克关系：肝→脾→肾→心→肺，目前研究的脏器保护最多的是心肺保护，而肝、脾（消化系统）、肾的保护研究相对较少。现代生理学的概念认为，心肺功能的保护相对其他脏器是最重要的，但中医学的概念认为肝、脾、肾的重要性有时是超过心与肺的。肾为先天之本，脾为后天之本，而肝主全身气机的升降出入，以此看，无论怎样保护心与肺，离开了本和气机的调控基础是难以完美实现的。基于这个概念，脏器功能保护的"金字塔"如图2-3：

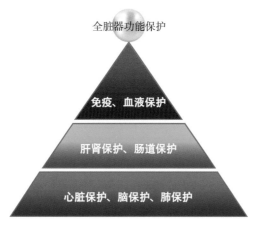

图2-3　脏器功能保护"金字塔"

从中医的观点解析脏器保护的"金字塔"，即金字塔的顶层为"气与血的保护"，中层为"先天、后天之本及气机的保护"，而底层为"脏腑的保护"。不难看出，就其保护意义的重要性而言，是自上而下的，然而目前所做最多的却是在最底层。因此，无论进行脏腑保护还是气机和先后天之本的保护，最终保护的目的是维护全身的气血（阴阳）平衡，而达到这个目的就摘取了脏器保护金字塔尖上的明珠——全脏器功能保护。

十一、气滞血瘀、气虚血瘀与缺血再灌注损伤

如前述，麻醉手术是和中医所谓的气、血打交道的，麻醉手术的过程就是伤气耗血的过程。既然我们无法用现代医学手段确切测定气滞或气虚以及所导致的血瘀，但如果利用中医的气血平衡和肾元理论来评估这个问题，似乎就简单许多，也为今后中医药干预调控围手术期气血平衡提供了创新的理论依据。

器官缺血再灌注损伤的病理用一句话诠释：器官一旦缺血到一定程度，将会造成器官所处环境的改变，即便缺血得到纠正仍然可能会造成该器官损伤，并发生后续的功能障碍。用气滞或气虚导致的血瘀来解释缺血再灌注损伤也是符合上述定义的，即气滞、气虚是原因，血瘀是表现，脏腑功能不全是结果。

（一）气滞血瘀与气虚血瘀

1. 气滞、气虚状态的评估

气滞血瘀主要是气滞引起，指气机郁滞日久而致血行瘀阻。气虚血瘀主要是指气虚无力行血而致血行瘀滞。病因不同，症候各异，治疗也不一样。气滞血瘀的治疗主要是活血化瘀，行

气止痛；气虚血瘀的治疗主要是补气活血。

所谓气滞可因饮食邪气，或七情郁结，或体弱气虚不运所致。扩展到麻醉手术方面即术前的禁食、禁饮，紧张、恐惧、焦虑等精神因素，麻醉与机械通气，合并系统疾病以及伴随长期慢性疼痛等。所谓气虚就是由劳倦内伤或重病、久病后元气不足，脏腑功能低下，抗病力减弱所致。扩展到麻醉手术方面就是年老体弱、久病卧床、大出血后、多发性创伤、营养不良或伴有多种系统性疾病，以及长时间胸、腹、脑、躯干等部位的手术，导致机体气血严重耗损等。

气滞可表现为胸闷，两胁、胃、腹胀痛，忧郁寡欢，情绪易波动，舌色暗，脉弦等；气虚可表现为身体虚弱，四肢乏力，面色苍白，动则汗出，呼吸急促，头晕，语调低微，脉沉缓或迟而无力，舌质胖淡，舌苔白等。

2. 血瘀状态的评估

所谓血瘀是由于气滞、气虚、血虚、外伤、阴寒内盛等原因，导致血液瘀滞于一定部位的病理改变，即血液运行不畅，有瘀血。血瘀属于病机学的概念，而瘀血属于病因学的概念。血瘀有两种情况，一是离开经脉之血不能及时消散，瘀滞于某一处；二是血流不畅，运行受阻，郁积于经脉或器官之内。血瘀是指血液循行迟缓和不流畅的一种病理状态，是血液循行受到了阻碍所致。而瘀血是指血液瘀滞体内，包括溢出经脉之外而尚积存于组织间隙的，或因血液运行受阻而滞留于经脉内的，以及瘀积于器官内的，已失去正常营养功能的血。瘀血为有形之邪，瘀血内结，妨碍气机，阻滞经脉，导致血行不畅。因此，瘀血必然同时伴有血瘀的病机，而血瘀是导致瘀血发生的必然原因。

围手术期患者气滞、气虚的原因均可导致血瘀的病机而发生瘀血表现，如恶心呕吐、肠道黏膜水肿、淋巴水肿、刀口渗出或水肿不愈、肺水肿、高血容量等，其病因多为出血、血管断流或创伤导致大量的血浆渗出、炎性渗出或体液潴留等。如器官组织原来就有功能低下则更易发生瘀血水肿，最终导致组织或器官损伤。

3. 中医"瘀"的含义

（1）血结不行为瘀：各种致病因素导致血液积结不行，或溢出脉外，未能排出是为瘀。

（2）血行不畅为瘀：各种致病因素使血液不能畅行脉络，即血流受阻，血行迟滞，亦为瘀。

（3）离经之血即为瘀：各种致病因素使血离经脉，停留体内，不能及时消散或排出体外，从而形成瘀血。

术前紧张、焦虑及恐惧等情绪反应，大量镇静、镇痛药物应用均能阻抑气机造成气滞；年老体弱患者承受大手术创伤以及术中大量出血会造成气虚、血虚；手术创口巨大、大量输血、输液造成寒邪内盛、寒凝痰湿而阻抑气机。上述原因单一或综合的结果导致患者发生血瘀及瘀血证候。麻醉手术造成的血瘀主要有下面两种：

（1）气滞血瘀证是指气滞和血瘀同时存在的病理状态。其病变机制为：术前紧张、焦虑、恐惧致情志不舒；麻醉阻抑气机；或手术切口创伤干扰经络气血运行。一般多先由气的运行不畅，然后引起血液的运行瘀滞，是气机郁滞而致血行瘀阻所出现的证候。

（2）气虚血瘀证是气虚运血无力，血行瘀滞而表现出的证候。常由麻醉手术创伤出血以及患者久病气虚所致，发生瘀血内停而引起。气虚血瘀证表现为虚中夹实，"气虚为虚，而血瘀为实"是其辨证要点。气虚运血无力，血行缓慢，终致瘀阻络脉。

（二）缺血再灌注损伤的中医认知

组织器官正常功能、代谢和形态结构的维持，有赖于与之代谢相适应的血流灌注，如果灌注量绝对或相对不足，均可引起相应组织器官不同程度的功能丧失、代谢紊乱及结构损害，称为缺血性损伤。随着现代医学的进步，临床开展的休克治疗、动脉搭桥术、溶栓、血管成形术、体外循环、心肺脑复苏，以及断肢再植和器官移植等都需要经历组织器官缺血后重新得到血液再灌注的过程。多数情况下，缺血后再灌注可使组织器官的缺血改变得以纠正，功能也随之恢复。但在某些情况下，这种缺血后再灌注，不仅不能使组织、器官的缺血改变得以恢复，反而加重其结构损伤而出现功能障碍。这种在缺血基础上恢复血流后组织损伤反而加重，甚至发生不可逆性损伤的现象称为缺血再灌注损伤。

缺血再灌注损伤发生的可能机制包括：① 自由基损伤，缺血后导致的氧自由基增多可使腺苷三磷酸（adenosine triphosphate，ATP）生成减少，诱导炎症介质大量释放。② 钙超载，缺血缺氧引起钠和钙离子交换增加，钙离子内流增加，引起钙超载。钙超载可引起线粒体内氧化磷酸化过程障碍，使线粒体膜电位降低，ATP 含量下降，以及胞浆内磷脂酶、蛋白酶等激活，从而导致并促进细胞的不可逆性损伤。③ 血管内皮细胞和中性粒细胞间的相互作用。④ 血管紧张素 II 的作用。

从中医的气血理论分析，器官缺血再灌注损伤可看作伤气耗血后出现气滞、气虚，导致气血双虚，进而发展成血瘀和瘀血的过程。简而概括为：伤气、耗血→气滞、气虚→痰湿、湿热、寒凝→血虚＋气虚→血瘀、瘀血。对比缺血再灌注损伤看，器官初期的缺血一定引起了局部和（或）全身的某种病理改变（自由基损伤、钙超载、内皮氧化应激及血管紧张素 II 的释放等），当再次得到血流灌注时，由于原先的组织所处环境与器官功能状态已发生改变，不能适应再次灌注后的环境状态，进而引发器官组织细胞的损伤。这种局部和（或）全身的病理改变就相当于中医描述的机体出现痰湿、湿热或寒凝状态，以至于导致气虚状态下的血虚表现，最后出现血瘀、瘀血。

中医的"痰湿"是运化水湿功能失调后产生的一种病理产物，具有黏滞特性。痰湿形成后发展为新的致病因素，引起新的疾病。湿热包括湿和热两种概念，湿有外湿和内湿之分。外湿属于外邪，称为湿邪；内湿是一种病理产物，与脏腑功能失调有关。热也可分外热和内热，外热属于热邪，而内热则是因机体脏腑功能失调而产生。寒凝是一种表现，是湿遇寒而发生凝滞。器官缺血再灌注损伤的起因应该是与内湿、内热和寒凝有关。当器官初期缺血时，脏腑运化水湿不能而形成痰湿，痰湿淤积而化热产生湿热，器官缺血导致寒湿而出现凝滞，最终热结夹杂寒凝形成脏腑脉络瘀堵出现血虚、气虚证候，当器官再次灌注时，脏腑由于脉络淤堵血虚不能纠正，而气虚则无法再行行血、统血之能，最终出现血瘀和瘀血，导致脏腑气血损伤，功能不足。

（三）缺血再灌注损伤的中医防治基础

从以上表述看，痰、热和寒凝均与湿有关。中医说的湿是人体代谢中产生的病理产物，由于某种原因导致新陈代谢功能减退，不能将积聚的代谢产物及时排出，日久聚集导致产物滞留体内形成湿邪。中医认为脾主运化，有运化水湿的作用，所以湿气的正常祛除主要依赖脾的运化，但一旦全身湿邪积聚就会停滞在五脏六腑、经络脉道中，脏腑自身的运化对排出湿邪也发挥着重要作用。从祛湿的角度出发，湿气严重的患者更容易发生脏腑的缺血损伤。因此，中医防治临床缺血再灌注损伤的应体现在以下几个方面：① 补脏腑之本。② 通经活络。③ 活血化瘀。④ 祛除湿邪。⑤ 调畅气机。

十二、气虚血瘀与术后并发症

（一）术后并发症的中医认知

应激紊乱是术后各系统并发症发生共同的病理生理学基础，是导致系统、组织、器官功能损伤最重要的病理学机制。麻醉与手术中医理论是近几年逐渐完善的理论体系，与术后并发症发生的理论有以下三个方面：

（1）麻醉手术就是一个伤气耗血的过程。老年患者久病使其肾气本虚；术前禁食、禁饮则断水谷之气，麻醉、插管、机械通气、开胸开腹等伤清气、宗气、肺气和气机，手术切口破卫气，出血失营气，肝、心、肺、肾的手术伤脏腑之气。

（2）术后气虚大于血虚状态——"小马拉大车"理论。上述诸多因素使机体气血大伤，术中虽大量输血输液看似能补血，其实大量寒湿液体又会进一步耗损正气，最终进入气虚大于血虚状态，形成"小马（气）拉大车（血）"，发展为气血失衡、气机逆乱。

（3）术后并发症的发生就是正不压邪的结局。手术初始阶段，正气尚充实，表现为"正盛邪实"，血压升高，心率加快；随着手术进行，气血耗损增加，表现为"正邪相持"，出现血压、心率波动或轻微下降；随着创伤加剧，气血大量耗脱，表现为"正不压邪"，血压剧烈下降，最终导致器官缺血、缺氧出现并发症。

上述理论认为，肾气本虚是术后应激紊乱发生的前提条件（内因），麻醉手术伤气耗血是术后应激紊乱发生的必要条件（外因），而术后气血失衡导致的气机逆乱和气虚血瘀（应激紊乱）是并发症发生的决定因素。

（二）术后并发症中医防治着力点

从生命本元认识出发，在大型手术的术前、术中和术后，利用多种中医药干预手段，术后并发症中医药防治的着力点应体现在以下三个方面：① 术前培元固本、益气生津，纠正患者肾气本虚，以提高应激功能储备。② 术中补气益气、通经活络，维护气血平衡，以调控应激反应的发生、发展。③ 术后温里回阳、补气益气，纠正气血失衡，以防止术后应激紊乱发生。

从术后并发症发生发展来看，均突显围手术期固护正气的重要性，所谓"正气存内，邪不可干"。手术创伤导致失血亡津、正气耗脱，形成气血失衡、气机逆乱状态均为急性虚证，正所谓"邪之所凑，其气必虚"。对急性虚证的治疗就是固护本元，扶正祛邪，以及回阳救逆。

（三）术后系统并发症的"异病同治"思想

术后并发症可概括为几个方面：肺部感染、术后认知功能障碍、深静脉血栓形成、消化功能紊乱、肝肾功能障碍、心功能障碍或衰竭、心脑血管意外、免疫功能低下等。虽然这些并发症发生在全身不同的系统器官，但其共同的病理学机制除与麻醉手术创伤引起的强烈应激反应最终发生应激紊乱导致的代谢障碍与组织损伤密切相关外，还与术前各系统器官的功能状态存在明确的关联。因此，术后并发症的防治不但要着重于围手术期应激反应的调控、防止术后应激紊乱发生，还应关注术前各系统器官的功能状态，增加其功能储备，以便更好地耐受麻醉与手术。

从应激反应调控，到系统器官功能保护，再到术后并发症防治，仍然是目前麻醉与围手术期医学研究的热点与重点，面对每个环节所涉及的诸多因素，虽然投入巨大，目前还远没有取得令人满意的结果。中医学具有整体看待事物发展的观念和辨证的思维方法，可以灵活地运用其理论指导临床实践。

术后认知功能障碍、肺部感染、深静脉血栓形成、心脑血管意外及消化功能紊乱等并发症发生的系统部位不同，但其病理学存在共性，均与术前年老体弱、久病卧床、伴随系统疾病，以及大手术本身引起的创伤出血有关。年老体弱患者应激反应滞后，大量促应激激素及炎性因子反馈性蓄积，引发术后应激紊乱及全身炎性综合征，造成组织器官炎性损伤，最终导致各系统器官功能障碍而发生并发症。那么中医学的认知则是年老体弱患者术前常有肾气本虚，麻醉手术整体就是一个大量伤气耗血的过程，可形成气虚、血虚、气血双虚，或气虚大于血虚、气虚血瘀等。"邪之所凑，其气必虚"，最终导致脏腑功能紊乱，发生并发症。

从中医论述看，术后各系统并发症发生的基础与病理学基本相同，也就是说病因、病机基本相同。无论从整体上还是从辨证方面看问题，在病因、病机基本相同的情况下，其防病、治病的基本原则也应基本一致。针对患者围手术期共性的肾元亏损与气血失衡状态，以术前固本培元、益气生津纠正年老体弱患者术前的肾气本虚，术后进行回阳救逆、补气益气纠正手术创伤造成的气虚、血虚和气虚血瘀，从而全方面改变患者肾气本虚与气血失衡状态，防止脏腑功能紊乱，有效防治术后并发症。这种通过中医的肾元与气血平衡理论整体地进行调控应激反应、全脏器功能保护以及全并发症防治理念完全符合中医"异病同治"的学术思想，为全面防治术后并发症，促进患者术后快速康复开辟了理论和方法学上的新的重要途径。

（苏帆）

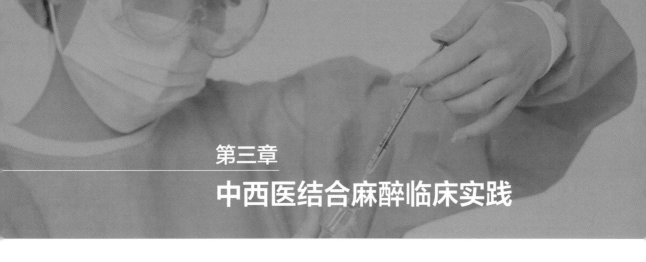

第三章
中西医结合麻醉临床实践

第一节　常用中医药技术

一、四诊八纲辨证

（一）四诊

诊法是中医收集临床资料与诊察病情的基本方法，主要包括望、闻、问、切四种。

1. 望诊

望诊是医生运用自己的视觉观察患者的整体和局部表现，以获得与病情相关的资料。主要包括神色、形态、舌象、排出物等的望诊。中医学认为人是一个有机整体，外部征象可反映内在脏腑、气血、经络的变化。观察外部异常征象，可以诊察患者的病情。

望诊作为四诊之首，在中医诊断学中具有重要的地位，并有"望而知之谓之神"之说，这是因为视觉观察对认识客观事物具有重要的作用，只有通过望诊才能了解患者的外部表现。但望诊也有一定的局限性，在临床应用时应同其他诊法有机结合，即四诊合参，才能全面系统地了解病情，做出正确判断。

望诊需在充足自然光下进行，如无自然光，则应在日光灯下进行，应避开有色光线，并保持诊室内适宜温度。诊察时应使受检部位充分暴露，以便清楚地观察。

望诊的内容包括全身望诊、局部望诊、舌诊、望排出物、望小儿指纹五个部分。

1）全身望诊

又称整体望诊，是医生在诊察患者时，对神志、气色、形体、姿态等外在整体进行观察，对病情的寒热虚实和轻重缓急获得一个总体的印象。

（1）望神：通过观察神的得失有无，以分析病情、判断病情及预后的诊察方法。神具体反映在人的目光、面色、表情、神志、言语、体态等方面。望神主要观察以下几种情况：得神、少神、失神、假神和神智错乱。

（2）望色：通过观察面部与肌肤的颜色和光泽，以了解病情的诊察方法。望色包括常色与病色。常色又包括主色、客色。主色是个体一生基本不变的面色，也称正色或本色。客色是指随生活环境以及劳作等因素而发生相应变化的面色。病色是疾病状态下面部色泽的异常变化。观察病色关键在于辨别五色善恶及五色主病：① 五色善恶。凡五色光明润泽者为善色，说明虽病而脏腑精气血未衰，预后良好；凡五色枯槁晦暗者为恶色，提示病情加重，脏腑精气衰败，气血阴阳亏虚，胃气已衰，多预后不佳。察五色善恶时，不论何色，皆以病色明润含蓄还是晦暗暴露为区分要点。② 五色主病。五色变化见于面部，可反映不同脏腑的病变及病邪的性质。

（3）望形态：形指形体，态指姿态。望形态是通过观察患者之形体胖瘦强弱及动静姿态，以诊断疾病的方法。望形态包括形体和姿态。① 望形体。观察人形体之胖瘦强弱及体质形态等，以诊断疾病。望形体时应注意观察形体的强弱胖瘦与体质的差别。② 望姿态。通过观察患者的动静状态及肢体动作和体位，以诊断疾病。望姿态时主要观察患者的行、坐、卧、立时的动作与体态，并应结合其他诊法进行辨证。

2）局部望诊

是指在全身望诊基础上，根据病情的需要，对患者局部进一步细致地重点观察，以获得更详细的临床资料。局部的病变常可反映整体病变，故观察局部的异常有助于了解整体的病变。望局部情况时，须熟悉各局部的正常生理特征及其与内在脏腑经络的联系，结合整体情况进行综合分析，理清局部异常病理变化反映的疾病情况。局部望诊的内容包括望头面、五官、颈项、皮肤等。

（1）望头面、五官：通过重点观察受检者头面及五官等局部变化，以测知内应脏腑病理变化的方法。① 望头面。通过对受检者头面形态、头发及囟门的观察，以诊断疾病的方法。② 望五官。观察目、舌、口、鼻、耳等头面器官异常变化，以察知疾病的方法。

（2）望颈项：通过观察颈项的外形，以诊查疾病的方法。

（3）望皮肤：主要观察皮肤的色泽与形态，皮肤外的变化主要有水痘、斑疹、白痦（皮肤出现白色的小疱疹）、痈、疽、疔、疖。

3）舌诊

中医四诊中的重要方面，是中医诊疗的特色，主要是通过观察舌象来了解机体生理病理变化。舌诊历史悠久，《黄帝内经》最早有关于望舌诊病的记载，《素问·刺热》曰："肺热病者，先淅然厥，起毫毛，恶风寒，舌上黄。"说明舌苔变黄的规律提示了表邪传里，肺胃热盛。《金匮要略》中记载："病人胸满，唇痿舌青，……为有瘀血。"指出了舌青是有瘀血。《敖氏伤寒金镜录》是一部舌诊专著，记载了36幅舌象图，对后世舌诊提供了重要参考。明清各位医家在研究温热病的过程中，提出了"温病察舌"，辨舌与验齿相结合，对温病的分型分期及辨证用药起到了重要的指导作用。近代，随着医学技术的发展，使舌诊更加客观化、标准化，如通过显微镜观察、病理检查以及动物实验等方法，拓宽和发展了舌象的临床诊断。

（1）望舌质：观察舌体的神、色、形、态改变，以测知脏腑病变的方法，望舌时应注意观察舌体有神无神、舌色变化，舌形的改变及舌体的动静姿态。

（2）望舌苔：通过对舌苔颜色、质地进行观察，以了解疾病变化情况的方法。首先是望苔色，通过观察舌苔不同颜色变化，以诊查疾病，一般有白苔、黄苔、灰黑苔三类及其兼色变化。其次是望苔质，是指观察舌苔质地厚薄、润燥、腻腐、剥脱等变化。

4）望排出物

指观察患者的分泌物、排泄物等病理产物的形、色、质、量的变化来诊察疾病。分泌物主要是指濡润人体孔窍的液体，如泪、涕、唾、涎等，排泄物是人体排出的代谢废物，如大便、小便、月经等。当脏腑有病变时，可引起其形、色、质、量发生异常改变。此外，人体的某些病理产物，如痰液、呕吐物等，也可反映脏腑病变。

5）望小儿指纹

适用于3岁以内的幼儿，是通过观察幼儿食指掌侧前缘浅表络脉的形色变化来诊察病情的方法。根据小儿指纹的形色变化，可以诊断脏腑气血之盛衰，病位之表里，病性之寒热虚实，从而判断病情的轻重与预后。正常小儿指纹的表现是浅红微黄，隐现于风关之内，既不明显浮露，也不超出风关。其形态多为斜形、单支，粗细适中。要注意观察小儿指纹浮沉、颜色、长短、形状四个方面的变化。

2. 闻诊

闻诊是通过听声息和嗅气味来辅助诊断疾病的方法，是诊察病情的重要方法之一，颇受历代医家重视。由于人的各种声音和气味都与五脏六腑生理和病理相关，可通过闻声息与嗅气味诊察患者病情。

（1）闻声息：指听辨患者声音气息的强弱、高低、缓急、清浊变化，以及咳嗽、嗳气等脏腑病理化所发出的异常声响，来诊察疾病寒热、清浊、新久及虚实性质的方法。主要包括诊察了解患者的呼吸、咳嗽、语言、呕吐、呃逆、嗳气、呵欠、肠鸣等各种声音。声音是气的活动振动而形成，即"气动则有声"。语言声音的发出，是以阳气为动力，与喉、会厌、舌、鼻等器官相互作用，与肺、肾等内脏的虚实寒热有关。

（2）嗅气味：指嗅与疾病有关的气味，主要包括嗅病体排泄物和分泌物发出的各种气味，以及病室内的气味。嗅气味可以了解疾病情况，一般气味酸腐者，多属实热；微有腥臭者，多属虚寒；口中秽臭，多属肺胃热盛。

3. 问诊

问诊是中医诊察疾病的基本方法之一，是指医生有目的地询问患者或陪诊者，从而了解疾病的发生、发展、现状、治疗经历和其他可能与病情相关的情况以诊察疾病的方法。问诊的主要内容有一般情况、主诉、现病史、既往史、个人生活史、家族史等。询问时应根据就诊对象及具体病情的不同，灵活而有次序地进行询问。

（1）一般问诊：① 问主诉，即患者就诊时感受最明显或最痛苦的主要症状、体征及持续时间。② 问现病史，即从发病到此次就诊时病情演变的全过程，以及对疾病的诊治经过。③ 问既往病史。④ 问个人生活史和家族史。

（2）问现在症状：患者就诊时所感到的痛苦与不适，以及与病情相关的全身情况。如寒热、汗出、疼痛、饮食口味、大小便、睡眠等。

问诊在中医四诊中具有重要地位，是一种重要的诊察疾病的方法，有利于医生快速高效地了解患者病情。在疾病诊疗的过程中，很多重要信息只有通过问诊才能获得，比如：患者的症状、诊疗经过、既往史、过敏史、生活习惯、饮食嗜好等。这些病历资料对分析病情、判断病位、掌握病性、辨证论治具有重要意义。某些疾病早期阶段，客观体征尚未显现，仅有轻微自觉症状时，医生通过问诊可获得这些线索，便于早期诊断疾病，早期进行干预和治疗。此外，在问诊的过程，通过与患者进行交流，能够了解患者的思想动态，并及时进行开导。所以，问诊在医生诊察疾病中具有重要意义。

在问诊的过程中，医生应重视患者主诉，了解患者最为痛苦的病情，同时围绕主诉内容，深入询问。既要重视主症，还应注意了解一般兼症，对于患者叙述不清楚的地方，避免使用暗示性语言，以免所获病情资料片面或失真，应使用通俗易懂的言语问询，准确了解病情，同时在问诊中医生要注意自己的态度，既严肃认真，又和蔼可亲，关心体贴患者，想患者之所想，急患者之所急，视患者如亲人。对于急危重症的患者，更要注意自己的措辞，要鼓励患者，给患者战胜疾病的信心，避免使用悲观、叹息等语言和表情，以免增加患者思想负担，加重病情。

4. 切诊

切诊是在患者体表的一定部位进行接、触、摸、按、压，以获取病理信息，了解疾病内在变化和体表反应的诊察方法。切诊分为脉诊和按诊两部分。

（1）脉诊：又名切脉，是医者据脉动应指之象，来诊察疾病的方法。脉象与心脏、脉络、气、血、津液有着密不可分的关系。因为人体的血脉贯通全身，内连脏腑，外达肌表，运行气血，周流不休，故脉象能够反映全身脏腑功能活动。

诊脉部位历来就有多种。其中最常用的是寸口诊法。寸口又名脉口或气口。寸口诊法是指医生用示指、中指、无名指三指切按患者桡骨茎突内侧的一段桡动脉，根据其搏动形象诊察疾病的一种方法。寸口脉分为寸、关、尺三部。以桡骨茎突为标记，其内侧的部位为关，关前（腕侧）为寸，关后（肘侧）为尺。两手各有寸、关、尺三部，共六部脉。因桡骨茎突处的桡动脉循行位置较为固定，部位相对表浅，诊脉方便，故为诊脉的理想部位。

正常脉象又称平脉（常脉）。病态脉像包括浮脉、沉脉、迟脉、数脉、虚脉、实脉、滑脉、涩脉、洪脉、细脉、濡脉、弦脉、紧脉、缓脉、结脉、代脉、促脉等28种。脉象受机体内外环境的影响，脉象与年龄、性别、形体、生活起居等密切相关，儿童多小数脉，青年多平滑脉，老人多弦硬脉；妇人脉象较男子濡细而数，妊娠脉象多滑数；肥胖者多沉细脉，消瘦者多浮大脉；身高者脉象偏长，身矮者脉象偏短；运动、饱餐、酒后脉象多滑数有力，饥饿时脉象多软弱。有少部分人寸口不见脉搏，而由尺部斜向手背，称为斜飞脉；若脉象出现于寸口的背侧，称为反关脉；此皆桡动脉解剖位置的变异，不属于病脉。

（2）按诊：按诊是对患者的肌肤、手足、脘腹及腧穴等部位施行触、摸、按、压、叩，以测知病变的一种诊断方法。按肌肤可探明全身肌表的寒热、润燥及肿胀等情况；按手足以观察寒热，辨明阴阳盛衰及病邪所属；按脘腹可辨满痛、肿胀、肠痈、积聚和蛔虫等；按腧穴即经络汇聚的穴位，当内脏有病变时，在体表相应的腧穴部位可出现较明显的压痛点、敏感反应，均可作为内脏病变的辅助诊断。

（二）八纲辨证

医生对四诊所获得的客观资料，运用中医的理论加以分析归纳，从而辨别病变的部位、性质、发展趋势等，找出疾病变化的规律，以便对症治疗，包括表、里、寒、热、虚、实、阴、阳八个辨证的纲领，称为八纲辨证。它是中医辨证的基础，根据病位的深浅，分为表证与里证；根据疾病的性质，分为寒证与热证；根据邪正的盛衰，分为实证与虚证；根据疾病的类别，分为阴证与阳证；八纲辨证对病理、辨证、治疗等都具有重要指导意义。

1. 表里辨证

表与里是一个相对的概念，如体表与脏腑相对而言，体表为表，脏腑为里；脏与腑相对而言，腑为表，脏为里；经络与脏腑相对而言，经络属表，脏腑属里；经络中三阳经与三阴经相对而言，三阳经属表，三阴经属里。所以，对于病位的表里是一个相对的概念，不是绝对的。

表里是辨别病位深浅和病势趋向的一对纲领。从病位上看，病位在表病浅，病位在里病深；从病势上看，外感病中病邪由表入里，是病渐加重；病邪由里出表，是病渐减轻。因此，古代医家有"病邪入里一层，病深一层；出表一层，病轻一层"的说法，这一说法尤其适用于外感病，可以形象说明外感由表入里、由浅而深、由轻而重的传变发展过程。八纲辨证之后的六经辨证、卫气营血辨证，从某种意义上都可理解为是表里、浅深、轻重层次划分的辨证分类方法。

2. 寒热辨证

寒热是辨别疾病性质的一对纲领。《素问·阴阳应象大论》曰："水火者，阴阳之征兆也。"《景岳全书·寒热篇》曰："寒热者，阴阳之化也。"《类经·疾病类》说："水火失其和，则为寒为热。"寒证与热证反映了机体阴阳的偏盛或偏衰，体现了疾病的性质，所以说寒热是辨别疾病性质的纲领。

《素问·阴阳应象大论》曰："阳盛则热，阴盛则寒"，《素问·调经论》曰："阳虚则外寒，阴虚则内热"，指的是阳邪致病使人体阳气偏盛而阴液耗伤，或是阴液耗损而阳气相对偏亢，皆可表现为热证；阴邪致病使人体阴气偏盛而阳气受损，或是阳气虚衰而阴寒相对内盛，皆可表现为寒证。

3. 虚实辨证

虚实作为辨别邪正盛衰的一对纲领，反映了疾病发生、发展过程中人体致病邪气的盛衰和正气的强弱。实主要是邪气亢盛，虚主要是正气不足。实证是人体感受外邪，正气未衰，正邪激烈交争而表现为一系列有余、激烈的证候；虚证是人体正气虚弱，邪气不明显，难以出现较为剧烈的病理反应，表现为一系列虚弱、不足的证候。通过虚实辨证，可以了解病体的邪正盛衰，是辨证的基本要求，为治疗提供依据。关于虚证与实证的诊治，"治病者，取有余而益不足"，实证宜取其有余，即攻邪，虚证益其不足，即补正；虚则补之，实则泻之，虚实辨证要准确。

4. 阴阳辨证

阴与阳两者之间既对立统一又相互制约，维持着机体的动态平衡。阴、阳分别代表事物相互对立的两个方面，疾病的性质、临床的证候，一般都可归属于阴或阳的范畴，因而阴阳辨证是基本的辨证大法。

阴阳是辨证归类的最基本纲领，是证候分类的总纲，这是因为阴阳可以概括其他纲领，并对病情在整体上作出最基本、最本质的概括。根据阴与阳的基本属性，阳证主要是表现为兴奋、躁动、亢进、明亮等趋势的表证、热证、实证；阴证主要是表现为抑制、沉静、衰退、晦暗等趋势的里证、寒证、虚证。阴阳不仅是一种抽象的哲学概念，而且有许多实际医学内容，如阳气、阴液、心阳、肾阳等，因此，阴阳辨证包括阳虚证、阴虚证、阴盛证、阳盛证，以及亡阳证、亡阴证等具体内容。

二、耳穴压豆

耳穴是指分布在耳郭上的穴位。耳与脏腑的生理功能和病理变化密切相关。人体发病时，往往会在耳郭的某些特定区域出现痛觉敏感、变形、变色等变化。参考这些变化来辅助诊查疾病，并通过刺激这些区域可达到防治疾病的目的。

耳与经络之间有着密切的联系，耳穴在耳郭的分布具有一定规律，与头面相应的穴位居于耳垂，与上肢相应的穴位居于耳舟，与躯干和下肢相应的穴位在对耳轮体部和上、下脚位置，与内脏相应的穴位主要位于耳甲。耳穴刺激有多种方法，耳穴压豆是临床广泛应用的一种简易方法。此法既能持续刺激穴位，又安全、无痛、无不良反应，且治疗范围较广泛，操作方便，患者往往具有较好的依从性。

应用范围：由于该法简单易行的特点，耳穴压豆在术前、术中和术后均可应用。在术前应用具有静心安神之功效，可缓解患者的焦虑情绪；术中应用具有镇痛、减轻应激反应等作用；术后应用可预防恶心呕吐、辅助镇痛等。

（一）操作方法

在耳穴表面贴豆刺激穴位，应用时将压豆材料粘在小块胶布中央，贴附在目标耳穴上即可。

（二）材料选择

压豆常用的材料有王不留行子、油菜籽、小米、磁珠等。其中临床最常用王不留行子，因其易于获取，表面光滑，且大小和硬度合适。

（三）注意事项

刺激强度根据患者情况而定，一般儿童、孕妇、年老体弱者宜轻刺激，急性、疼痛性病症宜强刺激。

三、穴位埋线

穴位埋线法是将特殊制成的线埋入穴位，利用线体对穴位的持续刺激，进而激发经气、调和气血，以达到防治疾病的目的。在临床上，穴位埋线法根据病症特点，辨证论治，取穴配方，发挥针刺经穴和线的综合作用，具有刺激性强、疗效持久的特点。

相对于其他穴位刺激方法，穴位埋线更适合慢性疾患。例如慢性胃炎、支气管哮喘、失眠等。在术前应用可改善患者睡眠质量，具有调节心、肺、脑等重要脏器功能的作用；术后应用可调节胃肠功能，减轻术后疼痛等。

（一）常用线体及其特点

常用的线体有羊肠线、高分子化学合成线、天然胶原蛋白线等。羊肠线和胶原蛋白线属于异种蛋白，可诱导人体产生免疫反应，使淋巴组织致敏，配合巨噬细胞的破坏、液化，使之逐渐分解。高分子化学合成线属于人工合成线，常见的材料是聚乙醇酸，主要通过水解作用来降解。与天然材料制成的线体相比，合成的线体置入后引起的组织反应较轻。线体分解吸收的过程，对穴位产生持久刺激，从而弥补了针刺时间短、疗效难巩固等缺点。

（二）操作方法

（1）在进行埋线之前，首先向患者详细介绍本疗法的特点，告知埋线的操作过程以及注意事项。准备物品包括一次性微创埋线针、线体、75% 乙醇及消毒干棉球等。

（2）患者仰卧位或俯卧位，暴露所需埋线的部位。

（3）用 75% 乙醇消毒穴位局部皮肤。

（4）准备针具和线体，采用一次性 8 号注射不锈钢针头作套管，用 28 号不锈钢毫针作针芯，镊取一段线体，置于埋线针套管的前端。

（5）根据进针部位不同，左手拇、示指绷紧或提起进针部位皮肤，右手持针，迅速刺入皮下，并根据穴位解剖特点，进针到适当深度。

（6）获得针感后，边推针芯，边退针管，将线体植入穴位。

（7）出针后，用消毒干棉球压迫针孔片刻，无出血后贴敷医用胶贴。

（三）不良反应

（1）出血和血肿：埋线操作出针后出血，应立即用消毒干棉球压迫止血，若出现青紫或血肿，可先给予冷敷，24 h 后热敷化瘀。

（2）感染：一旦发生感染，可以进行局部抗感染处理，或是服用抗生素，若出现化脓应及时排脓。

（3）过敏：埋线后局部出现红肿热痛、丘疹、瘙痒或者线体排异，应给予抗感染、抗过敏处理，严重的可给予口服抗生素、抗过敏药。

（四）注意事项

（1）进行穴位埋线时，应严格遵循无菌操作原则。

（2）根据线体在体内分解吸收时间的不同，治疗周期有所不同。

（3）线体埋入深度一般为 1.5～2.0 cm。

（4）四肢末端皮下和肌肉组织较少，埋线操作困难，尽量不用此法。

（5）某些穴位下方有大血管和神经，对于这些穴位应该避免深刺，以防损伤血管和神经。

（6）过敏体质者慎用。

四、穴位注射

穴位注射是将药液注入穴位内以防治疾病的一种疗法。根据患者病症，按照穴位主治和药物药理性能，选择适当的穴位和药物，发挥其综合作用，以达到防治疾病的目的。

穴位注射使用范围较广，可以针刺治疗的病症大多可应用此法。结合具体药物可起到双重作用。在术前应用具有镇静、超前镇痛的作用；术中应用可减少术中麻醉药物的消耗量、减轻应激反应等；术后应用可促进胃肠功能恢复、减轻恶心呕吐，镇痛、治疗术后尿潴留等。

（一）常用药物

凡是可供肌肉注射用的药物，均可穴位注射用。常用的中药制剂有人参注射液、复方当归注射液、板蓝根注射液、柴胡注射液等；西药有 25% 硫酸镁注射液、维生素 B_1 注射液、维生素 B_6 注射液、维生素 B_{12} 注射液、维生素 C 注射液、盐酸普鲁卡因注射液、0.9% 氯化钠注射液等。

（二）操作方法

（1）针具选择消毒的注射器和针头，可根据药物的剂量大小和针刺深度选择不同型号。

（2）穴位选择以经络腧穴理论为基础，同时结合穴位按诊法以选取阳性反应点。一般每次 2～4 穴，不宜过多，力求少而精。

（3）注射剂量应根据药物说明书规定的剂量注射。做小剂量注射时，可用原药物推荐剂量的 1/5～1/2。若以穴位部位来分，耳穴可注射 0.1 ml，头面部可注射 0.3～0.5 ml，四肢部可注射 1～2 ml，胸背部可注射 0.5～1 ml，腰臀部可注射 2～5 ml。

（4）操作患者取舒适、可持久体位，选择适宜型号的消毒注射器和针头，抽取适量的药液，在穴位局部消毒后，右手持注射器，针头对准目标穴位，快速刺入皮下，然后将针缓慢推进或上下提插，探得针感后，回抽无血、无液即可将药液注入。

（三）注意事项

（1）必须严格遵循无菌操作原则，防止感染。

（2）治疗时应向患者讲述治疗特点和注射后的正常反应。如注射后局部可有酸胀感，但一般不超过 24 h，如注射后局部出现红肿热痛等，应及时就医处理。

（3）注意药物的有效期，药液有无沉淀变质，应熟知药物的药理作用、常用剂量、极量、配伍禁忌、不良反应等。

（4）药液不可注入关节腔、血管内、硬膜外腔，否则可能会引起严重不良后果。

（5）应注意避开神经干，以免损伤。

（6）孕妇的下腹部、腰骶部，以及三阴交、合谷等穴，不宜用穴位注射法，以免引起流产。年老体弱者，选穴应少，药液剂量也需减少。

五、穴位贴敷

穴位贴敷是将一些药物贴敷在穴位上，通过药物刺激穴位而防治疾病的一种外治方法。这种方法既对穴位有刺激作用，又可通过皮肤对药物成分进行吸收，发挥其药理效应，所以有着双重的疗效。

穴位贴敷使用范围较广，但相对起效较慢，更适合慢性疾患。例如头痛眩晕、支气管哮喘、失眠、胃脘胀痛、消渴（糖尿病）等。在术前应用可补益正气，调节患者术前状态；术后应用可预防恶心呕吐、改善胃肠功能等。

（一）常用药物

临床上使用的中药饮片、汤剂制药、丸剂制药等，一般可以熬制成膏或研磨成末调和后用作穴位贴敷来治疗相应疾病，药物多选气味俱厚、通经走窜、开窍活络之品。

选择适当溶剂调和，以达药力专、吸收快、收效速的目的。如醋调可有解毒、化瘀、敛疮等作用；酒调则有行气、通络、消肿、止痛等作用。

（二）操作方法

（1）将药物调成糊状后涂在医用胶布的中心，让药物对准目标穴位，将胶布固定在皮肤上即可。

（2）根据使用药物的药性和患者自身的病情及皮肤耐受力来调整穴位贴敷的时间，一般是6～8 h。

（三）注意事项

（1）贴敷期间一定要密切注意贴敷处皮肤的感觉。如果有刺痒感，应立即取下，查看是否起疱；如果有水疱，应及时处理。

（2）孕妇及妇女月经期、哺乳期慎用。

（3）在心脑血管疾病危急期、精神病患者发作期、哮喘病急性发作期等危及生命时不宜贴敷，以免延误病情。

（4）皮肤破损处不宜使用。

（5）对所贴药物过敏者禁用，过敏体质者慎用。

六、针刺

针刺是通过刺激人体的穴位，起到疏经通络、行气活血、扶正祛邪，进而治疗疾病的作用。不同的刺激方法，效果略有不同。

针刺穴位在临床上应用广泛。术前应用具有镇静、镇痛的作用；术中应用可以减轻应激反应、调控血流动力学、保护脏器功能等；术后应用可以减轻术后疼痛、预防恶心呕吐、治疗尿潴留和改善胃肠功能等。

（一）手法针刺

手法针刺（manual acupuncture，MA）是承用传统的针刺方法，采用毫针等针具刺激人体的穴位，以起到疏通经络、行气活血、调节脏腑的作用，从而达到调节整体功能、防治疾病的目的。

1. 毫针概述

（1）毫针构造：目前临床所用的毫针均为金属制成，材料以不锈钢最常见。毫针的结构可分为针尖、针身、针根、针柄、针尾 5 个部分。针的尖端锋锐部分称为针尖，亦称针芒；针尖与针柄之间的主体部分称为针身，亦称针体；针身与针柄连接的部分称为针根；针体与针根之后执针的部分称为针柄；针柄的末梢部称为针尾。针柄与针尾多用金属丝缠绕，呈螺旋状或圆筒状，针柄的形状有圈柄、花柄、平柄、管柄等多种。

（2）毫针的规格：主要以针身的长短和粗细来区分，如表 3-1、3-2。

表 3-1 毫针的长度规格表

寸	0.5	1.0	1.5	2.0	2.5	3.0	3.5	4.0	4.5
长度（mm）	15	25	40	50	65	75	90	100	115

表 3-2 毫针的粗细规格表

号数	26	27	28	29	30	31	32	33
直径（mm）	0.45	0.42	0.38	0.34	0.32	0.30	0.28	0.26

（3）毫针的检查和保养：各毫针在使用前需认真检查，如发现损坏或存在安全隐患，必须剔除。毫针的检查应注意：针尖要端正无钩，不宜过锐，须尖中带圆，圆而不钝，形如松针。针身宜挺直光滑，坚韧匀称而富有弹性。针根须牢固不能有剥蚀或松动现象。针柄金属丝缠绕需紧密均匀。保养针具主要是为了防止针尖和针身受损、污染等，藏针的器具有针盒、针管和藏针夹等。

2. 针刺前准备

1）毫针的选择

正确选择使用不同规格的针具，是提高疗效和防止医疗事故的一个重要因素。一般而言，男性、体胖、身强且病位较里者可选较粗、较长的毫针；女性、体弱、形瘦，且病位在表者，应选较短、较细的毫针。皮肉薄处和较浅的穴位，选针宜短而针身宜细；皮肉丰处和较深的穴位，宜选用针身稍长、稍粗的毫针。临床上选针时常以将针刺入应至的深度，而针身还应外露于皮肤上约 15 mm 为宜。

2）体位的选择

临床上常用的体位有仰卧位、俯卧位、侧卧位、仰靠坐位、俯伏坐位及侧伏坐位等。针刺时患者体位的选择应考虑是否有利于正确取穴、针刺操作、持久留针及是否可以防止晕针、滞针、弯针与断针。在针刺和留针过程中应嘱患者不可随意改变体位。

3）消毒

针刺治疗的同时要做好消毒工作。

（1）针具器械消毒：以高压蒸汽灭菌法为佳，临床最常用。毫针等针具用布包好，放在密闭的高压蒸汽锅内灭菌。药液浸泡消毒法是将针具放入 75% 乙醇内浸泡 30 ~ 60 min，取出后用无菌巾或消毒棉球擦干后使用。也可置于其他器械消毒液内浸泡，按规定浓度和时间进行浸泡消毒。煮沸消毒法是将毫针等器具用纱布包扎后，放在盛有清水的消毒煮锅内煮沸。一般在水沸后再煮 15 ~ 20 min，可达到消毒目的。

（2）医者手消毒：在针刺前，医者应先用肥皂水将手洗净，再用 75% 乙醇棉球擦拭后，方可持针操作，医者手在操作时应尽量避免接触针身。

（3）针刺部位消毒：在患者需要针刺的穴位皮肤上用 75% 乙醇棉球擦拭消毒。消毒时应从穴位部位的中心点向外绕圈操作。当穴位皮肤消毒后，切忌接触污物。

（4）治疗室内的消毒：针灸治疗室内的消毒，包括治疗台上的床垫、枕巾、毛毯、垫席等物品。治疗室也需定期消毒净化，应保持空气流通，环境卫生。

3. 进针

进针是将针具刺入皮肤的方法。进针的姿势须端正审慎，方可顺利进针，减少患者疼痛。一般应先快速刺进皮肤，再缓慢进入所需深度，并予以捻转提插等，必要时改变针刺方向和深度，以获得针感效应。进针深度应视穴位所在部位，患者体型、体质、年龄等具体情况而定，应注意避开血管和防止针破胸膜或伤及心、肺、肝、脾、肾等重要脏器。除非穴位处方本身的要求，一般应避免直接刺激粗大的神经干。

临床上一般右手持针操作，称为"刺手"，以拇指、示指及中指挟持针柄，拇指与示指、中指相对，其状如持毛笔。左手切压所刺部位，或辅助针身，称为"押手"。刺手的作用是掌握针具、施行手法操作，进针时运指力于针尖，而使其顺利刺入皮肤，行针时捻转提插、弹刮搓震及出针时手法操作。押手的作用是固定穴位位置，挟持针身协助刺手进针，使针身有所依附，保持其垂直，力达针尖，利于进针，减少刺痛，协助调节和控制针感。在临床上，刺手和押手均十分重要，两手应相互配合，协同操作。常用的进针方法有单手进针法、双手进针法、管针进针法。

1）单手进针法

即只用刺手将针刺入穴位。一般以右手拇、示两指挟持针柄，中指端靠近穴位，指腹抵住针尖和针身下端，当拇、示指向下用力时，中指随之屈曲，针尖迅速刺透皮肤，直至所需深度。

2）双手进针法

即左右手配合将针刺入。根据针的长短和穴位部位的不同，所用的进针手法各有不同，常用方法有4种。

（1）指切进针法：以左手拇指或示指尖按在穴位旁，刺手持针，紧靠指甲，将针刺入皮肤，该法多适用于短针进针。

（2）挟持进针法：以左手拇、示两指夹持消毒干棉球，挟住针身下端，露出针尖，直对穴位，在右手指力下压时，左手拇、示两指同时用力，两手协同将针刺入皮肤，适用于长针的进针。

（3）提捏进针法：以左手拇、示两指将穴位部位的皮肤捏起，右手持针从捏起部的上端刺入，该方法多用于肌肤浅薄部位的进针。

（4）舒张进针法：用左手拇、示两指将穴位部位的皮肤向两侧撑开绷紧，易于进针，该方法适用于皮肤松弛部位的进针。

3）管针进针法

即利用塑料、玻璃或金属等材料制成的套管代替押手进针的方法。套管一般比针短约5 mm，选平柄毫针插入套管之中，针尖所在一端置于穴位之上，左手挟持套管，用右手示指或中指对准套管上端露出的针柄尾端快速一击，使针尖刺入皮肤，再退出套管，之后可施行各种手法。注意退出套管时确保不要将针带出皮肤。此法进针痛感较小，多适用于儿童或惧针者。

4. **针刺的方向、角度和深度**

穴位为立体空间，针刺过程中，正确的针刺方向、角度和深度，是获得针感、提高疗效和防止意外发生的关键。即使针刺同一穴位，如果方向、角度和深度不同，则产生针感的强弱和治疗效果会有显著差异。临床上对所取穴位的针刺方向、角度和深度，要根据所刺部位、疾病情况、患者体质体型等具体情况而个体化制订。

1）针刺的方向

针刺的方向是指进针时针尖对准的某一方向或部位，一般依经脉循行方向、穴位的部位特点和治疗的需要而定。

（1）依循行定方向：即根据针刺补泻的需要，为达到"迎随补泻"的目的，在针刺时结合经脉循行的方向，顺经而刺为补，逆经而刺为泻。

（2）依穴位定方向：即根据穴位所在部位的解剖特点，为保证安全，某些穴位必须朝向特定的方向针刺。如针刺哑门时，针尖朝向下颌方向；针刺背部某些穴位，针尖要朝向脊柱等。

（3）依病情定方向：根据病情的治疗需要，为使针刺的感应达到病变所在的部位，针刺时针尖应朝向病灶部位。

2）针刺的角度

针刺的角度指进针时针身与皮肤表面的夹角，主要根据穴位所在部位的解剖特点和治疗目的而定。一般分为直刺、斜刺和横刺。

（1）直刺：针身与皮肤呈90°，垂直刺入，此法适用于人体大部分穴位。深刺或浅刺均可。

（2）斜刺：针身与皮肤呈约45°，倾斜刺入，此法适用肌肉浅薄的穴位，或深部为重要脏器所在而不宜深刺的部位，或为避开血管及瘢痕部位。

（3）横刺：亦称平刺，针身与皮肤呈15°～25°，横向刺入，此法适用于皮肉薄少之处或需要透刺的穴位，如头部的穴位、地仓透颊车等。

3）针刺的深度

针刺的深度是指针身刺入皮肤的深浅。一般以既有针感又不伤及重要脏器为原则。临床一般年老体弱及小儿娇嫩之体，宜浅刺；中青年身体强壮者宜深刺；形瘦体弱、气血衰退者，宜浅刺；形盛体强者宜深刺。阳证、新病宜浅刺；阴证、久病宜深刺。

5. 行针

行针又名运针，是指将针刺入穴位后，为了使患者产生针刺感应，进一步调节针感强弱和进行补泻而施行的各种针刺手法。手法行针是重要的穴位刺激方法，可随时根据施针者的手下感觉调整手法和强度。一般针刺麻醉时手法较针刺治疗强，行针频率较高，捻转提插的幅度较大。行针的手法可分为基本手法和辅助手法。

1）基本手法

（1）提插法：先将针刺入穴位一定深度后，施以上提下插的操作手法。使针由浅层向下刺入深层的操作谓之插，从深层向上退至浅层的操作谓之提，提插法就是提针与插针的结合应用。如此反复地做上下纵向运动就构成了提插法。至于提插幅度大小、层次有无、频率快慢和操作时间长短等，应根据患者的体质、病情和穴位的部位及针刺目的而灵活选择。使用提插法时指力一定要均匀一致，保持针身垂直。

（2）捻转法：将针刺入穴位一定深度后，用拇指与示指、中指挟持针柄实施向前向后交替旋转捻动的动作。捻转角度的大小、频率的快慢和时间的长短，应根据患者的病情、穴位的特征以及医者所要达到的目的而灵活运用。使用捻转法时，指力须均匀，不可持续单向捻针，否则针身易被肌纤维等缠绕，引起局部疼痛或导致滞针。

2）辅助手法

（1）循法：是针刺后如无针感，用手指顺着针刺穴位所属经脉循行径路，在穴位上下左右轻轻按揉或扣打的方法。此法可推动气血，激发经气。

（2）刮柄法：是用指甲刮动针柄的方法。以拇指或示指抵住针尾，用拇指或示指或中指指甲从下向上刮动针柄。此法可激发经气，加强针感的获得与传导。

（3）弹柄法：是用手指轻弹针柄，使针体轻微振动的方法。操作时用力不可过猛，频率亦不可过快，避免引起弯针。此法亦可激发经气，催气速行。

（4）搓柄法：是将针向内或外如搓线单向捻转的方法。类同捻转法，但搓柄法向一个方向捻针，故皮下组织往往有轻度缠绕针身的现象。此法可用于气至之前，促使得气，亦可用于得气之后，增强针刺感应。

（5）摇柄法：是手持针柄将针轻轻摇动的方法。其法有二：一是直立针身摇柄，可加强得气感应；二是卧倒针身摇柄，使经气向一定方向传导。

（6）震颤法：是将针刺入穴位一定深度后，手持针柄，用小幅度、快频率的提插捻转动作，使针身产生轻微震颤的方法。

3

6. 得气

得气是指将针刺入穴位后所产生的经气感应，又名针感，古称气至。当这种经气感应产生时，医者的刺手会感到针下有徐和或涩滞沉紧的感觉，如鱼吞钩饵。同时，患者也会在针下出现相应的酸、麻、胀、重等感觉，有时还出现热、冰、痒、抽搐、蚁行等感觉，这种感觉可沿着一定部位，向一定方向扩散传导。若无经气感应，医者则感到针下空松虚滑，患者亦无酸、麻、胀、重等感觉。

临床上若刺之而不得气时，需分析经气不至的原因。影响得气的因素很多，穴位定位不准确、针刺角度有误、深浅失度以及患者体质的强弱和病情变化，都会影响得气。对此就应重新调整穴位的针刺部位、角度、深度等。另外应运用候气、催气之法。候气是将针置于穴位之内，留针以待气至。亦可间歇施以提插捻转，或轻轻摇动针柄，或用弹、循、刮等手法激发经气，促其气至，此为催气。得气是临床疗效的关键，一旦得气，需谨慎守护其气，防止气散，此为守气。

7. 针刺补泻

补法，泛指能提振人体正气，促使减弱的功能恢复正常的方法。泻法，泛指能疏泄病邪，使亢进的功能转向平和的方法。针刺补泻就是通过针刺穴位，采用适当的手法激发经气以补益正气、疏泄病邪而调节人体脏腑经络功能，促使阴阳平衡而恢复健康的方法。

1）基本补泻手法

（1）捻转补泻：补泻的效果主要由捻转幅度的大小和速度的快慢来实现。进针得气后，补法的捻转角度小，用力轻，频率慢，操作时间短；泻法的捻转角度大，用力重，频率快，操作时间长。拇指向前捻转用力重而快，回转时较慢者为补法；示指向前捻转时用力重而快，回转时较慢者为泻法。

（2）提插补泻：补泻的效果主要由提插时用力轻重和速度快慢来实现。进针得气后，补法提时用力轻，速度慢，插时用力重，速度快，提插幅度小，频率慢，操作时间短；泻法提时用力重，速度快，插时用力轻，速度慢，提插幅度大，频率快，操作时间长。

2）其他补泻手法

（1）疾徐补泻：进针慢，少捻转，少提插，出针快者为补法；反之，进针快，多捻转，多提插，出针慢者为泻法。

（2）迎随补泻：随着经脉循行去的方向刺入为补法；迎着经脉循行来的方向刺入为泻法。

（3）呼吸补泻：呼气时进针，吸气时出针为补；吸气时进针，呼气时出针为泻。

（4）开阖补泻：出针后快速揉按针孔是补法；出针时摇大针孔而不揉按是泻法。

（5）平补平泻：对不补不泻的病症，进针后匀速缓慢地提插捻转即为平补平泻。

8. 留针与出针

（1）留针：留针是指进针后将针留置于穴位内，以加强针感。应根据病情及具体情况决定留针与否和留针时间的长短。一般留针时间为 15～30 min；对于某些慢性、疼痛性、痉挛性疾病，可酌情延长留针时间，在留针过程中间歇行针，以增强治疗效果。某些特殊病症，如三叉神经痛、痛经等，留针时间可达数小时。此外，留针还可以对针感较差的患者起到候气的作用。

（2）出针：出针亦称起针，是指在施行针刺手法或留针达到预定针刺目的和治疗要求后，将针拔出的过程。出针时，先以左手拇指、示指按住针孔周围的皮肤，右手持针轻微捻转并缓慢退至皮下，静留片刻，然后出针，并使用消毒干棉球按压针孔片刻，防止出血。出针时，分别采取疾出、徐出、疾按针孔或摇大针孔的方法出针以达到不同补泻的要求。最后检查针数，防止遗漏针具。

9. 异常情况的处理与预防

针刺疗法虽然技术成熟，比较安全，但在临床上也会出现一些异常情况。常见有以下几种。

1）晕针

晕针是在针刺治疗前、治疗中或治疗后患者发生的晕厥现象。患者可突然出头晕心慌、胸闷气短、面色苍白、出冷汗、血压下降、脉象沉细，重则昏仆、唇甲青紫、二便失禁、脉细微欲绝。多见于体质虚弱、精神紧张、害怕针具的患者，也易出现在患者过度疲劳、饥饿的情况下。

（1）处理：立即停止针刺，起出全部留针。让患者平卧，闭目休息，饮少量温开水或者糖水，注意保暖，轻者休息片刻，可渐渐恢复正常。若症状较重，可选人中、内关、足三里等穴指压或针刺。经上述处理后仍不见效，并出现心跳无力、呼吸微弱、脉搏细弱，应采取相应急救措施。

（2）预防：晕针要注重预防。对于精神紧张，害怕针具者要做好沟通解释工作，消除疑虑，使患者做好充分的心理准备。选择舒适自然的体位，尽可能选择卧位，精简穴位选择，手法轻柔。嘱患者针刺治疗前避免饥饿或过度疲劳。在针刺过程中，要密切观察患者的状态和反应，随时与患者进行沟通，如发现问题，应第一时间采取处理措施。

2）滞针

滞针是指在针刺治疗过程中医者自觉针下涩滞，行针、出针均感困难而患者感觉剧烈疼痛的现象。主要因为行针者手法不当或者患者精神紧张，使针刺处发生肌肉强直性收缩，致肌纤维缠裹在针体上而成滞针。留针时间过长，也可出现滞针。

（1）处理：出现滞针，不可强行行针、起针。嘱患者放松，不要紧张，医生可用手指在滞针部位附近轻轻按动，缓解肌肉紧张，或在滞针附近的穴位另刺一针，即可缓解滞针现象。若因单向捻针而致滞针，可向反方向将针捻回。

（2）预防：为了防止滞针，在针刺之前要对患者进行充分的沟通解释，消除患者的紧张情绪。针刺前仔细检查针具的光滑度，行针时手法宜轻巧，在行针时应注意不要大幅度向单方向捻转针体。捻转时应注意和提插手法结合，避免肌纤维缠绕针身而出现滞针。

3）弯针

弯针是指针刺入穴位后，于皮下或在皮外发生弯曲的现象。主要由于医者操作手法不熟练，或患者改变了体位，或针柄受到外力压迫，或滞针处理不佳等，皆可造成弯针。

（1）处理：出现弯针后，不可再强行提插、捻转，应顺着弯曲方向，缓慢将针退出。若弯针是由患者改变体位所致，应先令患者将变动的肢体缓慢恢复到原来进针时姿态，待局部肌肉放松后，再将针缓缓起出。切忌强行拔针，以免发生断针。

（2）预防：为防止弯针，针刺前应先使患者有舒适的体位，嘱患者全身放松，不要随意变动体位。针刺时手法要熟练，指力要均匀轻巧。留针时，避免针柄上方受压。

4）断针

断针或称折针，是指针体部分或全部折断在穴位内。多因针具质量不佳、针身腐蚀或施术前未仔细检查；或因针刺手法不当，用力过猛；或对弯针、滞针的处理不恰当不及时，或外力碰撞等，皆可造成断针。

（1）处理：发生断针，医者要镇定、快速做出处理，稳定患者情绪，嘱患者保持原有体位，以防断针向组织深部陷入。如折断处部分针身显露于皮肤外，可用手指或镊子将针缓慢拔出。如针具完全陷入皮肤，针尖到达对侧皮下，可按压断端针孔，使针从另一端透出皮肤，随之拔出；如断针完全深入皮下或肌肉深层时，则需借助X线定位后手术取出。

（2）预防：为了防止断针，应注意在针刺前仔细检查针具，针柄松动、针根部有锈斑、针体弯曲的针，应及时剔除不用。针刺时不宜将针身全部刺入皮肤，应留部分针身在体外，以便针根折断时取针。针刺时，切忌用力过猛。留针期间患者切忌随意变动体位。

10.针刺注意事项

在针刺治病时，还应注意以下几个方面：

（1）不宜对过于饥饿疲劳、精神紧张患者立即进行针刺。对体弱气虚者，针刺时手法不宜过强。

（2）妇女怀孕3个月以内者，不宜针刺小腹部的穴位。怀孕3个月以上者，腹部、腰骶部穴位皆不宜针刺。三阴交、合谷、昆仑、至阴等一些通经活血的穴位，在怀孕期应慎针刺。

（3）小儿囟门未合时，头顶部的穴位不宜针刺。

（4）常有自发性出血或损伤后出血不止的患者，不宜针刺。

（5）皮肤有感染、溃疡、瘢痕或肿瘤的部位，不宜针刺。

（6）对胸、胁、腰、背等脏腑所居之处的穴位，不宜直刺、深刺，肝脾肿大、肺气肿患者更应注意。

（7）针刺眼区穴位和项部的风府、哑门等穴及脊椎部的穴位时，要注意掌握一定的角度，不宜大幅度地提插、捻转和长时间留针。

（8）对尿潴留的患者进行针刺小腹部的穴位时，也应掌握适当的针刺方向、角度、深度等，以免误伤膀胱等器官。

（二）电针

电针是在针刺得气的基础上，对毫针通以适宜的电流刺激穴位，以防治疾病的一种疗法。电针是以针和电两种刺激形式相结合作用于人体，可以代替手法行针，节省人力，同时可以客观准确地控制刺激量。其治疗范围较广，临床常用于各种痛证、痹证和脏腑功能失调，以及肌肉、韧带的损伤性疾病等，也可用于针刺麻醉。

电针和手法运针是两种不同性质的刺激。手法运针是借助提插捻转等机械动作刺激穴位及组织，根据患者机体的寒热与虚实、正气与邪气盛衰的情况进行施治，经捻转、提插，患者随之出现的酸、麻、重、胀的感觉，经过机体整合转化为治疗效应。电针是依赖电流的作用来刺激穴位及组织，毫针与肌肤一起跳动，经过一系列的调节，使人体的神经、血管、肌肉兴奋或抑制，从而改变功能平衡，达到消炎、止痛、解痉、活血、消肿等功效。电针刺激参数稳定，临床应用重复性好，方便省力，但机体容易适应或耐受，长时间应用效应降低。

1. 常用的输出波形

脉冲电是指在极短时间内出现的电压或电流的突然变化。一般电针仪输出的基本波就是这种交流脉冲，常为双向尖脉冲或双向矩形脉冲。常用电针输出波形为疏密波、断续波和连续波。

（1）疏密波：是疏波、密波交替出现的一种波形，疏波、密波各自持续的时间各约1.5 s。由于单波形易产生适应，疏密交替进行可克服这一缺点。可促进血液循环，改善组织功能，增强代谢，消炎祛肿。常用于治疗扭伤、关节炎、神经痛、肌无力、冻伤等。

（2）断续波：是有节律的、时断时续的一种波形。中断期间无脉冲电输出，继之是密波连续工作1.5 s。断续波形，机体亦不易产生适应，其能提高肌肉组织的兴奋性，对横纹肌有良好的刺激作用。临床上多用于治疗痿症、瘫痪等。

（3）连续波：是单个脉冲采用不同方式组合而形成。频率有每分钟几十次至每秒钟几百次不等。频率快的叫密波，频率慢的叫疏波。可用频率旋钮任意选择疏密波形。高频连续波易抑制感觉神经和运动神经，常用于止痛、镇静、缓解肌肉和血管痉挛等；低频连续波，短时兴奋肌肉，长时抑制感觉神经和运动神经，常用于治疗痿证和各种肌肉关节、韧带、肌腱的损伤及慢性疼痛等。

2. 操作方法

（1）配穴处方：电针法的处方配穴与针刺法相同。根据不同病症的治疗需要选择主治相同、相似或能起到协同作用的穴位来进行配伍，以同侧肢体的1～3对穴位为宜。

（2）电针方法：针刺入穴位获得针感后，将输出电位器调至"0"位，负极接主穴，正极接配穴，也可不分正负极，将两根导线接在两个针柄上，打开电源开关，选择波形，根据患者的耐受度，逐步调整输出电流量。治疗过程中，患者若感觉刺激变弱时，可适当调高输出电流量，或断电1～2 min后再行通电。治疗结束后，先将输出电位器退至"0"位，然后关闭电源开关，取下导线，最后按照一般出针方式起针。用于治疗时一般为5～20 min，用于镇痛时则一般为15～45 min。

（3）电流的刺激强度：当电流达到一定的强度时，患者有麻、刺感，这时的电流强度称为感觉阈。当电流强度稍增加，患者会产生剧烈的刺痛感，能引起疼痛感觉的电流强度称为电流的痛阈。一般认为感觉阈和痛阈之间的电流强度，是适宜的刺激强度。感觉阈和痛阈区间较小，且因人而异，须医者耐心调节。超过痛阈的电流强度，患者不易接受，应以患者能耐受的强度为宜。由于患者对电流刺激量的耐受，有时需在治疗过程中再调整。

3. 注意事项

（1）体质虚弱、精神紧张者，电流不宜过大，需要防止晕针。

（2）调节电流时，切忌突然增强，以防肌肉强烈收缩，引起弯针或断针。

（3）应避免电流回路通过心脏。在接近延髓、脊髓部位使用电针时，电流量宜小，切勿通电太强。

（4）安装心脏起搏者，禁用电针。

（5）孕妇慎用电针。

（6）电针仪器在使用前须检查性能是否完好。

（三）皮内针法

皮内针法是将特制的小针固定于穴位皮内或皮下作较长时间留针的一种方法，又称为皮下埋针法、浅刺留针法。针固定留置一段时间，给穴位皮肤以微弱长程的刺激，进而调节经络脏腑功能以防治疾病。

皮内针的针具有两种。一种呈颗粒型（麦粒型），一般长 1 cm，针柄形似麦粒；一种呈揿钉型（图钉型），长 0.2 ~ 0.3 cm，针柄呈环形。前一种针身与针柄成直线，而后一种针身与针柄呈垂直关系。针刺部位多以不妨碍肢体活动的穴位为主，一般多采用背俞穴、四肢穴和耳穴等。临床上，皮内针法多用于久治不愈的慢性病证或者需要长时间留针的病症，如神经性头痛、腰痛、痹证、神经衰弱、高血压、哮喘、痛经等。

1. 操作方法

备好皮内针、镊子等工具。目标穴位处皮肤严格消毒后，就可进行针刺操作。

（1）颗粒式皮内针：左手拇、示指撑开穴位上下皮肤，右手持镊子挟住针柄，对准穴位，横向刺入皮内，针身可刺入 0.5 cm，针柄留于皮外，然后用小方胶布粘贴固定。

（2）揿钉式皮内针：用镊子挟住针圈，将针尖对准选定的穴，轻轻刺入，然后用胶布固定。也可将针圈贴在小块胶布上，手执胶布直压刺入所选穴位。

2. 注意事项

（1）皮内针可根据病情决定其留针时间的长短，一般为 3 ~ 5 d，最长可达 1 周。

（2）若天气暑热，留针时间不宜超过 2 d，以防感染。

（3）在留针期间，可每隔 4 h 用手按压埋针处 1 ~ 2 min，以加强刺激，提高疗效。

（4）埋针后若疼痛影响患者日常生活，应改用其他穴位。

七、经皮穴位电刺激

经皮穴位电刺激是以经络理论为指导，在穴位表面以接近人体生物电的微量电流，是经皮神经电刺激（transcutaneous electrical nerve stimulation，TENS）与穴位治疗相结合的新型针灸疗法。它在电针基础上，将输出端改为电极贴片，贴在人体皮肤上进行穴位刺激，克服了针灸及电针进针时患者疼痛及惧针的缺点，同时发挥电针在镇静止痛、促进气血循环、调节肌张力等方面的优势。经皮穴位电刺激辅助麻醉在最近 10 年成为国内研究热点，相对于手针和电针，经皮穴位电刺激具有可操作性强、无创无痛、降低感染发生率及操作简便等多重优点。

（一）应用范围

1. 镇静、抗焦虑

焦虑可导致血液中皮质醇、血管紧张素、儿茶酚胺类物质浓度升高，引起血管收缩、心率增快等血流动力学异常。术前焦虑会增加术中麻醉维持药物及术后镇痛药物用量，还可能导致患者拔管时间延迟、麻醉恢复延迟及术后恶心呕吐（postoperative nausea and vomiting，PONV）、寒战、疼痛、谵妄等不良反应的发生率增加。

多项研究表明，经皮穴位电刺激能够降低患者焦虑评分，缓解患者焦虑症状。有文献统计，在针灸治疗焦虑症的相关研究中，百会、内关、神门、太冲、印堂、四神聪、三阴交、足三里、心俞、合谷等穴位出现频率最高。神门是手少阴心经的腧穴，可调节自主神经，补益心气，安定心神；内关属于手厥阴心包经穴，八脉交会穴之一，维脉通阴，针刺有宁心安神之效，两穴均是安神的常用穴位。经皮穴位电刺激波形选择 2 Hz 和 100 Hz 交替的疏密波，强度选择患者所能耐受最大强度，于麻醉诱导前 30 min 开始进行经皮穴位电刺激，持续时间多为 30 min。

2. 防治恶心、呕吐

内关、足三里、合谷治疗 PONV 已经得到国内外广泛的认可。内关位于腕臂内侧掌长肌腱与腕屈肌腱之间腕横纹上 2 寸处，中医认为内关联络三焦，宣通上下，和胃降逆止呕。足三里位于髌骨与髌韧带外侧凹陷向下，4 横指，胫骨前脊外侧 1 横指，有调理脾胃、培元固本、调和气血、健脾和胃、降逆止呕的作用。合谷位于手背，第二掌骨桡侧的中点处，为手阳明大肠经之原穴，主治腹胀、肠鸣、便秘。在不同手术中经皮电刺激上述穴位，术后恶心、呕吐发生率均显著下降。有研究发现麻醉诱导前 30 min 至术毕行经皮穴位电刺激的效应较其他时长的电刺激效果更好。而经皮穴位电刺激的疗效与刺激频率有关，100 Hz 高频率和 2 Hz 低频率交替的疏密波，可给予穴位间歇性不同的刺激，减少穴位针刺耐受的发生，使经皮穴位电刺激发挥最大效应。

3. 镇痛

经皮穴位电刺激可以刺激中枢神经系统释放内源性阿片类镇痛物质——内啡肽，加强镇痛效应。有研究经皮穴位电刺激分娩镇痛选取合谷、内关、次髎、夹脊穴，经皮穴位电刺激在分娩镇痛中镇痛效果虽不如硬膜外阻滞，但可减轻产痛至产妇能耐受的程度，并缩短第一产程活跃期及第二产程时长，减少缩宫素的使用，无明显不良反应。合谷可疏通经络气血，《针灸大成》中有补合谷治疗难产的记载，针刺可引产、催产；内关可治疗多种痛证，为治疗腹痛首选穴；次髎为妇科要穴，可行气活血、调经止痛；夹脊穴位于脊柱两侧，有调和阴阳、疏通气血、缓解疼痛的功效。2 Hz 和 100 Hz 交替的疏密波刺激，内啡肽、内吗啡肽、脑啡肽、强啡肽 4 种肽类物质可以同时释放出来，发挥协同镇痛作用。经皮穴位电刺激疏密波刺激内关、合谷可以降低行走和深呼吸时的疼痛强度，可能的机制是电刺激减少了原发性机械痛觉过敏，而痛觉过敏的减少使得活动诱发疼痛减轻。

4. 减少全身麻醉用药，降低手术应激反应，维持血流动力学稳定

目前，针灸辅助麻醉可减少术中麻醉药用量已得到广泛验证，一般可减少 9% ~ 30% 的麻醉药量。有研究表示经皮穴位电刺激双侧鱼腰、太阳、合谷，以及术侧颧髎、风池进行诱导并维持到手术结束，可以减少开颅手术中丙泊酚用量。而在胸科手术中经皮电刺激列缺-曲池-内关-合谷或心俞-肺俞-内关-合谷可以减少胸腔镜肺叶切除手术患者术中阿片类药物的用量。经皮穴位电刺激对自主神经有较强的调节功能，可以降低正常人交感神经兴奋性和脑电双频指数

（bispectral index，BIS）值，控制过快的心率和平卧头低位时的血压变化。多数研究表明，经皮穴位电刺激合谷、内关、曲池等穴位可以减轻气管插管、拔管期间的应激反应，使血流动力学更稳定。以 2 Hz 和 100 Hz 疏密波在术中持续刺激合谷、内关，使中枢神经系统内源性阿片肽充分释放，从而达到提高痛阈，减少麻醉药物的用量。随着痛阈的提高，可减轻围拔管期因麻醉减浅、疼痛刺激所产生的应激反应。

5. 减少椎管内麻醉时局麻药的用药量及相关并发症

经皮穴位电刺激联合椎管内麻醉可降低局麻药的使用量、增宽阻滞平面并缓解患者术中的牵拉反射及 PONV、尿潴留等并发症。经皮穴位电刺激大椎可以平衡椎管内麻醉引起的血管张力的降低，增加循环的稳定性，从而降低椎管内麻醉低血压发生率及其程度。大椎位于后正中线上，颈部下端，第七颈椎棘突下凹陷处，临床上应用广泛，内可通行督脉，外可流走于三阳。研究中可采用频率 16 Hz，双极性非对称长方波，强度 10 V，强度以患者感到酸胀、麻木、略有疼痛为主，经皮穴位电刺激 10 min 后行椎管内麻醉。

6. 器官保护

（1）脑保护：动物研究显示，经皮穴位电刺激在控制性降压过程中能增加丘脑局部血流，可改善脑氧代谢，具有脑保护作用。鱼腰，位于额部，瞳孔直上，眉毛中。风池位于项部，枕骨之下，胸锁乳突肌上端与斜方肌上端之间的凹陷处，属于足少阳胆经，通达脑目之要穴，具有醒脑开窍、宁心调神功效。鱼腰、风池同用，共奏护脑调神之效。文献中记载在麻醉诱导前给予双侧鱼腰、风池 30 min 经皮穴位电刺激，并持续至手术结束，采用 2 Hz 和 100 Hz 的疏密波，电流强度 8～12 mA，可降低氧耗、增加脑血流量，更好地维持脑供需平衡。其机制可能为经皮穴位电刺激可以调控降钙素基因相关肽（calcitonin gene related peptide，CGRP）及血浆内皮素（endothelin，ET），使脑组织微循环得以改善，还可能通过调节白介素-6（interlenkin-6，IL-6）水平而降低其介导的促炎性反应，发挥其神经营养作用等，对颅脑手术围手术期脑损伤起到保护作用。

（2）肺保护：经皮电刺激合谷、足三里可以降低单肺通气时的肺内分流率，改善肺的氧合作用，同时通过抑制单肺通气时炎性介质白介素-1β（interleukin-1β，IL-1β）、白介素-8（interleukin-8，IL-8）及白细胞、粒细胞的反应而减少肺损伤。经皮穴位电刺激足三里和三阴交在改善肺功能的同时升高了血浆中氧自由基超氧化物歧化酶（superoxide dismutase，SOD）活性，降低了丙二醛（malondialdehyde，MDA）含量，从而减轻了氧化应激反应，实现肺保护作用。经皮穴位电刺激足三里、三阴交，术前刺激 30 min，术中维持至手术结束，疏密波，频率分别为 2 Hz 和 15 Hz，针刺强度以患者可以忍受的最大强度为宜。

（3）心肌保护：动物研究显示，经皮穴位电刺激双侧合谷、足三里、三阴交、曲池，心电图 ST 段下降、心肌细胞凋亡明显减少。经皮穴位电刺激内关、神门、心俞等穴位，采用 2 Hz 和 100 Hz 的疏密波，电流强度以患者能耐受的最大电流为适度，可调节自主神经的均衡性而改善心肌血流，稳定心肌细胞功能；通过疼痛闸门机制减轻应激，降低心肌氧耗量，减少了术后乳酸脱氢酶（lactate dehydrogenase，LDH）、肌酸激酶同工酶（creatine kinase isoenzymes，CK-MB）释放，从而发挥心肌保护作用。

（4）胃肠保护：经皮穴位电刺激刺激双侧足三里可以使胃黏膜的血流量增加、降钙素基因相关肽含量升高、内皮素含量降低，减轻胃黏膜的损伤程度。临床研究证明麻醉诱导前 30 min 时，经皮电刺激双侧内关、合谷、足三里、上巨虚、下巨虚持续至术毕，频率为 2 Hz 和 100 Hz 疏密波，强度以患者能耐受的最大电流为宜（3 ~ 8 mA），可以改善术后肠黏膜的损伤。

（二）基本操作方法

（1）选穴可以根据传统针灸理论，循经或辨证取穴，选择 2 个穴位为 1 对，形成电流回路，一般选择同侧肢体两对穴位为宜。

（2）操作前检查经皮穴位电刺激仪器性能良好，穴位皮肤常规消毒。然后将两对输出电极分别粘贴于所选穴位，按"ON / OFF"键开机，选择相应输出频率，调整治疗时间，调节刺激量。电流输出从无到有，从小到大，慢慢调至预设电流量。

（3）刺激强度根据患者的病情及耐受程度而定，一般以受刺激局部肌肉轻微跳动、患者能耐受为度。

（4）刺激参数主要使用的输出频率为 2 Hz（疏波）、100 Hz（密波）、2 Hz 和 100 Hz（疏密波）。研究表明，2 Hz 能刺激脑啡肽、内啡肽和内吗啡肽的释放，主要作用于 μ 受体和 σ 受体。100 Hz 能增加强啡肽的释放，可以作用于 κ 受体，产生一定的镇痛作用。2 Hz 和 100 Hz 可引起四种阿片肽全部释放。

八、灸治

灸法多以艾绒为主加工制成艾炷或艾条，借助其灸火的热力及药性直接或间接作用于体表穴位或特定部位，从而达到预防或治疗疾病的一种外治疗法。其治疗效应包括艾绒的燃烧物效应、热刺激效应、红外光谱共振效应等。灸法是中医特色疗法之一，具有温经通络、升阳举陷、行气活血、散寒祛湿、消瘀散结、回阳救逆、养生保健等功效，临床应用广泛，且疗效显著。《灵枢·官能》载："针所不为，灸之所宜"，《医学入门》中亦有"药之不及，针之不到，必须灸之"。由此可见，灸法有中医其他疗法不可替代的作用。

《灵枢·经水》中记载："其治以针艾，各调其经气"。说明针灸治病过程就是调经气的过程。腧穴是人体脏腑经络之气输注于体表的部位，也是艾灸治病的作用点。循经感传现象，具体是指用针刺、艾灸或其他方法刺激穴位时，人体出现酸、麻、胀、痛等特殊感觉，从受刺激的穴位开始，基本沿经脉路线传导，并被大脑感知的现象，所以灸疗技术的核心是施灸穴位的准确定位与施灸时间的精准定量。

灸法适应证为痹症、虚寒性胃肠病、遗精、阳痿、气喘、婴儿腹泻、中风脱证、虚脱、晕厥、胎位不正、慢性肿疡、神经性皮炎、湿疹、胃下垂、脱肛等，亦可用于防病保健。围手术期患者使用艾灸也可以起到巨大作用：得病后正气不足，身体阳气（能量）不够，无法统辖全身，手术后皮肤破损，就更加导致正气外泄损耗，以致外邪入侵，延迟伤口愈合。另外，卫气是运行于脉外的气，其主要功能之一就是卫护肌表，防御外邪入侵。卫气不固，也会导致气血凝滞，影响伤口愈合，艾灸通过充足的灸量，使温热的灸感透达机体深层组织，经热量的不断渗透传导，产生如沉重、胀痛等明显的灸感，甚至出现筋惕肉动，祛邪外出，正气得复。借灸火通透之力，补阳气，通经络，排瘀滞促循环，气血得复，伤口得收。隔姜灸对于尿潴留有不错疗效；温和灸配合隔盐灸对 PONV 等胃肠道反应有明显疗效。翟春涛等根据检索到的复方隔药灸文献得出：复方隔药灸辨证选药，随证取穴，具有广泛的适应证，且疗效突出。

灸法也有其限制：① 凡实热证或阴虚发热、邪热内炽等证，如高热、高血压危象、肺结核晚期、大量咯血、呕吐、严重贫血、急性传染性疾病、痈、疽、疮、疖并有发热者，均不宜使用艾灸疗法。② 器质性心脏病伴心功能不全，精神分裂症，以及孕妇的腹部、腰骶部，均不宜施灸。③ 颜面部、颈部及大血管走行的体表区域、黏膜附近，均不得施灸。④ 空腹、过饱、极度疲劳者应谨慎施灸。

不同灸法虽然所用灸材大多是艾绒，但由于其治病过程中手法不同而导致作用也有所差别，如隔姜灸常用于因寒而致的呕吐、腹痛以及风寒痹痛等，具有温胃止呕、散寒止痛的作用；温和灸多用于灸治慢性病；雀啄灸多用于灸治急性病。

（一）艾灸的分类

1. 直接灸

古代的艾炷灸法多为直接灸，直接灸又叫着肤灸、明灸，是将艾炷直接放置穴位皮肤上来施灸的一种方法。直接灸因施灸目的和对皮肤刺激程度的不同，又分为无瘢痕灸和瘢痕灸两种。

（1）无瘢痕灸：施灸以温熨为度，不致起疱，不遗留瘢痕。多用小艾炷。临床适用于虚寒病的轻症（对昏厥、小儿及感觉麻痹的患者应小心，防止发疱或灼伤皮肤）。

（2）瘢痕灸：瘢痕灸又称化脓灸。用黄豆或枣核大小的艾炷，直接置于穴位上施灸，局部组织经烫伤后化脓、结痂，痂脱落后留有永久性的瘢痕，故名瘢痕灸。此灸法适用于哮喘、肺痨、癫痫、溃疡病、慢性胃肠病、瘰疬和发育障碍等病。对高血压病患者，有预防中风的作用。常人施此灸法，能改善体质，增强机体抵抗力，起到防病健身的作用（施术者要征得患者同意）。

2. 间接灸

间接灸又称隔物灸、间隔灸，是利用其他物品将艾炷与皮肤隔开施灸的一种方法。间接灸法可避免灸伤皮肤而致化脓，且火力温和，患者易于接受，临床上较直接灸更为常用。间接灸法种类繁多，广泛应用于内科、外科、妇科、儿科、五官科等各科的疾病。间接灸法包括隔姜灸、隔蒜灸、隔盐灸、隔附子灸等。

（1）隔姜灸：利用姜片做隔物而施灸。生姜辛温无毒，升发宣散，调和营卫，祛寒发表，通经活络的功效。适用于一切虚寒病症，尤其对呕吐、腹痛、泄泻、风寒湿痹等症，疗效可靠。（施术者应常掀起姜片查看，防止因患者感觉迟钝而造成起疱。）

（2）隔蒜灸：用蒜作为间隔物而施灸的一种灸法。大蒜辛温喜散，有消肿化结，拔毒止痛之功。临床上适用于治疗痈、疽、未溃疮疖、无名肿毒、肺痨、腹中积块、蛇蝎毒虫所伤等症。

（3）隔盐灸：隔盐灸是用盐作为隔垫物而施灸的一种方法。此法只用于脐窝，他处禁用，故又称神阙灸。食盐咸寒，入胃、肾、大小肠经，有涌吐、清火、凉血、解毒之功。此法有回阳、救逆、固脱之用，适用于急性腹痛、吐泻、痢疾、四肢厥冷、淋病、脱证。

（4）隔附子灸：是用附子作间隔物施灸的一种方法。附子辛热有毒，可回阳救逆，补火助阳，散寒止痛。附子与艾火并用，适宜治疗各种阳虚病症。

3. 艾条灸

艾条灸又称艾卷灸，是将艾条点燃后在施灸部位进行熏灸的方法。艾条灸分为手持灸和艾灸盒灸两种方法。

1）手持灸

分为温和灸、回旋灸、雀啄灸。

（1）温和灸：施灸者左手中、示二指放于被灸穴位两侧，以感知患者皮肤受热程度；此法温通经脉、散寒祛邪，多用于灸治慢性病，临床运用最为广泛。

（2）回旋灸：将点燃的艾条，旋于施灸部位上，距离皮肤 3 cm，平行往复左右移动或反复旋转，使皮肤有温热感而不至于灼痛，一般可灸 20～30 min。适用于风湿痹证、神经性麻痹及广泛性皮肤病等。

（3）雀啄灸：艾条燃着的一端对准穴位，上下移动，鸟雀啄米样施灸，一般可灸 5 min 左右。多用于灸治急性病、昏厥急救、儿童疾患等。此法热力较强，注意避免烫伤皮肤。

2）艾灸盒灸

施灸时，把温艾灸盒安放于平坦的应灸部位，将点燃的艾卷对准穴位，置于铁纱上，盖上盒盖。艾盒盖打开的大小程度可根据温度调节。每次施灸时间在 15～30 min。可以一次灸附近的多穴，也可以针刺穴，然后再次施灸。适用于常见病症如痛经、腰痛、腹泻等。

目前还有一种灸法广泛应用于临床各科：雷火灸。雷火灸是一种传统的明火悬灸疗法，集针、灸、药外治法于一体，采用艾绒及黄芪、乌梅、麝香等中药制成的药艾条。具有补益肝肾、散寒祛湿、活血化瘀、通络止痛等多种功效。其主要原理是以中医经络学说为基础，利用药物粉末燃烧时产生的热力、红外线辐射力、药化因子及物理因子，同时通过脉络和腧穴的循经感传共同达到温通经脉、调节人体功能的作用，产生了灸法的综合效应，扩大了中医火热灸法治疗的范围，且疗效明显。

九、推拿

推拿又称按摩、按跷，是一种用手或者其他肢体部位或借助器具，在受术者体表进行的操作，达到治病祛邪目的的传统医治方法。推拿是中医学的特色疗法，具有简、便、验、廉等特点，不仅可以延年益寿，防治疾病，也可用于治疗急症，如扁鹊运用按摩、针灸抢救了尸厥患者；《肘后方》记载推拿治疗多种急症；名医庞安时成功运用按摩催产等。推拿学早在晋唐时期就被列为国家医学教育正式科目，经历多年的不断研究改进，目前已经形成了小儿推拿、正骨推拿、点穴推拿、内功推拿及保健推拿等多个体系。推拿的手法有温、通、补、泻、汗、和、散、清八法。推拿是通过辨证取穴对于不同的病症运用不同的手法进行治疗的，这在一些疾病和症状的临床研究中已被证实有很好的疗效。

（一）推拿临床应用原则

影响推拿效果的因素有多种，例如选取的穴位、穴位的组合方法，采用的手法及推拿的强度、治疗选取的时间，以及患者自身的身体状况及年龄、体质等许多因素共同影响。只有在治疗前了解和掌握这些因素，才有良好的治疗效果。

推拿多采取穴位按摩治疗。局部取穴原则是取与疾病相关的穴位，穴位多位于疾病的病变的穴位或邻近穴位。

推拿治疗疾病和日常运用时需要注意以下几点：① 治疗前辨证明确，运用八纲辨证和脏腑辨证，辨别阴阳、表里、虚实、寒热，以及脏腑，相互之间的生克关系。② 治疗中分清经络阴阳之间关系，而按摩之法也在于"调阴与阳，精气乃光，合形与气，使神内藏"。③ 辨证取穴时有"阳病治阴，阴病治阳""从阴引阳，从阳引阴"等选穴法则。

古今医家对于不同疾病、不同部位的手法及操作方向、力度、频率、补泻等做了大量的研究探讨，适当的手法能够激发和控制循经传感，对于疗效好坏起到决定性作用。

目前手法补泻没有统一标准进行区分，一般认为能激发正气的手法即为补法，具有升阳、兴奋或营养机体，促进脏腑生理功能等作用，相反则为泻法。手法的补泻是指在中医辨证思想指导下，补益类手法多具有顺经络循行方向操作、向心性或顺时针手法轻柔、手法操作频率慢、操作时间长等特点。能祛邪气的手法即为泻法，有降温、抑制脏腑生理功能、祛除外邪、调畅气机等作用。清泻类手法多具有逆经络循行方向操作、离心性或逆时针、手法较重、手法操作频率快、操作时间短等特点。补和泻只是相对而言，不能截然分开，很多时候补泻作用可以同时存在，两者相互促进，泻中有补，补中有泻。

（二）推拿临床应用

中医理论博大精深，要不断学习人体各脏腑的生理功能和疾病病机变化规律，研究经络腧穴在人体中的功效和作用，为探索推拿取穴在预防和治疗临床疾病中的作用提供扎实的理论基础。

腧穴是人体脏腑经络之气输注于体表的特殊部位，既是疾病的反应点，又是推拿按摩的施术部位，常规归纳为十四经穴、经外奇穴、阿是穴三类，目前已经公认的十四经穴就有 362 个穴名，670 个穴位。

腧穴既有共性也有特异性，熟悉掌握穴位的规律特点，临证才能恰当地组方配穴。腧穴有很多共性，有些腧穴对机体的不同状态有着双向的良性调整作用，如按摩三阴交既可活血，又可补血；按摩中极即可治遗溺，又可治癃闭；按摩天枢既可止泻，又可通便；按摩足三里可使原来处于迟缓状态的胃蠕动加强，又可使兴奋状态的胃蠕动减弱；按摩内关可使心率过快时调节减缓，心率过慢时调节加快。又如从补泻的效果看，有些腧穴偏于补，多产生补虚的作用，如关元、气海、足三里、命门等穴；有些腧穴偏于泻，多产生泻实的作用，如大椎、曲池、太冲等。林敏等选取 60 例患者的研究证实全膝关节置换术，点按梁丘、血海、足三里、阴陵泉、阳陵泉等膝关节周围的穴位更利于患者康复。李玲等的研究给 500 例患者采用夹脊穴治疗胃痛（胃、十二指肠溃疡，胃炎，胃窦炎）、胆绞痛、肾绞痛、肋间神经痛、肠痉挛、痛经等引起的疼痛，止痛效果达到优良的在 70% 以上。

王高岸采用坐位提拉旋转手法复位配合颈椎牵引治疗为主，治疗寰枢关节紊乱患者 40 例，结果治疗组优于复方丹参滴丸口服组，优于单纯颈椎牵引组，可见坐位提拉旋转复位手法配合颈椎牵引治疗寰枢关节紊乱所致的颈心综合征疗效显著，能够明显提高患者生活质量。李如等采用广州军区总医院脊柱相关疾病研究所龙层花教授颈椎正骨手法，复位椎间小关节穴位注射治疗颈心综合征 11 例，显效：占 72.7%。对不同的穴位进行推拿能达到不同的疗效，所以了解穴位特性，直接关系到配穴得当与否及疗效的好坏。

配方取穴还应结合辨证诊断。将经络理论结合气血、八纲、脏腑等理论，以明确病因病机、病位病性和标本缓急，推断病之所属经络、脏腑，辨明正邪的盛衰，以便更好地选穴配方，有效指导不同手法的操作。尤其是同一病症其部位、性质不同，则辨证亦不同，取穴也有差异。如头痛一证：前额部连眉棱骨痛，属阳明经头痛，因足阳明之脉循发际至额颅，行于前头部及额部，故邪犯阳明经可引起前额痛；侧头痛，痛以两太阳穴为甚者，属少阳经头痛；后头部连颈项痛，属太阳经头痛；巅顶痛属厥阴经头痛。只有明白其中机制，根据不同情况准确选择经络及穴位，才能保障手法的疗效。

十、中药治疗

中医药学博大精深，源远流长。"神农尝百草"与"伊尹制汤液"的传说反映了中华先民认识和使用药物的起源。基于考古学、民族学、生物学和古代文献记载等诸方面综合研究，一般认为中医药的知识起源于原始社会。经过世代先民无数次的尝试和经验积累并有意识加以利用，逐渐发现了越来越多具有药用价值的植物、动物和矿物，并积累发展了药物知识。"本草"的含义，一是指中国传统医药学中的药物。"本"在《说文解字》中训为"木下曰本。从木，一在其下"，"草"本字作"艸"，训为"百芔也"。可见"本"的原始意义是根，"草"则是草本植物的泛称。"中药"名称的来源。在我国古代典籍中，传统药物多以"药""毒"或"毒药"称谓表述。"中药"一词，最早记载于《神农本草经》，将药物按有毒无毒分为上、中、下三品，上品补虚养命，中品补虚治病，下品功专祛病。其中，"中药一百二十种为臣，主养性以应人，无毒、有毒，斟酌其宜。欲遏病补虚羸者，本中经"。此处"中药"是一种药物分类术语，是相对"上药"和"下药"而言的，专指无毒或有毒，既能补虚又能祛邪的中品药物。

中药有寒、热、温、凉四气和辛、甘、酸、苦、咸五味。中药的归经是以脏腑、经络理论为基础的，由于经络能够沟通人体的内外表里，所以一旦人体发生病变，体表的病症可以通过经络而影响内在的脏腑，脏腑的病变也可通过经络而反映到体表。中药还有升、降、浮、沉四种药性。临床上将中药的四气、五味、归经、药性综合更好地应用于临床治疗。现代中药学中功能分类多数采用解表药、清热药、泻下药、祛风湿药、芳香化湿药、利水渗湿药、温里药、理气药、消导药、驱虫药、止血药、活血药、化痰止咳平喘药、安神药、平肝息风药、开窍药、补益药、固涩药、涌吐药 19 类。

围手术期中药汤剂及中成药应用，已经有了很多成熟的研究结果。解表药、清热药用于术后发热，降低术后消耗；温里药、理气药、消导药用于 PONV，食欲不振，腹痛腹胀，加速胃肠功能恢复，促进食物消化吸收；活血药用于术前、术后可防治血栓的形成，降低卒中的发生；止血药用于术中、术后可减少出血，促进创面愈合；安神药用于术前可以抗焦虑，降低心肌耗氧，从而减少镇痛药物的用量，促进术后身心康复的时间，降低围手术期心血管风险；开窍药、补益药用于防治全麻术后患者的认知功能障碍，起到醒脑益智的功效。

中药制剂用于围手术期患者的抗焦虑、减轻恶心呕吐、促进胃肠功能恢复、降低术后认知障碍的发生。中药制剂还可扶助正气，增强体质，提高机体的抗邪及康复能力，中药方剂及制剂有参芪扶正注射液、贞芪扶正颗粒、健脾益肾颗粒和八珍丸。中药汤剂及其成药制剂包括治疗腹痛腹胀、恶心呕吐的中药方剂有四磨汤、大承气汤。治疗焦虑的中药方剂有安神定志丸加减、归脾汤、知柏地黄汤、逍遥丸。预防和治疗术后认知障碍的中药方剂为小柴胡汤，中成药制剂醒脑静。

十一、食疗

（一）概念

食疗又称食治，是在中医理论指导下利用饮食物中的一些特性来调节人体功能，使机体恢复到正常或起到预防疾病的一种方法。将这一思想运用到围手术期患者的营养补给及康复保健方面也是非常有意义的。

（二）药食同源

药食同源的概念最早源于神农尝百草的实践，"神农尝百草之滋味，水泉之甘苦，令民知所避就"，表明了药食之间的同源性。《黄帝内经》首次将药物与食物相区分，并且明确提出了食物的养生功效："毒药攻邪，五谷为养，五果为助，五畜为益，五菜为充，气味合而服，以补益精气。"基于药食同源的思想，古代医药学家不仅发现或发明了食物兼具的药性，将许多的药物广泛地用于日常的饮食之中，而且还发明了药膳用于疾病的治疗和日常养生。

药膳源于中医食疗文化，是在中医学、烹饪学和营养学理论指导下，严格按药膳配方，将药食同源的材料与食物相配，采用我国独特的饮食烹调技术和现代科学方法制作而成的具有一定色、香、味、形的食物。例如：① 双色排骨汤，以排骨、绿豆、大枣为主要原材料，具有益气养血、清热解毒的功效，特别适合夏季食用。② 菊花鸡肝汤，以菊花、鸡肝、银耳、茉莉花为主要原材料，具有理气、开郁、助消化、醒神的功效。③ 橘皮黄芪红糖粥，以橘皮、黄芪、粳米、怀山药、枸杞子、红糖为主要原料，具有益气摄血作用，常用于防治产后气虚不能摄血。

（三）食物中的中医思想

1. 饮食对于人体的影响

《黄帝内经》中强调"人以水谷为本"，《素问·痹论》中指出："营者，水谷之精气也，和调于五脏，洒陈于六腑……卫者，水谷之悍气也。"食疗就是在中医理论指导下，利用食物所含性味、功效，作用于一定的脏腑，达到调和气血、平衡阴阳、扶正固本、延年益寿的目的。

人们把药物的"四气""五味""归经"和"功效"等属性赋予食物，以此分门别类用来防疾、治疾，这就为食疗养生的发展奠定了基础。中医病证有虚、实、寒、热之分，食物有四性、五味之别，对人体脏腑具有补益作用，是维持生命活动的物质基础，《素问·六节藏象论》云："天食人以五气，地食人以五味……五味入口，藏于肠胃，味有所藏，以养五气，气和而生，津液相成，神乃自生。"食疗的配伍遵循中医的辨证论治原则，采取"寒则热之，热则寒之""虚则补之，实则泻之"的方法来纠正阴阳失衡。五味可以养五脏之气，促进神的生成。在《黄帝内经》的其他篇章还讨论了五味对五脏的作用差异，如《灵枢·五味》说："五味各走其所喜，谷味酸，先走肝；谷味苦，先走心；谷味甘，先走脾；谷味辛，先走肺；谷味咸，先走肾。"《素问·宣明五气》说"五味所入：酸入肝、辛入肺、苦入心、咸入肾、甘入脾，是为五入"等，提出了在生理情况下五味对五脏的影响有主次之分。

如果五味偏嗜就会造成相应脏腑的功能失调，出现多种病理变化，如《素问·五藏生成》说："是故多食咸，则脉凝泣而变色；多食苦，则皮槁而毛拔；多食辛，则筋急而爪枯；多食酸，则肉胝而唇揭；多食甘，则骨痛而发落，此五味之所伤也。故心欲苦，肺欲辛，肝欲酸，脾欲甘，肾欲咸，此五味之所合也。"《素问·生气通天论》说："味过于酸，肝气以津，脾气乃绝；味过于咸，大骨气劳，短肌，心气抑；味过于甘，心气喘满，色黑，肾气不衡；味过于苦，脾气不濡，胃气乃厚；味过于辛，筋脉沮弛，精神乃央。"

晋代葛洪在《抱朴子》中，运用五行学说对《黄帝内经》五味损伤学说进行了解释，谓："五味入口，不欲偏多，故酸多伤脾，苦多伤肺，辛多伤肝，咸多伤心，甘多伤肾，此五行自然之理也。"因此，调节五味的平衡对于维持脏腑功能具有重要意义，避免五味的偏嗜是中医饮食养生的首要原则。

大多数患者在术前体质难以达到平和质，可以运用中医特有的中医辨证思维，为患者明确此时他所处的体质状态，再运用食物的性味、归经原理，为此制订最佳的食疗方案，如果可以提前通过食疗的方法，帮助患者达到一个最佳状态，不仅对手术进行有帮助，将更有利于术后恢复。食疗如果能运用到术前，既能起到治疗效果，也可起到预防作用，若术前没有重视应用食疗一法，在术后了出现一系列相关不良反应，轻者依然可以通过食疗解决。

2. 食物性味

（1）寒凉性食物：凡是具有清热泻火、养阴凉血、通便解毒，适宜于热性体质和病症或暑热天气的食物，都属于凉性或寒性食物。如果出现发热、咽痛、口干、口苦、口舌生疮、咳嗽痰黄、心烦失眠、手足心热、急躁易怒、尿黄、便秘等热证表现时可以选择食用。

常见寒凉食物有绿豆、薏苡仁、赤小豆、苋菜、蜂蜜、梨、香蕉、柿子、甘蔗、柑橘、柚子、梨、橙子、西瓜、黄瓜、苦瓜、丝瓜、马齿苋、荠菜、竹笋、莴笋、菠菜、油菜、海带、兔肉、鸭肉、蟹、甲鱼、西红柿、苹果、罗汉果、蘑菇、猕猴桃、芹菜、藕节、白萝卜、冬瓜、豆腐、茄子、小麦等。脾胃虚寒经常腹泻的人忌食。

（2）温热性食物：凡是能够助阳散寒、温经通络，适宜于虚寒性体质和寒性病症或冬季寒冷气候的食物。当出现畏寒怕风、脘腹冷痛、咳嗽痰白清稀、大便稀溏、小便清长、夜尿频多、手足冰凉等寒性症状者可选用此类食物。

常见温热性食物有糯米、高粱、大枣、荔枝、红茶、红糖、山楂、龙眼肉、石榴、樱桃、杨梅、桃子、杏、牛肉、羊肉、鸡肉、鸡蛋、虾、鲫鱼、鲢鱼、洋葱、大葱、大蒜、香菜、生姜、辣椒、胡椒、花椒、板栗、韭菜等。火热病证或阴虚火旺、高血压、肺结核病的人忌食。

（3）平和性食物：无明显寒热偏性，具有补益气血、营养保健功效，是日常饮食的主要食物。无论何种疾病患者及各体质的人均可长期食用。

常见有粳米、玉米、红豆、茼蒿、香椿、扁豆、葡萄、胡萝卜、莲子、芡实、柠檬、李子、梅子、猪肉、百合、山药、蚕豆、豌豆、黄豆、腐竹、马铃薯、木耳、银耳、牛奶、香菇、鲤鱼、南瓜等。

（四）应用

1. 影响食疗效果的因素

（1）体质：根据不同的中医体质，有虚实强弱之分，一般虚证，以补益为主，阳虚忌寒凉，阴虚忌燥热；平和体质，饮食应均衡多样化，不宜过饥或过饱；气虚、气郁以补气或行气为主；痰湿、瘀血、湿热体质，以祛邪为主；特禀体质之人，需明确易过敏食物，避免食用发物或刺激之品。

（2）地域：南方气候湿热，饮食宜清淡；西部高原地区，气候寒冷干燥，应选温中散寒、滋阴润燥之品；北方气候四季分明，应顺应季节而食；气候潮湿的东南山区，则以辛辣燥湿为主。食疗有苦瓜汤、银花露、莲子粥等，清热解毒；附子羊肉汤、冬虫夏草老鸭汤、乌鸡枸杞汤等，温阳散寒；川贝雪梨汤、百合杏仁粥、沙参百合润肺汤、猪肺粥等，滋阴润燥；薏仁冬瓜汤、怀山薏仁莲子粥、土茯苓祛湿茶等，健脾祛湿。

（3）四时：人应该顺应四时阴阳变化，调整自己的饮食方式。春季阳气升发，肝气旺盛，"饮食之味，宜减酸益甘，以养脾气"，例如蜂蜜、山药、春笋、韭菜、合欢花、佛手等。夏季天气炎热，宜吃清凉利湿之品，如西瓜、黄瓜、绿豆、冬瓜、茄子、西红柿，或清炖鸭片冬瓜、西瓜皮粥等。长夏与脾土相对应，天气湿热易中暑或感暑湿，宜食消暑生津之品，例如乌梅党参饮、绿豆丝瓜花汤、二鲜饮。秋季气候干燥，"饮食宜减辛增酸，以养肝气"，如梨、荸荠、沙参、甘蔗等柔润滋阴之品。冬季与肾气相通应，"宜减咸而增苦，以养心气"，饮食以御寒温补为主，如板栗、羊肉、牛肉等。

2. 围手术期饮食

临床术前准备阶段对进食要求是非常严格的，如麻醉前常规禁食 12 h，禁饮 4～6 h。一般外周神经阻滞，术毕 4～6 h 后可以进食和饮水，全麻需完全清醒后才可进食。手术部位尤为关键，如腹部、盆腔手术最好肛门排气后进食，但如盆腔（非肠道）手术，如果术后 1 d 仍无肛门排气，喝点温水或稀米粥又有助于胃肠道功能的恢复。

营养支持是围手术期的关键，有针对的营养支持，才能有效改善营养状况，使患者能够承受手术的打击，预防并发症，减少病死率，促使早日康复。

外科手术前后常需禁食。禁食后，血液中胰岛素的水平随血糖浓度的下降而减少，它对人体自身脂肪和蛋白质分解的抑制作用减弱。身体储存于肝脏和肌肉中的糖分在 18～24 h 内耗

　　　　　　　　　　　　　　　　　　　　　　　　中西医结合精确麻醉

尽，此时所需要能量就由储存的脂肪和蛋白质分解提供，其中脂肪分解供能约占87%，而随意肌中的蛋白质通过糖异生作用供能可达13%，大约每天消耗脂肪为130 g，蛋白质为65 g，体重会下降450 g左右，因此进行营养支持非常重要。

外科患者普遍存在营养摄入的困难，这就需要适宜的营养供给方式：①口服膳食或营养液。②消化道管饲肠内营养。③肠外营养，也称静脉营养。口服是最自然、最好，也是最应鼓励的方式。

在针刺麻醉或局部麻醉下施行手术者，如无任何不适或不良反应，手术后即可随患者要求而给予饮食；椎管内麻醉在3~4 h后，可进饮食；全身麻醉者，应待麻醉清醒，恶心、呕吐反应消失后，方可进食。

下面就临床常见手术的饮食安排进行举例。

1）胃、十二指肠手术前后饮食

（1）术前：术前2 d进流质做肠道准备，术前12 h禁食，4 h禁水。存在营养不良宜在术前开始肠外营养支持，以提供足够的能量、氨基酸应对术后恢复。

（2）术后：① 术后第1阶段：禁食。对术前营养不良或术后有并发症的患者须以非肠道方法供给营养，可以用胃肠外营养支持作为支持疗法。胃部手术后，在胃肠道蠕动恢复前不能经口进食，待排气，并有饥饿感后，才能恢复进食。② 术后第2阶段：补充水分，肠道恢复。最先开始应让患者尝试含冰，或饮水。合并呕吐情形，一旦呕吐停止，应该补充失去的水分。③ 术后第3阶段：流质食物。耐受饮水后可给予清流质饮食，24~48 h后尝试给予充分磨碎的食物，其质地要接近匀浆，能够通过吸管。这种状况要维持1~2个月。④ 术后第4阶段：低糖、低脂软食。⑤ 术后第5阶段：改为固体食物后，患者先采取少量多餐的原则，平均每天进餐5~6次，大约需要经过半年的恢复，才可改成正常饮食。术后患者还要注意补充多种维生素，尤其要给予B族维生素、铁和其他矿物质补充剂。

（3）术后饮食：① 能量：每千克标准体重给予2530千卡，1千卡 =4.18千焦，每天总量不少于1200千卡。② 糖类：占总热量的比例为50%~60%，避免摄入甜食，应以淀粉类食物为主。③ 蛋白质：占总能量比例15%~20%，或按1.5~2.0 g/kg标准体重给予，这就需要多选择鱼、蛋、大豆制品等高蛋白、低脂的食物。④ 脂肪：不超过总能量的35%，避免摄入高饱和度的畜肉脂肪，选择植物油、奶脂，有条件的话食用中链脂肪。⑤ 适当选用动物肝脏、新鲜蔬菜，以此提高各种维生素、矿物质的获取量。⑥ 食物质地细软，易消化，不宜食用粗杂粮、干豆硬果、粗纤维含量多的蔬菜（笋、芹菜）、辛辣刺激食物（辣椒）及产气食物（萝卜、红薯）。⑦ 少食多餐，每日餐次不少于5次，最好是2~3 h进食1次，这是预防低血糖症状的有效措施。干稀分食，进餐时不能同时饮汤、粥或饮料，以减缓食糜进入肠道的速度，这是预防倾倒综合征的有效措施。

2）肝脏术后饮食

肝脏手术后会有一段时间禁食，这是为使胃肠道得到充分休息，避免出现胃肠功能极度紊乱，所以，此期必须靠肠外营养来维持身体的需要。静脉给予葡萄糖、脂肪乳、氨基酸、白蛋白、各种维生素，以及电解质、微量元素和矿物质。特别需要注意血糖和血浆白蛋白浓度的起伏。

能够经口进食后，需要从无脂肪的流质饮食开始，逐渐过渡到低脂半流质饮食。膳食中适量添加甜食，以满足维持血糖的需要。肝脏手术后，选择蛋白质丰富且低脂的食品，才不致增加肝脏的负担。鱼、蛋白、虾仁、鸡肉、豆腐、豆浆、新鲜蔬菜及水果等都是此阶段适合的食物种类。用中链脂肪替代部分普通脂肪既不会引发胃肠不适，又能够提供一定的脂质能量，避免长期无脂饮食造成脂溶性维生素的缺乏。

3）小肠手术前后饮食

（1）术前准备：小肠手术前，需要进行严格的术前肠道准备，为了减少粪便的产生，起到清洁肠道的作用，一般手术前 3 d 开始进少渣的流质食品，术前 1 d 进无渣的肠内营养制剂，术前当晚开始禁食，但仍可少量饮水，次晨至手术 4 小时禁水。小肠手术后最初数月以肠外和肠内营养相结合的方式进行营养支持。其后应尽早改为经肠营养。这是因为食物进入小肠，可以起到刺激小肠细胞肥厚增生的作用，并能刺激胃激酶的分泌，增加小肠的吸收面积及胃液分泌量，促进手术后剩余小肠的吸收功能，使它发挥代偿作用。如果剩余的小肠长度在 38 cm 以上，则多数患者单一经口营养即可维持其他的营养需要。如果剩余小肠更短，则除经口营养外需永久地以肠外营养法维持营养需要。

（2）术后：① 术后第 1 阶段：手术后需完全依赖肠外营养一段时间，可能持续数周，也可能长达数月。此时经口或经肠给食会促使肠道过度蠕动、腹泻，以及电解质、水分的流失。这阶段腹泻次数多，排出的粪便为酸性，必须注意肛门周围的卫生以免皮肤剥脱。② 术后第 2 阶段：小肠保留 20% ~ 30% 者，手术后约 4 周即可经肠喂食等张溶液。小肠保留不足 20% 者，则需再延迟 1 个月左右才可开始经肠喂食。当经口进食量逐渐增加时，静脉注射的营养素量即可减少，但以维持患者的体重或增加体重为原则，必要时需给予止泻药及钾制剂。如果患者术后的一般情况允许，对进食的尝试最早可以开始于术后 1 周，可以将要素饮食冲稀或以其他完全液体的流质食物经口喂食，使小肠适应食物，如患者能忍受食物，可以渐增加流质食物量，其后再加些许固体食物，逐渐增加各种固体食物。此时的食物内容要简单，如温开水、葡萄糖水、淡果汁、维生素果汁、胡萝卜汁和米汤等流质食物。米汤对肠道黏膜具有收敛作用。食物的容量不能太大，也许最初患者每餐仅能接受 20 ml（大约 2 小勺）的液体，在此基础上逐渐增加。如果患者在进食上述食物后没有不舒服，就可在此基础上尝试增加淀粉类食物，以及容易消化的蛋白质食品和少量脂肪，比如酸奶、蛋黄、馒头和面包等。在适应上述食物的进程中应让患者了解，许多患者在适应食物时，常会有暂时性的挫折和反复，对于上周能接受的食物，变成无法容纳时，不必气馁，对于不能容纳的食物可以以后再试。③ 术后第 3 阶段：一般患者在小肠手术后 3 ~ 5 个月内食欲恢复，进食量接近正常，可以接受的食物种类也增加，即可完全经口进食。饮食中蛋白质、糖类的摄入量要高，而脂肪和膳食纤维的摄入要少，食物质地宜采用半流质或软饭，餐次安排以少量多餐为宜，每天进餐 6 ~ 8 次并不为多。

手术后 1 年内应避免酒精和咖啡的摄入，因为这些食物会刺激肠蠕动。手术后患者如能做饮食记录，提供给营养师或护士参考，则对于饮食及营养方面的问题可以得到更准确的帮助。

许多患者在小肠切除手术后数月间会接受麻醉剂以减少肠胃蠕动。麻醉剂久服易成瘾，因此，手术后病情好转即应减少剂量，麻醉剂服用过多，会使上腹部胀气、痉挛导致呕吐，以及食物摄取不足和体重减轻。

4）骨折手术后饮食

治疗饮食的目的在于补充身体的损耗及促进伤口愈合。① 术后第1阶段：受伤后24～48 h，主要维持血液容量及电解质的平衡。此期不需急于补充营养素。② 术后第2阶段：此时应注意补充充分的营养素以防患者感染，促进伤口愈合，恢复肌肉活力及防止体重减轻。应给予适量的能量及蛋白质。特别是注意钙及维生素D的摄取。每日供给800 mg以上的钙质，可以促进骨骼的愈合及维持最好的骨骼状况。

如患者正餐进食量不能满足需要，可在一餐间给予高蛋白、高能量饮料。患者如已昏迷或无法经口进食，则需胃管灌食。胃肠道受损伤的患者，必须将喂食管安置在受伤部位以下的位置。如此患者仍可吸收营养素。患者无法经由胃肠道摄取营养素时可以用静脉营养，采用周边静脉营养或中心静脉营养均可。

5）剖宫产手术前后饮食

剖宫产术前准备与其他下腹部手术相同，因为无需破坏消化道，所以只从术前12 h开始禁食，4 h开始禁水，以防止麻醉和手术过程中由于呕吐而并发吸入性肺炎。但是，很多时候剖宫产手术是在紧急情况下进行的，如产程自然启动而无法顺利进行，或孕妇突发早破水、B超发现脐带绕颈、胎心不良等，所以常常不能进行充分的术前准备。但即便如此，只要精心观察和照顾，产妇也较少在术后发生危险。因为剖宫产手术不同于其他外科手术，剖宫产手术更接近于生理状况，所以恢复较快。一般术后24 h胃肠功能即恢复，有排气，2～3 d就能尝试下地。积极的术后活动有助于产妇本身的恢复，应该鼓励她们克服疼痛勇敢尝试。

产妇术后的饮食非常值得重视，因为她们在术后即刻就要承担起哺乳的重担，还要满足自身恢复的需要。毕竟剖宫产手术本身较自然分娩对身体的创伤要大得多，接受剖宫产的产妇每天的营养需要应该比自己怀孕时高出1/4。比如，怀孕时的能量需要1800千卡，那么产后恢复和哺乳期就应达到2200～2300千卡，同时可采用补中益气、补血通乳的传统食疗品来满足哺乳的需要。

十二、传统运动疗法

（一）传统运动概述

中医传统运动是中华民族悠久文化的组成部分，是把人的形体活动、呼吸吐纳、心理调节三者相结合而成的民族传统运动方法，具有调息脏腑、运行气血、畅通经脉、强健筋骨、凝心安神之功，习者根据自身情况选择其中的一种或数种坚持长期运动，可以达到强身健体、防治疾病、延年益寿的效果。我国古代流传下来的传统运动疗法有太极拳、八段锦和五禽戏等。

（二）历史沿革

中国传统运动初步完善于先秦时期，此时它成为中医治疗疾病的主要手段之一；发展成熟在秦至南北朝时期，该阶段其理论和实践得到了长足的发展；汇总和继承于隋至元时期，传统运动进一步的系统化、日常化，为其后的大发展奠定了基础；明清时期进入发展的新阶段，更加注重其在实际中的应用；现当代各种传统运动于祖国大地繁荣发展。

（三）传统运动的应用范围

1. 术前应用

（1）放松心情，宁心安神：传统运动可以通过缓慢拉伸肌肉，活动关节，使形神统一，达到身心同调的目的，缓解术前焦虑的心情。

（2）稳定血压，调控血脂血糖：传统运动对血压、血脂、血糖等生化指标具有调节作用，术前练习，保持良好的身体状况，有利于手术的成功开展。

2. 术后应用

（1）缓解术后疼痛：手术易造成患者气血、筋脉、肌肉损伤，"不荣则痛"。加之先天肝肾不足，筋骨失于濡养，易出现疼痛。传统运动可以舒筋骨，通经络，促进气血循行，营养各部筋骨组织，起到缓解术后疼痛的作用。

（2）术后功能训练：传统运动可以改善身体协调性、平衡性，可预防跌倒，能减轻疼痛，尤其是轻到中等程度的疼痛，在一定程度上改善患者生活质量。

（四）传统运动的具体应用

1. 太极拳

太极拳是以中医阴阳、五行、经络学说为指导思想，结合导引和呼吸吐纳术形成的拳术。太极拳动作轻灵和缓、刚柔相济，主张"以意导气，以气运身"，将人体体势与心理、呼吸有机的融合一体，对练习者的身体、心神进行整体调节。

太极拳对心血管疾病患者及危险因素干预效果评估显示，包括3项冠心病、5项心力衰竭、10项心血管疾病异质性人群在内，大多数研究报告都提到太极拳在降低血压和增加运动能力方面具有一定作用，且无不良反应发生。

亦有分析指出，太极拳在改善有氧耐力方面作用显著，同时可改善患者焦虑、抑郁状态以及提高生活质量，并且认为太极拳是一种经济有效且安全的运动。

太极拳属于中低强度的有氧运动，有助于降低血糖，增加胰岛素敏感性，改善胰岛素抵抗，从而控制疾病进展。

因此太极拳可以降低心血管的风险，对维持血压、血糖、血脂的稳定等方面有益处，还可以改善患者焦虑、紧张等不良的情绪，有利于降低麻醉的风险，同时也有利于麻醉及手术后的康复。

2. 八段锦

八段锦动作柔和缓慢、圆活连贯，松紧有度、动静结合，形神具备、气贯始终；具有平衡阴阳、舒经通络、分解黏滞、滑利关节、活血化瘀、强筋壮骨、增强体质等功效。

科学合理的有氧运动训练可使冠心病患者产生心肌缺血预适应，从而提高心肌缺血耐受力，降低心肌损害，减少心绞痛的发生。心肺运动试验发现，在常规心脏康复的基础上练习八段锦12周后，可进一步提高患者峰值心率、峰值代谢当量及峰值氧脉搏，改善心肺功能，增加运动耐量。

通过有氧运动与八段锦的优势互补探索，为建立中西医结合运动康复程序提供了一定的参考价值。

多项研究显示，在服用降压药物的基础上进行八段锦练习，不仅可以进一步有效改善患者血压水平，还可以改善睡眠质量；降低项强颈板、口干、口苦等症状；缓解头痛、眩晕、心悸、失眠、五心烦热等临床伴随症状，总有效率可高达94%。还可以改善自主神经反应能力，增强患者自主神经调节功能，提高活动耐力，改善生活质量；减少患者住院期间的并发症，提高院内康复速度，缩短住院时间，发挥综合康复效应优势。

心律失常的发生常与精神紧张、情绪激动、失眠、过度疲劳等因素密切相关。八段锦是一种形体活动与呼吸运动相结合，并强调意念训练的运动方式，在一定程度上缓解患者精神紧张、失眠、情绪激动、过度劳累等状态，改善患者心悸、胸闷、气短等临床症状，达到调节心律失常的作用。

由此可见，八段锦亦有利于稳定围手术期患者的心肺功能，缓解紧张、焦虑的情绪，并有利于麻醉及术后的恢复。

3. 五禽戏

五禽戏最初是东汉著名医家华佗根据虎、鹿、熊、猿、鸟五种动物的动作和神态创编而成的中医保健气功。《后汉书·华佗传》记载："古之仙者，为导引之事，熊经鸱顾，引挽要体，动诸关节，以求难老。吾有一术，名五禽之戏：一曰虎，二曰鹿，三曰熊，四曰猿，五曰鸟。亦以除疾，兼利蹄足，以当导引。"

五禽戏可以明显改善慢性阻塞性肺疾病（chronic obstructive pulmonary disease，COPD）患者的肺功能和运动耐量，减轻患者痛苦，提高患者生活水平，临床上可用于呼吸功能的恢复。魏姗姗等运用华佗五禽戏为干预手段研究其对 COPD 稳定期患者的肺功能作用，试验结果表明其对第一秒钟用力呼气容量（forced expiratory volume inone second，FEV_1）、一秒钟用力呼气容量与用力肺活量（forced vital capacity，FVC）的比值具有改善作用。五禽戏对高血压、心脏病、动脉硬化、高血脂等疾病具有一定的预防和治疗作用。其可增加骨密度，调节骨骼周围肌肉的张力，缓解骨质疏松、膝关节炎、颈椎病、慢性非特异性下背痛、脊柱退行性变等骨相关疾病的疼痛，提高患者生活质量。常德胜等运用老年抑郁量表、焦虑自评量表、自测健康评定量表来研究 3 个月五禽戏对中老年人心理的影响，发现五禽戏能明显缓解焦虑情绪。

传统运动在术前心理、生理等方面的准备，术后疼痛缓解、功能恢复等方面广泛应用。

十三、音乐疗法

（一）音乐疗法概述

作为一种新兴治疗疾病的方法，音乐疗法是包含音乐学、心理学、医学等多学科的综合医疗方法，通过音乐疗法，可使人们的身心发生改变，以达到预防和诊治疾病的目的。2005 年美国音乐治疗协会（American Music Therapy Association，AMTA）正式提出音乐治疗的概念：音乐治疗是基于临床和循证研究，在一个良好治疗关系中，由一位经过音乐治疗专业认证的治疗师，使用音乐对患者进行干预以完成个性化的治疗目标。

音乐疗法可分为中国传统音乐疗法和现代音乐疗法。其治疗的方法有接受式、即兴演奏式及再创造式音乐治疗方法。接受式以聆听音乐及聆听音乐之后所引起的各种身心体验为主；即兴演奏式则以即兴演奏为主；再创造式强调患者不仅要聆听，还要亲自参与音乐活动。传统音乐疗法以接受式的治疗方法为主，《灵枢·经脉》云："盛则泻之，虚则补之"，《难经·六十九难》言："虚则补其母，实则泻其子"。据此理论，如肝实证，除选择肝对应的五音（角）中有泻实作用的曲目，还可选择其子脏（心）对应的五音（徵）中有泻实作用的曲目，以泻肝实；若肝虚，除选择肝对应的五音（角）中有补虚作用的曲目，还可选择其母脏（肾）对应的五音（羽）中有补虚作用的曲目，以补肝虚。若患者以情绪异常为主要表现，则多以情胜情，采用"五志相胜法"，如悲为肺志，属金，怒为肝志，属木，金能克木，故悲能胜怒。若患者以愤怒为主要表现，则可选用商调曲目以克制其怒气。通过患者平素喜爱的音乐类型，亦可推断出患者的情绪偏向，正如《吕氏春秋》记载："类同则召，气同则合，声比则应"，以此也可作为依据，选择恰当的曲目。

（二）音乐疗法理论渊源

自古以来，国内外都曾记载，音乐与人们的健康息息相关，其通过影响人的精神情志，进一步影响人们的健康。众所周知，我国的文化大多源自古代劳动人民的生产和生活实践，音乐疗法亦如是。我国最早的相关著作《吕氏春秋·古乐》记载："昔古朱襄氏之治天下也，多风而阳气蓄积，万物散解，果实不成；故士达作为五弦瑟，以来阴气，以定群生。"指出远古朱襄氏时期，天下多风、阳气太盛，万物四散，果实不成熟，因此士达创造了五弦瑟来招阴气，从而稳定众生，说明音乐可以安定百姓。《史记·乐书》载："音乐者，所以动荡血脉，通流精神而和正心也"，表明音乐可以平调气血，疏通精神，从而使人的内心平和。《乐论》载："天下无乐，而欲阴阳调和、灾害不生，亦已难矣。乐者，使人精神平和，衰气不入"，表明音乐可以调和阴阳，使万物平和。而最系统详尽的阐述音乐疗法的著作，首推《黄帝内经》。《灵枢·阴阳二十五人》言："天地之间，六合之内，不离于五，人亦应之"，《黄帝内经》不仅将古代音乐的基本音：五音——角、徵、宫、商、羽，配属五行、五脏、五声、五志，如"木形之人，比于上角……火形之人，比于上徵……土形之人，比于上宫……金形之人，比于上商……水形之人，比于上羽""肝……在音为角，在声为呼，在志为怒；心……在音为徵，在声为笑，在志为喜；脾……在音为宫，在声为歌，在志为思；肺……在音为商，在声为哭，在志为忧；肾……在音为羽，在声为吟，在志为恐"。《黄帝内经》还首次提出"情志治病""五音疗疾"等理论，如"怒伤肝，悲胜怒……喜伤心，恐胜喜……思伤脾，怒胜思……忧伤肺，喜胜忧……恐伤肾，思胜恐"。可以认定，《黄帝内经》奠定了中医学音乐疗法的理论基础。后世著作亦进一步地补充阐述了传统音乐治疗疾病的作用，如《金峨山房医话》记载："宫音悠扬谐和，助脾健运，旺盛食欲；商音铿锵肃劲，善制躁怒，使人安宁；角音调畅平和，善消忧郁，助人入眠；徵音抑扬咏越，通调血脉，抖擞精神；羽音柔和透彻，发人遐思，启迪心灵"；朱丹溪提出："乐者，亦为药也"；《普济方》曾论述："五脏有余或不足，候之五声五音者"；《理瀹骈文·略言》亦刊："七情之病也，看书解闷，听曲消愁，有胜于服药者也"。以五行相生、相克、制化、相乘、相侮的理论为基础，五行音乐可以兼顾相关脏腑的疾病。五行音乐作为传统音乐疗法的代表，一直沿用至今，其在基础与临床研究和应用中的热度亦是有增无减，目前主要以治疗情绪相关疾病为主，如焦虑、抑郁、疼痛等，其在围手术期的应用亦很广泛。

现代音乐疗法始于1919年的美国，后于1979年首次引入我国，并在我国的多个领域得到应用和发展。由于特定的时代和文化背景，会产生迥然不同的健康理念、疗疾方法及术语，但不表明传统音乐疗法与现代音乐疗法不可结合，应从多元文化的视角重新审视音乐治疗的临床实践，以更好地发挥其治疗疾病的作用。

（三）音乐疗法的作用及机制

音乐一方面可以长时间吸引注意力，促进注意力的集中；另一方面，其中各种元素还与人的安全感及语言发展有关。现代研究表明，音乐可以引起生理反应，如使心率、呼吸、血压等降低，体温升高，血液中肾上腺素和去甲肾上腺素的含量降低，从而减少紧张焦虑症状。音乐还可兴奋听觉中枢，以有效抑制与之临近的痛觉中枢，达到镇痛的作用。音乐作为一种非语言型的社会交流形式，可以改善或保持患者的社交能力、影响患者的情绪和认知，以达到各种积极的治疗目的。也有研究认为，音乐可以影响表观遗传机制、调节基因表达；可以影响神经网络，帮助重建中枢神经系统，如国外研究者发现，音乐训练可诱导功能性海马的可塑性；音乐的和声与人体的生理、心理系统平衡也有一定的关联；音乐或为世间非物质、非精神、类似于中医所言的气的"第三种存在"；音乐可以重建人与宇宙之间的和谐；音乐以维系生命、提升生活治疗，赋予人们美的体验。

（四）音乐疗法在围手术期的应用

音乐疗法在围手术期的应用中，以改善患者疼痛及负性情绪为主，临床研究常以视觉模拟评分（visual analogue scale，VAS）、焦虑自评量表评分（self-rating anxiety scale，SAS）、抑郁自评量表评分（self-rating depression scale，SDS）作为疗效指标评估患者的临床疗效。

《素问·阴阳应象大论》记述："善诊者，察色按脉，先别阴阳……视喘息，听音声，而知所苦"，《难经·六十一难》曰："闻而知之者，闻其五音，以别其病"，《周礼》中提出："以五气、五声、五色眡其死生"，在中医四诊中，闻诊主要是通过声音来辨识疾病，《千金方》有言："上医听声，中医察色，下医诊脉"，可见，声音在疾病诊断中的重要性。音乐疗法可以辅助医生对患者进行术前诊断，如陈春凤等通过采集803例五脏病变患者及100例正常人的声音，发现通过声音可以辨识五脏疾病。早期研究指出，胆结石患者发音偏向角音；肺病患者中，无硅肺者以羽音为主，硅肺Ⅰ期者以商音为主，Ⅱ期者发徵音的频率要显著变少；音乐还可减轻患者术前紧张焦虑等负性情绪，改善患者应激反应。在手术中应用音乐疗法，可以使麻醉药的剂量减少一半，从而降低患者麻醉风险，还可改善医生团队的表现，有利患者的预后。音乐疗法在手术后主要以改善患者术后疼痛为主，还可有效降低患者对疾病的不确定感，缓解患者不良情绪，改善睡眠质量，提高生活质量。

（李惠洲　王秀丽　申雪娜　李艳红　郝巍）

第二节　术前中西医结合麻醉实践

一、术前宣教

患者在术前常常有不同程度的焦虑和恐慌情绪，担心手术的风险和成败，个别患者还会产生严重的精神紧张、恐惧、悲观等负面情绪，造成机体许多不良反应，甚至影响到手术的顺利进行与术后的康复。随着围手术期医学观念的转变和更新，对手术患者实施术前宣教已成为麻醉与护理专业不可或缺的工作。尤其是近年来开展的 ERAS 工作在减少住院时间以及降低术后并发症发生率方面具有显著优势，而术前宣教正是 ERAS 的重要内容之一。通过术前宣教，减轻患者的焦虑、紧张或恐惧心理，达到减少不良心理应激的目的。术前宣教的内容除了心理安抚以外，还包括中医的康复与养生宣教。通过与患者的沟通，介绍一些传统医学康复技术及正确的养生理念，指导患者在术前进行一些传统的康复训练和干预。从中医的整体观、辨证思维和正气理论，使得这些康复与养生训练比一般宣教更具有针对性。

通常在术前一周根据患者的中医体质评估、调理其饮食结构，以易消化吸收的食品主导，少食油腻、辛辣食物和凉性食物。如患者有恶心呕吐症状或是有厌食症，应考虑行静脉营养治疗。手术当日早上应当维持空腹，以防围手术期出现食物反流、误吸等风险。术前应确保睡眠质量充裕，并在中医的理论指导下，通过各种方法来增强自己的体质。中医养生的理念就是要顺其自然，阴阳调和，并根据时辰与节气的变化和个人体质不同而实行不同的养生方法。

传统康复是指在中医理论指导下，针对患者存在的功能障碍，采取一系列传统治疗和康复措施，以最大限度地保存、改善和恢复患者的身心功能，提高其生存质量，使之重返社会。其重点理论就是通经活络，活血化瘀，调理脏腑功能。对照现代康复技术，传统的康复技术更加注重机体整体功能的调节和平衡，充分发挥患者的康复与自愈能力。

传统的康复技术包括中药治疗、针灸疗法、推拿、食疗、运动疗法和音乐疗法六大部分，本节主要讲述的是食疗、运动疗法和音乐疗法三个部分。

食疗即饮食疗法的简称，是在中医理论指导下利用食物的特性来调节机体功能，使其获得健康或愈疾防病的一种方法。食物是人类最好的药品，食疗就是利用食物的作用使疾病得到一定程度的治疗，使机体恢复功能，同时使细胞免疫活性增加，有利于加快术后的康复。饮食疗法用于围手术期康复可以根据人的体质、子午流注、二十四节气和季节指导进行。营养科在体质辨证时应起到主导作用，确定患者体质类型后，再指导患者和家属进行针对性食疗。

现代科学研究证明，传统运动疗法的优势有：① 可促进血液循环，改善大脑的营养状况，促进脑细胞的代谢，使大脑的功能得以充分发挥。② 有益于神经系统的健康，有助于保持旺盛的精力和稳定的情绪。③ 使心肌发达，收缩有力，促进血液循环，增强心脏的活力及肺脏呼吸功能，改善末梢循环。④ 增加膈肌和腹肌的力量，促进胃肠蠕动，防止食物在消化道中滞留，有利于消化吸收。⑤促进和改善体内脏器自身的血液循环，有利于脏器的生理功能。⑥提高机体的免疫功能及内分泌功能，从而使人体的生命力更加旺盛。⑦增强肌肉关节的活力，使人动作灵活轻巧，反应敏捷、迅速。

运用我国传统运动方式如太极拳、八段锦、五禽戏等进行锻炼，以活动筋骨，疏通气血，调节气息来畅通经络，调和脏腑，增强体质，达到养生健体的方法，称为传统运动疗法。传统运动疗法通过以意领气，调意志以养神；神能御气，以气导形，调呼吸以练气，以"气行则血行"来推动气血运通，畅流全身；则形神兼备，百脉流畅，内外相和，脏腑谐调，机体达到阴平阳秘的健康状态，从而增进机体健康，以保持旺盛的生命力。

音乐与人的心理、生理有着密切的联系，一曲终了，病退人安。角、徵、宫、商、羽五音称为"天五行"，在聆听中让曲调、情志、脏气共鸣互动，达到动荡血脉、通畅精神和心脉的作用。生理学上，当音乐振动与人体内的生理振动（心率、心律、呼吸、血压、脉搏等）相吻合时，就会产生生理共振、共鸣。这便是《黄帝内经》所提出的"五音疗疾"的身心基础。音乐是最好的疗养师，翩翩而来的乐符，可以深入人心，在中医心理学中，音乐可以感染、调理情绪，进而影响身体。《左传》认为，音乐像药物一样有味道，可以使人百病不生，健康长寿。

术前宣教在术前1～3 d开始，医患共同参与，以观看宣教视频、聆听音频内容、微信公众号推送、阅读宣传册（卡片）和固定的指导程序方式进行；在食疗方面还需有医院营养科的参与，以达到辨证施膳。

二、术前评估

全面的术前评估可以预测和防范可能发生的意外情况并制订恰当的麻醉方案，将不良事件发生率降至最低。术前评估是基于患者的状况，评估手术和麻醉并发症的发病率及死亡率相关的因素，以确定麻醉实施方法。西医主要是依靠心电图、心脏彩超、肺功能检查等指标来评估心肺功能；通过体检了解患者颈椎活动度、颞颌关节功能、张口度、牙齿情况及鼻腔情况，判断是否存在经口或经鼻插管困难。而中医学的评估理念则是从另一角度——体质评估来完善和补充术前评估。

体质评估是以中医的个性化为核心理念，应用中医体质主观量表评价，可包括老人和儿童在内的多个年龄人群。该方法作为一种健康状况评估方法，可预测每种体质类型的疾病风险，以实现健康维护和早期疾病预防。应用多种技术对中医体质评价方法进行补充和验证，并基于体质的系统可以对健康的不同方面进行多维度的评价，如心理评价、自然和社会适应性评价、生物评价和遗传评价等。体质是在中医理论发展过程中形成的病理生理学概念，是机体因为脏腑、经络、气血、阴阳等的盛衰偏颇而形成的素质特征。

中医学认为，不同体质类型的人，体内阴阳之气、经血盛衰状态不同，对于致病因素的反应敏感度也不相同，特殊的病理体质一定程度上导致了疾病发生，而在病发之前给予一定的药物干预、饮食干预及运动干预等可以对患者体质进行调节，对疾病的发生有一定的预防与治疗作用。中医的体质评估为术前评估患者机体功能状态、手术和麻醉风险、制订手术麻醉方案及选择中医药干预措施提供重要理论依据。以体质评估结果为基础，通过起居、运动等行为方式及药膳、经络干预等中医特色方法，对患者进行术前个性化健康管理。

身体的素质特征是复杂的，随着中医学的发展，现代中医常用的体质分类法着眼于阴阳、气血、津液的盛衰虚实，根据脏腑气血阴阳的功能状态及邪气的有或无，分为正常体质与异常体质两大类。正常体质即身体强壮且无寒热之偏的体质，该体质阴阳无明显偏颇。异常体质又可按邪正盛衰分为虚性体质、实性体质和复合性体质三类。虚性体质是指脏腑亏虚，气血不足，阴阳偏衰为主要特征的体质状态。实性体质则体现为邪气有余，主要是指体内阴阳偏盛，痰、瘀等邪气内结所形成的体质特征。气虚与痰湿体质混见、气虚与瘀血体质混见、阳虚与阴寒体质混见、气郁与痰湿体质混见、气郁与阴虚体质混见便是复合性体质。

体质评估判定标准见中医体质量表。

中医体质量表判定方法为回答表中的全部问题，每一问题按 5 级评分，计算原始分及转化分，依标准判定体质类型。原始分 = 各个条目分值相加。转化分数 =〔（原始分 - 条目数）/（条目数 × 4）〕× 100。平和质为正常体质，其他 8 种体质为偏颇体质。判定标准见表 3-3。

表 3-3　平和质与偏颇体质判定表

体质类型	条件	判定结果
平和体质	转化分 ≥ 60 分	是
	其他 8 种体质转化分均 < 30 分	
	转化分 ≥ 60 分	基本是
	其他 8 种体质转化分均 < 40 分	
	不满足上述条件者	否
偏颇体质	转化分 ≥ 40 分	是
	转化分 30 ~ 39 分	倾向是
	转化分 < 30 分	否

阳虚质

请根据近一年的体验和感觉，回答以下问题	没有（根本不）	很少（有一点）	有时（有些）	经常（相当）	总是（非常）
（1）您手脚发凉吗	1	2	3	4	5
（2）您胃脘部、背部或腰膝部怕冷吗	1	2	3	4	5
（3）您感到怕冷，衣服比别人穿得多吗	1	2	3	4	5
（4）您比一般人耐受不了寒冷（冬天的寒冷，夏天的冷空调、电扇等）吗	1	2	3	4	5
（5）您比别人容易患感冒吗	1	2	3	4	5

请根据近一年的体验和感觉,回答以下问题	没有（根本不）	很少（有一点）	有时（有些）	经常（相当）	总是（非常）
（6）您吃（喝）凉的东西会感到不舒服或者怕吃（喝）凉东西吗	1	2	3	4	5
（7）你受凉或吃（喝）凉的东西后，容易腹泻吗	1	2	3	4	5

判断结果：□是　　□倾向是　　□否

阴虚质

请根据近一年的体验和感觉,回答以下问题	没有（根本不）	很少（有一点）	有时（有些）	经常（相当）	总是（非常）
（1）您感到手脚心发热吗	1	2	3	4	5
（2）您感觉身体、脸上发热吗	1	2	3	4	5
（3）您皮肤或口唇干吗	1	2	3	4	5
（4）您口唇的颜色比一般人红吗	1	2	3	4	5
（5）您容易便秘或大便干燥吗	1	2	3	4	5
（6）您面部两潮红或偏红吗	1	2	3	4	5
（7）您感到眼睛干涩吗	1	2	3	4	5
（8）您活动量稍大就容易出虚汗吗	1	2	3	4	5

判断结果：□是　　□倾向是　　□否

气虚质

请根据近一年的体验和感觉,回答以下问题	没有（根本不）	很少（有一点）	有时（有些）	经常（相当）	总是（非常）
（1）你容易疲乏吗	1	2	3	4	5
（2）您容易气短（呼吸短促，接不上气吗	1	2	3	4	5
（3）您容易心慌吗	1	2	3	4	5
（4）您容易头晕或站起时晕眩吗	1	2	3	4	5
（5）您比别人容易患感冒吗	1	2	3	4	5
（6）您喜欢安静、懒得说话吗	1	2	3	4	5
（7）您说话声音无力吗	1	2	3	4	5
（8）您活动量大就容易出虚汗吗	1	2	3	4	5

判断结果：□是　　□倾向是　　□否

痰湿质

请根据近一年的体验和感觉,回答以下问题	没有 (根本不)	很少 (有一点)	有时 (有些)	经常 (相当)	总是 (非常)
(1)您感到胸闷或腹部胀满吗	1	2	3	4	5
(2)您感到身体不轻松或不爽快吗	1	2	3	4	5
(3)您腹部肥满松软吗	1	2	3	4	5
(4)您有额部油脂分泌多的现象吗	1	2	3	4	5
(5)您上眼睑比别人肿(或轻微隆起的现象)吗	1	2	3	4	5
(6)您嘴里有黏黏的感觉吗	1	2	3	4	5
(7)您平时痰多,特别是咽喉部总感到有痰堵着吗	1	2	3	4	5
(8)您舌苔厚腻或有舌苔厚的感觉吗	1	2	3	4	5

判断结果:□是　□倾向是　□否

湿热质

请根据近一年的体验和感觉,回答以下问题	没有 (根本不)	很少 (有一点)	有时 (有些)	经常 (相当)	总是 (非常)
(1)您面部或鼻部有油腻感或者油亮发光吗	1	2	3	4	5
(2)你容易生痤疮或疮疖吗	1	2	3	4	5
(3)您感到口苦或嘴里有异味吗	1	2	3	4	5
(4)您大便黏滞不爽、有解不尽的感觉吗	1	2	3	4	5
(5)您小便时尿道有发热感、尿色浓(深)吗	1	2	3	4	5
(6)您带下色黄(白带颜色发黄)吗(限女性回答)	1	2	3	4	5
(7)您的阴囊部位潮湿吗(限男生回答)	1	2	3	4	5

判断结果:□是　□倾向是　□否

血瘀质

请根据近一年的体验和感觉,回答以下问题	没有 (根本不)	很少 (有一点)	有时 (有些)	经常 (相当)	总是 (非常)
(1)您的皮肤在不知不觉中会出现青紫瘀斑(皮下出血)吗	1	2	3	4	5

请根据近一年的体验和感觉,回答以下问题	没有 (根本不)	很少 (有一点)	有时 (有些)	经常 (相当)	总是 (非常)
（2）您两颧部有细微红丝吗	1	2	3	4	5
（3）您身体上有哪里疼痛吗	1	2	3	4	5
（4）您面色晦暗或容易出现褐斑吗	1	2	3	4	5
（5）您容易有黑眼圈吗	1	2	3	4	5
（6）您容易忘事（健忘）吗	1	2	3	4	5
（7）您口唇颜色偏暗吗	1	2	3	4	5

判断结果：□是　□倾向是　□否

特禀质

请根据近一年的体验和感觉,回答以下问题	没有 (根本不)	很少 (有一点)	有时 (有些)	经常 (相当)	总是 (非常)
（1）您没有感冒时也会打喷嚏吗	1	2	3	4	5
（2）您没有感冒时也会鼻塞、流鼻涕吗	1	2	3	4	5
（3）您有因季节变化、温度变化或异味等原因而咳喘的现象吗	1	2	3	4	5
（4）您容易过敏（对药物、食物、气味、花粉或在季节交替、气候变化时）吗	1	2	3	4	5
（5）您的皮肤容易起荨麻疹（风团、风疹块、风疙瘩）吗	1	2	3	4	5
（6）您因过敏出现过紫癜（紫红色瘀点、瘀斑）吗	1	2	3	4	5
（7）您的皮肤一抓就红,并出现抓痕吗	1	2	3	4	5

判断结果：□是　□倾向是　□否

气郁质

请根据近一年的体验和感觉,回答以下问题	没有 (根本不)	很少 (有一点)	有时 (有些)	经常 (相当)	总是 (非常)
（1）您感到闷闷不乐吗	1	2	3	4	5
（2）您容易精神紧张、焦虑不安吗	1	2	3	4	5
（3）您多愁善感、感情脆弱吗	1	2	3	4	5
（4）您容易感到害怕或受到惊吓吗	1	2	3	4	5

请根据近一年的体验和感觉,回答以下问题	没有 （根本不）	很少 （有一点）	有时 （有些）	经常 （相当）	总是 （非常）
（5）您胁肋部或乳房胀痛吗	1	2	3	4	5
（6）您无缘无故叹气吗	1	2	3	4	5
（7）您咽喉部有异物感，且吐之不 出、咽之不下吗	1	2	3	4	5

判断结果：□是　□倾向是　□否

平和质

请根据近一年的体验和感觉,回答以下问题	没有 （根本不）	很少 （有一点）	有时 （有些）	经常 （相当）	总是 （非常）
（1）您精力充沛吗	1	2	3	4	5
（2）您容易疲乏吗	1	2	3	4	5
（3）您说话声音无力吗	1	2	3	4	5
（4）您感到闷闷不乐吗	1	2	3	4	5
（5）您比一般人耐受不了寒冷（冬天 的寒冷，夏天的冷空调、电扇）吗	1	2	3	4	5
（6）您能适应外界自然环境和社会环 境的变化吗	1	2	3	4	5
（7）您容易失眠吗	1	2	3	4	5
（8）您容易忘事（健忘）吗					

判断结果：□是　□倾向是　□否

（田伟千　崔苏扬　吴周全）

第三节　四诊仪应用

一、中医四诊在围麻醉期的应用

中医四诊的核心在于通过望、闻、问、切收集患者的疾病信息，再行辨证施治。将此理念应用到围麻醉期，具有事半功倍的临床效果。关于中医四诊在围麻醉期对不同手术患者进行辨证施治的研究有许多，如大肠癌病例证候分布、演变情况及其与临床病理分期的相关性分析，发现脏腑本虚是肿瘤发病的根本原因，瘀毒内阻是其基本病理变化，手术治疗并不能将其完全解决。而且术后早期虚实夹杂证候明显增多，对早期化疗及肿瘤复发、转移均有一定程度的影响。所以，术后早期中医诊断和干预治疗非常重要。还有研究探讨老年全膝关节置换术后患者的中医证候分布规律，发现老年全膝关节置换术后的中医证候主要有气虚血瘀证、肾虚血瘀证、脾虚血瘀证、气滞血瘀证、气血亏虚证。早期证候以虚为主，逐渐演变为虚中夹实。心脏瓣膜病体外循环后中医证候的变化特点是术后早期以心肾阳虚、气阴两亏、心肺气虚为主，而术后3～7 d转变为气虚血瘀、阳虚水泛、痰饮阻肺等。

二、中医四诊法的局限性

中医是建立在整体观的基础上，对人体的不同病理生理状态进行辨证施治。中医的证是理解人体状态和立方用药的主要依据。中医学运用四诊检查，可掌握人体脏腑的气血、阴阳平衡等状态。传统中医诊法主要是通过医生的目测观察、语言描述、经验辨析来判断病证，但是缺乏对各类信息的客观记录，因此诊断结果缺乏客观评价标准，使得状态辨析的精确性和重复性难以满足临床需要。极大地影响诊断的可信度和可重复性。因此，应用中医四诊仪器使中医药疗法的有效性更加客观和精准，在临床诊断评估方面非常有必要。

三、中医四诊仪与应用

（一）四诊仪的定义

中医四诊仪是建立在中医理论及方法的基础上，具有数字化、量化、规范化及标准化特点的中医诊断仪器。其利用现代科学技术诠释了中医四诊的生物学内涵，阐明了其医学工程学的原理，发展形成了"搞清机制-单诊突破-两诊集合-四诊合参"的中西医相结合的临床诊疗方法。

（二）四诊仪的组成

（1）脉诊装置（采集脉诊信息）：① 脉诊压力信息采集部分。② 光电指端容积脉搏波采集

3

部（采集信息供评价指端微循环状况）。③ Ⅱ导心电图采集部分（采集信息供分析心动周期的时间参数和计算脉搏波传导速度）。其工作原理是用压力传感器，对受试者脉搏压力信号进行采集，通过传感器将其转换为压力波的电信号，然后提取电信号中具有代表性的幅度值与时间值，与特征数据库中的阈值进行比对，给出脉象分析结果。包括了浮、沉、迟、数、缓、疾、结、代、促、虚、实、弦、紧、滑、涩、平等脉象。

（2）舌诊装置（采集舌图并分析）：① 数码相机装置。② 光源。③ 罩口等组成。舌诊模块通过数码相机模拟医生望舌诊过程，对受试者的舌面进行图像采集，采集到的图像进行数据分析后获得清晰准确的舌图并提供色彩统计结果。其工作原理是在特定的光源环境下，采用照相机获得患者舌面部的图像信息，运用国际照明委员会色差公式和支持向量机（support vector machine，SVM）、动态形状模型（active shape model，ASM）等多项成熟先进技术，对舌体及面部图像的颜色、纹理、轮廓进行特征提取，将这些特征值与特征数据库中的阈值进行比对，给出舌象、面色分析结果（见表3-4）。

表3-4　舌象、面色表

类型	体征	指标
舌象信息 （4类、25种体征）	舌色（9种）	舌淡红、舌淡、舌红、舌绛、舌暗红、舌淡紫、舌紫暗、舌边尖红（舌色局部特征）、瘀斑瘀点（舌色局部特征）
	苔色（4种）	苔白、苔黄白相兼、苔黄、苔灰黑
	苔质（7种）	苔薄、苔厚、苔腻、苔腐、苔少、苔无、苔剥
	舌形（5种）	胖、瘦、齿痕、点刺、裂纹
面部色泽信息 （4类、23种体征）	面色（14种）	红黄隐隐且明润含蓄、面色白、面色苍白、面色㿠白、面色青、面色青黄、面色黄、面色萎黄、面色黄而鲜明、面色黄而晦暗、面色赤、面色暗红、面色黑、面色黧黑
	局部特征（2种）	两颧红、眼眶黑
	面部光泽（3种）	有光泽、少量光泽（少华）、无光泽（无华）
	唇色（4种）	淡、红、暗红、青紫

（3）四诊合参分析系统：包括望诊（望舌诊）、问诊、闻诊（闻声诊）、脉诊。其中望舌诊、闻声诊和脉诊由辅助诊疗仪直接采集受试者相应生理病理信息，望诊、问诊、闻诊，通过对受试者或患者诊察的过程，输入信息。经过四诊合参辅助诊疗仪的辨证模式识别，可对受检者的健康、亚健康和疾病状况根据中医理论进行评估，从而辅助临床辨证诊疗。

（4）问诊（体质辨识）模块：其工作原理是根据中华中医药学会《中医体质分类与判定》标准，通过问诊模块的人机交互，系统自动分析给出体质辨识结果。

输出结果：判断出患者的体质类型，如平和质、气虚质、阳虚质、阴虚质、痰湿质、湿热质、血瘀质、气郁质、特禀质等。

　　　　　　　　　　　　　　　　　　　　　　　　　　中西医结合精确麻醉

（三）四诊仪的应用现状

随着中医药的推广和普及，四诊仪的应用越来越广泛，尤其在健康预防领域发挥了重要的作用。国内外均高度重视中医四诊仪器的研发与生产，包括韩国、日本等亚洲国家纷纷投入大量人力、物力资源发展四诊仪器。韩国已经成功研制出面向家庭的便携式健康检测舌象仪；日本面向临床的气压式脉象仪也已经试制成功。随着健康概念的更新和人们健康意识的增强，在国内已利用四诊仪器开展中医健康体格检查，这些均预示着四诊仪在健康评估领域具有广阔的应用前景。

（四）四诊仪的客观化和标准化

四诊仪将先进的信息技术、人工智能及各种图像信息处理技术不断引入四诊客观化研究当中，以四诊仪器为媒介，客观化地采集四诊信息，通过具体的数据和临床表现等依据来进行中医诊疗活动和疗效评价，对中医诊断的继承与创新起着至关重要的作用。而四诊仪的客观化、标准化及规范化使用，也必将会促进中医学的国际影响力、推进中医药事业国际化进程。

标准化是中医药事业发展的重要组成部分，四诊仪标准化是规范中医药行业管理的重要手段，是保障中医药质量安全的基本依据。诊察仪器标准化对于保障临床诊断结果的客观性与精准性、提高中医诊疗水平、保障患者安全具有重要意义。

（田伟千　崔苏扬　吴周全）

3

第四节　术前中西医结合干预

良好的术前准备是手术成功的关键。在西医治疗的基础上合理采用中医的方法往往能够使术前干预达到事半功倍的效果。目前已有的临床研究表明中医学方法主要从以下三个方面参与了术前干预的过程：① 用于改善患者焦虑紧张的情绪。② 用于围手术期的超前镇痛。③ 用于改善患者的术前全身状况，从而减少围手术期并发症的发生。

一、术前常用针刺穴位干预

针刺穴位是围手术期常用的中医学方法。临床研究证实，足三里配三阴交、内关、风池和曲池等穴有补益气血、调畅气机、通经活络、活血化瘀的功效，具有脏腑器官功能保护和免疫调节作用。

（1）足三里是足阳明胃经的"合"穴，可增加免疫力，为强壮及保健的要穴，具有扶正培元、调理阴阳、健脾和胃、通经活络的作用。

（2）三阴交指足部的三条阴经中气血物质在此穴交会，该穴将三条阴经气血重组后再行分流，可健脾益血、调肝补肾，亦有安神之效。

（3）内关归手厥阴心包经，又是八脉交会穴之一。该穴可宁心理血，理气镇痛，主治本经经病和胃、心、心包络疾患及与情志失和、气机阻滞有关的脏腑器官、肢体病变。

（4）风池别称热府穴，是隶属于足少阳胆经的穴位，刺激风池能够起到提神醒脑、平肝息风的功效，可治疗大部分风疾。

（5）曲池为手阳明大肠经的合穴。功用为转化脾土之热，燥化大肠经湿热。有清热解表、疏经通络的作用。

有研究表明针刺双侧内关、足三里等穴，从术前 30 min 持续至术毕，可取得很好的辅助镇静和抗焦虑作用。选择风池等穴予以针刺，可明显减少术后谵妄的发生率。电针刺激双侧内关和曲池，可明显降低气管插管应激反应。

二、其他穴位刺激方法进行术前干预

穴位是人体脏腑经络气血输注出入的部位，《黄帝内经》《太平圣惠方》等均有大量的解释，并论述了穴位并不是孤立于体表的点，而是与深部组织器官有着密切联系、互相输通的特殊部位。从内通向外，反应病痛；从外通向内，接受刺激，防治疾病。目前临床上常用的穴位刺激方法如下：

1. 耳穴压豆

中医学认为，耳郭与人体脏腑经络、五官九窍有密切联系，通过刺激耳郭上的穴位可以起到调理脏腑、平和阴阳、疏通经络、运行气血等功效。生理学发现耳郭由迷走神经、交感神经等神经分支支配，采取耳穴压豆刺激耳部的神经，可以改善微循环，调节自主神经功能紊乱，维持迷走神经和交感神经相互协调的平衡状态，使大脑皮层的兴奋性降低，从而达到镇静安神的目的。

（1）耳部取穴：① 心穴具养心安神等功能。② 肝穴具有疏肝理气作用。③ 神门有镇静安神功能。④ 肾穴为强壮保健穴，具有调节自主神经功能紊乱。⑤ 皮质下穴可调节大脑皮质的兴奋与抑制。⑥ 内分泌穴，可调节阴阳平衡。通过按压以上诸穴可改善人体的精神状态，缓解患者术前紧张焦虑情绪，有利于手术的顺利进行和术后的康复。大量研究表明耳穴压豆能缓解焦虑情绪，明显改善患者术前的睡眠质量；围手术期能有效维持患者血压、保持心率相对稳定、减轻机体应激反应；还能有效促进术后胃肠功能的恢复。

（2）操作方法：手术前 1～3 d，在患者耳郭上用探棒取心、肝、肾、神门、内分泌、皮质下 6 个穴位，用 75% 乙醇棉球常规消毒后晾干，取 0.5 cm×0.5 cm 大小的医用胶布，在其中央粘贴上一粒王不留行子。用镊子夹住准备好的胶布，对准上述耳穴粘贴，穴位定位参照《国家标准耳穴名称与定位》，并进行耳穴按压。用示指、拇指垂直均匀用力按压，以耳穴有压痛感为宜，每天按压 3～5 次，每次 1～2 min，左右耳交替进行。

2. 穴位埋线

穴位埋线疗法是针灸学理论、中药学和现代物理学相结合的产物，它通过针具和药线在穴位内产生的生物物理和生物化学作用，将其刺激信息通过经络传入体内，而达到治疗疾病的目的。埋线疗法是一种融合多种疗法、多种效应于一体的复合性治疗方法，用于术前干预可起到协调脏腑、平衡阴阳，疏通经络、调和气血，补虚泄实、扶正祛邪的作用。目前临床上更多应用于围手术期的超前镇痛，特别是在肛肠的手术。

（1）选穴原则与针刺疗法相同。一般选取肌肉丰厚处如背腰部、腹部的穴位为主，一次选用 3～5 穴，多组穴位可交替应用。术前干预可选足三里、三阴交、曲池、内关。

（2）操作方法先把羊肠线穿入埋线针针尖内，快速刺入皮内，得气后把针芯往里推，将羊肠线留在穴位皮下组织或肌层内，然后将针退出。需防止局部皮肤感染和溃疡。感冒发热、月经期或有出血倾向者均不宜埋线。

3. 穴位注射

穴位注射是以中医基本理论为指导，以激发经络、穴位的治疗作用，结合近代的药理作用和注射方法而形成的一种独特疗法。常用的注射药物有中草药制剂（复方当归注射液、黄芪扶正液、丹参注射液、银黄注射液、参麦注射液、参附注射液等）和西药类维生素制剂（维生素 B_1、B_6、B_{12}，维生素 C_7、维生素 K_3 等）及其他常用药物（葡萄糖注射液、生理盐水、盐酸普鲁卡因注射液、阿托品等）。临床研究表明穴位注射可以明显改善术后出现尿潴留或胃肠蠕动功能减弱等许多不良反应。

（1）穴位选择：一般可根据辨证选穴，同时考虑药理作用。一般选用 2～4 个穴位，建议选用足三里、三阴交、曲池、内关等。

（2）操作方法：根据所选穴位及用药量的不同选择合适的注射器和针头。局部皮肤常规消毒后，用无痛快速进针法将针刺入皮下组织，然后缓慢推进或上下提插，探得酸胀等得气感应后，回抽一下，如无回血，即可将药物推入。需注意严格遵守无菌操作，同时要避免药液注入关节、血管、神经及内脏和胸腔。年老体弱者用药剂量可酌情减少，孕妇不宜作穴位注射，以免造成不良后果。

三、中药与术前干预

鉴于中药方剂或成药的治疗是建立在辨证施治基础上，需要有较深的中医理论基础，因此在中西医结合中运用相对局限，目前常用于围手术期的中药主要有参麦注射液和参附注射液。

（1）参麦注射液：益气固脱，养阴生津，生脉。主要的药理为兴奋肾上腺皮质及网状内皮系统，改善心、肝、脑等重要脏器的供血、改善微循环作用；还具有强心升压，改善冠脉流量，增加机体耐缺氧能力，减少心肌耗氧量，并有保护、修复心肌细胞及抗心律失常作用。对于各种癌症患者，配合化疗、放疗具有明显的增效减毒作用，改善癌症患者的细胞免疫功能。

（2）参附注射液：益气温阳，回阳救逆，固脱。主要的药理作用有抗休克（心源性、感染性、失血性、创伤性、过敏性和神经性休克），改善心脏功能（充血性心力衰竭、心律失常、病态窦房结综合征、房室传导阻滞、心肌炎、心肌梗死、冠心病、肺心病），以及血液疾病（再生障碍性贫血，高凝倾向，放疗、化疗所致白细胞减少，血小板减少）。

还可在手术前、后稳定血压，预防血液透析后低血压，预防支气管哮喘，改善糖尿病并发症及免疫功能受损或低下等多种疾病。

四、康复技术用于术前干预

中医传统疗法中贯穿了防重于治、养生保健和健康调养的学术理念。以此为指导，结合临床数据而设计出三联预康复技术。三联预康复技术主要包括健身六字诀、中医食疗和音乐疗法。强调在术前对患者进行运动、营养、心理干预，从而改善患者功能状态和预后，加快术后康复。

（1）健身六字诀根据国家体育总局健身管理中心的标准，由经过训练的人对患者指导锻炼。①"嘘"字吐气法："嘘"字音 xū，属牙音，发音吐气时，嘴角后引，槽牙上下平对，中留缝隙，槽牙与舌边亦有空隙，如此反复6次。②"呵"字吐气法："呵"字音 hē，为舌音，发生吐气时，舌体上拱，舌边轻贴上槽牙，气从舌与上颚之间缓缓呼出体外，如此反复6次。③"呼"字吐气法："呼"音 hū，为喉音，发声吐气时，舌两侧上卷，口唇撮圆，气从喉出后，在口腔中形成一股中间气流，经撮圆的口唇呼出体外，如此反复6次。④"呬"字吐气法："呬"字音 sī，为齿音。发声吐气时，上下门牙对齐，留有狭缝，舌尖轻抵下齿，气从齿间呼出体外，如此反复6次。⑤"吹"字吐气法："吹"字音 chuī，为唇音，发声吐气时，舌体、嘴角后引，槽牙相对，两唇向两侧拉开收紧，气从喉出后，从舌两边绕舌下，经唇间缓缓呼出体外，如此反复6次。⑥"嘻"字吐气法："嘻"字音xī，为牙音，发声吐气时，舌尖轻抵下齿，嘴角略后引并上翘，槽牙上下轻轻咬合，呼气时使气从槽牙边的空隙中经过呼出体外，如此反复6次。对于行动不便的患者，可以在床上平躺锻炼。

（2）中医食疗：根据营养风险筛查表对每个患者进行营养风险筛查，判断患者是否存在营养风险。再根据患者近3 d的饮食记录，估计产能营养素（碳水化合物、蛋白质、脂肪）的摄入量，基于评估依据《中国居民膳食指南（2016版）》对患者提供个性化的饮食指导。考虑到老年患者脾胃功能虚弱，气血不足，配膳进食应注意保护脾胃。

中医食疗根据食物的气对人体进行调养，讲究顺应天时，吃应季食物。① 春季施膳——清炖莴笋：莴笋500 g、香菇50 g、酱油、盐、白糖、香油适量。② 夏季施膳——冬瓜薏仁海带汤：冬瓜500 g、薏苡仁50 g、海带50 g、食盐适量。③ 秋季施膳——莼菜粥：莼菜100 g，粳米100 g。④ 冬季施膳——羊肉山药粥：羊肉50 g，山药末50 g，粳米100 g，食盐适量。

（3）音乐疗法：选取两组古琴曲，早晨听《弹琴》《归去来辞》《流水》《梅花三弄》《渔樵对答》《二泉映月》等，时间约30 min，这组音乐属阳，阳主动、主升，旋律流畅动感，色彩光明，情绪开朗，有养气、强壮功效。晚上听《碧涧流泉》《六祖偈言歌》《鸥鹭忘机》《文王操》《雨后彩虹》，时间约30 min，这组音乐属阴，阴主静、主降，旋律柔和委婉，色彩宁静，抒情舒缓，有养阴益气，宁静功效。为患者提供标准的音频资料及挂耳式耳机，使用结束后物品将回收。郭俊艳等人的临床研究发现术前个体化音乐干预可明显降低腹腔镜手术患者的术前焦虑。

（田伟千　崔苏扬　吴周全）

3

第五节　术中中西医结合麻醉实践

一、术中脉象仪应用

脉诊作为中医特色四诊之一，是病证识别、疾病诊断和推断预后的重要诊察方法。医者依靠手指的灵敏触觉感觉脉搏跳动的形象，称为脉象。脉象共有 28 种，不仅可以代表脏腑和气血的盈亏，还在一定程度上反映人体生理、病理变化和功能状态。但由于脉象具有"脉里精要、其体难辨"的特点，故医者临床把脉时常出现"心中易了，指下难明"的困惑，很难量化和同质化。为了使中医脉诊更加客观、实用与科学，自第一台弹簧钢杠杆式脉搏描记器用于中医脉象研究后，研究者们致力于将中医脉诊技术与现代科学技术相结合，通过研制各式中医脉象仪来开展对中医脉诊的研究。

1. 脉象仪的发展

脉象仪的重点在于脉搏信息的采集（脉象传感器）与分析（脉象识别系统）两个方面。其中脉搏信息的采集是将人体桡动脉的搏动转化成可量化的客观数据，是进行脉搏分析的基础也是关键，因此脉象仪的发展也是脉象传感器的发展。迄今，中医脉象仪的发展主要经历了 3 个阶段。

（1）第一阶段（20 世纪 70～80 年代）：单点刚性面压力传感器采集脉搏信息的单头式脉象仪。

（2）第二阶段（20 世纪末）：单点刚性面压力传感器采集脉搏信息的三头式脉象仪；光电式传感器、传声器、超声多普勒技术采集脉搏信息的脉象仪。

（3）第三阶段（21 世纪以来）：阵列式、柔性压力传感器采集脉搏信息的脉象仪；压力传感器结合光电式传感器、传声器等其他传感器协同采集脉搏信息的脉象仪。

近年来部分学者也尝试将先进的探测技术联合人工智能脉诊系统应用于脉象仪的研发，为实现脉诊客观化和自动化创造了条件。对脉象仪传感器来说，阵列式压力传感器的设计和压力传感器结合其他传感器协同采集脉搏信息的研究，分别从不同角度增加了脉象仪获取脉搏信息的维度，使获取到的信息与脉搏搏动的"位、数、形、势"四方面更加吻合；柔性压力传感器的设计可以减少脉象仪采集脉搏信息时对人体造成的不适感。

2. 脉象的形成与术中应用

中医认为心主血脉，心脏搏动推动血液排入血管，从而形成脉的搏动。心脏的搏动和血液在血管中的运行由心气所主宰，并为宗气所推动，在各脏器的配合下散布全身，并在脾胃的生化与统摄、肝脏的贮藏与疏泄作用下循环不息。脉象的形成与心脏搏动、脉道通利和气血盈亏直接相关。现代研究与此同理，认为脉象的形成与血液循环密切相关。心脏作为振源，心室收缩，血液快速射入主动脉致其基部压力骤增而膨胀；心室舒张时，主动脉基部压力下降，关闭弹性回缩，则恢复至原来的位置。如此，主动脉血管壁就因心室舒张和收缩而有节律的振动，

中西医结合精确麻醉

形成脉搏波（见图3-1）。因此心血管系统的病理生理变化得以在脉象和脉象图上显现。目前，脉象仪也较多地应用于心血管疾病的辅助诊断。研究认为，冠心病患者发生弦脉、缓脉和结脉的比例较高，《现代中医心病学》指出房颤患者常出现促脉、疾脉和雀啄脉。基于上述类型脉象对心血管疾病的指示作用，联合心电图和其他血流动力学监测，脉象仪也可用于心脏病患者麻醉和手术中的监测。

　　研究显示，从麻醉诱导开始，直至麻醉结束，不同程度的操作刺激导致脉象图出现变化，其脉名诊断也随之发生改变。若术中脉象仪监测显示频发上述脉象图（弦脉、缓脉、结脉、促脉、疾脉和雀啄脉等），需警惕冠心病患者出现血压升高、心律失常或出现房颤。将这些脉象图与其他心血管系统同步监测结果相结合和对比，若诊断具有一致性，则脉象仪术中监测具有临床实际意义。这为诊断术中突发的心血管系统事件、判断其预后和转归提供有价值的信息，也为客观地认定脉象与麻醉手术的病理生理活动相关性提供重要参考依据，有极其重要的研究价值。

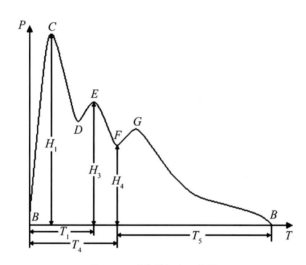

图 3-1　脉象特征点示意图

　　在脉象特征点示意图中：

（1）B 点是主动脉的开放点，也是整个周期的最低点。

（2）C 点是主波波峰，是脉搏波中的最大值点，该点处动脉压力达到最大并停止增加。

（3）D 点是主动脉开放的终点。

（4）E 点时左心室射血结束，左心室压力与主动脉压力相同。

（5）F 点是心脏收缩与舒张的分界点，又称为降中峡。

（6）G 点位于 F 点之后，此时心室舒张，其压力小于动脉压力，主动脉血液回流撞击主动脉瓣，造成主动脉压力再次升高。

　　H_1 是主波高度、H_3 是潮波高度、H_4 是降中峡高度，H_3/H_1 反映血管的弹性扩张系数，H_4/H_1 反映动脉外周阻力。T_1 代表左心室射血期、T_4 对应左心室收缩期、T_5 对应左心室收缩期，T_1/T_4 反映了心脏射血能力。

3. 影响脉象的因素

脉象源于脉的搏动，而脉的搏动与心脏有节律的收缩、舒张，血管壁的弹性和阻力，神经系统的调节功能，血液成分的变化，四季气候的改变，地理环境的不同，性别年龄差异及体格情志和饮食劳逸等密切相关。

（1）年龄、性别："持脉之道，须明常变，凡众人之脉，有素大素小，素阴素阳。"总体来说，女性脉势较男性常多濡弱，脉搏比男性稍快些。且男子寸强尺弱，女子尺强寸弱。同时气血的衰盛也影响脉象。少壮之躯，血气充实，脉多盛大；暮年血气俱衰，脉多濡弱。

（2）季节和节气："春弦秋浮，冬沉夏洪"，脉象随时节气候而变化，即中医整体观中的天人相应体现。四时气候不同，人体五脏受时节气候影响，脉象进而发生生理性的节律变化。人体早晚之间为顺应四时的变化而发生相应的生理调节，脉象亦如此，即"故阳气者，一日而主外，平旦人气生，日中而阳气隆，日西而阳气已虚，气门乃闭。"

（3）职业：脉象的变化与职业情况也有直接联系，入速行者脉必急，剧动者脉必洪，久逸者脉必沉，脑力劳动者脉多弱，体力劳动者脉多实。脑力劳动者平日用脑频繁，若活动量小，则存在体质较弱现象，故在脉象中多以弦及弦细脉为主。因此，不同的工作性质和环境对脉象也产生一定的影响。

（4）情志：人的精神活动与血液循环具有密切关系，喜、怒、哀、乐、悲、恐、惊均可以使脉搏发生变化。

（5）体质：阴虚质以脉细数多见，阳虚质以脉沉迟无力为主，痰湿体质则多见滑脉，气虚体质脉则多为沉细数无力，湿热体质脉多见滑数或弦数，血体质以涩脉多见。

二、术中针刺应用

1. 针刺技术在术中应用的历史和优势

针刺治疗是中国的传统治疗方法，是一种以经络腧穴学为理论基础的独特治疗方法。随着针刺在临床上的广泛应用，医学家发现针刺具有一定的镇痛作用并逐渐发展了一种新的麻醉方法——针刺麻醉。针刺麻醉于1958年首次在我国应用，迄今为止，已有60余年的历史。经历了初期探索、20世纪70年代的临床推广、到20世纪80年代对针刺技术的临床应用缺点的反思、再到"针刺辅助麻醉""针药复合麻醉"等理念的提出，尤其是大量的临床和基础科研对针刺麻醉机制的探讨，使得人们对针刺麻醉在围手术期的应用具有更新的认识。

近些年来，随着科学技术的发展，许多学者通过大规模的针刺麻醉实践与基础研究证实针刺具有良好的疗效和器官保护作用：术前应用具有镇静、抗焦虑作用；术中应用可减少麻醉药物用量，对心、脑、肾等重要器官具有保护作用；术后应用可预防恶心呕吐、减轻术后疼痛、调节胃肠功能等。同时，对针刺作用机制的研究也进入细胞分子水平，围绕针刺的镇痛作用、免疫调节作用及器官保护等方面进行的大量研究都证实针刺对机体是有益的。针刺在围手术期中的独特疗效决定了其具有重要的临床应用价值和研究价值。

2. 针刺麻醉在围手术期的作用功效

针刺治疗疗效显著，由于其具有简单易行、损伤小、可控性强等特点，目前在临床上的应用日渐广泛。根据针刺治疗在围手术期应用的不同时机，可以将其功能分为术前、术中、术后三个阶段。术前应用具有一定的镇静、抗焦虑作用；术中应用具有一定的镇痛作用，可以减少麻醉药用量，可以维持血流动力学稳定，对于心、脑、肾等重要器官具有保护作用；术后可以预防 PONV，预防术后苏醒期躁动，还可以改善术后胃肠功能紊乱。

1）术前镇静、抗焦虑

患者在术前常有焦虑、紧张、恐惧等不良情绪，术前焦虑会增加手术应激及麻醉处理的风险和难度，延长术后恢复时间，针刺缓解术前焦虑的疗效已经被大量文献证实。有研究表明，术前应用针刺技术能够起到辅助手术患者的术前镇静、增强术中的镇静作用、降低患者的焦虑评分和视觉模拟评分的功效。其常用的穴位包括为内关、印堂，此外，针刺足三里、百会、合谷、神庭等在术前抗焦虑中均具有良好的效果。

2）术中辅助镇痛作用

目前，针刺治疗已广泛应用于多种手术，如胸腔镜手术、全膝关节置换术、颅脑手术、甲状腺手术、腹部手术等，可显著减少术中麻醉药物用量，进而减少术后并发症的发生，对改善围手术期预后具有其独特的优势。

对于不同术式，常用的穴位选择也有所差异。胸腔镜下肺叶切除术的患者一般选择术侧心俞和肺俞、双侧合谷和内关等，围手术期应用针刺可以减少阿片类药物用量，降低血浆糖皮质激素和儿茶酚胺浓度，有效抑制术中应激反应，有助于改善早期预后。术中针刺对于特殊手术，例如开颅手术、颈动脉支架植入术等，在优势穴位上进行刺激，也能够降低围手术期阿片类药物的用量，起到辅助镇痛的功效。另有研究发现，针刺合谷、内关等穴位，能显著减轻术后老年患者疼痛程度，减少术后自控静脉镇痛阿片类药物用量，进而降低 PONV 的发生率。此外，还有综述纳入了 46 篇相关的临床研究，分析发现针刺可以明显减轻术后内脏疼痛，该作用可能是通过调控脑-肠轴中疼痛或炎症相关细胞因子和神经递质的水平，引起神经元活动的显著变化而产生的。

3）术中维持血流动力学稳定

手术、麻醉作为一种伤害性刺激，可以引起患者术中出现应激反应，引起血流动力学紊乱，所以维持患者术中血流动力学稳定对围手术期安全至关重要，常规处理措施为使用血管活性药物或者改变麻醉深度。针刺治疗可以调控机体自主神经系统平衡，调节手术麻醉引起的血流动力学变化，利于麻醉管理及患者术后恢复。

（1）调控血压：围手术期针刺，对于术中血压的调控，尤其是高龄、合并心脑血管疾病患者的循环维持，有着良好的功效。在麻醉诱导前 20 min 对双侧内关、合谷、曲池进行电针刺激直至麻醉结束，发现针刺有利于维持术中血压的平稳，同时降低血浆内皮素和皮质醇的浓度，减轻患者术中应激反应。其机制可能与通过针刺治疗可以改善血管弹性、降低应激反应、调节内分泌水平相关，对围手术期预防及治疗高血压都是有益的。此外，对于围手术期可能出现的低血压的预防，针刺也具有良好的功效。有学者观察了针刺对肝移植术中低血压的治疗效果，将纳入的病例随机分为两组，一组患者在术中出现低血压时使用去甲肾上腺素，另一组患者使用针刺内关和间使来治疗术中低血压，结果发现两组患者术中血流动力学指标诸如平均动脉压、心率及中心静脉压没有显著差异，这提示针刺同样可以用于治疗肝移植术中出现的低血压。

（2）防治心律失常：对于冠心病患者，有研究团队发现，在内关、郄门埋针并留置24 h，能够明显降低术中及术后室性心律失常的发生，其机制可能是通过增加每搏输出量指数和心输出量，减少全心舒张末期容量指数。此外，有基础研究发现针刺内关能有效改善异丙肾上腺素诱发的成年快速性心律失常大鼠的心率，其机制可能与下调环磷酸腺苷及蛋白激酶A的表达有关。

4）术中重要器官功能保护

在手术过程中，炎症、创伤、外科操作等都会使机体产生应激反应，释放大量氧自由基及炎性因子，导致组织器官损伤。近年来，随着临床研究的深入，针刺治疗在围手术期的器官保护作用日益被学者们证实。围手术期针刺治疗在一定程度上可以减轻器官的氧化应激及缺血再灌注损伤，减少炎性因子的释放，调节机体的免疫功能，从而对心、脑、肾等重要器官起到保护作用。

（1）心脏保护作用：围手术期针刺应用于合并冠心病的老年患者，可以通过降低患者术后超敏肌钙蛋白T的含量，同时改变心率变异性指数，提高自主神经系统活性从而发挥心肌保护作用，其选择的穴位可以包括内关、郄门、神庭和百会等。对于体外循环下行心脏瓣膜置换术的患者，于麻醉诱导前20 min选取双侧内关、郄门，行电针刺激直至手术结束，发现电针刺激可以降低心肌肌钙蛋白和心型脂肪酸结合蛋白等心脏损伤介质的血清浓度，同时减少心律失常的发生以及心肌损伤，起到心脏保护作用。

（2）脑保护作用：针刺治疗的脑保护作用不容忽视。除了传统的神经外科麻醉，针刺应用于缺血性脑血管病手术的患者，例如颈动脉支架置入术以及脑内血管支架置入术中，麻醉过程中复合应用针刺可以降低支架置入术后脑血流的一过性增加，减少术后高灌注综合征的发生，同时明显改善患者术后一周的神经功能评分，但是对远期的神经功能预后没有影响，揭示了针刺治疗对脑缺血患者的脑保护作用。针刺治疗的脑保护作用在基础实验中也得到了证实。有学者使用改良线栓法建立局灶性脑缺血再灌注损伤模型，针刺组的大鼠选取百会和大椎，以微量低频脉冲电针进行干预，结果表明电针干预对大鼠脑缺血再灌注损伤具有神经保护作用，其作用机制与抑制Bax蛋白表达、促进Bcl-2蛋白表达等有关。

（3）肾脏保护作用：有研究团队观察行控制性降压时经皮穴位电刺激对肾脏血流的干预效应，选择双侧合谷、足三里、三阴交及曲池行经皮穴位电刺激治疗，采用激光多普勒组织血流仪监测不同水平相应时间点肾脏表面的血流变化。结果表明经皮穴位电刺激复合药物全麻行控制性降压可以有效改善术中肾脏的血液供应，减轻肾脏的缺血再灌注损伤，从而起到肾脏保护作用。针刺治疗可能通过调节交感神经系统的兴奋性，激活生物活性物质的表达来调节肾功能，还可能通过血流动力学或非血流动力学效应激活血管舒张收缩以改善肾脏局部微循环，减轻肾小球硬化和肾小管间质纤维化，从而延缓肾功能的恶化，起到肾脏保护作用。

5）预防PONV

PONV是手术麻醉后最常见的不良反应之一。因其影响因素较多，单纯使用药物进行预防和治疗难以取得良好的临床效果，继续追加药物剂量及种类使其相关不良反应也增加。针刺治疗用于防治PONV疗效确定且不良反应少，目前在临床应用日益广泛。有学者观察经皮穴位电刺激对拟行妇科腹腔镜手术患者PONV发生率的影响，共纳入74例患者，随机分为针刺组和对照组，针刺组在麻醉诱导前30 min选择双侧内关、足三里、三阴交、合谷进行经皮穴位电刺激治疗，结果发现针刺组术后24 h恶心的发生率由72.2%降至48.6%，呕吐的发生率从52.8%降至20%，证实了针刺治疗对PONV的防治作用。最近的一项Meta分析旨在评价围手术期经皮穴位电刺激治疗对预防PONV的有效性，研究共纳入了14项随机对照试验共1653例患者，结果表明围手术期经皮穴位电刺激治疗可以明显降低PONV的发生，同时减少了补救性止吐药的使用及全身麻醉术后不良反应的发生。

6）预防苏醒期躁动

苏醒期躁动是儿科全身麻醉术后恢复中常见的不良反应，小儿常会出现不安、抽搐、哭泣或呻吟，也有可能会出现激越反应增加伤口的损伤，甚至会有伤害自己或者护理人员的风险。因此，预防和治疗苏醒期躁动对儿科麻醉来说至关重要。已经有研究发现，针刺治疗用于儿科全身麻醉，对患儿的苏醒期躁动具有预防作用。共纳入120例月龄在18~96个月的儿童患者，将其随机分为针刺组和对照组，针刺组的患者选取双侧神门使用外周神经刺激仪进行针刺治疗。结果发现针刺治疗可以明显降低儿童苏醒期躁动的发生（从56.7%降至31.7%）。还有学者将经皮穴位电刺激应用于合并腔隙性脑梗死的老年患者，观察经皮穴位电刺激对老年患者苏醒期躁动的影响及其可能的机制。共纳入64例患者随机分为两组，针刺组于麻醉诱导前30 min选取双侧合谷、内关行针刺治疗。在术后前3 d使用意识模糊评估法和Richmond躁动-镇静量表（Richmond agitation-sedation scale，RASS）判断患者的躁动程度，同时检测血清中肿瘤坏死因子（tumor necrosis factor- α ，TNF- α ）、IL-6、基质金属蛋白酶-9（matrix metalloproteinases-9，MMP-9）和中枢神经特异蛋白（central nervous specific protein，S100 β ）的含量。结果表明经皮穴位电刺激治疗可以明显减少合并腔隙性脑梗死的老年患者苏醒期躁动的发生，并且可能与降低了血脑屏障的通透性使神经炎性因子的含量降低有关。

7）改善术后胃肠功能障碍

术后胃肠功能障碍（postoperative gastrointestinal dysfunction, PGD）是腹部术后最常见的并发症之一，与手术创伤、失血、麻醉方法等都关系密切。目前针对PGD的主要治疗有促胃肠动力药物、胃肠减压、营养支持等，但是治疗效果往往不理想。针刺作为一种安全有效的非药物治疗手段，目前在临床的应用日益广泛。有研究团队将经皮穴位电刺激应用于行腹部胃肠道手术的患者，观察围手术期经皮穴位电刺激治疗对PGD的防治疗效同时探讨其可能的作用机制。共纳入280例患者，针刺组选取双侧合谷、内关、足三里和上巨虚进行针刺治疗，结果发现围手术期经皮穴位电刺激治疗可以明显促进术后胃肠功能的恢复，降低PGD和PONV的发生。同时，研究发现针刺组血浆中脑肠肽P物质的含量明显下降，提示脑肠轴可能参与了经皮穴位电刺激对胃肠功能的调控。最近一项探索针刺治疗对腹部术后胃肠功能障碍的Meta分析，共纳入15项随机对照研究965例患者，结果证实针刺治疗可以明显缩短腹部术后，包括腹腔镜术后首次排气、排便及肠鸣音恢复时间，进一步说明了针刺治疗对于预防腹部PGD来说是安全有效的。

3.针刺麻醉在围手术期应用的相关技术

（1）针刺辅助麻醉应用的不同时机：近些年来，随着针刺相关技术的发展及对针刺临床研究的深入，针刺治疗已经成为围手术期患者多模式治疗、加速术后康复的一种新的治疗手段。针刺效应受到许多因素的影响，如针刺穴位的选择、针刺介入时机及针刺手法等。其中，针刺时机是决定针刺效应差异的关键因素。《灵枢·卫气行》中记载："谨候其时，病可与期，失时反候，百病不治"，意指正确的治疗时机决定着治疗成败。选择最佳的时机进行针刺，可取得最大的治疗效应。有学者选取拟行脊柱手术的男性患者 100 例，观察比较不同针刺介入时机对患者术后免疫因子水平和胃肠道反应的影响。结果发现术前针刺在帮助脊柱手术患者术后免疫功能恢复及降低 PONV 发生率上明显优于术中或术后针刺。在另一项对比观察不同刺激时间的临床研究中也发现，术前、术中联合针刺的效果较仅在术前针刺要更好。

（2）针刺辅助麻醉的不同刺激方法：针刺麻醉是在针刺基础上发展而来的，其理论基础是针刺相应穴位或特定部位，能激发相关经络的经气，使之"通其经脉、调其血气"，达到病变部位或手术部位镇痛或抗痛的效果。针刺麻醉以我国传统中医理论中的选穴、配穴为基础，以针刺调动人体自身抗痛为特征的麻醉技术。目前，针刺疗法多采用毫针、电针或局部穴位注射等手段，通过刺激身体特定穴位来取得镇痛、缓解恶心呕吐、镇静和抗焦虑等效果。在选穴时，常采用与病变部位邻近或是经络循行相通的穴位，以达到得气感为行针成功的标准。

（3）针刺辅助麻醉的选穴：目前，国内外学者已对针刺辅助麻醉的围手术期疗效达成了共识：① 术前应用可缓解焦虑。② 具有一定的辅助镇痛功效。③ 减少术中 10%～20% 麻醉药用量。④ 减少术中应激反应。⑤ 预防术后并发症。⑥ 对重要脏器有保护作用等。不同穴位的刺激更是具有不同的功效。

表 3-5　穴位刺激在不同手术阶段作用功效及取穴

手术阶段	功效	取穴部位	推荐穴位名称
术前	镇静、抗焦虑作用	局部耳穴	神门、印堂 其他：四神聪、足三里、合谷、百会
术中	辅助镇痛	局部取穴	可选取经穴、经外奇穴和阿是穴等，例如攒竹、鱼腰、风池等
		远端取穴	循经选穴，例如阳陵泉用于肝胆手术
		经验取穴	与疼痛相关的穴位，例如合谷、足三里、内关、人中、三阴交
		与手术部位相关	胸腹部：内关、三阴交 妇科：足三里、三阴交
		耳穴	
	器官功能保护	心	内关、郄门
		肺	合谷、足三里、肺俞
		脑	风池、风府、内关、足三里、人中
		肾	合谷、足三里、三阴交、曲池

　　　　　　　　　　　　　　　　　　　　　　　　　　　　　　　中西医结合精确麻醉

手术阶段	功效	取穴部位	推荐穴位名称
术后	血流动力学调控	血压	百会、风池、曲池、合谷、太冲、三阴交
		心律失常	内关、神门、郄门、心俞
	防治恶心、呕吐		内关、足三里、中脘
	调节胃肠功能		足三里、上巨虚、下巨虚、中脘、三阴交、合谷、曲池、内关
	治疗尿潴留		中极、膀胱俞、阴陵泉、三阴交
	减轻术后疼痛		合谷、外关、足三里
	防治术后神经认知紊乱		百会、大椎、足三里

4. 总结

目前，针刺辅助麻醉仍然具有巨大的发展空间，如继续加深针刺辅助麻醉作用机制的研究，并通过多中心临床研究制订客观、科学的评价标准，确立具体的选穴规范和操作规范，为其应用推广提供科学依据、奠定理论基础。同时，由于针刺辅助麻醉在围手术期中的独特疗效以及在促进术后康复方面的优势与特色，有必要在 ERAS 的核心理念指导下，将传统中医疗法与现代医学技术有机结合，形成具有中西医结合特色的针刺辅助麻醉围手术期综合管理新模式，建立具有中医自身特色的 ERAS 方案，这对于中西医结合学科快速发展和中医药的国际化进程大有裨益。

三、术中穴位刺激应用

术中穴位刺激已应用于多种手术如颅脑手术、心脏手术、胸腹部手术、四肢关节手术、肛肠手术、甲状腺手术等一系列手术。在手术中穴位刺激功效的有效性，取决于穴位的选择、刺激的频率、时间和强度等相关参数。因此优化穴位选择及刺激参数对镇痛效果至关重要。术中穴位刺激是一种安全有效且经济的辅助镇痛方法，同时穴位刺激在一定程度上可减轻器官的氧化应激及缺血或再灌注损伤，降低炎性因子的产生，调节机体的免疫功能，达到心、脑等重要器官功能保护的作用。

（1）穴位刺激的概念：穴位刺激是指通过针灸、穴位注射、穴位埋线等方法对特异穴位进行刺激产生得气感应，期望以此方式调理经络系统、激发和强化机体固有的良性调节功能、使机体重新达到阴阳平衡的健康状态。

（2）穴位刺激的分类和形式：穴位刺激的主要形式包括针刺、电针刺激（electro-acupuncture，EA）、经皮穴位电刺激、经皮神经电刺激、穴位注射、穴位埋线、穴位按压、耳穴压豆、刺络放血、拔罐、艾灸等。其中电针刺激和经皮穴位电刺激由于可以将刺激参数（强度、频率、持续时间）标准化，常常用于临床及基础研究中。

（3）穴位刺激的有效性：穴位刺激功效的有效性与许多因素相关，例如穴位的选择，刺激的频率、时间、强度等相关参数。不同穴位的选择、调整不同参数会对穴位刺激的功效具有不同的作用。目前临床上不同手术类型经常采用的刺激穴位，如表 **3-5** 所示。

表3-6　不同手术类型优选的刺激穴位

功效	应用类型	选穴
术中镇痛	颅脑手术	攒竹、鱼腰、风池
	肝胆手术	阳陵泉、内关、合谷、曲池
	胸腹手术	内关、三阴交
	妇科手术	足三里、三阴交
	全身手术	耳穴、经穴、经外奇穴、阿是穴
器官保护	心脏手术	内关、郄门
	肺脏手术	合谷、足三里、肺俞、列缺、曲池
	脑部手术	风池、风府、攒竹、鱼腰
	肾脏手术	合谷、足三里、三阴交、曲池
	肝胆手术	阳陵泉、内关、合谷、曲池
术中血流动力学调控	高血压	百会、风池、曲池、合谷、太冲、三阴交
	心律失常	内关、神门、郄门、心俞

当前研究中，经皮穴位电刺激因为其无创、简便易行、患者接受程度高、效果显著等特点越来越多地应用于临床研究。除此之外，传统的电针、耳穴压豆、腕带按压等多种形式也越来越多地应用于临床，都有良好的功效。在刺激参数的设定上，疏密波（2/100 Hz）是目前临床上采用得最多的刺激方法，刺激强度从 5～15 mA 不等，更多的研究者关注患者的个体化特性，采用患者能够耐受的刺激最大量为宜。刺激的持续时间，则略有差异。有的临床研究采用的是手术前开始刺激 30 min，较多的临床研究偏重于围手术期给予穴位刺激，从术前直至手术结束。但现阶段仍缺乏时间刺激（30 min）与围手术期刺激的临床疗效对比观察。

四、术中穴位刺激的作用

1. 穴位刺激调控应激反应

手术、麻醉均可引起术中患者应激反应及血流动力学的变化，如高血压或低血压、心律失常等，常规处理措施多依赖于血管活性药物或改变麻醉深度。按照中医辨证论治的理念，采用穴位刺激可通经活络、调理气机，对手术麻醉引起的血流动力学变化进行双向调节，不仅能减轻手术及麻醉应激使术中麻醉管理更加平稳，还能避免药物不良反应，利于患者术后恢复。

（1）高血压：穴位可选用百会、风池、曲池、合谷、太冲、三阴交等穴位刺激。有研究表明选取鱼腰、太阳、合谷、颧髎及风池进行经皮穴位电刺激，在开颅手术中电针组手术期间的心率和动脉压均较对照组平稳，其术中应激指标皮质醇、肾上腺素及血糖的含量都明显降低。

（2）心律失常：可选取内关、神门、郄门、心俞等穴位刺激。

2. 穴位刺激器官功能保护作用

近些年来，随着临床实践研究的不断深入，穴位刺激在围手术期的器官功能保护作用日益被证实。穴位刺激在手术过程中可以减轻氧化应激损伤，降低炎性因子的产生，调节机体的免疫功能，通过多种机制对心、肺、脑等重要脏器起到功能保护的作用。

（1）心脏手术：合并冠心病等心脏疾患的患者在进行手术时，其围手术期的心肌功能保护是一项巨大的挑战。研究发现内关、郄门是与心脏手术相关的主要穴位，术前 12 d 电针刺激内关（1 mA，2/15 Hz），可显著降低心脏缺血再灌注组织细胞凋亡、促进凋亡蛋白激酶（caspase-3）的"活化"，显著降低心肌缺血再灌注时的细胞凋亡。电针刺激郄门、内关预处理能减少经皮冠状动脉介入治疗后的心肌损伤，实验结果显示电针组的心肌肌钙蛋白 I（cardiac troponiu I，cTnI）含量明显降低，心脏功能明显好转。

（2）肺脏手术：因为肺脏的组织特性和气体交换功能，围手术期对麻醉状态的患者肺功能的保护已经越来越得到人们的重视。应用穴位刺激探求其肺保护的效应及其相关机制的研究也越来越多。研究发现麻醉诱导前选取内关、足三里两个穴位，波型选用疏密波（2/50 Hz），刺激强度为患者能耐受的最大量，持续刺激 20 min 后行麻醉诱导，可降低术中单肺通气时的炎性反应，产生肺保护作用。另外，在胸腔镜肺叶切除术中，以 2/100 Hz 的疏密波经皮电刺激患病侧内关、合谷、列缺、曲池，可显著减少术中阿片药物用量，减缓术中单肺通气过程中 PaO_2 的降低，增强术后镇痛效果，麻醉恢复较快。所以肺脏手术中推荐多选取刺激合谷、足三里和肺俞等穴位。

（3）脑部手术：针药平衡麻醉应用于神经外科领域历史由来已久。但将穴位刺激应用于缺血性脑血管病的患者行颈动脉支架置入术和颈动脉内膜剥脱术（carotid endarterectomy，CEA），则是新的应用领域。研究发现电针风池、风府两组穴位辅助静脉全身麻醉用于颅脑肿瘤切除术，电针能够明显降低术后血清中 S100 β 和神经元特异性烯醇化酶（neuron specific enolase，NSE）水平，起到脑保护的作用。采用穴位刺激内关、足三里、人中的方法可减少凋亡因子、炎性因子的产生，同时增强机体的免疫功能。综上，脑部手术中推荐选取合谷、内关、风池、足三里等穴位。

（4）肾脏手术：肾脏是维持内环境稳定的重要功能脏器，因此也是围手术期重点保护的脏器。肾功能保护一直是围手术期器官保护重点的研究方向，应用穴位刺激探求其肾功能保护的效应也是近期的热点之一。经研究发现经皮穴位电刺激合谷、足三里、三阴交、曲池（刺激强度 3～5 mA，频率 2/100 Hz 疏密波）联合全麻，可有效改善术中肾脏血液的血流动力学变化，减轻肾脏的缺血再灌注损伤，从而加速肾脏功能的恢复。

（5）妇科手术：妇科腹腔镜手术时由于麻醉、头低位、二氧化碳（carbon dioxide，CO_2）气腹等因素，加之术后正气损耗、活动减少，血液瘀滞，经络、气血运行不畅，从而导致"不通则痛，不荣则痛"。因此，围手术期治疗上主要以理气活血化瘀为原则。经研究发现合谷是临床常用的止痛穴位。动物实验研究发现，电针刺激合谷后家兔血浆中的 5-羟色胺（5-hydroxytryptamine，5-HT）浓度降低，从而达到镇痛的目的。内关可通过多种途径来发挥镇痛作用，如提高机体痛阈值、减轻微血管痉挛状态、对额叶皮层引导参与丘脑腹后外侧核单位放电产生影响等。足三里具有强生保健、调节免疫、扶正祛邪、调理脾胃的作用。三阴交是妇科手术常用的刺激穴位。

3. 穴位刺激相关机制研究的进展

（1）穴位刺激镇痛机制方面的研究：穴位刺激的辅助镇痛效应在机制方面的研究，近些年来取得了显著的成果。其机制从外周水平和中枢水平探讨针刺对神经性疼痛的镇痛机制，包括外周致敏和免疫炎性反应、离子通道的改变、中枢致敏、细胞信号通路的调控、脊髓胶质细胞的激活等。针刺促进释放相关穴位腺嘌呤核苷三磷酸（adenosine triphosphate，ATP），可激活位于局部感觉神经末梢的 P2X 受体，特别是 $P2X_3$ 受体；进而通过抑制脊髓背角神经元，从而抑制疼痛投射到大脑的高级中枢相关的通路。除此之外，在针刺穴位期间，位于中枢神经系统小胶质细胞的非神经元 $P2X_4$ 和（或）$P2X_7$ 受体在脊髓或脊髓上水平被激活。因此，这些小胶质细胞分泌的活性物质如生长因子、细胞因子、趋化因子等调节上行神经元通路，传递不良刺激。针刺诱导在特定穴位激活 $P2X_3$、$P2X_4$、$P2X_7$ 和突触前 A1 受体产生镇痛效果。还有研究提示 P 物质介导的通路可能参与了大鼠电针镇痛的机制。Zhang 等研究手针引起的穴位内局部核转录因子–κB（nuclear factor–κB，NF–κB）信号级联是启动手针镇痛作用的重要步骤，为手针镇痛的启动提供新的证据，提高对针刺镇痛科学基础的认识。

（2）穴位刺激器官功能保护的相关机制研究：穴位刺激对术后胃肠功能的保护作用在临床研究中已经得到证实，在其机制研究中，发现经皮穴位电刺激可通过抑制炎性反应减轻胃肠道手术致大鼠肠黏膜屏障损伤，对胃肠功能起到保护作用。穴位刺激对围手术期心脏的保护作用也得到了研究证实。在动物研究中，Dai 等人利用大鼠心肌缺血再灌注大鼠模型，发现对大鼠采用电针内关穴预处理 30 min，可明显抑制心电 ST 段抬高，减小心肌梗死面积。其机制可能通过增加腺苷受体 A2b（recombinant adenosine A2b receptor，ADORA2b）表达，下调 ryanodine 受体 2（ryanodine receptor 2，RyR2）表达，提高磷酸化磷蛋白（phosphorylated phospholamban，P-PLB）与受磷蛋白（phospholamban，PLB）比值和心肌肌浆网 Ca^{2+}-ATP 酶 2a（SERCA2a）水平，从而调节关键的 Ca^{2+} 信号蛋白分子，减少细胞内钙超载，发挥减轻缺血再灌注心肌损伤的作用。

穴位刺激对肺功能的维持和保护作用也得到了进一步发展。有研究发现，电针刺激足三里和肺俞预处理能够降低内毒素急性肺损伤兔的肺损伤评分、降低肺组织湿干重比、减少肺组织中活性氧的量，其与电针穴位刺激上调肺脏线粒体融合蛋白、降低线粒体分裂蛋白含量相关，从而维持线粒体动力学平衡，提高线粒体膜电位，增加线粒体呼吸性控制率，改善内毒素急性肺损伤兔肺中线粒体功能。还有学者将电针连续刺激双侧足三里、肺俞 5 d，可抑制体外循环模型大鼠 NLRP3（nod-like receptor protein 3）炎症小体的激活，降低 caspase-1 和 IL-1β 水平，减轻炎性反应，减轻体外循环（extracorporeal bypass，CPB）介导的炎性肺损伤。在临床研究中，对急腹症合并感染的患者应用电针刺激合谷、足三里、内关（2/15 Hz 疏密波、1~2 mA）三个穴位，虽然对急性肺损伤的发生率没有影响，但可以通过降低 clara 细胞分泌蛋白 16（clara cell secretary protein 16，CC16）、可溶性晚期糖基化终末产物受体（soluble receptor for advanced glycation end products，sRAGE）、表面活性蛋白 D（surfactant protein D，SP-D）、IL-1、肿瘤坏死因子（tumor necrosis factor-a，TNF-a）等炎性因子，减轻急性肺损伤的程度。

在对围手术期的脑保护中针刺穴位刺激也起着重要的作用。电针刺激脑缺血再灌注损伤的模型大鼠，通过抑制 NLRP3 炎性小体通路抑制炎性反应、保护脑神经功能。还有学者发现电针刺激大椎和百会，作用于缺血再灌注损伤小鼠，通过抑制蛋白激酶 R 样内质网激酶的表达，降低神经元细胞凋亡、改善神经功能，具有神经保护作用。同时在临床研究领域中，2019 年 An LX 研究团队，将经皮穴位电刺激刺激合谷连内关、水沟连百会，应用于颈动脉支架置入手术的患者，发现经皮穴位电刺激能够降低支架置入后 24 h 脑血流量的一过性增高、降低该患者术后高灌注综合征的发生率、改善患者在短期内（术后 5 d）的神经功能评分。从而揭示了经皮穴位电刺激对脑缺血患者的脑组织灌注的双向调节作用。

穴位刺激在围手术期的应用，从临床应用到机制研究，国内学者都从各个方面进行了深入的研究和探讨，并取得了有意义的结果。

4. 总结

围手术期穴位刺激在一定程度上可促进患者术后康复，辅助镇痛，调节应激反应，增添了一种器官保护模式。但穴位刺激强度及时间国际上尚无统一临床标准，对穴位配伍选择标准仍缺乏科学规范，尤其是不同手术的最佳刺激穴位、刺激参数和刺激时间，一定程度上限制了中医穴位刺激技术在围手术期的应用及普及。同时中医文化的博大精深，穴位数量之多，不同穴位的作用功效、不同穴位刺激的相辅相成还等待着探索和研究。因此，穴位刺激的进一步推广和探讨分析是中西医结合发展中面临的挑战。

五、术中中成药应用

术中应用中成药的目的包括提高患者系统器官的功能储备，调理心、肺、脑功能及免疫功能，减轻应激反应，防治术后应激紊乱，降低术后并发症的发生率。对应的中医理论包括培元固本、通经活络、回阳救逆和活血化瘀等。目前研究较多的用于术中的中成药主要是参麦注射液、参附注射液，其临床效果也较为明确。本部分内容主要介绍参麦注射液和参附注射液在术中的应用。

1. 参麦注射液

参麦注射液源于明代秦景明的《症因脉治》中的参冬饮，是由红参与麦冬经超滤法和水醇法制成的纯中药制剂。红参为君药，麦冬为臣药，其有效成分为人参皂苷、麦冬皂苷、麦冬黄酮及微量人参多糖和麦冬多糖，是中医常用的急症用药。红参，味甘、微苦、性温，归脾、肺、心、肾经，具有大补元气、滋补强壮、养阴生津、安神养心的功效，是治疗虚证的要药。麦冬为百合科多年生草本植物沿阶草属植物麦冬的干燥块根，味甘、微苦，性微寒，归心、肺、胃三经，具有滋阴益精、养阴益气、清心除烦等功效。

1）药理作用与临床应用

（1）治疗心力衰竭：红参中的人参皂苷能促进前列环素释放，阻碍血栓素 A2 生成从而保护心肌；能改善缺血心肌的代谢，清除氧自由基，纠正脂肪酸和糖代谢紊乱，防止游离脂肪酸堆积导致心肌损伤；增加心肌储备力和改善心肌代谢，能有效增强心力衰竭患者的心脏功能。麦冬有效成分麦冬皂苷可以提高心肌对缺氧的耐受性，并且降低心肌耗氧量，减少缺氧对心肌的损伤。因此临床上参麦注射液常用于充血性心力衰竭、慢性心力衰竭、心肌梗死后心力衰竭、冠心病、心绞痛。

（2）适用于各种休克：研究表明参麦注射液可兴奋肾上腺皮质系统，增加网状内皮系统对病理性物质的清除，降低感染性休克患者前降钙素水平，提高休克患者氧合指数，改善心、肝、脑等重要脏器的供血，改善微循环，加速细胞修复并具有抗凝作用。

（3）辅助治疗病毒性心肌炎：参麦注射液在与其他西药或注射液连用时，可有效提高病毒性心肌炎患者机体内 SOD 活性，减少 MDA 及一氧化氮（nitric oxide，NO）含量，减轻应激反应，保护心肌，进而用于辅助治疗病毒性心肌炎具有很好的疗效。

（4）改善癌症患者的身体功能：对于癌症患者，配合化疗、放疗有明显的增效减毒作用，改善癌症患者身体功能、保护骨髓造血功能，改善肿瘤患者的细胞免疫功能，如提高自然杀伤细胞（natural killer cell，NK）、淋巴因子激活的杀伤细胞（lymphokine-activated killer cell，LAK）活性及 TH/Ts 值等，提高肿瘤消失率、缩小率。

（5）安全性大：毒理研究显示本品经急性毒性试验，半数致死量（50% lethal dose，LD50）为 19.7 ml/kg，对小鼠的肝肾功能及组织均无明显毒性反应，表明本品具有较大的安全性。

2）临床应用

（1）适应证：① 大创伤、严重出血以及休克患者。② 年老体弱，伴有多系统疾病患者。③ 心、脑、大血管、大关节及脊柱手术创伤及出血较多的患者。

（2）禁忌证：① 对本品或含有红参、麦冬制剂及成分中所列辅料过敏或有严重不良反应病史者禁用。② 新生儿、婴幼儿禁用。③ 孕妇、哺乳期妇女禁用。④ 对药物有家族过敏史或过敏体质者禁用。

（3）用法用量：手术开始前 30 min 静脉滴注，一次 50 ml，用 5% 葡萄糖注射液 250 ml 稀释后应用，30 min 内滴完或遵医嘱。注意滴注速度不宜过快，应严密观察。若发现过敏，则应立即停药，给予抗过敏治疗。

3）不良作用

（1）过敏反应：潮红、皮疹、瘙痒、呼吸困难、憋气、心悸、发绀、血压下降、喉水肿、过敏性休克等。

（2）全身性损害：畏寒、寒战、发热、高热、疼痛、乏力、面色苍白、胸闷、多汗、晕厥等。

（3）呼吸系统：呼吸急促、咳嗽、喷嚏、哮喘等。

（4）心血管系统：心悸、胸闷、胸痛、发绀、心律失常、心动过速、血压升高等。

（5）消化系统：口干、舌燥、呃逆、恶心、呕吐、腹痛、腹泻、便秘、胀气、肝生化指标异常等。

（6）精神及神经系统：头晕、头胀、头痛、麻木、震颤、抽搐、意识模糊、烦躁、精神紧张、失眠等。

（7）皮肤及其附件：皮疹、斑丘疹、红斑疹、荨麻疹、瘙痒、肿胀、皮炎等。

（8）用药部位：疼痛、红肿、麻木、瘙痒、皮疹、静脉炎等。

（9）其他：腰背疼痛、肌痛、视物模糊等。

2. 参附注射液

参附注射液源于《圣济总录》中的参附汤。中医学认为参附汤具有益气温阳固脱之功，主治厥阴及阳虚诸症。中医理论认为附子辛、甘，大热；有毒，归心、肾、脾经。具有回阳救逆、补火助阳、散寒止痛之功。人参甘、微苦，平，归脾、肺、心经，具有大补元气、复脉固脱、补脾益肺、生津、安神之用。二者合用，可以峻补阳气，是治疗危重症的名方。附子为剧毒中药材，目前参附注射液保存附子有效成分的同时去除了附子毒性。参附注射液主要成分为人参皂苷和乌头碱，分别为红参和黑附片的提取物，呈淡黄色或淡黄棕色的澄明液体。主要功效为益气温阳、回阳救逆、固脱。临床及药理研究显示，参附注射液具有延长动物耐缺氧时间、保护心肌、抗心律失常、增加冠状动脉血流量、抗休克、抗脂质过氧化、调节免疫功能、改善血液流变学、兴奋垂体-肾上腺皮质功能、增强机体非特异性抵抗力、抗膈肌疲劳，从而对循环、呼吸、血液、中枢神经系统及肾脏、胃肠等多系统、多器官功能起到改善和保护作用。

1）药理作用与临床应用

（1）抗休克：休克在临床上表现为四肢厥冷、面色苍白、口唇发绀、舌质暗红、脉细弱而数等症状，在中医学属厥证和脱证范畴，参附注射液主要成分人参皂苷和乌头碱均具有强心、增强心肌收缩、扩张冠脉等作用。已有研究表明，参附注射液能够改善内毒素休克机体微循环、对抗内毒素休克产生的超氧阴离子、保护组织、促进血压恢复、提高休克后存活率。参附注射液可以作为心源性休克、感染性休克、失血性休克、创伤性休克、过敏性休克、神经性休克的急救药物，且无明显不良反应，使用过程中血压波动较小，稳压时间长，无明显肾功能损害。

（2）抗心力衰竭：参附注射液中的人参皂苷，具有扩张冠状动脉、增强心肌收缩力、增加心输出量、降低心肌耗氧量、减慢心率等作用；而乌头碱则具有受体兴奋作用从而扩张血管，提高心肌收缩力，且具有清除氧自由基能力，可减轻心肌细胞膜脂质过氧化程度进而保护心肌细胞。这正是参附注射液用于抗心力衰竭的理论依据。

（3）对缺血再灌注损伤的保护作用：人参皂苷具有通过抑制黄嘌呤氧化酶抗氧自由基而达到抑制细胞的脂质过氧化反应作用，另外还有通过抑制 NF-κB 活性，增强 B 淋巴细胞瘤-2 基因（B-cell lymphoma-2，Bcl-2）表达，降低促炎因子水平等减轻缺血再灌注心肌细胞损伤。参附注射液可明显减轻缺血再灌注损伤所造成的细胞线粒体的损伤，阻断细胞膜钙离子通道，降低钙负荷，促进细胞恢复，因此被广泛用于减轻心肌缺血再灌注损伤，减轻肾缺血、肝脏缺血、脑缺血再灌注损伤等。

（4）对血液系统的作用：参附注射液还应用于血液疾病，如再生障碍性贫血、高凝倾向，以及放疗、化疗所致白细胞减少、血小板减少。也可以用于手术前后稳定血压，或防治血液透析后低血压。

2）围手术期应用

（1）适应证：手术中应用主要是减轻患者创伤应激，增加患者抗伤害能力，促进系统器官功能的恢复。主要应用于大创伤、严重出血以及休克患者；年老体弱，伴有多系统疾病患者；心、脑、大血管、大关节及脊柱手术创伤及出血较多的患者；术中进行过心肺复苏的患者。

（2）禁忌证：① 对本品有过敏或严重不良反应病史者禁用。② 新生儿、婴幼儿禁用。

（3）用法用量：① 静脉滴注一次 20～100 ml（5%～10% 葡萄糖注射液 250～500 ml 稀释后使用），或静脉推注一次 5～20 ml（用 5%～10% 葡萄糖注射液 20 ml 稀释后使用），或遵医嘱。② 伴有糖尿病等特殊情况时，改用 0.9% 氯化钠注射液稀释后使用。③ 本品稀释后及输注前均应对光检查，若出现浑浊或沉淀，不得使用；输注本品前后，应用适量稀释液对输液管道进行冲洗，避免输液的前后两种药物在管道内混合，引起不良反应。④ 稀释后需在 4 h 内使用。⑤ 不与其他药物在同一容器内混合使用。⑥ 滴速不宜过快，儿童及年老体弱者以 20～40 滴 / 分为宜，成年人以 40～60 滴 / 分为宜，以防不良反应的发生。静滴初始 30 min 内应加强监护，发现不良反应应及时停药，处理遵医嘱。

3）不良作用

文献报道临床不良反应包括心动过速、过敏反应、皮疹、头晕、头痛、呃逆、震颤、呼吸困难、恶心、视觉异常、肝功能异常、尿潴留等。注意事项包括以下方面。

（1）孕妇、有药物过敏史或过敏体质的患者慎用。

（2）年老体弱者、心肺严重疾患者，应在临床监护下应用。

（3）辨证使用。气虚、阳虚的一般临床表现主要有疲乏无力，少气懒言，语言低微，自汗怕冷，舌质淡、胖嫩，脉虚无力等。本品益气回阳，也可用于心力衰竭、冠心病、围手术期及肿瘤等见阳虚、气虚之证者。

（4）本品不宜与中药半夏、瓜蒌、贝母、白蔹、白及、五灵脂、藜芦等同时使用。

（5）治疗期间，若心绞痛持续发作，宜加服硝酸酯类药物或遵医嘱。

（6）本品含有皂苷，摇动时产生泡沫是正常现象，不影响疗效。

（7）本品是中药制剂，保存不当可能影响产品质量。使用前必须对光检查，如发现药液出现浑浊、沉淀、变色、漏气或瓶身细微破裂等异常情况，均不能使用。

六、针药复合麻醉

1. 针药复合麻醉的概念、优势、应用现状

自 1958 年始，众多学者采用单纯针刺麻醉进行外科手术，并取得了成功。但是，由于针刺麻醉有镇痛不全、肌肉松弛不够，以及难以消除内脏牵拉反应等缺点，20 世纪 80 年代后，临床上不再推荐单纯针刺麻醉。目前，临床上多主张在进行针刺麻醉的同时，辅以麻醉药物，以解决针刺麻醉镇痛不足的问题，既达到了足够的镇痛效果，又兼具针刺麻醉的优点。在概念上，明确了外科手术时不是要求单独使用针刺代替麻醉药，而是针刺与麻醉药合并应用，称为针刺辅助麻醉（acupuncture asisted anesthesia，AAA），或针药复合麻醉（combined acupuncture-medicine anesthesia，CAMA）。

针药复合麻醉实施简便、安全可靠。与传统的单一麻醉方法，例如局部麻醉、神经阻滞麻醉、全身麻醉相比，具有其独特的优势。同时，又克服了传统单一针刺麻醉镇痛、肌松不足等缺点，一经在临床上使用，立刻受到广泛的认可和关注。针药复合麻醉可在镇静水平偏浅的情况下，满足接受内镜检查患者的镇痛需求，同时减少镇静药的用量，减轻不良反应，且加快麻

醉后恢复。针药复合麻醉可减少全身麻醉药物的用量，从而减轻全麻药引起的循环和呼吸抑制、促进患者的苏醒速度，因此对患者，尤其是高龄、合并心脑血管疾病及其他慢性疾病的患者，更为安全。

针药复合麻醉在临床广泛使用，并获得麻醉医师的认可。除其辅助镇痛、减少麻醉用药量的作用外，其器官功能保护、调节免疫等其他功效也越来越为人们所认知。其应用范围、适用手术领域也将越来越广泛。

2. 针药复合麻醉的常用穴位刺激方法

针药复合麻醉的方式有很多，常用的包含以手法针刺、电针刺激及经皮穴位电刺激三种。手法针刺需要针灸医师在穴位插入细针后，通过对针进行捻转提插来刺激穴位。虽然在一些荟萃分析中对比观察了传统手法针刺刺激和电针刺激对围手术期麻醉的影响，发现辅助镇痛的功效可能手法针刺刺激要优于电针刺激。但是，这种方式费时费力，施针的一致性较差，且临床麻醉医师多为西医出身，可学习性和操作性较差。另外，手工刺激的参数，如刺激强度、频率和时间都难以量化。这些因素都限制了其在临床上的推广。

电针刺激是在毫针插入穴位后，通过提拉捻转等手法得气，以确定穴位的准确性。然后连接专门的电刺激仪，让细小的电流通过针以刺激穴位。这种方法解决了手工刺激不易量化的问题，且更为省时省力。但是，电针刺激仍然为有创操作，其实施需要一定的操作经验，推广也需要患者的理解和配合。对于围手术期需要应用抗凝剂的手术（体外循环、支架置入、造影检查）或有凝血功能障碍的患者等，毫针的刺入在拔针后有出血、形成血肿的风险，实施者需要额外关注。

经皮穴位电刺激则是将传统的针刺与经皮神经电刺激结合起来的一项技术。这种方法不需要针灸专业技能，非针灸专业的医师也可实施。这种方式无创，因而可应用于穴位处接受过手术、有感染、解剖异常、晕针或有凝血功能障碍等不能接受针刺的患者，故更易被患者接受。众多研究发现，电针刺激和经皮穴位电刺激效果等同。这一刺激方式的出现，立刻获得了麻醉医师的广泛好评，其操作简便、可重复性强且效果明确，更有利于推广。

3. 针药复合麻醉可配合的麻醉方式

针药复合麻醉可配合的手术种类很多，包含颅脑、心、胸、血管等大手术，也包含甲状腺、乳腺、脊椎等中小手术，都具有独特的功效。近些年来，在无痛胃肠镜检查这类的门诊小手术中，实施针药复合麻醉也具有辅助镇痛的功效。围手术期针药复合麻醉可配合的麻醉方法和手术类型总结如表 3-7。

表 3-7　针药复合麻醉可配合的麻醉方法和手术类型

麻醉方式	手术类型	针药复合麻醉的功效
局部麻醉	乳腺手术、脑血管支架入术、痔疮手术等	辅助镇痛、提高患者满意度
神经阻滞麻醉	骨科手术、甲状腺手术	辅助镇痛、镇静、辅助术后镇痛
静脉全麻 （无插管全麻）	无痛胃肠镜检查、内镜治疗、肛瘘手术	辅助镇痛、减少全身麻醉药用量、避免呼吸抑制

麻醉方式	手术类型	针药复合麻醉的功效
吸入全麻	颅脑手术、普通外科手术、妇产科手术等	减少吸入全麻药用量、辅助镇痛、辅助术中神经功能监测、促进术后康复
全身静脉麻醉	颅脑、心血管、胸科手术，普通外科手术，妇产科、泌尿外科手术等	减少术中阿片类药物用量、维持血流动力学稳定、器官功能保护作用、促进术后恢复、辅助术后镇痛

4. 针药复合麻醉的优势

（1）辅助镇痛，减少麻醉药用量：针刺麻醉的镇痛和镇静作用可降低麻醉药物的需要量。但是，对于针药复合麻醉的作用，是以降低镇静药的需要量为主，还是镇痛药的需要量为主，不同的研究却有不同的结果。有研究发现，电针复合局部麻醉应用于乳腺肿瘤切除术时，电针能够显著降低咪达唑仑和舒芬太尼的用量。

在大多数研究中，与单纯全麻的患者相比，针药复合麻醉的患者，术中镇静药（右美托咪定、咪达唑仑及丙泊酚）的需要量降低，镇痛药（吗啡或芬太尼）的需求也下降，但差异没有统计学意义。还有人发现，针药复合麻醉能显著降低全麻下行心脏手术患者术中右美托咪定、氢化吗啡酮的用量。一项纳入 10 项随机对照研究、700 例患者的荟萃分析发现，针药复合麻醉能显著降低在全麻下行开颅手术的患者颅骨钻孔时维持 BIS 在 50 以下所需的呼气末挥发性麻醉药浓度。虽然上述研究结果有差异，但总体上，针药复合麻醉能降低多种手术中麻醉药物的需要量。在不同研究中，针药复合麻醉减少镇静药和镇痛药的作用不同，与手术类型对镇静镇痛的需求、研究的患者群体、采取的麻醉方式及麻醉药种类不同有关。

另外，穴位及刺激强度的选择也是重要影响因素。比如，虽然刺激的穴位位于近端还是远端对麻醉深度的影响不大，但刺激近端穴位更有助于加深镇静，而刺激远端穴位的镇痛效果更佳。且不同的刺激频率可引起不同的活性物质释放，从而发挥不同的作用。电针刺激频率为 2 Hz 时，内啡肽和脊髓内吗啡肽的释放增加；电针刺激频率为 15 Hz 时，内啡肽、内吗啡肽、强啡肽以及 β-内啡肽（β-endorphne，β-EP）的释放增加。与 2 Hz 相比，15～30 Hz 的刺激频率可促进催产素的释放，增强镇痛作用，但 β-EP 的释放量则小于 2 Hz 时，100 Hz 时则以强啡肽的释放为主。β-EP 是镇痛效果最好的内源性阿片肽。强啡肽则主要激动 κ 受体，从而对内脏痛有很好的镇痛效果。腹腔镜手术的体表创口较小，躯体痛较轻微，内脏牵拉反应引起的疼痛相对较重。因而，与 2/15 Hz 的频率相比，2/100 Hz 的刺激频率也许更有助于减少腹腔镜手术中镇痛药的需要量。

根据现有的研究结果，针刺的镇痛作用可使术中阿片类药物需要量降低达 20%～50%。通过减少阿片类用量，以降低恶心、呕吐、烦躁、喘息等不良反应的发生，并有助于预防术中使用大剂量阿片类药物引起的急性阿片耐受和痛觉超敏。另外，针药复合麻醉减少镇静药物的用量，可减轻大剂量镇静药引起的苏醒延迟，循环呼吸抑制。

（2）调控围手术期应激：针药复合麻醉有助于减轻由手术创伤，术后疼痛及焦虑引起的应激反应。有研究发现，针药复合麻醉可减轻在局麻下行白内障手术的患者术中去甲肾上腺素、促肾上腺皮质激素、皮质醇、胰岛素等应激相关激素的释放。针药复合麻醉应用于胃肠功能手术、骨科手术时，有着拮抗应激的作用，可有效减轻应激引起的围手术期血压升高，维持循环稳定。针药复合麻醉应用于脑血管支架植入术时，可以维持循环稳定，有助于减轻血管支架置入术后高灌注综合征的出现，减轻神经系统损伤。

（3）调节免疫反应：针药复合麻醉对免疫系统的调节主要体现在两个方面。① 减轻术后的免疫抑制，从而有助于防止术后感染，改善患者预后。② 减轻炎性反应，从而减轻组织损伤和炎性疼痛，保护器官功能和加速康复。有人发现，胃癌患者术后 1～3 d 内，每天分别行 2 次持续 30 min 的经皮穴位电刺激，可有效提高 IL-2 的表达，进而减轻术后免疫抑制，并降低 IL-6 和 TNF-α 这两种炎性因子的表达；在预防术后感染、降低复发率的同时，减轻炎性反应。还有人发现，对不停跳冠脉旁路移植术患者从术前 30 min 行电针刺激，持续至手术结束，并分别于术后 6 h、24 h 和 48 h 行持续 30 min 的经皮神经电刺激，可有效减轻术后 24 h 和 72 h 免疫球蛋白 G（immunoglobulin G，IgG）和免疫球蛋白 A（immunoglobulin A，IgA）水平的下降，并减轻术后 24 h 免疫球蛋白 M（immunoglobulin M，IgM）和补体成分 3（Complement，C3）水平的下降，从而有效减轻了术后急性免疫抑制。

（4）促进术后恢复：针药复合麻醉可缩短幕上肿瘤手术和乳腺手术术后患者自主呼吸恢复时间和拔管时间，提前了患者转入麻醉后恢复室（post-anesthesia care unit，PACU）的时间，并缩短乳腺手术后患者在 PACU 停留时间。这可能与针药复合麻醉减少了麻醉药用量，从而减轻了术后麻醉药的残余作用相关。

针药复合麻醉有促进术后胃肠功能恢复的作用。减轻术后疼痛和促进术后胃肠功能恢复是决定患者术后恢复速度的重要因素，是 ERAS 亟待解决的重要问题。研究发现，对胃癌根治术患者术后 1～3 d，每天分别进行 2 次持续 30 min 的经皮神经电刺激提高了胃动素水平，并使术后首次排气、排便提前。对开腹胃肠癌手术后的患者行每天 2 次、每次 1 h 的经皮穴位电刺激，持续 3 天，使术后症状改善了将近 30%，包括恢复排便时间提前 31.7%，术后首次排气时间提前 35.8%，下床活动时间提前 42.8%，恢复进食时间提前 26.5%，住院时间缩短 30%，疼痛评分下降 50%。这可能是因为经皮穴位电刺激增强了迷走神经活性，抑制了交感神经的过度兴奋，从而加速了术后胃肠功能的恢复，使恢复进食与恢复排便的时间提前。

（5）预防恶心呕吐：研究证实，针药复合麻醉可降低全麻下行乳腺整容手术，幕上开颅肿瘤切除术，胃癌根治术，以及腹腔镜下妇科手术的患者 PONV 的发生率。这与针药复合麻醉能增加胃动素的释放，促进胃排空，并促进肠蠕动恢复，减轻术后肠梗阻有关。另外，针药复合麻醉降低了血清 5-HT 的水平，从而减轻了恶心症状。此外，针刺的辅助镇痛作用使阿片类药物的用量下降，可减轻阿片类药物引起的恶心呕吐。

（6）术后辅助镇痛：在麻醉诱导前 30 min 内开始传统针灸、电针刺激或经皮神经电刺激，除可增强术中镇痛效果外，还可以缓解术后 12～24 h 内的疼痛。针刺麻醉既可缓解手术创伤引起的炎性反应，又能减少外周刺激的传入，并降低中枢对疼痛的感知，因而具有辅助多模式镇痛的作用。由于在术前至术中行针刺麻醉维持时间较短，有些研究者在术后行针刺麻醉以延长镇痛时限。也有研究将针刺麻醉与镇痛药物联合使用，以达到减少术后镇痛药用量的目的。

针药复合麻醉虽然应用范围广泛，但还是应该选择针药复合麻醉有明显优势的手术种类实施，并加以推广。同时，也需要总结经验，制订规范，使得操作标准化，以供业内使用。

七、中西药复合麻醉

古代中医麻醉历史悠久，3000年前的《列子·汤问》中记载："鲁公扈、赵齐婴二人有疾，同请扁鹊求治……扁鹊饮二人毒酒，迷死三日，剖胸探心，易而置之，投以神药，即悟如初，二人辞归。"中药麻醉始至毒酒，逐步发展。公元2世纪《后汉书》载："酒服麻沸散，即醉无所觉，因刳腹破背，抽割积聚""断肠湔洗，缝腹膏摩，四五日差，不痛，人亦不自寤，一月之间即平复矣"。尽管早已失传，但麻沸散的出现是外科麻醉学上的一次突破。随后，多本古医书中出现镇痛作用的中药，不同的配伍，进行剖胸、割腹、开颅等手术，并说明了服用方式及应用剂量，逐步增加了药物的安全性，并进一步重视麻醉苏醒问题。20世纪60年代，我国开始重视中草药在麻醉中的研究和应用，创造了中药麻醉，如以单方或复方洋金花配合冬眠合剂的静脉复合全身麻醉，具有一定预防休克等作用，且有十多种中草药生物碱经证实具有肌松作用，使中药麻醉逐步发展起来。

1. 中药麻醉药物

1）洋金花

目前中药麻醉主要以洋金花研究最多。洋金花，又名曼陀罗花，是中医常用的草药，具有平喘止咳、麻醉镇痛、解痉止搐功效。其化学成分主要是生物碱，其总含量可达0.47%（盛开期）~0.75%（凋谢期），种类达30余种。其中东莨菪碱约占85%，莨菪碱和阿托品共约占15%。

（1）药理特性：洋金花的药理活性源于洋金花生物碱，药理活性与药性见表3-8，主要包括：① 中枢神经系统。洋金花的主要成分东莨菪碱和阿托品抑制大脑皮层和皮层下某些部位，具有明显的剂量依赖性，随剂量增加依次产生镇静、催眠、抗惊厥、抗癫痫及麻醉作用。② 循环系统。洋金花生物碱在小剂量时兴奋迷走中枢，使心率减慢，剂量较大时则阻断心脏M胆碱受体，使心率加快，改善微循环，用于抗休克治疗。有研究显示，中药麻醉后，休克模型停滞的血流显示血流速度加快，四肢转暖，脉压增宽等微循环灌流改善的征象。③ 呼吸系统。洋金花对呼吸系统具有较明显的兴奋作用。其作用在肺部，解除血管痉挛，舒张四肢血管，使瘀滞在肺内的血液转移至四肢或其他部位，改善循环。④ 镇痛作用。洋金花可以提高疼痛阈值，加强哌替啶的镇痛作用，对大脑皮层和皮层下某些部位产生抑制作用，使意识丧失，产生麻醉效果，因此常用于表面麻醉镇痛。⑤ 其他。由于东莨菪碱抑制腺体分泌功能，应用洋金花麻醉后在维持期或术后可出现体温升高现象。由于影响不随意肌的运动，导致瞳孔散大、膀胱逼尿肌松弛等，因此，应用此药物麻醉后可出现排尿无力、视物不清、尿潴留等症状。由于东莨菪碱可以升高眼压，因此青光眼或其他眼压增高的患者禁忌应用洋金花麻醉。

中西医结合精确麻醉

表 3-8　洋金花药理作用与药性之间的关系

药理作用	热	寒	辛	心经	肺经	肾经	肝经	脾胃
中枢神经系统	+	+	+				+	
循环系统	+		+	+				
呼吸系统	+			+	+			
镇痛	+	+	+				+	
平滑肌（抑制腺体分泌）	+					+		+

（2）剂型：洋金花的剂型有复方制剂和单方制剂。① 复方制剂：以洋金花为主，配以乌头、天南星、当归、川芎等具有一定麻醉、镇静、止痛的中草药制成的汤剂、散剂及注射剂。给药途径有口服、外用、灌肠、肌肉或静脉及穴位注射。② 单方制剂：洋金花生物碱、由洋金花提纯的东莨菪碱、樟柳碱（化学结构与东莨菪碱相似，但不良反应更少）。

2）薄荷

薄荷属于唇形科植物，是其干燥地上部分，性味凉辛，具有疏散风热、清利头目等功效。其主要成为挥发性油，新鲜薄荷叶中含 0.8% ~ 1%，干茎叶中含有 1.3% ~ 2%。薄荷挥发油包括醇、酮、酯、萜烯和萜烷类，其中以左旋薄荷醇含量最高，质量分数为 62% ~ 87%。薄荷中还含有黄酮类、氨基酸类、有机酸、微量元素等。

（1）药理作用：其与麻醉相关的药理作用包括：① 中枢神经系统。薄荷或薄荷油可以刺激中枢神经系统，具有发汗解热、镇静、镇痛作用。圆叶薄荷精油、欧薄荷精油能够调节嗅觉，调控精神疲劳相关脑区氨基酸类神经递质含量，缓解精神疲劳症状，具有抗精神疲劳作用。薄荷脑可使钠离子内流受阻，从而产生局部神经阻滞，发挥镇痛作用。② 呼吸系统。薄荷醇能调节呼吸道黏液分泌，减少呼吸道的泡沫痰，降低分泌物重量，增大有效通气腔道，使稠厚的黏液稀释而易于排出。薄荷还可以减轻气道炎症及降低气道高反应性。③ 局部麻醉作用。薄荷醇与薄荷酮能够产生局部麻醉、止痛作用，但对皮肤均具有刺激作用，薄荷酮对皮肤的刺激性强于薄荷醇，其乙醇溶液具有防腐作用。

（2）剂型：目前临床常用的剂型以复方注射液为主。复方薄荷脑注射液是一种新型长效局部止痛剂，主要成分为盐酸利多卡因和薄荷脑，辅料包括甘油、乙醇和聚山梨酯。研究证实，腰俞注射复方薄荷脑注射液可以广泛应用于肛肠手术麻醉和肛门局部镇痛，安全、有效，在术中和术后镇痛、改善麻醉不良反应、减少术后尿潴留发生率等方面均较单纯盐酸利多卡因具有优势，并且药物毒性反应更低。

2. 中西药复合麻醉

现代麻醉药物主要以西药为主，发挥镇静、镇痛、抑制反射等作用，在手术或诊断性操作中能够减轻患者的焦虑和疼痛。新型药物的不断出现推动了麻醉学的进步，复合麻醉技术是麻醉学发展的重要标志，其中复合用药取代单一药物已成为临床麻醉发展的趋势。近年来，随着中西医结合工作的深入开展，中药麻醉药物也越来越多地引入临床麻醉中，形成中西药复合麻醉的临床应用模式。

单纯的洋金花麻醉存在麻醉深度不够、肌松不完善、苏醒不及时的缺点，因此常与丙嗪类药物合用。即在中药麻醉前，先使用丙嗪类药物。具体的操作是：自静脉分次滴入冬眠合剂 I 号，每次滴入 1~2 ml，观察 5 min 后若血压无明显变化可继续给药，直至患者入睡，不能应答为止。一般约需冬眠合剂 I 号剂量的 1/2~3/4（氯丙嗪 50 mg+ 异丙嗪 50 mg+ 哌替啶 100 mg，共 6 ml）。然后，自静脉滴入洋金花制剂，用药剂量为：东莨菪碱 0.06~0.08 mg/kg，洋金花总碱 0.08~0.12 mg/kg。静脉给药 2 min 后，可开始手术。注意诱导期间，丙嗪类药物可引起血压下降及心率增加，洋金花制剂则可使下降的血压有所回升，并导致心动过速。心动过速症状持续约 30 min。麻醉减浅时，洋金花制剂也可导致心率增快，血压升高。若此时出现心率增快及血压下降，则需警惕是否存在低血容量或其他因素。

此外，中药已成为多模式镇痛的重要组成部分，从多途径、多机制抑制伤害性刺激的传导。老年患者行全髋关节置换术后服用中药制剂益气活血汤或行股骨粗隆间骨折固定术后服用四君子汤加减（党参、白术、茯苓、炙甘草、骨碎补、自然铜等 11 味中药），既减少术后镇痛药物的使用剂量，获得良好的镇痛效果，又降低了恶心呕吐等不良反应，增加了患者舒适度。

随着现代医学的发展，经过不断挖掘和完善麻醉药物的药理作用及药物间的科学药物配伍，中西药复合麻醉已取得显著的成效。麻醉学发展到今天，国外学者已开始推行 ERAS 等新型医学模式，国内麻醉学家也提出围手术期医学是麻醉学的发展方向，这些都需要中医药积极参与，从而发挥中西药复合麻醉的优势。

（谭晶　李文志　李文静　安立新　季雨薇　潘鹏　王清原）

第六节 术后中西医结合麻醉实践

一、术后不良反应的治疗

（一）术后苏醒延迟

一般认为，全身麻醉结束后 30 min 患者不能完成指令动作，对疼痛刺激无明显反应，可视为苏醒延迟。麻醉药物的残余作用是苏醒延迟最常见的原因。其他原因包括术前用药、电解质紊乱、高碳酸血症或低碳酸血症、低氧血症、低体温、脑卒中等。

苏醒延迟属中医神昏范畴，主因气血逆乱、阴阳衰竭、痰浊、热毒而使清窍闭塞、神明失守。神昏而呈似清非清、时清时昏的状态，伴痰浊壅盛，咳逆喘促，脉滑数，病在心、肺，为痰蒙心窍所致。神昏以谵语烦躁为主，伴日晡潮热，脉沉实有力，病在心、胃、大肠，为阳明腑实，热扰心神所致。神昏伴肢体偏瘫，喉中痰鸣为特征，病在肝、心，为肝阳上亢，引动肝风，脑脉瘀阻所致。

对术后苏醒延迟的患者，应常规监测心电图（electrocardiogram，ECG）、血氧饱和度（oxyhemoglobin saturation，SpO_2）、呼气末二氧化碳分压（end-tidal pressure CO_2，$P_{ET}CO_2$）、血气、血电解质及肌松情况，以帮助确定苏醒延迟的原因。

1. 苏醒延迟的常规治疗

如果苏醒延迟可能是麻醉药物的作用，应针对可能的原因逐一进行处理。如加大通气量使吸入麻醉药尽快呼出，静脉注射新斯的明拮抗非去极化肌松药物残余作用，给予纳洛酮拮抗阿片类药物的作用，给予氟马西尼拮抗苯二氮䓬类药物作用。同时根据 SpO_2、$P_{ET}CO_2$、血气、血电解质以及体温情况分析原因，并进行针对性处理。如为低氧血症，应尽快改善氧合状态；如为 $PaCO_2$ 及 $P_{ET}CO_2$ 显著异常，应调整呼吸参数，使其恢复正常；根据电解质及 pH 结果调整内环境状态；应用升温装置改善患者低体温。术前并存或术中新发心脑血管疾病，例如严重心律失常、心肌梗死、脑出血和脑栓塞等，均可导致苏醒延迟。

2. 苏醒延迟中西医结合治疗

主要采用针刺疗法，以清心豁痰、醒脑开窍为治则，促进患者苏醒。

（1）处方：水沟、内关、三阴交。

水沟、内关、三阴交为醒脑开窍针刺法的主穴。水沟作为醒脑急救之要穴为历代医家所推崇，针刺可直接兴奋上行网状系统，调节脑细胞状态，改善脑循环，采用雀啄法泻水沟可开窍启闭，醒元神，调脏腑；内关为心包经之络穴，可改善患者脑血流供应，具有宁心安神之效；三阴交可补三阴，益脑髓，调气血，安神志。

操作：水沟，向鼻中隔方向斜刺 0.3 ~ 0.5 寸，用重雀啄法，至眼球湿润或流泪为度；内关，采用泻法直刺 0.5 ~ 1 寸；三阴交，沿胫骨内侧缘与皮肤呈 45° 斜刺，进针 1 ~ 1.5 寸，用提插补法，每 10 min 行针 1 次。

（2）处方：十二井穴、太冲、丰隆。

十二井穴接通十二经气，调和阴阳；太冲为足厥阴肝经原穴，平冲降逆，镇肝息风；丰隆为足阳明胃经络穴，是祛痰要穴，刺激丰隆具有通宣脾胃气机，清化痰浊的功效。

操作：十二井穴浅刺 0.1 寸，太冲采用泻法直刺 0.5～0.8 寸，丰隆采用泻法直刺 1～1.5 寸，每 10 min 行针 1 次。

（3）处方：百会、十宣穴、合谷。

百会为督脉升阳要穴，既能息风定惊，又能开窍醒神；十宣穴为经外奇穴，皆在四末，为阴阳交接之处；合谷为手阳明大肠经原穴，可清泻阳明实热。

操作：百会平刺 0.5～0.8 寸，十宣穴浅刺 0.1～0.2 寸，合谷直刺 0.5～1 寸，每 10 min 行针 1 次。

（二）术后疼痛的治疗

国际疼痛研究学会（International Association for the Study Pain，IASP）对疼痛的定义是：疼痛是伴随着现有的或潜在的组织损伤的一种令人不愉快的感觉和情绪上的感受。也就是说，疼痛不仅是机体受到伤害性刺激时产生的感受性反应，也是人类健康受到威胁的一种信号，还是引起机体防御和保护的生理机制。中医学根据脏腑经络学说的论述，提出了疼痛的气血运行学说，经过不断修改和完善，成为中医解释疼痛和治疗疼痛的理论根据之一，其基本论点是不通则痛和不荣则痛。可见，中医学对疼痛的认识是立足于痛反应一面，以气血运行为视点，从整体的角度来观察、研究生理物质（气血）运行规律对机体的影响，异常者痛，正常者不痛。现代医学对疼痛的认识是立足于痛知觉一面，以痛信息传导为视点，从分子的角度来观察、研究神经细胞的生理活动对机体的影响，兴奋者痛，抑制者不痛。但两者又是统一的。现代医学关于炎症、血管或肌肉痉挛而致使局部组织充血或缺血而引起的疼痛，都可以用气血不通、不荣来解释；至于创伤所致的疼痛，更是脏腑经络因外伤的直接作用，导致气血运行失调而引起的。中医镇痛包括经皮穴位电刺激、针灸、推拿等。这些治疗方法作为多模式镇痛中的辅助治疗手段具有一定有效性。建议临床医生可将针灸、经皮神经电刺激作为术后疼痛治疗的辅助手段。

1. 中医针刺镇痛机制

（1）针刺可通过抑制疼痛上行传导系统或促进下行抑制系统发挥快速镇痛作用，疼痛的传导通路包括上行传导系统和下行调制系统，上行传导系统包括脊髓丘脑束和脊髓脊束。前者起源于浅、深背角，投射到丘脑，连接到参与感觉辨别和疼痛情绪的皮层区域；后者起源于脊髓浅背角，投射至臂旁核，与主要参与疼痛情绪处理的脑区相连。谷氨酸作为中枢神经系统主要的兴奋性神经递质，在疼痛的上行传导中起重要作用。痛觉传导通路中的快速兴奋性突触传递由谷氨酸作用于 α-氨基-3-羟基-5-甲基-4-异噁唑丙酸和红藻酸钠配体门控离子通道介导。针刺可增加急性痛脊髓背 u、δ 及 κ 阿片肽受体，降低 N-甲基-D-天冬氨酸受体（N-methyl-D-aspartate receptor，NMDAR）活性，抑制痛觉上行传导。同时电针诱导的前扣带回皮质内源性阿片肽可抑制 NMDAR 功能，在电针对疼痛情感维度的抑制中发挥重要作用，针刺在上行激活系统中参与疼痛感觉和情感两个维度的调节，阿片类物质介导其中。

疼痛的下行调制系统包括下行抑制系统和下行易化系统，其中下行抑制系统在针刺镇痛中起主要作用。阿片肽、去甲肾上腺素、5-HT、谷氨酸及 γ-氨基丁酸（γ-aminobutyric acid，GABA）等神经递质通过其相应受体参与此过程。

（2）针刺可能通过控制外周炎性反应实现镇痛，外周敏化是指初级伤害性感觉神经元对组织损害和炎症引起的疼痛反应性增强。伤害性感受器被炎症介质如神经生长因子、促炎细胞因子、促炎性趋化因子、缓激肽及前列腺素等激活，导致感觉神经元兴奋性增加，增强疼痛的敏感性。针刺可抑制局部淋巴细胞、单核细胞、巨噬细胞和粒细胞产生炎性因子及其受体水平，改善局部炎性反应；针刺可上调炎症局部神经肽水平，包括阿片类、5-HT、去甲肾上腺素和氨基酸等；其中，针刺可使炎性部位内源性阿片类含量升高，抑制局部炎性反应，减少伤害性信息传入。

（3）针刺可能通过控制中枢炎性反应实现镇痛。中枢敏化是指疼痛刺激后中枢疼痛通路中的突触可塑性和神经元反应性增强的现象。疼痛的信号传导途径，如脊髓丘脑途径，涉及多个干扰效应，误导大脑，从而使触发疼痛的中枢放大，最终导致痛觉过敏。机体发生炎症或损伤后，作为中枢神经系统最主要的免疫细胞，小胶质细胞被激活，释放多种促进疼痛的物质，参与中枢敏化过程。针刺通过抑制脊髓损伤后活化小胶质细胞丝裂原活化蛋白激酶（mitogen-activated protein kinases，MAPKs）的炎性反应来介导镇痛。在神经病理性疼痛中小胶质细胞的激活和相关的炎性反应使抗炎镇痛成为治疗的靶点。针刺通过抑制中枢小胶质细胞的激活，控制中枢炎性反应，从而降低中枢敏化以达到镇痛的目的。

2. 针刺在术中麻醉及术后镇痛中的应用

针刺干预时机通常为麻醉诱导前 10～30 min，干预时间为 30 min 或维持至术毕，干预穴位常为内关，并与合谷、三阴交、足三里、太冲等穴位相配合。针刺复合麻醉可缩短麻醉起效时间，减少术中镇痛药物、麻醉药物的用量，提高麻醉效果。同时术中结合针刺刺激，可减少手术对患者血流动力学的影响，减轻术中应激反应，维持术中各时间点生命体征的平稳，起到镇痛、镇静的作用。针刺干预可缓解术后静息痛、运动痛等疼痛症状。干预方式主要分为三种：① 麻醉诱导前干预，时间为 30 min 或维持至术毕。② 术后针刺干预。③ 术前针刺镇痛与术后针刺镇痛相结合。其中第三种方式镇痛效果更优。针刺可缓解 T 淋巴细胞数量的减少，改善免疫功能；可减轻术后不良反应，如术后恶心、呕吐等胃肠道反应，缩短术后第一次进食及排便的时间，帮助胃肠功能的恢复；针刺可提高患者的生存质量，缩短术后带气管导管时间及首次下床时间，并提高患者术后睡眠效率。临床上针刺镇痛的方法众多，如手法针刺、电针、经皮穴位电刺激、温针灸、耳针、穴位埋线、刺络放血等，其中最常用的治疗方式为手法针刺，其次为电针及温针灸。

3. 常用针刺疗法

（1）腕踝针疗法。将人体划分为"两侧、两段、六个区"，并在上肢腕横纹上 2 寸和下肢踝关节上 3 寸的部位各定 6 个进针点，按病症所在纵区或原发病灶所在区域对应选择进针点进行治疗。腕踝针的进针点均位于四肢肘膝以下的腕踝关节附近，相当于十二经脉的本部、根部，因此针刺四肢相应部位时，易于激发经气，调节脏腑经络。同时，腕踝针的进针点分别位于相应的十二皮部，腕踝针主治疾病也对应十二皮部的主治疾病，结合腕踝针与十二皮部的关系，针刺相应部位可刺激皮部，从而调整经脉脏腑之气，故腕踝针起到祛邪扶正的治疗作用。腕踝针具有操作简单、疗效迅速、经济安全等特点，尤其在治疗疼痛性疾病方面疗效确切。与传统针刺疗法相比，腕踝针针刺过程几乎不会引起患者疼痛和不适，打破了需传统针刺模式，极易被患者接受，适用于各种疼痛。

（2）毫针针刺疗法。毫针针刺是临床最常见的针刺形式，可以单纯针刺、针药结合，也可以针刺与物理治疗相结合，留针时间多为 20～30 min，频率多为每日 1 次。

（3）电针。研究发现电针刺激穴位能使内源性阿片类物质释放增加，同时还能抑制致痛性物质，如 5-HT 和前列腺素 E_2（prostaglandin E_2，PGE_2）的生成，干扰外周敏感性，从而产生镇痛效果

（4）经皮神经电刺激或经皮穴位电刺激。经皮神经电刺激或经皮穴位电刺激是一种通过皮肤将低频脉冲电流输送给人体以缓解疼痛的一种电疗方法。镇痛机制可能是闸门控制学说和内源性镇痛系统激活学说。通过对腹腔镜手术患者进行经皮神经电刺激治疗发现，术前联合术中或术后电刺激治疗镇痛效果优于单纯术前电刺激及假电刺激。因此，可以在腹腔镜术前联合术中或术后使用经皮神经电刺激，以减少术后疼痛强度及降低镇痛药物需求。

（5）穴位埋线或穴位敷贴。埋线疗法将羊肠线埋入穴位中，羊肠线在体内发生软化、液化并被吸收，作用持续时间较长，从而在埋线的腧穴产生较长时间的刺激，延长了对机体经络及腧穴的刺激时间，加强了治疗疗效。埋线疗法对于疼痛及一些慢性病的治疗作用机制可能是通过神经 - 内分泌 - 免疫网络调控系统，调控 β-EP、PGE_2、NK 细胞活性和前列腺素 $F_2\alpha$（Prostaglandin $F_2\alpha$，$PGF_2\alpha$）水平，达到缓解疼痛目的。

（6）浮针。浮针是在病变肌肉周围或邻近四肢进行的皮下针刺法，操作时常常还需配合再灌注活动的特殊针刺疗法，其临床多用于治疗骨骼肌肉系统、神经系统等多个系统的疾病。浮针通过扫散动作治疗激痛点（myofascial trigger point，MTrP），使增生、粘连的纤维结缔组织得到松解，缓解局部肌肉的紧张，使血液循环畅通，最终达到缓解疼痛的目的，实现通则不痛。

（三）术后发热的治疗

1. 发热
中心温度高于 37.5 ℃即为发热。

2. 术后发热分类
术后发热是外科手术的常见并发症，现代医学分为感染性发热和非感染性发热两大类。感染性发热往往有明确的感染灶，通过有针对性的抗感染治疗多可获得较好的效果。随着现代无菌化手术操作观念的指导及围手术期抗生素的应用，极大程度降低了术后感染性发热的发病率。临床中以术后非感染性发热最为常见，多归因于创伤导致的应激反应、术野切口渗出物的吸收引起。中医学将发热分为外感发热及内伤发热。外感发热因外感六淫邪气而发病，内伤发热则

因脏腑气血、饮食、情志失调，或气、血、痰、湿内郁而发病。

3. 术后发热机制

现代医学认为术后发热是机体受到各种因素的影响，其温度调节中枢失衡或功能障碍，进而导致体温升高的现象。既往研究表明，年龄、切口长度、切口类型是外科术后发热独立危险因素。手术术野暴露较为复杂，易形成多种局部创伤，坏死组织又会发生进一步吸收，导致多种致热源出现。中医学认为术后发热主要是由手术损伤经脉，耗伤气血，湿热、瘀血内停郁久化热引起。

4. 西医治疗术后发热

现代医学中感染性发热治疗办法主要是抗感染治疗，依据临床药敏结果，选用抗生素，但因部分细菌为广谱耐药菌，此部分细菌感染者对抗生素效果欠佳。且术后患者长期应用抗生素可导致多重耐药菌的出现，导致患者免疫力下降、住院时间延长等。非感染性发热的治疗，主要以物理降温及对因治疗为主。物理降温通常指外敷冰袋、冰贴或温水擦浴。针对非感染性发热的治疗效果往往不佳，并且患者住院时间将延长，增加患者与医生的负担。

5. 中医对发热的阐述

中医将发热大致分为外感发热和内伤发热两大类，外感责之于肺，治疗以解表透邪为主；内伤以中焦脾胃为主，治以健脾和胃、甘温除热。

（1）外感发热：中医学对外感热病的论述记载甚早，并将其划分为不同的病机。《黄帝内经》云："今夫热病者，皆伤寒之类也"，泛指多种外感热病。《难经》又云："伤寒有五……其所苦各不同。"徐灵胎注云："伤寒，统名也。下五者，伤寒之分证也。"其治法当宗《伤寒论》，有解表、清气、攻下、清热解毒、清热燥湿、辛开苦降诸法，方药有白虎汤、承气汤、小柴胡汤、栀子汤、麻杏石甘汤、黄芩汤等，病机不仅包括风寒侵袭，而且包括各类温热病机。

（2）内伤发热：内伤发热多分成两类。一类为脾胃生内热，《黄帝内经》云："饮食自倍，肠胃乃伤"，并在《素问·评热病论》中记载"人所以汗出者，皆生于谷，谷生于精……不能食者，精无俾也"，最早阐述了脾胃功能与发热的相关性。隋代巢元方《诸病源候论》云："温壮者，由腑脏不调，内有伏热，或挟宿寒，皆搏于胃气。"金元时期李东垣《脾胃论》以"此皆脾胃之气不足所致也"立论创甘温除大热之法，朱震亨以痰、火立论，其《幼科全书》言："内因乳食肥甘，外因重被厚棉，炉火侵迫所致"，将病机概括为脾胃不调，内有伏热，病变部位主要在脾胃，以此形成脾胃内伤发热的治疗思路的理论基础；另一类为五脏所生内热，巢元方提出"小儿壮热者，是小儿血气盛，五脏生热，熏发于外"。

6. 中药治疗术后发热

传统医学治疗术后发热着重和解退热，调畅气机，行气活血等，由此衍生了承气汤类方、柴胡、黄芪等各种中药治疗术后发热。

（1）承气汤类方：最早记载于《伤寒论》的阳明病篇，主要包括大承气汤、小承气汤、调味承气汤及桃核承气汤四首方剂在高热、内科急症等多种危急重症的治疗中具有较好的临床疗效。

（2）柴胡　柴胡通过作用于下丘脑体温调节中枢，降低该部位环磷酸腺苷（cyclic adenosine monophosphate，cAMP）的浓度，从而抑制体温调定点的上移，使体温下降。柴胡作用于中枢系统、抗菌及拮抗内毒素作用、抗病毒作用、抗炎作用共同实现退热作用。柴胡舒通经络，调畅气机，有利于术后残留气体吸收，减少发热。

（3）黄芩：黄芩苦寒，功效清热燥湿，泻火解毒。其泄热、泻实火主要是泻气分实热；苦寒燥湿，对湿热甚者效果明显。现代药理研究认为，黄芩具有抗菌、抗病毒、抗炎、抗过敏作用，对免疫系统也有一定作用。

7. 中医外治法治疗术后发热

除外中药治疗，还有中医外治法治疗术后发热。中医外治法是在中医理论的指导下，采用刮痧、推拿、敷贴、拔罐、中药熏洗与药浴、刺络放血、中药保留灌肠、灸法等手段治疗疾病的方法，具有简、便、廉、验的特点。

（1）刮痧：刮痧疗法有活血化瘀，调血行气，祛风止痛，舒筋通络，清热解毒，开窍醒神，健脾和胃等作用，排出体内毒素，增强机体免疫力。

（2）推拿：推拿退热的机制可能是通过经络、血脉、神经反射弧的反应影响脏腑和中枢神经，激活神经体液调节系统，调节汗腺的分泌，提高机体散热能力，从而对人体体温起到良性的调节作用。

（3）敷贴：中药敷贴疗法作用机制可能是药物对局部的刺激作用，通过穴位刺激及经络传导和透皮吸收，对整体、局部、综合三方面进行调节。

（4）拔罐：拔罐疗法是一种温热的、机械的、溶血的刺激，虽然只是在局部的穴位上刺激，但是会引起局部和全身反应，从而调整机体的功能，具有调节阴阳、疏通经络，开达郁遏、宣通气机，扶正祛邪等作用。吸拔之后，局部白细胞数目的轻微增多和吞噬功能增强，以及网状内皮系统吞噬功能的增强，可以吞噬掉细菌和病毒，具有退热、利尿、止咳平喘，消炎的作用，值得推广。

（5）中药熏洗与药浴：通过扩张血管，改善局部微循环，加快机体散热，同时中药成分也可发汗祛邪外出，调节机体自我恢复能力，以起到退热作用。

（6）刺络放血：又称刺血疗法，《黄帝内经》早有记载，起源于砭刺。刺络放血疗法具有透热散邪，活血化瘀，清热解毒等作用。《灵枢·九针十二原》："凡用针者，虚则实之，满则泄之，宛陈则除之，邪胜则虚之。"表明通过刺络放血疗法，可以消除血液淤积，疏通经络。该法使郁滞在经络中的气血疏散，从而调整了机体脏腑功能。临床多以耳尖刺络放血疗法多见，耳尖刺络放血退热的理论依据为"泄热出血""实则泻之""血实宜决之"。耳尖穴是经外奇穴，有退热消炎、祛风止痛、镇痛降压的功效。耳尖放血疗法具有开窍泄热、镇静止痛、清热解毒、凉血散瘀等功效。耳尖放血有操作简单、定位容易、价格实惠、无不良反应的优点，具有独特疗效，广泛流传于民间。现代医学研究表明，耳尖放血疗法有促进新陈代谢及血液循环、增加幼红细胞的数量、抗过敏、改善血管功能、排出血液内的毒素、调节免疫系统功能的作用。

（7）中药保留灌肠：指将药物通过肛门送入肠管，经直肠黏膜迅速进入血液循环以治疗疾病的方法。此法吸收药物快而充分，不良反应小，在治疗急性病和热性病中应用广泛。

（8）灸法：可通过其"以热治热"之功退热，还可通过其调节免疫应答等功能，从而起到扶正祛邪、调整脏腑功能、平衡气血阴阳的作用。有学者认为无论实热还是虚热均可行灸法。

对于实热证，灸法可引火邪外出，热能引热，从而以热治热；对于虚热证，灸法则能滋阴清热。现代药理研究表明，灸法具有退热、抗炎、抗病毒、调节中枢神经传导、调节免疫应答等功能。灸法还可以减少内生致热源对体温调节中枢的影响，使体温调定点上移幅度减低或恢复正常，从而达到降低热势或退热的作用。现代灸疗的治疗作用是通过调节人体免疫功能实现，而且这种作用呈双向调节的特征，即低者可以升高，高者可以使其降低。

与传统医学治疗术后发热相比，现代医学虽可在短时间内退热，但效果并不持久，患者发热易反复，仍会间歇性体温升高，故迁延降温时间。由于传统医学治疗术本身兼具统一性、整体性，故退热持续时间明显较西药长，且能在较短时间内持续降温，令患者体温波动减小，快速有效改善症状，缩短住院时间，也为患者减轻经济负担。

（四）术后谵妄的治疗

1. 术后谵妄的概念及发生原因

1）西医角度的谵妄定义

术后谵妄是指患者经历外科手术后 1 周内出现的谵妄，是手术后常见的并发症。术后谵妄与术后长期的认知和非认知疾病的发生相关，可导致创伤后应激障碍，影响患者生活质量，延长住院时间，增加住院花费，并与术后短期及远期的死亡率呈正相关。欧洲麻醉学会（European Society of Anaesthesiology，ESA）以《循证医学和专家共识为依据的术后谵妄指南》（以下简称《ESA 指南》）中对术后谵妄的定义、风险因素和防治做了详细的说明。该指南指出，谵妄是一种急性波动性的精神状态改变，表现为意识水平下降和注意力障碍。无论各版指南中谵妄的定义有何差异，它们都明确提出术后谵妄应具有四个特点：急性发病和病情波动性变化、注意力不集中、思维混乱、意识水平改变，这也是谵妄的四个诊断标准。其中，发生在麻醉后即刻的极早期谵妄被称为苏醒期谵妄。《ESA 指南》特别提到小儿苏醒期谵妄可表现为无目的的激惹和踢腿、与看护人或父母无眼神接触、不能被安抚及对周围环境缺乏意识。

根据临床表现，谵妄可分为三种类型。① 活动亢进型：约占 25%，表现为高度警觉状态、躁动不安、对刺激过度敏感、可有幻觉或妄想，一般易于发现并能及时诊断。② 活动抑制型：约占 50%，表现为嗜睡、活动减少，在老年人中较常见，因症状不易被察觉，常被漏诊，预后较差。③ 混合型：约占 25%，兼有上述两种类型的部分临床特点。《ESA 指南》给出的术后谵妄发生时间为患者麻醉苏醒期至术后第 5 d。主要发生在术后 24～72 h 以内。

早期诊断是术后谵妄有效治疗的关键。诊断的金标准是《精神障碍诊断与统计手册（第五版）》（diagnostic and statistical manual of mental disorder-5，DSM-5）或《国际疾病分类第十次修订本》评分，而上述两种评分复杂，难以及时诊断，且需要专科医生进行深入的神经精神评估，故不适合推广。《ESA 指南》推荐使用意识模糊评估法（confusion assessment method，CAM）和护理谵妄筛查量表（Nursing Delirium Screening Scale，Nu-DESC）早期、快速筛查术后谵妄。其中，CAM 是目前全球使用最广泛的谵妄筛查工具，该量表具有高敏感性和特异性，适用于非精神心理专业的医生和护士筛查谵妄。CAM-ICU 适合患者有气管内插管等无法言语配合时使用。上述两种评分都需要进行一定的培训，而 Nu-DESC 不需要专业培训，并且比 CAM 或 CAM-ICU 诊断更加迅速，尤其适于在苏醒室发生谵妄的评估。

对于小儿，《ESA 指南》还给出了小儿麻醉苏醒期谵妄评分（Pediatric Anesthesia Emergence Delirium，PAED）。小儿苏醒期谵妄多见于学龄前儿童（3～6岁），需与苏醒期躁动相鉴别。躁动是指过多的躯体动作，常与小儿不适、疼痛、焦虑密切相关，比小儿苏醒期谵妄更常见。小儿苏醒期谵妄亦可表现为无目的的激惹和踢腿。但值得注意的是，小儿与监护者或父母无眼神接触（表现为凝视或转移），不能被安抚以及对周围环境缺乏意识，是谵妄才具有的特点。

2）中医角度的谵妄定义

中医学认为谵妄当属脏躁、癫证范畴。《素问·脉要精微论》指出："头者，精明之府，头倾视深，精神将夺矣。"脑是人身精气会聚之处，与人的神志活动有密切联系。术后人体因血损阴亏，阴津损而气散，脑脉失养；气血津亏而运行不利，津聚痰凝，蒙蔽神机；血凝生瘀，碍阻神元，故成谵妄之征。

中医古代文献中，谵妄一词为证名，指"妄有闻见，语言无论"，该词最早见于《素问·气交变大论》："岁水太过，……民病身热，烦心，躁悸，阴厥上下中寒，谵妄心痛。"描述了病人因此年水运太过，受寒邪影响，阳气被郁而发热烦躁后出现谵妄的情况。中医古籍中有关谵妄的专论较少。但不乏提及谵妄的篇章，如《张氏医通》："医祷不灵。近于邪祟。昼夜恒见亡婢仆妇。或时昏愦不省。或时妄言妄见。"又如《备急千金要方》云："病如恍惚，尸厥不知人，妄见，少气不能言，时时自惊"都是对本病临床表现的描述，与现代医学谵妄综合征的临床表现有相近之处。《证治准绳》描述了谵妄的临床特点："谵妄者，妄有闻见，而语言无伦也。"并认为本病由热盛正虚导致。朱丹溪《格致余论》有："血气者，身之神也。神既衰乏，邪因而入，理或有之。若夫血气两亏，痰客中焦，妨碍升降，不得运用，以致十二官各失其职，视听言动，皆有虚妄。"对谵妄的发病机制阐述较深刻，证之临床，亦有效验。现代中医研究中，学者多根据其临床表现将本病归于神昏、谵妄、呆病、癫狂症范畴。

3）术后谵妄的发生原因

（1）术后谵妄的危险因素：术后谵妄的危险因素可分为易感因素与诱发因素。易感因素主要是指患者在入院之前就已经存在的危险因素，如高龄、认知功能损害、术前合并有贫血、射血分数低、颈动脉狭窄、肌酐水平高、多器官功能不全、视力障碍、听力障碍、酗酒等；诱发因素主要是指患者入院以后出现的危险因素，如疼痛、合并感染、活动受限（保护性束缚）、低氧血症、水电解质紊乱、酸碱失衡、尿潴留、便秘、睡眠剥夺等。

高龄是术后谵妄的危险因素，且随着年龄的增长，谵妄的易感因素逐渐增多，除了上述危险因素，《ESA 指南》还对老年患者提出了四个强烈建议的危险因素，包括：① 认知损害，如术前存在痴呆、抑郁等。② 系统功能减退，如社交、活动能力减退。③ 虚弱、营养不良，如低蛋白血症。④ 感觉障碍，如视力或者听力障碍。对于小儿，《ESA 指南》也提出学龄前儿童和疼痛是强烈建议的危险因素。

（2）术后谵妄的可能机制：① 外周及中枢神经系统炎症。创伤、炎症及手术会产生一系列炎性反应，导致炎性因子释放。白介素-1β（interleukin-1β，IL-1β）、TNF-α、IL-6均被认为与术后谵妄的发生相关；这些外周炎性因子可通过多种途径包括迷走神经传入、内皮激活及

　　　　　　　　　　　　　　　　　　　　　　　中西医结合精确麻醉

破坏血-脑脊液屏障进入脑内，刺激小胶质细胞及星形胶质细胞，导致神经炎症，并进一步损伤神经元，影响认知与记忆，引起谵妄。例如对手术诱导的认知衰退小鼠模型进行 TNF-α 的外周阻断，能限制 IL-1β 的释放，预防小鼠的神经炎症和认知功能下降，表明 TNF-α 在术后谵妄治疗中具有独特价值。② 神经递质：胆碱能缺失被认为是术后谵妄发生的主要机制。乙酰胆碱是中枢神经系统和周围神经系统的重要神经递质，合成各种酶、前体和受体，其水平的维持对学习与认知有重要作用。乙酰胆碱主要通过调节感觉和认知输入信号的信噪比对注意力产生影响，其对认知、唤醒、学习及记忆的调节则是通过与大脑中烟碱受体结合来实现，与乙酰胆碱有关的脑功能失常可引发活动抑制或过度活动的核心谵妄症状。除乙酰胆碱外，多巴胺、5-HT、去甲肾上腺素等神经递质也与术后谵妄的产生有关，其中多巴胺过多分泌可引发术后谵妄，而 5-HT 是脑内重要的兴奋性神经递质，在调节情绪和认知方面发挥重要作用，均可能引发术后谵妄。

2. 术后谵妄的常规治疗

术后谵妄以预防为主，一旦发生，《ESA 指南》推荐药物和非药物治疗相结合的治疗方法。《ESA 指南》特别指出，对于谵妄患者，特别是老年谵妄患者，对症支持等非药物治疗更为重要。给予一个有益的认知、社交、情绪的环境可能有一定的益处。《ESA 指南》所推荐的非药物治疗措施包括定向治疗（铃声、对话等）、改善视觉装置或助听器、减少噪声、维持昼夜节律、避免不必要的导管（尿管）、早期活动和早期营养支持。

当患者出现激越行为，威胁到自身或他人安全，并且非药物治疗无效时，可使用药物包括抗精神病药物改善患者的精神行为异常。术后谵妄治疗用药包括氟哌啶醇、褪黑素、胆碱酯酶抑制剂等。氟哌啶醇是一种抗精神疾病药物，能有效治疗术后谵妄，明显改善各种类型谵妄发作，提高认知功能。虽然目前临床上运用氟哌啶醇治疗术后谵妄已被大部分医师认可，但其治疗机制尚不十分清楚，需进一步研究。褪黑素具有调节睡眠、抗焦虑、抗氧化、调节免疫功能、抗肿瘤等多方面的作用。血浆褪黑素水平及分泌节律在维持睡眠昼夜节律方面起着重要的调节作用，有研究发现老年患者术后褪黑素浓度明显减少，发生术后谵妄的老年患者术后血浆褪黑素浓度低于对照组，术后血浆褪黑素浓度的降幅也明显高于非术后谵妄者。但是目前仅零星研究显示血浆褪黑素的减少与术后谵妄的发生率存在相关性，且目前关于褪黑素治疗术后谵妄的机制研究较少。胆碱酯酶抑制剂被认为与谵妄的发生密切相关，也有少量文献指出胆碱酯酶抑制剂对术后谵妄有预防作用。其他药物如右美托咪定、咪达唑仑和丙泊酚也被用于谵妄患者的镇静，但其治疗效果尚未得到确认。

3. 术后谵妄的中西医结合治疗

1）复合中医外治法

（1）针灸及电针。相较于其他方法，针灸具有一定程度的危险性，活动亢进型患者配合程度差，需严密监护。治疗时针灸常选用头部穴位及督脉穴位，亦有采用电针治疗者。脑为元神之府，督脉为诸阳之会，百会可提神醒脑，临床也常将其作为精神类疾患的穴位，而其他配穴如手少阴心经及手厥阴心包经的穴位也旨在清心安神。目前研究涉及的选穴有外关、内关、神门、太溪、三阴交（均为双侧取穴）、关元、百会、中极，皆采用泻法。不同波形的电针刺激均可降低术后谵妄的炎性因子指标，均可改善术后认知功能障碍，其中以疏密波最佳。选取额中线、顶中线行头针治疗也证实有效。

（2）耳穴压豆、中医氧疗。耳穴压豆操作简便、价格低廉，更有利于临床操作。配穴有神门穴、枕穴、皮质下穴、交感穴、肝穴、肾穴，但其预防作用大于治疗作用。中医氧疗则是在针灸基础上通过雾化吸入丹参、川芎、石菖蒲、三七、天麻、薄荷、冰片等药物并配合呼吸训练进行治疗，与单纯氧疗相比，其更能控制术后谵妄的发生、发展。

2）中医证型及内治法

在中医中，术后谵妄的症状描述与癫狂相近，依据程度分为癫与狂，与之不同的是，中医在证型分类上更详细，治疗也有自己的策略。《素问·至真要大论》中便有"诸躁狂越，皆属于火"之言，认为火邪可致癫狂；《丹溪心法》中也有论述癫狂与痰邪的关系。但术后谵妄患者因其多瘀、多虚的体质特点，与癫狂并不完全相同，且无统一的临床证型分类，故应结合临床实际情况，辨证论治。总结目前中医内治法的证据，有如下方法。

（1）逐瘀通窍法：中医普遍认为癫狂的病理因素为气、痰、火、瘀，《医林改错》中提及："癫狂一症，哭笑不休，詈骂歌唱，不避亲疏，许多恶态，乃气血凝滞脑气，与脏腑气不接，如同做梦一般"。其认为气血瘀滞从而导致的脏腑气与脑气不相接为重要病机。《伤寒论》有言："太阳病不解，热结膀胱，其人如狂，血自下，下者愈。其外不解者，尚未可攻，当先解其外；外解已，但少腹急结者，乃可攻之，宜桃核承气汤。"由此可见，狂症与瘀血也有一定的关系。桃核承气汤、通窍活血汤、桃核承气汤联合甘麦大枣汤加减等中药方剂对术后谵妄的效果被证实与氟哌啶醇、奥氮平等药物相当。证实了以桃核承气汤为基础的逐瘀通窍法在术后谵妄因瘀致病方面的成效。

（2）化痰祛瘀法：与高龄患者相比，中青年饮酒患者更易形成痰热瘀结型术后谵妄，《伤寒论》言："若酒客病，不可与桂枝汤，得之则呕，以酒客不喜甘故也"。常年饮酒患者多为湿热体质，体内痰湿之气严重，加之手术损伤，机体气机升降失常，导致体内痰湿热邪瘀结。《素问·厥论》有言："阴气盛于上则下虚，下虚则腹胀满；阳气盛于上，则下气重上而邪气逆，逆则阳气乱，阳气乱则不知人也"。痰饮阻滞而致气机不畅为该型的主要发病机制。癫狂梦醒汤加减与喹硫平对术后谵妄的疗效相近且不良反应小。

（3）滋阴疏肝法：术中失血伤津，或高龄患者气血功能较青壮年不足，阴血亏虚，不能制约阳气，易导致虚阳浮越，《金匮要略·五脏风寒积聚病脉证并治第十一》提到的"阴气衰者为癫，阳气衰者为狂"，从阴虚阳亢方面论述了谵妄的中医学病机，若术后家属疏于照料，可导致患者情绪低沉，郁怒伤肝，使肝失疏泄而致病。在此方面，相较于单纯的氟哌啶醇及对症处理，加用加味参附汤合中黄连阿胶汤可显著降低炎性指标。一贯煎对术后谵妄的中长期症状控制及改善要优于氟哌啶醇。

（4）补脾养心法：术后患者便秘及食欲不振的情况乃脾失健运的表现，术后睡眠不佳耗伤心血，气随血脱，且脾失健运则气血生化无源，气血难以得到补充，心神失养，易导致术后谵妄的发生。《灵枢·本神》中曰："肝藏血，血舍魂……心藏脉，脉含神……肺藏气，气舍魄"。且《医学衷中参西录》治癫狂方中言："人之神明，原在心脑两处……心与脑，原彻上彻下，共为神明之府，一处神明伤，则两处神俱伤。脑中之神明伤，可累及脑气筋，且脑气筋伤可使神明颠倒狂乱。心有所伤，亦可使神明颠倒狂乱也。"可见，术后谵妄的发生与心脾两脏关系密切，尤以高龄患者为甚。气血既失而生化乏源，可加重术后谵妄的症状，并延长其恢复时间。活血养心汤能有效预防术后谵妄的发生且降低谵妄的严重程度，效果与奥氮平相近。人参养荣汤加减联合氟哌啶醇治疗术后谵妄的效果也要优于单纯西药及对症支持治疗。但应注意术后谵妄患者因术后气血不畅且多瘀，补养不宜太过，过则易致气机积滞而生痰生热，导致变生他证，不利于恢复。

（五）术后烦躁的治疗

1. 术后烦躁的概念及发生原因

（1）西医角度的烦躁定义：术后烦躁（或称术后躁动）是全身麻醉后的一种不良反应，多发生于苏醒期，为麻醉苏醒期出现的意识和行为分离的精神状态，表现为兴奋、躁动和定向障碍，并出现不适当行为。术后躁动虽然发作时间较短，但是可能引起严重的伤害，比如坠床、意外拔除气管插管或身体上的其他管路，或引发伤口裂开和术后出血，甚至造成二次手术，可能增加患者的住院时间和住院费用。术后躁动和活动亢进型术后谵妄有时难以区分，特别是儿童患者。与谵妄不同，躁动并不伴随认知功能的显著改变。儿童患者可采用 Watcha 量表进行评估，成人患者可采用 RASS 进行评估。术后躁动是自限性的，持续时间多为 15 min 之内。

（2）中医角度的烦躁定义：目前针对术后烦躁的中医文献较少，一种观点是全麻苏醒期躁动应属中医情志病的范畴，根据《黄帝内经》中比类取象法，应以一种情志去纠正其所胜的另一种情志来达到治疗的目的；另一种观点是其所属范畴可能与前文所述的术后谵妄类似。

（3）术后烦躁的发生原因：全身麻醉患者术后发生躁动的神经解剖学基础可能与其皮层或皮层下神经环路的解剖学差异有关，可能是术后残余的麻醉药物对各部位中枢神经系统的抑制程度不同。部分患者的意识虽然恢复，但大脑皮层等功能并未彻底恢复，药物的残余作用仍然会对大脑皮质及上行网状激活系统起作用，且高级中枢的整体系统功能无法复原，因而患者的感觉反应会受到影响。此外，术后烦躁与麻醉药物或方式、手术类型等也有关。疼痛、导管刺激、缺氧等各种有害刺激是诱发躁动最常见的原因。

2. 术后烦躁的常规治疗

1）预防

（1）预防术后躁动的药物：多种药物可以有效地预防术后烦躁的发生。有研究表明，术毕前 20 min 注射氯胺酮能降低成人全麻术后烦躁的发生率，但是要注意氯胺酮可能会引发更频繁的术后幻觉和噩梦。另外有研究表明，术中持续泵注硫酸镁能降低成人患者在 PACU 的躁动评分且能缩短 PACU 停留时间。多个研究表明，右美托咪定可以降低患者术后烦躁的发生率。相关基础研究证实，七氟烷的蓝斑兴奋可被右美托咪定抵消，但该研究是在大鼠中进行的。尽管右美托咪定能预防术后烦躁，但该药物的剂量、给药时间及给药方式对术后烦躁的预防效果和复苏质量的影响还需要进一步研究探索。

（2）非药物预防：应缓解术前焦虑，儿童患者还应考虑父母的陪伴。加强安全防护，防止发生意外伤害或严重并发症。同时要注意保护气管插管、输液管、引流管等管道，防止脱落。加强安全管理，必要时使用约束带、床栏等保护措施。

2）治疗

及时地识别和去除危险因素（如疼痛、焦虑、引流管的留置等）有助于缓解术后烦躁。对可能存在的合并症（如颅内压升高、膀胱扩张、上呼吸道阻塞、低血糖或高血糖、低血压、缺氧和高碳酸血症等），也应尽早进行鉴别诊断和治疗。同时适时给予束缚，避免意外伤害。目前临床上常用来处理术后烦躁的药物包括阿片类药物、丙泊酚及非甾体抗炎药。阿片类为经典的镇痛药，但可引起多种不良反应，如延迟性呼吸抑制、胸壁僵硬、恶心呕吐等。丙泊酚是缓解成人术后烦躁的常用药物，但缺乏镇痛作用，且易引起一过性呼吸抑制。非甾体抗炎药不会引起阿片类药物的不良反应，但起效缓慢，也存在发生心血管不良事件的风险。同时也有单次使用负荷剂量的右美托咪定治疗术后烦躁的病例报告，并取得了满意效果。

3. 术后烦躁的中西医结合治疗

穴位刺激、耳穴压豆、中医情志护理、中医五行音乐疗法等都被用于术后烦躁的防治，取得了一定效果。

（1）穴位刺激：穴位刺激能发挥显著的镇静、镇痛、催醒、拮抗应激作用，对于术后烦躁有一定的防治作用。方法包括针刺和穴位推拿等。采用的穴位包括神门、曲池、人中、内关、三阴交、足三里等。

（2）耳穴压豆：如前文所述，"耳者，总脉之所聚也"。在围手术期过程中，利用耳穴压豆压迫穴位可达到调节脏腑功能，消除神经症状的目的。耳穴压豆简单易行，安全性好。遵循针对术后谵妄的耳穴刺激方法，对术后烦躁也可能有效。

（3）中医情志护理：《灵枢·百病始生》中说："喜怒不节则伤脏"。当情绪刺激超越了人体本身的正常生理承受范围，则会引起疾病的发生。如"喜"本是一种良性的情绪变化，然而"喜乐无极则伤魄，魄伤则狂"。正确、有效、动态的情志护理能使人体的气血调和，脏腑功能正常。机体脏腑气血病变，也会引起情志的异常变化。《灵枢·口问》说："悲哀忧愁则心动，心动则五脏六腑皆摇"，说明大脑对情绪刺激的反应会影响脏腑功能。对患者进行正确的情志评估，并相应对其进行正确的处理，如通过语言、动作使患者在不自觉中受到积极暗示的影响，解除心理上的压力和负担；病房、手术室的环境保持整洁、安静、光线充足，使患者心情愉快和身体舒适，都可能有利于术后躁动的恢复。

（4）中医五行音乐疗法：中医五行音乐疗法属于音乐治疗范畴，是在阴阳五行学说理论指导下通过音乐的频率、节奏和有规律的声波振动来对患者产生影响。可根据患者手术的不同部位和脏器，给予辨证施乐，土乐以宫调为基本，主要作用于患者的脾胃功能系统，如《秋湖月夜》《闲居吟》《马兰开花》等；金乐以商调为基本，主要作用于患者的肺功能系统，如《高山流水》《黄河大合唱》《广陵散》等；木乐以角调为基本，主要作用于患者的肝功能系统，如《行街》《草木青青》《绿叶迎风》等；火乐以徵调为基本，主要作用于患者的心功能系统，如《苏武牧羊》《汉宫秋月》《喜相逢》等；水乐以羽调为基本，主要作用于患者的肾功能系统，如《昭君怨》《小夜曲》《渔樵晚唱》等。治疗时可遵循五行生克制化的规律，因季、因时、因人辨证选乐。每次音乐治疗 30～60 min，通过音乐刺激患者的听觉器官及听觉神经，进而影响脏器及肌肉活动，改善血液循环，使患者能够平静、合作地完成指令。

（六）术后嗜睡的治疗

1. 概述

术后嗜睡是全麻术后的并发症之一，指全身麻醉以后患者呼吸和氧合指标恢复正常，但患者无法保持觉醒和警觉，并出现非故意的或不合时宜的睡眠。迄今尚无关于术后嗜睡实际发病率的确切数据。

中医学无嗜睡病名，归属于多寐、多眠、欲寐、多卧等范畴，称为术后"但欲寐"。《灵枢·大惑论》云："夫卫气者，昼日常行于阳，夜行于阴，故阳气尽则卧，阴气尽则寤。"说明睡眠与阴阳、营卫之气的运行有关。《灵枢·大惑论》曰："卫气留于阴，不得行于阳。留于阴则阴气盛，阴气盛则阴满，不得入于阳则阳气虚，故目闭也"。《灵枢·天年》曰："六十岁，心气始衰，苦忧悲，血气懈惰，故好卧。"《灵枢·海论》说："髓海不足，则脑转耳鸣，胫酸眩冒，目无所见，懈怠安卧。"由《黄帝内经》中的论述可知正常的寐寤取决于阴阳二气的升降出入，阳入于阴则寐，阳出于阴则寤。任何原因导致阴阳的升降出入失常，即阳不出阴均可造成多寐。嗜睡的主要病机为阳虚、湿阻、痰热、瘀血导致阳气升降出入失常而致脑窍失荣。

2. 术后嗜睡的临床特征及评估和诊断

术后嗜睡临床表现主要是精神状态改变，主要表现为镇静、缺乏主动性和对刺激缺乏足够的反应。其评估诊断对于临床医师来说往往是一个挑战。虽然嗜睡在大多数情况下是良性可逆的，但也有部分原因是中风、缺氧缺血性脑损伤或其他神经系统或非神经系统疾病导致，病情较重且难恢复。

临床上对术后嗜睡进行及时准确的评估诊断尤其重要。术后嗜睡的诊断，应观察患者生命体征是否平稳，通过血气分析排除低通气、过度通气及代谢性酸中毒；同时确保关闭当前所有输注药物，并回顾患者的既往用药史，是否出现药物的相互作用；应根据麻醉药的浓度和剂量以及手术时间进行麻醉记录单的回顾，是否出现相对用药过量；通过肌松监测仪和头抬高＞5 s 法评估肌松药代谢情况；评估液体出入量；神经学检查，必要时进行 CT 扫描及神经病学科或神经外科会诊以排除神经系统的损伤。

目前没有专用工具监测麻醉后的意识恢复情况，因此有一些医院多参照各种情况下评估意识状态常用的量表进行临床评估。为了获得快速且可再现的意识深度测量值，多数使用格拉斯哥昏迷量表（Glasgow coma scale，GCS）。虽然 GCS 已被开发用于评估和预测创伤性脑损伤的结局，但它也是评估其他情况下意识状态的一种实用方法。GCS 包括三项评估条目：睁眼反应，言语反应和非偏瘫侧运动反应。GCS＜8 为缓慢的觉醒阶段和无意识患者，提示嗜睡状态；临床上其他量表还有 Epworth 嗜睡量表、RASS 和护理谵妄筛查量表等。

3. 术后嗜睡的发病原因及其影响因素

出现术后嗜睡的原因复杂，可能与手术期间使用的药物有一定相关性，同时与手术的大小、手术时间相关，以及患者自身的基础状况也有一定相关性，包括患者年龄因素，是否有合并症，如高血压、糖尿病、神经系统相关疾病、睡眠呼吸暂停低通气综合征、代谢性疾病等各种相关因素。

在大多数情况下，术后嗜睡可归因于围手术期使用的一种或多种麻醉剂的残留作用。可能涉及的药物包括苯二氮䓬类、丙泊酚、阿片类或其他相关药物等。这些药物的长期效应可能与使用剂量不当或代谢缺陷或其他原因有关，特定条件可能会改变其药理作用。抗胆碱药物也可能增加术后嗜睡，可能归因于麻醉剂引起的脑胆碱能活性的降低。另外，围手术期低体温、低血糖、重度高血糖、高钠血症、低钠血症等电解质失衡均可影响嗜睡程度及其持续时间。还涉及患者相关因素，如使用中枢神经系统药物、严重甲状腺功能减退、肝病、低白蛋白血症、尿毒症等。在肝功能或肾功能衰竭的患者中，药物代谢降低或清除率降低会导致作用持续时间延长。术中麻醉管理中不适当的通气技术可能涉及换气过度或换气不足，通过低二氧化碳血症和脑血管收缩（换气过度）或二氧化碳麻醉（换气不足）对恢复时间产生影响。最后，手术（创伤比较大、出血量大）或神经系统并发症，如术中脑缺氧、出血、栓塞或血栓形成，也是引起术后嗜睡的重要因素。

4. 术后嗜睡的预防

鉴于评估术后嗜睡的真实发病率及分析病因困难，通过准确的术中监测系统进行预防并结合适当的预防策略（如预防体温过低）至关重要。加强并完善术中监测，如麻醉深度监测、神经肌肉监测、体温监测、呼吸参数监测等，对术后嗜睡的预防起到重要作用。

针对可能导致术后嗜睡的相关因素进行干预，首先要排除患者突发脑血管意外事件，双侧瞳孔大小和对光反射是常用的初步筛查方法，对于高度疑似病例可行头颅 CT 或 MRI 血管成像（magnetic resonance angiography，MRA）；其次需排除内环境紊乱、低体温及低血糖对患者术后嗜睡的干扰，在复苏期间行血气分析、血生化检查、保温及微量血糖监测；对静脉麻醉药物的拮抗在预防和降低术后嗜睡发生中具有重要作用。总之，术前应积极处理基础疾病；术中加强监测，老年危重患者术中监测脑氧、BIS 以减少药物用量，防止过度抑制造成脑损害；术中注意保温及重要脏器的保护；术后加强随访。

5. 中西医结合治疗

1）病因治疗

应针对不同病因采取相应的措施加以纠正。

（1）药物过量：临床应充分考虑个体差异，根据拟定的手术方案充分计算手术时间，对药物浓度、用量、达到高峰时间、衰退时间等综合判断后给药；药物过量时可以考虑应用相应的拮抗剂。

（2）药物相互作用：建议减少药物应用种类。

（3）体温调节：除术区外其他部位注意保温，术后及时保温复温、实时监测，将患者体温升至 36～37 ℃。

（4）呼吸功能调整：术中、术后保持患者呼吸道通畅，纠正通气不足，避免高碳酸血症或低氧血症的发生。

（5）肝、肾、心功能的保护：限制液体入量，防止心力衰竭和肺水肿，术中、术后保护肝肾功能，确保脑血供氧供充足，更好地纠正心律失常。

（6）纠正代谢紊乱：测量动脉血气，纠正葡萄糖、电解质及酸碱紊乱等。

2）药物治疗

目前常用药物包括多沙普仑、莫达非尼、阿莫达非尼和索利氨酯等。

（1）多沙普仑是一种全麻催醒药，中枢作用机制相对复杂。目前认为多沙普仑可能属于一种非特异性的中枢兴奋药；既兴奋呼吸中枢又兴奋中枢交感-肾上腺髓质系统。

（2）莫达非尼是一种长效促醒剂，其作用机制仍有待确定，可能与单胺类递质传递增加伴GABA能抑制增强有关。莫达非尼、阿莫达非尼这两种药物都是在早晨用药1次，促醒效果通常可持续至傍晚，且不会干扰夜间睡眠。

（3）其他药物如苯丙胺类或哌甲酯，不良反应限制了其常规使用；以及靶向食欲素-下丘脑分泌素系统的药物，目前临床上还会使用右旋安非他命和阿托莫西汀、毒扁豆碱和尼古丁等。

3）中医治法

术后嗜睡证治总以温阳益肾、健脾化痰、活血化瘀、开窍醒神为要，据其虚实夹杂不同，分证辨证论治。

（1）针灸治疗是术后嗜睡的中医特色治疗方法。①"嗅三针"治疗。其定位在双侧迎香穴进针向内上方透刺至鼻唇沟起点处，第三针从印堂上一寸进针向鼻根处透刺。操作：穴区常规消毒，以1.5寸不锈钢毫针与皮肤呈30°进针，向规定方向平刺，须有流泪和鼻部抽动等得气感，留针1 h，每10 min行针1次。②醒脑开窍针法联合低频脉冲治疗仪治疗。患者采用低频脉冲治疗仪治疗，按照说明书，将电极贴于肌肉两端，先对上肢进行治疗，再对下肢进行治疗，30 min/次；在此基础上采用醒脑开窍针法。取穴及针刺法：人中，向鼻中隔方向斜刺0.3～0.5寸，用重雀啄法，至眼球湿润或流泪为度。双侧内关，直刺0.5～1寸，采用提插捻转泻法1 min。双侧三阴交，沿胫骨内侧缘与皮肤呈45°斜刺，进针约1.5寸，用提插补法。每10 min行手法1次，留针30 min，每2 h一次。该针法中人中可醒神开窍、调合阴阳；内关为心包经之络穴，可以起到宁心安神之功效；三阴交可补三阴，益脑髓、调气血、安神志。诸穴配合疏通经络，运行气血。人中为君，内关、三阴交为臣，以调元神，使之达明；顺阴阳，使之平衡；理气血，使之冲和；通经脉，使之畅达。

（2）中药治疗：本病初起常是湿邪困脾，痰浊阻滞，清阳不升，脑失所养，治疗以健脾化湿，化痰通络为主。继续发展，虚证明显，以化痰通络，益气活血，温肾助阳为主。

① 单味药：附子。附子中含有的主要成分是形式多样的乌头类生物碱，中医对于附子的功效则表现在回阳救逆，补火助阳，散寒止痛之效。附子在中医中属于温里药，有毒性，一般临床上用于治疗疾病的药量为3～15 g。回阳救逆、补火助阳是附子的重要功效，中医药文献中关于附子的记载，大多将其与干姜搭配使用。

② 中药复方：麻黄附子细辛汤加减（细辛3 g，生麻黄、甘草各6 g，茯苓、牡丹皮、泽泻各9 g，桂枝、威灵仙、山茱萸、山药各12 g，干姜、益智仁各15 g，熟地黄24 g，制附子、补骨脂各30 g）。加水没过药材后，浸泡30 min，用水煎服，注意需先煎熬制附子30 min，再加其他药材一起熬制。新加菖蒲郁金汤（石菖蒲10 g，郁金12 g，姜半夏10 g，丹参15 g，川

芎 10 g，合欢花 15 g，菊花 10 g，决明子 15 g，山楂 15 g，生甘草 6 g），用水煎服。临床疗效显著。

（3）其他治疗：中医其他特色疗法，如：耳穴压豆、艾灸、经皮穴位电刺激、穴位按压、穴位贴敷、穴位注射等方式，操作简单、不良反应小，有一定的临床治疗效果。

（七）术后瘙痒的治疗

1. 概述

瘙痒一般发生在皮肤、黏膜或结膜上，患者试图通过抓挠或摩擦来缓解。瘙痒是一种常见的术后并发症，它可能会对患者的心理和生理方面的生活产生负面影响。

引起术后瘙痒的刺激可能是物理或化学的刺激。物理因素如压力可诱发瘙痒。化学因素引起瘙痒的重要原因之一与阿片类药物使用有关，多见于椎管内应用阿片类药物，尤其是蛛网膜下腔给药，且发生率呈剂量依赖性。另外，术后瘙痒也可能与潜在的全身性疾病有关。

（1）术后瘙痒的评估：推荐使用数字评分（numeric rating scale，NRS）和 VAS 两种方法评估瘙痒的严重程度（**见图 3-2**），可用于指导临床开展治疗并评价疗效。

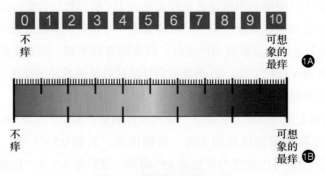

图 3-2 测量瘙痒程度的工具
1A：NRS；1B：VAS

（2）中医对术后瘙痒的认识：术后瘙痒属中医学痒风、风瘙痒范畴，《外科证治全书·痒风》记载："遍身瘙痒，并无疮疥，搔之不止。"《诸病源候论》载："风瘙痒者，是体虚受风，风入腠理，与血气相搏，而俱往来，在于皮肤之间。邪气数，不能冲击为痛，故但瘙痒也。"《外科大成·诸痒》强调"风盛则痒"，《素问·至真要大论》认为"诸痛痒疮，皆属于心"，另《丹溪心法》曰："诸痒为虚，血不荣肌腠，所以痒也。"

其病因和发病机制，中医学认为术后体虚不耐、营卫腠理不固为发病之本，外感六淫邪气侵袭为发病之标。患者术后体虚受风邪侵袭，则营卫失和、卫阳不畅，风邪乘虚侵袭，与气血相搏于皮肤而致皮肤瘙痒；术后机体亏虚，气血虚弱，经脉中气血不足以濡养腠理皮肤，故见皮肤瘙痒、干燥。

2. 发病机制及其影响因素

术后瘙痒的发病机制尚不完全清楚。关于引发术后瘙痒的中枢传递通路，认为疼痛和瘙痒是通过不同的初级感觉神经元进行传导的。一种 C 类痛觉感受器可传导瘙痒，这类痛觉感受器

中西医结合精确麻醉

对机械迟钝而对组胺敏感。这些初级神经元在同侧脊髓背角传导瘙痒冲动，这里有特异的瘙痒次级神经元突触存在，这些次级神经元可以将信息即刻通过腹侧的脊髓丘脑束传至中央后回感受躯体感觉的皮质，诱发大脑多个区域的协同运动，并与搔抓欲望有关，产生瘙痒反射，表现为搔抓和摩擦皮肤，搔抓通过机械刺激暂时性抑制瘙痒。

致痒原作用于皮肤产生瘙痒。致痒原激活位于背根神经节的选择性无髓鞘 C 纤维上的某些受体。这些受体中的大多数是 G 蛋白偶联受体（G-protein coupled receptor，GPCRs）。GPCRs 促进离子通道（如瞬时受体电位阳离子通道），特别是瞬时受体电势香草酸 1（transient receptor potential vanilloid type 1 channel，TRPV1）、瞬时受体电位锚定蛋白 1（transient receptor potential A1，TRPA1）和电压门控钠通道（Na^+）的开放以产生动作电位。除了 GPCRs 外，各种外部刺激也可以激活 TRPV1 和 TRPA1［如细胞外 pH、ATP、前列腺素、氧化剂、辣椒素、热（＞42℃）、异硫氰酸烯丙酯和冷（＜17 ℃）］。瘙痒敏感神经元有两种亚型是完全独立的：组胺能神经元和非组胺能神经元。组胺能和非组胺能瘙痒信号有不同的大脑激活模式。组胺（histamine，H）主要与急性瘙痒有关。组胺主要由肥大细胞释放，组胺能神经上的 H_1 和 H_4 受体通过磷胺酶系统结合组胺并激活 TRPV1。兴奋的组胺能神经元还会释放神经肽（如 CGRP 和 P 物质），从而导致神经源性炎症，包括局部血管舒张、血浆外渗和肥大细胞脱颗粒。虽然组胺类药物可引起急性瘙痒，但针对 H_1 受体的抗组胺类药物并不能改善大多数类型的慢性瘙痒。慢性瘙痒是由非组胺能途径引起的。非组胺能神经元可以由内源性或外源性瘙痒原（如蛋白酶、细胞因子或趋化因子等）诱导，并表达各种参与瘙痒的受体。到目前为止，已经鉴定出了大量的致痒原及其受体（表 3-9）。其中，细胞因子、蛋白酶及其受体、P 物质及其受体神经激肽 1 受体和 Mas 相关 G 蛋白偶联受体（mas-related G-protein-coupled receptor，Mrgpr）等因其作为潜在治疗靶点的地位而受到最多的关注。

表 3-9　主要致痒原及其受体

分类	致痒原	受体
胺类	组胺 羟色胺	H_1、H_4受体 5-HT_2受体
蛋白酶类	激肽类 胰蛋白酶 组织蛋白酶S 外源性蛋白酶	蛋白酶激活受体-2 蛋白酶激活受体-4
神经肽类	P物质 内皮素-1 神经生长因子 阿片类药物	神经激肽1受体 内皮素受体 原肌凝蛋白受体激酶A1 μ-阿片受体、κ-阿片受体
脂质介质	血小板活化因子（platelet activating factor，PAF） 溶血磷脂酸（lysophosphatidic acid，LPA）	PAF受体 LPA5受体

分类	致痒原	受体
细胞因子	IL-4、IL-13 IL-31 胸腺间质淋巴细胞生成素 （thymic stromallymphopoietin, TSLP） IL-17	IL-4受体亚基a IL-31受体A、癌抑素M受体b TSLP受体 IL-17受体A-C
Mrgpr激动剂	氯喹	MrgprX（人类） MrgprA3（小鼠）
其他	胆汁酸	G蛋白偶联胆汁酸受体

与麻醉相关的术后瘙痒的影响因素：① 阿片类药物是引起术后瘙痒的最常见原因。通过静脉或者椎管内途径给予阿片类药物可引起术后瘙痒。阿片类药物可通过非免疫补救性肥大细胞脱颗粒而导致组胺释放，进而引起瘙痒。阿片类药物致瘙痒的发生机制可能是通过 μ-阿片受体介导的中枢过程。瘙痒更多见于 μ-阿片受体有高亲和力的阿片类药物的使用，如吗啡和芬太尼。② 其他药物，如羟乙基淀粉可引发术后瘙痒。羟乙基淀粉（hydroxyethyl starch，HES）是一种高分子量的胶体溶液，是外科和重症监护病房临床液体管理中常用的人工胶体。在已知的 HES 不良反应中，如凝血障碍、临床出血、肾功能障碍和类过敏反应，同时有大量病例报告和临床研究指出 HES 可引起严重的持续性瘙痒。瘙痒是皮肤中 HES 神经元沉积的结果。局部辣椒素、紫外线疗法和纳曲酮已被用于治疗 HES 引起的瘙痒。③ 抗生素可通过非免疫相关的肥大细胞脱粒释放组胺从而引起瘙痒。④ 局麻药可能会增加或减少瘙痒，如普鲁卡因相对于利多卡因或布比卡因，更易引起术后瘙痒。

引起术后瘙痒的其他影响因素：术后瘙痒也可能与并存的全身性疾病有关（**见表 3–10**）。瘙痒在慢性肾衰竭患者中很常见，这可能是由于致痒原聚集所致，透析技术的改进降低了这类患者的发病率，肾脏移植是尿毒症性瘙痒最可靠的治疗方法，而急性肾功能衰竭患者没有瘙痒发生，治疗方法包括物理方法、阿片类受体部分激动剂和昂丹司琼等。肝病患者通常发生皮肤瘙痒，常见于胆汁淤积症引发黄疸的患者，瘙痒在原发胆源性肝硬化的发病率为 100%；治疗方法包括逆转胆汁淤积或增强消除胆汁酸的药物。血液系统疾患可引起瘙痒，如真性红细胞增多症（发病率约 50%）、霍奇金病（30%）和 T 细胞淋巴瘤（100%），治疗方法主要是治疗潜在疾病。瘙痒的神经系统疾病包括疱疹、疱疹后瘙痒及中枢神经性瘙痒。瘙痒的其他原因包括幽门螺杆菌感染、副肿瘤综合征等。

表 3–10　与术后瘙痒相关的全身性疾病的发病机制和治疗方式

器官系统	疾病	发病机制	治疗方式
肾脏疾患	慢性肾功能衰竭 终末期肾病	皮肤干燥；继发性甲状旁腺功能亢进症；血浆组胺；5-HT调节；免疫学机制	胆苯烯胺、纳曲酮、昂丹司琼、外用辣椒素、沙利度胺、静脉注射利多卡因、氯雷斯丁、促红细胞生成素和电针刺激、肾移植（最可靠治疗方法）

器官系统	疾病	发病机制	治疗方式
肝脏疾患	肝外胆汁淤积症 胆道系统梗阻 肝内胆汁淤积症 原发胆源性肝硬化 硬化性胆管炎 病毒性肝炎性 药物诱导的胆汁淤积症	肝脏产生的有害毒性； 肝脏不能解毒有害毒性； 释放胆汁酸类致痒物质； 5-HT的中枢调节； 内源性阿片类药物	s-腺苷甲硫氨酸、尿脱氧胆酸、利福平、可待因、泼尼松龙、昂丹司琼、口服瓜尔豆胶和光疗肝移植
血液疾病	真性红细胞增多症 缺铁性贫血 霍奇金淋巴瘤 慢性淋巴细胞增多性 淋巴瘤 蕈样肉芽肿病 肥大细胞增生病	机制尚不清楚， 每种疾病引起瘙痒的机制可能不一样	放血疗法、组胺和5-HT拮抗剂（如赛庚啶与苯噻啶）、胆碱胺、阿司匹林、干扰素、H_1和H_2阻滞剂、硝苯地平、补骨脂素、放疗、光化学疗法
内分泌和代谢紊乱	甲状腺功能亢进 甲状腺功能减退	对激肽系统的激活； 干燥症	对潜在疾病的治疗（甲状腺功能减退和甲状腺功能亢进）
	糖尿病	神经病变、肾功能衰竭、自主神经功能障碍	对糖尿病的控制
	类癌类综合征	组胺；5-HT；激肽释放酶	抑肽酶
神经系统疾患	各种疾病	机制尚不清楚， 皮肤神经支配能力增加	无有效的处理方法

3. 预防治疗

1）药物选择

（1）为了降低术后瘙痒的发生率，应当给予最低有效剂量的阿片类药物。

（2）尽量避免使用 HES。

（3）建议围手术期使用非甾体抗炎药。围手术期使用非甾体抗炎药可通过减少阿片类镇痛药的应用来预防术后瘙痒。

2）药物治疗

（1）抗组胺药：H_1 受体拮抗剂如苯海拉明、异丙嗪对术后瘙痒患者有一定的帮助，因其具有嗜睡等不良反应，推荐夜间服用，同时青光眼、前列腺肥大等患者避免使用。推荐使用第二代抗组胺药如西替利嗪、氯雷他定等治疗术后瘙痒。

（2）激素：系统应用激素治疗术后瘙痒可以降低细胞因子 IL-31 的水平，起效快，疗效好，对及时控制病情有重要作用。但由于应用激素会许多不良反应，且停药后病情容易反跳，应严格控制适应证，尤其是对儿童和老年患者的应用。

（3）阿片类配体相关药物：① μ 阿片受体拮抗剂：包括纳洛酮、纳曲酮、纳美芬对治疗术后瘙痒有治疗效果。纳洛酮 $40 \sim 80 \mu g$ 静脉注射，必要时可以 $0.25 \sim 1 \mu g/（kg \cdot h）$ 的速率持续静脉输注纳洛酮。然而，μ 阿片受体拮抗剂会逆转或减轻阿片类药物的镇痛作用，接受纳洛酮治疗的患者可能会感到疼痛，因此限制了其在临床上的广泛应用。② 阿片受体激动-拮抗剂：与 μ 阿片受体拮抗剂相比，此类药物既可改善瘙痒，又能维持麻醉镇痛效果。可使用的阿片受体激动-拮抗剂为纳布啡 2.5～5 mg 或布托啡诺 1～2 mg 静脉注射，必要时可在 5 min 后重复给药。纳布啡属于阿片受体激动-拮抗型镇痛药，有研究建议将纳布啡作为阿片类药物所致术后瘙痒症的主要治疗药物，指出纳布啡是治疗阿片类药物所致术后瘙痒的最佳选择。但需注意接受纳布啡治疗的患者可能会有嗜睡。此外，布托啡诺属于混合型阿片激动-拮抗剂，能够激动 κ 阿片受体且对于 μ 阿片受体也有一定的拮抗作用。有研究显示，布托啡诺术后瘙痒发生率相对较低。③ 阿片受体部分激动剂：地佐辛的作用靶点一直备受争议。第八版《米勒麻醉学》将其归为阿片受体部分激动剂，地佐辛镇痛作用强，相关术后瘙痒不良反应少。

（4）非阿片类配体相关药物：① 多巴胺 D_2 受体拮抗剂：氟哌利多可用于缓解阿片类药物引起的瘙痒。② 局麻药：联合应用局麻药进行椎管内镇痛可降低瘙痒发生率。症状较轻者可通过减慢阿片类药物输注速度或降低其药物浓度。如利多卡因通过阻滞钠通道，可有助于减轻瘙痒。建议采用最小有效剂量芬太尼和联合使用局麻药，能够减轻椎管内芬太尼所致瘙痒的范围和严重程度。③ 非甾体抗炎药：围手术期使用非甾体抗炎药可通过减少阿片类镇痛药的应用来预防术后瘙痒。④ 丙泊酚：通过抑制脊髓后角的信号传递，丙泊酚可用于治疗和预防瘙痒。亚催眠剂量的异丙酚已经被研究用来治疗术后瘙痒。⑤ $5-HT_3$ 受体拮抗剂：昂丹司琼已被用来对抗阿片类药物引起的瘙痒，但有研究对该药物的有效性意见不一致。

3）非药物治疗方法

可用低 pH 的清洁剂和润滑剂，止痒剂（如炉甘石洗剂，含薄荷、樟脑的乙醇制剂或维生素 E 霜等）及表面麻醉剂（如利多卡因乳膏等），也可外用免疫抑制剂（如吡美莫司、他克莫司）或短期外用糖皮质激素以缓解症状（**见表 3-11**）。

表 3-11　瘙痒的局部治疗

药物治疗的类别	药物治疗	显著的不良反应
糖皮质类固醇激素	莫米他松，倍他米松，氯倍他索等	皮肤萎缩 毛细血管扩张 色素沉着的变化
钙调神经磷酸酶抑制剂	他克莫司（0.03%～0.10%） 吡莫罗莫司（1%）	暂时的局部疼痛或灼烧 增加恶性肿瘤的风险
麻醉剂	普拉莫辛（1%） 利多卡因（2.5%～5%） 普利洛卡因（2.5%） 氯胺酮-阿米替林-利多卡因	暂时性局部感觉下降
离子通道阻滞剂	辣椒素膏（0.025%～0.1%） 贴剂（8%）	暂时性局部疼痛或烧伤
	薄荷醇（1%～3%）	轻度局部炎症或灼烧
	樟脑	
	炉甘石洗剂	

药物治疗的类别	药物治疗	显著的不良反应
Janus激酶抑制剂	托法替尼（2%）	皮肤刺激
磷酸二酯酶4抑制剂	克立硼罗（2%）	暂时性局部疼痛或烧伤
局部大麻素	十六酰胺乙醇	未知

另外，物理疗法如光疗对术后瘙痒有治疗作用。几十年来光疗一直被报道可以改善术后瘙痒。光疗的抗瘙痒作用可与表皮神经纤维密度的降低、神经生长因子水平的降低和表皮信号素3A水平的降低有关。

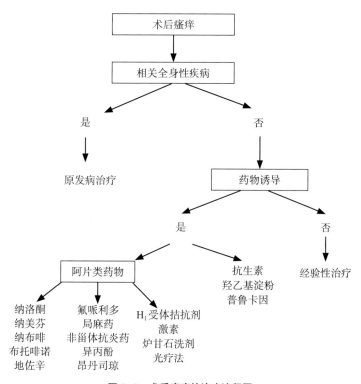

图 3-3　术后瘙痒的治疗流程图

4）中医防治术后瘙痒的特色疗法

（1）针刺：《针灸大全》载："浮风，浑身瘙痒——百会一穴、太阳紫脉、百劳一穴、命门一穴、风市二穴、绝骨二穴、水分一穴、气海一穴、血海二穴、委中二穴、曲池二穴。"《勉学堂针灸集成·手臂》云："凡痛痒疮疡皆属心火也……臂内廉痛皮痒：曲池、肺俞、脾俞、神门针，中脘针。"针灸适用于各型瘙痒症。常规皮肤消毒后用一次性毫针根据辨证选取不同穴位。常用穴位：血海、曲池、三阴交、风池、风市、大椎、百会、太阳等，随证加减。操作方法：每次选用 3～5 穴。毫针刺用泻法。留针 15～30 min，血海、曲池、三阴交毫针直刺泻法

1～1.5寸，合谷直刺0.5～1寸，风池斜刺0.5寸，大椎斜刺0.5～1.5寸，百会平刺0.5～0.8寸、血海直刺1～1.5寸。

（2）中药汤剂：以清热利湿、养血息风为基本治法。① 风热血热证治法：清热疏风，凉血止痒。主方：消风散加减。组成：当归、生地、防风、蝉蜕、知母、苦参、胡麻仁、荆芥、苍术、牛蒡子、石膏各6 g，甘草、木通各3 g。随证加减。② 湿热内蕴证治法：清热利湿止痒。主方：龙胆泻肝汤加减。组成：龙胆草6 g、黄芩9 g、山栀子9 g、泽泻12 g、木通9 g、车前子9 g、当归8 g、生地黄20 g、柴胡10 g、生甘草6 g。随证加减。③ 血虚风燥证治法：养血平肝，祛风止痒。主方：当归饮子加减。组成：当归、白芍药、川芎各30 g，生地黄、白蒺藜、防风、荆芥各30 g，何首乌、黄芪、炙甘草各15 g。随证加减。

（3）中成药：① 防风通圣颗粒。解表通里，清热解毒。适用于外寒内热，表里俱实。② 肤痒颗粒。祛风活血，除湿止痒。适用于风热证。③ 金蝉止痒胶囊。清热解毒，燥湿止痒。适用于湿热内蕴证。④ 润燥止痒胶囊。养血滋阴，祛风止痒，润肠通便。适用于血虚风燥证。⑤ 乌蛇止痒丸。养血祛风，燥湿止痒。适用于血虚风湿热邪蕴于肌肤。

（4）耳穴：① 耳穴压豆。应用王不留行子耳穴贴按压神门、交感、肾上腺等穴位；② 耳穴注射。向耳穴内注射少量药液，通过穿刺针对穴位的刺激与药物在耳穴内的药理作用而达到治疗疾病的目的，该方法具有耳穴和药物的双重治疗作用。可采用异丙嗪、维生素B$_{12}$等药物注射耳穴（肾上腺、肺、交感、内分泌、神门等穴），具有调节经络气血的功效，可预防术后瘙痒的发生。

（5）外治法：皮肤瘙痒可选用复方黄柏液涂剂、皮肤康洗液、甘霖洗剂、川百止痒洗剂、羌月乳膏、丹皮酚软膏、除湿止痒软膏、复方苦参止痒软膏等。

（八）术后恶心呕吐的治疗

1. PONV的概念及发生原因

（1）西医角度的定义：PONV是手术常见并发症之一，定义为术后24 h内发生的恶心、呕吐。普通患者发生率约为30%，而具有高危因素的患者发生率可达80%。PONV可导致胃肠道反应、水电解质失衡、伤口裂开、颅内压升高及吸入性肺炎等不良后果。

（2）中医角度的定义：中医将PONV归于恶心呕吐范畴。中医认为恶心是"胃气上逆，泛恶欲吐之证"，呕吐是"胃失和降，气逆于上"，迫使胃中之物从口中吐出的一种病症。中医认为其主要病机是胃失和降，气逆于上。PONV特指围手术期的恶心呕吐，中医认为，手术乃金创，攻散外邪，邪去正伤，耗伤气血，腑脏气血瘀滞，脾胃之气渐衰，升降功能失司。另外，中焦病位，瘀血残留，导致患者经络血脉不畅和脾胃气机逆乱，导致PONV。术后气血亏虚，运化不利，小肠传化功能失司，加之术中伤及皮肉筋骨，瘀血内停，阻滞气机，导致恶心、呕吐。再加之患者因手术精神紧张、焦虑，禁饮食等因素，导致肝郁气滞，脏腑功能失调，胃失和降，胃气上逆，气机升降失常，故引发PONV。

（3）PONV的发生原因：PONV的病理生理学机制复杂，参与产生呕吐的有五个部分：催吐化学感受器触发区（chemoreceptor trigger zone，CTZ）、胃肠黏膜迷走神经系统通路、前庭系统神经通路、大脑皮层传入通路、中脑传入通路。刺激传入后可以通过激活毒蕈碱胆碱能受体、多巴胺受体、5-HT 受体等，进一步传入位于第四脑室极后区化学触发带和孤束核上方的呕吐中枢，从而产生恶心呕吐。神经激肽-1（neurokinin-1，NK-1）受体位于第四脑室极后区，被认为是产生呕吐的重要受体。CTZ 位于血脑屏障外，接触脑脊液。CTZ 是血液和脑脊液中的物质进行充分交换的场所。机体吸收的毒素或药物通过刺激 CTZ 引起恶心呕吐。肠道功能紊乱、口咽刺激、不恰当的运动、疼痛、低血氧和低血压也可以导致呕吐中枢受到刺激。呕吐信号传出，传导到舌咽神经、舌下神经、三叉神经、副神经以及相应脊髓节段神经从而产生呕吐。呕吐是声门关闭、腹内压力和胸廓内压力增加、腹部肌肉协同收缩的过程。幽门括约肌收缩，食管括约肌舒张，食管主动产生逆蠕动，强制排出胃内容物。整个过程与迷走神经和交感神经活动关系密切，所以机体会同时出现出汗、面色苍白、心动过缓等症状。

PONV 受多因素影响，包括患者自身因素、麻醉因素、手术因素及术后因素，具备这些易感因素的患者相对较容易发生 PONV。目前较为公认的四种能高度预测 PONV 的风险因素包括：女性、晕动症或者 PONV 史、非吸烟者、围手术期应用阿片药物。

2. PONV 的常规治疗

《术后恶心呕吐管理专家共识（第四版）》中对 PONV 的预防和治疗提供了全面的临床建议，指出临床医生应当兼顾不同种类药物和治疗方案，并充分权衡针对每个患者的风险和获益，选择最佳的预防和补救策略。

1）降低 PONV 的基础风险

一些可预防的危险因素，可从麻醉方式的选择、采用多模式镇痛与麻醉药物的替代等方面着手，降低 PONV 的基础风险，具体推荐的策略包括：① 减少围手术期阿片类药物的使用，并可采用多模式镇痛。② 优先使用区域阻滞麻醉。③ 优先使用丙泊酚诱导和维持麻醉。④ 避免使用挥发性麻醉剂。⑤ 日间手术患者充分补液。⑥ 使用舒更葡糖钠代替新斯的明拮抗肌松药。⑦ 应用 α_2-受体激动剂（可乐定或右美托咪定）可减少术后阿片类药物的用量和 PONV 的发生。

2）PONV 预防性干预措施

对存在 1 个或多个危险因素的患者，推荐使用多模式预防。PONV 临床上以预防为主，措施主要为针对 PONV 发生机制中各个环节的药物治疗。单一使用某种药物效果不佳，临床上常需要联合用药。常用药物如下。

（1）抗胆碱药：作用原理是对毒蕈碱样胆碱能受体进行抑制，同时还可以抑制乙酰胆碱的能受体，减少乙酰胆碱的分泌。常用药物为东莨菪碱贴剂，可在术前或手术前一日晚间用药。东莨菪碱贴剂可有效预防 PACU 中的 PONV，并在术后 24 h 内有效，不良反应是口干和视物模糊。

（2）抗组胺药：主要作用于迷走神经系统，阻断前庭器的乙酰胆碱和孤束核的 H_1 受体，从而防治晕动症和中耳手术后呕吐。但因其可导致困倦和锥体外系统症状，已很少应用于 PONV 的治疗。

（3）丁酰苯类：主要作用于多巴胺 D_2 受体，可抑制多巴胺对呕吐中枢的刺激，经常用于预防晕动症、使用阿片类药物或吸入麻醉药物及化疗所致的呕吐。脑室周围 D_2 受体也与 5-HT$_3$ 受体交叉存在。主要代表药物为氟哌利多，氟哌利多有效预防 PONV 的剂量为 0.625～1.25 mg。荟萃分析证实，低剂量氟哌利多（<1 mg）对 PONV 有效，考虑到不良反应可能与剂量有关，专家组给出的建议剂量为 0.625 mg。但应警惕氟哌利多能够延长 QT 的间期，美国食品药品监督管理局（Foodand Drug Administration，FDA）曾予其黑框警告。

（4）皮质激素类：皮质激素抗呕吐作用的机制仍不明确，可能与抗炎作用及直接作用于中枢神经的孤束核有关。地塞米松作用时间长，故主要用于预防 PONV；而静脉注射甲强龙 20～40 mg 起效快，亦可用于治疗 PONV。就给药时机而言，研究数据支持早期使用地塞米松预防 PONV（即在手术开始时），而不是在手术结束时才应用。感染风险和血糖未得到有效控制的患者不推荐使用。

（5）苯甲酰胺类：代表药物为甲氧氯普胺。作用机制为可拮抗多巴胺 D$_2$ 受体，大剂量时亦可对 5-HT$_3$ 受体有轻微的拮抗作用，能够促进胃排空。医疗机构缺乏其他抗多巴胺药物时，可使用甲氧氯普胺，但治疗 PONV 的效果欠佳。

（6）NK-1 受体拮抗药：阿瑞匹坦对 NK-1 受体具有选择性和高亲和性，通过与 NK-1 受体结合来阻滞 P 物质的作用而发挥止吐作用。

（7）5-HT$_3$ 受体拮抗药：5-HT 受体大部分存在于消化道，只有 1%～2% 存在于中枢神经系统。5-HT$_3$ 受体拮抗剂防治 PONV 有高度的选择性和特异性，是目前预防和治疗 PONV 的主要药物之一。目前，临床上常用的有昂丹司琼、格拉司琼、托吡西隆、雷莫司琼、帕洛诺司琼和阿扎司琼等，此类药物不良反应较少。其中昂丹司琼是最常用，也是研究最为广泛的 5-HT$_3$ 受体拮抗剂，被认为是 PONV 预防治疗的"金标准"药物。帕洛诺司琼作为第二代 5-HT$_3$ 受体拮抗剂，对 5-HT$_3$ 受体具有更高的特异性结合力以及选择性亲和力，对 NK1 受体也具有抑制作用，同时具有较长的半衰期。指南的推荐剂量为 0.075 mg 静脉注射。有效性方面，帕洛诺司琼对 PONV 的预防效果极佳；安全性方面，帕洛诺司琼最常见的不良反应为便秘、短暂的肝酶升高、头痛等，但帕洛诺司琼是唯一一种不会影响 QTc 间期（反映心脏去极化和复极作用的指标）的 5-HT$_3$ 受体拮抗剂。

（8）其他：小剂量丙泊酚（20 mg）也有止吐干预作用，但须权衡使用丙泊酚进行止吐预防的益处及其增加心动过缓的风险。还有研究表明手术结束前 30 min 给予咪达唑仑 2 mg 能有效预防 PONV，与昂丹司琼 4 mg 等效。

3）补救治疗

对于未接受预防治疗或失败的患者，给予止吐药物治疗当 PONV 预防失败时，应给予患者与预防药物不同类别的止吐药。指南指出在 6 h 内给予重复剂量的同类止吐药无效。超过 6 h，如果没有其他药物可选，则应再次给予 5-HT$_3$ 受体拮抗剂或丁酰苯类药物。

对于未接受 PONV 预防的患者，昂丹司琼和雷莫司琼等 5-HT$_3$ 受体拮抗剂仍是治疗 PONV 的一线药物。推荐的紧急止吐方案包括口服或静脉注射昂丹司琼 4 mg，静脉注射雷莫司琼 0.3 mg。氟哌啶醇与昂丹司琼治疗效果相当，但前者镇静作用更明显。也有新的证据表明 NK-1 受体拮抗剂可治疗 PONV。对预防失败的患者，维西匹坦 4～36 mg 的疗效并不比昂丹司琼差。治疗 PONV 的其他选择包括氨磺必利 5～10 mg 和静脉注射氟哌利多 0.625 mg。另外有报道在

PACU 中使用 20 mg 丙泊酚作为紧急止吐药，但治疗效果可能较短暂，应谨慎使用。

3. PONV 的中西医结合治疗

在西药治疗的基础上辅以中医治疗，通过穴位刺激及中药方法调理三焦，畅达气机，降逆止呕，中西医结合可为进一步防治 PONV 提供良好的临床效果。

（1）穴位刺激：穴位刺激在防治术后恶心呕吐中效果显著，且因其安全、有效及价格低廉，逐渐取得临床关注和认可。2003 年世界卫生组织已经推荐将 PONV 列为针刺的适应证。国内外穴位刺激防治 PONV 的方法有很多种，主要包括普通针刺、按压、贴敷、电针、水针、皮内针、埋线、经皮穴位电刺激、激光穴位照射、艾灸等，大部分属于针灸疗法及其延伸。

穴位刺激可能通过抑制呕吐中枢和（或）调节胃肠功能而发挥防治 PONV 的作用，其作用可能与以下几种机制有关：增加脑脊液中内源性 β-EP 的释放，从而使 μ 受体产生内源性止吐作用；通过激活肾上腺素能和去甲肾上腺素能神经纤维，改变 5-HT$_3$ 的传递来防治 PONV；对胃肠道发挥双向调节功能，改善胃肠功能状态，调节迷走神经的功能和激素的分泌，调节胃肠道血液循环，达到防治恶心呕吐的目的；通过减少阿片类镇痛药物的应用，而间接起到防治 PONV 的作用。

目前已有 30 余穴位对防治 PONV 有效。其中内关是目前普遍公认的用于治疗 PONV 的标准穴位。内关具有和胃宽胸、降逆止呕之效。内关是止呕要穴，其对血液系统、消化系统和内分泌系统都具有良好的调节作用，能激活机体的免疫监视系统，提高机体免疫功能，还可直接作用于延髓化学呕吐中枢，抑制恶心呕吐的发生。内关易于暴露，取穴方便，操作简单，不受时间、年龄限制，疗效肯定，且安全无不良反应。另一个常用穴位是合谷，其为大肠经原穴，根据中医学的藏象学说及脏腑别通理论，"肝与大肠通"，取大肠经的合谷可治疗因肝横犯胃引起的腹痛、呕吐等相关疾病。

穴位配伍能增强临床效果，正确的穴位选择和合理的穴位配伍是发挥穴位刺激疗效的关键。因此，寻求理想的穴位配伍有利于 PONV 的防治。文献记载可依据不同穴位的功能特点和可操作性，对不同手术部位进行选择，参考如下：① 心脏手术多选取内关、合谷、足三里等。② 肺部手术多选取合谷、足三里、曲池和肺俞等。③ 脑部手术多选取内关、足三里等。④ 肾脏手术多选取合谷、足三里、三阴交及曲池等。⑤ 眼部手术多选取天柱、大杼及阳陵泉等。⑥ 肝胆手术多选取内关、合谷、曲池、太冲及阳陵泉等。⑦ 妇科手术多选取内关、合谷、足三里和三阴交等。⑧ 胃肠手术多选取内关、合谷、足三里、三阴交、曲池、上巨虚、中脘、上脘、太冲、气海、天枢等。建议的基本取穴：足三里＋内关，然后根据手术部位的不同、获得效果的强弱配位相应穴位。

（2）耳穴：耳穴与全身的脏器和经络密切相关，是人体内脏器官、四肢及躯干在体表的反应点。《黄帝内经》对耳与脏腑的关系作了比较详尽的描述。《灵枢·口问》记载："耳者，宗脉之所聚也。"中医认为十二经脉皆上通于耳，下达于足，气血调和，不为病。耳通过经络与全身各脏腑组织器官存在着一定的联系。刺激耳穴能够调节相关经络，调理阴阳脏腑，运行气血。耳穴选取神门，具有镇静安神之功效，并能助胃排空，缓解胃肠痉挛并止痛。文献综述表明，刺激耳穴可达到较好的防治 PONV 的效果。可参照耳穴模型选穴，通过耳针、耳穴压贴、耳穴压豆、经皮电刺激等方法进行。耳穴压豆法因操作简单、可行且易于患者接受，术前可常规使用。可选择神门、交感、皮质下、脾、胃等穴位。

（3）中药疗法：中药贴敷穴位以及中药贴敷肚脐被证实对恶心呕吐有效，选用的药物包括大黄、厚朴、枳实、芒硝等。对于恶心呕吐的患者服用中药可能有一定不便之处，但目前有个别研究证实了服用中药治疗 PONV 的作用。如益气宁神止呕汤可用于治疗甲状腺手术患者 PONV。益气宁神止呕汤方以气血同治为特点，但重在补气，取"气为血之帅"之意，气旺则血自行，血足则心自宁，心宁则诸症自解。加味平胃散可防止妇科腹腔镜手术患者 PONV。半夏白术天麻汤可防治乳腺癌患者 PONV。

（4）芳香疗法：芳香疗法是一种辅助性的治疗方式，是利用植物的有效成分（精油）达到治疗疾病、预防保健的古老疗法。现代医学证明，芳香疗法对治疗胃肠道不适、恶心呕吐有较好疗效。基于中医学的理论基础，经络系统是人体血气运行的主要依赖通道，而芳香疗法所用的药物均有发散、走窜的特性，还有梳理气机、促进人体气血运行、化湿和胃等功效。近年来，国内外已有关于芳香疗法应用于 PONV 的研究，结果显示可有效缓解 PONV，对改善患者的术后恢复有利。

国外芳香疗法多采用薄荷、生姜等药材，国内则多采用柠檬、橘子等。薄荷挥发油具有利咽喉、轻清透散、预防恶心呕吐的作用。生姜中含有的姜烯酮可作用于人体的交感神经、副交感神经系统，可通经活络，同时还能有效促进神经、体液的调节，进而达到止吐的作用；姜烯酚、姜辣素则具有良好的胃黏膜保护作用。柠檬、橘子含胶质成分，通过气味经鼻吸入后作用于交感神经与副交感神经系统，促进人体神经与体液调节，达到止吐的作用。芳香材料易于获得，制备容易，操作方便，且未见芳香疗法的不良反应，因而对于麻醉术后患者采用芳香疗法缓解恶心呕吐有效可取。

（九）术后尿潴留的治疗

1. 定义

术后尿潴留（postoperative urinary retention，POUR）通常是指患者术后自觉膀胱充盈，有排尿意愿而无法排尿，或排尿不畅，余尿未尽需要紧急处理的症状。目前尚无明确的诊断标准，大部分文献研究将患者出现膀胱不适或膨胀，无法自主排尿或留置尿管拔除后 6 h 内无法排尿，经 B 超扫描膀胱容积大于 600 ml；或患者排尿后，不能有效排空膀胱，残余尿量大于 100 ml，需要重新留置导尿或需使用药物处理作为 POUR 的诊断标准。

POUR 是术后常见的并发症，不同文献报道不同手术的发病率也不尽相同，但由于手术技术的提升、麻醉用药的优化，其发病率较早期均有所下降，最新文献报道中妇科肿瘤发病率为21%，脊柱手术发病率为 17%，关节置换及结直肠手术后的发病率为 5.5%。

2. 中医对 POUR 的认识

尿潴留属中医学癃闭范畴，癃为小便不利，点滴而短少；闭为小便闭塞，尿液点滴不出。《素问·灵兰秘典论》中说："膀胱者，州都之官，津液藏焉，气化则能出矣"。《素问·宣明五气》记载："膀胱不利为癃，不约为遗溺"。其病位在膀胱，但与肺、脾、肾及三焦有密切关系。

中医理论认为 POUR 的发生主要是由于是麻醉手术损伤经络、气血，导致气机逆乱，下焦耗损并伤及脾肾，致肾虚气化失常，膀胱开阖失度，尿液潴留；脾虚运化失职，气机不利，水湿不行，小便不畅。再则由于出现尿潴留后，患者精神紧张，膀胱气化不利从而影响三焦水液的运行及气化功能，使水道受阻影响尿液排泄而加重尿潴留。

3. 发病机制及其影响因素

下腹部神经丛膀胱分支包含交感神经纤维和副交感神经纤维，分别控制膀胱的括约肌和逼尿肌，感知膀胱容积变化，并相互调节以控制排尿。尿潴留的确切机制目前尚未确定，考虑与以下因素有关：

（1）神经支配的破坏：抑制骶反射排尿环路的脊髓麻醉剂、抑制逼尿肌收缩的药物及骨盆手术中对神经的损伤都可能发挥作用。例如，鞘内局部麻醉药通过阻断传入和传出动作电位在神经纤维上从膀胱向外的传递而作用于骶骨脊髓节段的神经元。鞘内注射吗啡已被证明可通过增加逼尿肌收缩和减少膀胱体反应来增加膀胱容量。麻醉性镇痛药可降低副交感神经膀胱张力、逼尿肌张力和引起逼尿肌-括约肌功能障碍从而增加了患者尿潴留的风险。

（2）梗阻：机械性梗阻可能导致尿道狭窄，也可能是膀胱位置改变和（或）术后骨盆水肿。妇科接受广泛的全子宫切除术和盆腔淋巴结清扫术时，由于术中损伤盆腔筋膜、韧带、盆腔支持组织、血管、淋巴管、神经，易导致膀胱功能障碍。一些患者出现盆腔炎和粘连，导致肌肉紧张和排尿困难，也会导致不同程度的排尿障碍。

（3）膀胱过度扩张：手术中膀胱过度充盈会导致平滑肌逼尿肌纤维过度拉伸，还可能导致肌肉疲劳、缺血甚至轴突变性。风险因素为术中静脉输液量、麻醉或手术时长。通过术中持续导尿可减少此类情况的发生。

（4）其他影响因素：① 年龄大于 60 岁。② 男性。但有部分荟萃分析指出没有发现性别和 POUR 之间的联系。③ 前列腺增生。有大量研究发现下尿路症状与尿潴留风险增加显著相关。④ 药物。抗胆碱能药和具有抗胆碱能特性的药物（抗精神病药、抗组胺药、止吐药、抗抑郁药、镇静剂）可直接抑制逼尿肌收缩力，并促进镇静、谵妄和便秘。非甾体抗炎药被认为通过抑制环氧化酶-2 来降低膀胱收缩力，环氧化酶-2 反过来抑制在逼尿肌收缩中起重要作用的前列腺素。

4. 预防治疗

POUR 造成膀胱过度扩张已被证明会引起自主反应，如呕吐、心动过缓、低血压、高血压、心脏节律障碍或心脏停搏，这些都可能导致住院时间延长。引起 POUR 的原因可能是多方面的，包括手术创伤引起盆腔自主神经损伤，或麻醉剂代谢延迟造成输尿管、膀胱肌肉舒缩无力，或患者精神紧张，因疼痛而不敢排尿等，应仔细排查原因，然后进行相应的处理。

现代医学对其处理原则是去除病因，恢复排尿。主要的处理措施有：

（1）膀胱减压：放置导尿管是简单方便使膀胱减压的方式，但留置尿管预防尿潴留可能会给患者带来痛苦和不便，增加尿路感染的发生率。急性尿潴留给予留置导尿时切不可快速一次性排空膀胱，放尿量超过 1000 ml，会使腹腔内压力降低，使患者感到虚脱，并且使膀胱充血，容易发生血尿。

（2）手术治疗：只有在无法进行导尿且无法进行膀胱镜放置时，才进行耻骨上置管。膀胱造口、经尿道前列腺电切、植入起搏器的方式进行骶神经调节，已被证明是因逼尿肌不收缩导致的非梗阻性尿潴留患者的有效选择，无需长期使用导管。

（3）药物：① α受体阻断药。如酚妥拉明，剂量较大时会出现α受体阻断作用，可作用于膀胱内括约肌上的α受体使膀胱内括约肌松弛，从而降低尿道内压，对尿潴留有一定的缓解作用。② 其他如苯氧苄胺、哌唑嗪和坦索罗辛等，这些药物被用于治疗与良性前列腺增生相关的尿路梗阻，也被用于预防和治疗POUR，但部分研究表明预防性使用上述药物并不能降低POUR发生率。

（4）其他辅助疗法：① 物理疗法。热敷法使腹部、膀胱区局部血液循环加快，尿道括约肌松弛，并促使膀胱和尿道消肿，反射性刺激膀胱逼尿肌收缩，以促排尿。② 诱导排尿法。主张多饮水，增加尿量，诱导如听流水声、冲洗，或肛门注入开塞露刺激排尿，肛门括约肌与膀胱括约肌具有内在的协同作用，即排便腹压增加，使肛门括约肌松弛，膀胱括约肌也松弛，尿液即可随之排出体外。③ 盆底肌肉训练。自主、有效的提肛肌训练可增强盆底肌的作用，提高尿道括约肌的功能。使腹肌、盆底肌、肛门括约肌收缩加强，有利于尿道括约肌收缩，促进膀胱功能的恢复。④ 生物反馈疗法。生物反馈法是通过特殊仪器辅助，让患者采取主动方式进行排尿。方法是膀胱注入无菌0.9%氯化钠液后夹毕尿管，做有意识排尿动作并同时观测自己膀胱内压变化。目标为患者用力时膀胱内压力达到 $60 \sim 100$ cmH$_2$O。此法容易建立正常排尿反射。训练时让患者协调动作，学会有效提高膀胱内压，提高逼尿肌的协调性。

5. 中医防治POUR的特色疗法

1）针刺

针刺治疗对于POUR有明确优势，而且常规手术后给予针刺治疗可以预防尿潴留的发生。

（1）选穴：目前针刺选穴下肢以足太阴脾经腧穴为主，尤其以三阴交、阴陵泉为临床所推荐，三阴交通调足三阴经气血，消除瘀滞，阴陵泉清热利湿而通小便。腰腹部以任脉腧穴和足太阳膀胱经穴为主，其中任脉常取中极、关元、气海，膀胱经取膀胱俞。中极为膀胱经之募穴；关元乃人身元阴元阳关藏之处，为任脉与足三阴经的交会穴；气海为肓之原穴，能益肾固精助阳。上述三穴均为任脉穴位，与膀胱相近，配合膀胱之背俞穴，俞募相配，可调膀胱经气，使膀胱气化有权、开阖有度。

（2）方法：患者取仰卧位，穴位定位消毒后，下肢穴位使用毫针泻法，可直刺 $0.5 \sim 1$ 寸，提插捻转得气后留针 $20 \sim 30$ min，针刺中极等下腹部穴位可使用 $2.5 \sim 3$ 寸芒针。针刺之前，应先叩诊，检查膀胱的充盈库，以决定针刺的方向、角度和深浅，不能直刺者，则可向下斜刺，或沿皮经关元透向中极，进行适度的捻转，使针感能达到会阴并引起小腹收缩、抽动为宜。

2）中药

使用中药治疗要辨证论治，首先应当辨别虚实。

（1）患者发病急，小便闭塞不通，小腹胀急而通，烦躁口渴，舌质红，苔黄腻，脉数。此为实证之湿热下注证，治以通利小便、清利湿热，主方八正散。组方：车前子12 g、木通12 g、萹蓄12 g、滑石12 g、瞿麦10 g、甘草6 g。水煎服，日一剂。

（2）患者发病缓，小便滴沥不爽，排出无力，精神疲惫，舌质淡，苔白，脉沉细无力。此为虚证之肾气亏虚，治宜化气行水、温补肾阳，主方肾气丸。组方：干地黄 12 g、山药 12 g、山茱萸 10 g、泽泻 10 g、茯苓 10 g、牡丹皮 10 g、桂枝 6 g、附子（炮）6 g。水煎服，日一剂。

上述方剂应根据辨证加减应用。

3）艾灸

艾灸可以产生温热刺激，作用于人体的腧穴，温通经脉，调畅气机，使气血运行，并且其通阳的功效，可以增加局部血液循环，帮助患者膀胱由紧张状态逐渐舒缓，增加患者膀胱收缩力，使患者神经反射作用逐渐恢复，改善患者的排尿障碍状况，从而对尿潴留起到治疗效果。方法：患者仰卧，暴露腹部和下肢皮肤，准确定位选穴后，对准穴位，距皮肤 2～3 cm 施灸，以局部皮肤发红、有温热感，但无灼痛为宜，治疗时注意避免灼伤皮肤，每处穴位灸 10～15 min。

近年来热敏灸成为一种代替传统艾灸的新型疗法，热敏灸采用点燃的艾材产生的艾热悬灸热敏态穴位，激发透热、扩热、传热、局部微热、远部热、表面微热、深部热、非热觉等热敏灸感和经气传导，施灸部位产生的热、胀、痛等感觉发生深透远传，所到之处，病症随之缓解。治疗 POUR 时可热敏化腰背部和下腹部的腧穴，如中极、关元、气海、膀胱俞等具有良好效果。相比针刺具有操作更简单、疗效更确切、无不良反应、患者容易接受等优点。

4）耳穴压豆

耳穴压豆是在耳穴表面贴敷耳穴贴等，刺激耳廓的穴位以防治疾病的一种方法。耳为百脉、气血汇集之处，与经络及脏腑密切相关。应用王不留行子耳穴贴按压 POUR 患者的神门、皮质下、膀胱、肾、三焦、尿道等穴位，可促进患者膀胱括约肌功能恢复，减轻尿道括约肌痉挛，以达到缓解尿潴留的目的。

5）其他

在针刺穴位的基础上还可以使用穴位按压、穴位贴敷、穴位注射、穴位电刺激等方式缓解尿潴留；也可以使用中医多途径综合疗法，以求达到起效快、操作简单、不良反应小的临床治疗效果。

二、术后并发症防治

（一）心血管意外

1. 心肌缺血

1）概述

（1）定义：心肌缺血是指各种原因引起心脏血液灌注减少，导致心肌短暂性缺血、缺氧、能量代谢异常，从而无法支持心脏正常工作的一种病理状态。

（2）诊断标准：心肌缺血的临床表现多种多样。伴或不伴心律失常或心力衰竭的心绞痛被视为心肌缺血的典型临床表现，但也可表现为不伴有心绞痛的心室衰竭或心律失常，或是无临床症状。术后心肌缺血大多缺乏明显症状。

（3）流行病学：30% 的围手术期并发症和 50% 的术后死亡与心脏原因有关。围手术期心肌缺血可发生于 40% 以上患有冠状动脉疾病或有冠状动脉疾病风险并正在接受非心脏手术的患者。冠心病患者行择期上腹部手术术后心肌缺血发生率为 12%～60%，而对接受血管手术的患者，围手术期心肌缺血发生率为 14%～47%。

（4）中医对心肌缺血的认识：中医学中没有心肌缺血的病名，但是根据心肌缺血病因，病机和临床表现可将心肌缺血归为胸痹、心痛等范畴。胸痹、心痛是由于邪气痹阻心络、气血运行不畅而致胸闷、心痛，甚则心痛彻背、短气喘息不得卧等为主症的心脏疾病。可见其表现与心肌缺血症状相类似。

2）病因及发病机制

（1）西医：术后各种原因引起患者心肌氧供减少、氧耗增加致心肌氧供需失衡为引起术后心肌缺血的主要原因。术前心绞痛频繁发作、术后低体温伴寒战、术后疼痛、心动过速、贫血、低氧血症和高碳酸血症等都可导致心肌缺血的发生。

（2）中医：中医认为胸痹心痛的发生多与寒邪内侵，饮食不当，情志失调，年老体虚有关。其病机有虚实两个方面，实为寒凝、气滞、血瘀、痰阻等痹阻胸阳，阻滞心脉，不通则痛，而发为本病；虚为心、脾、肝、肾亏虚，心胸失养，酿成本病。

3）中西医结合预防处理

（1）西医：因术后心肌缺血大多缺乏明显症状，因而预防的关键在于密切监护、早期发现和治疗心脏相关的症状和体征（胸痛、气短、低氧血症和心电图改变）。① 一般治疗。对于伴有气短、低血氧、生命体征不平稳的患者进行吸氧治疗。② 抗心肌缺血药物治疗。根据患者实际病症，可给予吗啡、硝酸酯类药物、β 受体阻滞剂及非二氢吡啶类钙通道阻滞剂（如维拉帕米或地尔硫草）治疗。

（2）中医：① 中药复方：辨证论治：气虚血瘀证，西药治疗基础上联合活血行气汤，可有效改善患者临床症状，降低心绞痛发作次数，改善血液流变学和血脂水平；痰瘀互结证，常规西药基础上加用化痰祛瘀汤，可调节血脂、改善血流循环，疗效显著，且安全性高；心血瘀阻证，西药治疗联合桃仁红花煎，患者心绞痛发作次数和频率明显下降，运动耐量明显提高；心肾阳虚证，西药治疗基础上加用温阳益气逐瘀汤，可减轻临床症状，改善心功能，降低血清内皮素-1（endothelin 1，ET-1），升高血清 NO，改善血管内皮功能。中成药：可根据不同情况选用中成药。养心氏片可以改善心功能，减少心绞痛发作次数及持续时间；麝香保心丸具有调节血脂、稳定斑块及抗炎作用，能明显改善心肌缺血症状；丹蒌片用于治疗痰瘀互结型冠心病，可显著降低血清炎性因子水平，并能提高患者生活质量；大活络胶囊可有效改善心功能，减轻患者心绞痛症状，且耐受性高等。中药注射液：红花黄色素注射液，治疗不稳定性心绞痛效果显著，且不良反应较少；参麦注射液，治疗冠心病气阴两虚证疗效显著，不良反应少；瓜蒌皮注射液，治疗冠心病痰瘀互结证总有效率高，临床症状、血浆同型半胱氨酸改善情况明显占优；丹红注射液，可有效降低心绞痛发作次数，安全性好。② 穴位刺激治疗：针刺：针刺内关可显著减少心肌损伤面积、降低心肌酶水平并改善心脏功能，其机制可能为调节基因转录的多个环节，以及激活 α_1 和 α_2 肾上腺素能受体等。穴位贴敷：通心贴外敷心俞、膻中、内关治疗气滞血瘀型冠心病，可减轻临床症状，降低心绞痛发作程度和频率，抑制冠状动脉炎性反应。经皮穴位电刺激：全身麻醉可抑制迷走神经活性，从而增加冠心病患者术后心肌缺血的发生率。经皮穴位电刺激可调节自主神经系统功能，增强迷走神经活性，保护心肌组织，经皮穴位电刺激内关、郄门可通过调节老年冠心病患者术后 1 d 迷走神经功能，降低术后 2 d 血中超敏心肌肌钙蛋白 T 含量，改善患者术后心肌缺血。

2. 急性心肌梗死

1）概述

（1）定义：急性心肌梗死是指各种原因造成冠状动脉血供急剧减少或完全中断，使相应心肌严重而持久的急性缺血而致心肌细胞的坏死。

（2）诊断标准：当临床存在心肌损伤生物标志物（首选超敏心肌肌钙蛋白 I）升高，至少有 1 次数值超过参考值上限的 99 百分位值，并有以下至少一项心肌缺血的证据，可诊断为心肌梗死：① 心肌缺血症状。② 心电图新出现的 ST-T 改变或新出现的左束支传导阻滞。③ 心电图出现病理性 Q 波。④ 影像学显示有新的存活心肌丧失或新的区域性室壁运动异常。⑤ 冠脉造影或尸检证实冠脉内有血栓。

（3）流行病学：接受血管手术的患者围手术期心肌梗死发生率为 1%～26%；非心脏手术后发生心肌梗死的患者院内死亡率为 15～25%；而心血管并发症特别是术后心肌梗死在术后死亡患者中占最主要原因，约为 40%。

（4）中医对心肌梗死的认识：中医将心肌梗死称为真心痛、胸痹、狭心病、心痛病等。《灵枢·厥病》曰："真心痛，手足青至节，心痛甚，旦发夕死，夕发旦死"；《千金方》中也说："胸痹之病，令人心中坚满痞急痛，肌中若痹，绞急如刺，不得俯仰……时欲呕吐，烦闷，自汗出，或彻引背痛，不治之，数日杀人"。此外，还有"心痛如以锥刀刺""心痛暴绞急绝欲死"及"心腹绞痛"等记载。可见，古代医家对本病的险恶证情和高死亡率早有认识。

2）病因及发病

（1）西医：围手术期心肌梗死由两种不同的机制所导致，一为急性冠状动脉综合征（acute coronary syndrome，ACS），即 I 型心肌梗死，二为稳定型冠心病患者出现持续性心肌氧供-氧需失衡。前者的发生是由于易损斑块破裂，随后出现不同程度的血栓形成、冠状动脉痉挛和闭塞。后者多发于有长期、重度、冠状动脉多支病变的稳定型冠心病等心血管事件高危患者，是在明确冠状动脉狭窄情况下的心肌氧供需不匹配引起的。创伤、疼痛、情绪激动、精神紧张、心动过速、高血压、发热、感染性休克等引起心肌耗氧增加及贫血、低氧血症和高碳酸血症等引起心肌氧供不足的因素都可能是急性心肌梗死（acute myocardial infarction，AMI）的诱因。

（2）中医：中医认为引起本病的原因，多由情志郁结，气滞血瘀；或过食肥甘，痰湿内阻；或胸阳不振，血脉失养所致。由于情志郁结，气滞血瘀，闭阻心脉，不通则痛；过食肥甘，痰湿内生，上犯心胸，阻滞心脉；素体阳衰，胸阳不足，寒邪趁虚侵袭，寒凝气滞，痹阻胸阳；心、脾、肝、肾亏虚，心脉失养，从而发生本病。

3）中西医结合预防处理

（1）西医：① 一般治疗及抗心肌缺血药物治疗同心肌缺血。② 再灌注治疗：包括药物溶栓、经皮冠脉介入术（percutaneous coronary intervention，PCI）及冠状动脉搭桥术（coronary artery bypass graft，CABG）三种。对于急性心肌梗死患者，早期快速开通梗死相关冠状动脉可降低患者死亡风险，显著改善预后。③ 其他药物治疗：包括抗血小板治疗、抗凝治疗、调脂治疗、血管紧张素转换酶抑制剂（angiotensin converting enzyme inhibitor，ACEI）和血管紧张素受体阻滞剂（angiotensin receptor blockers，ARB）治疗。

（2）中医：① 中药复方：辨证论治。气虚血瘀证，保元汤合血府逐瘀汤，合并阴虚者可合用生脉散或人参养荣汤。痰瘀互结证，柴胡疏肝散合失笑散，气郁日久化热者，可改柴胡疏肝散为丹栀逍遥散。气滞血瘀证，柴胡疏肝散合失笑散，气郁日久化热者，可改柴胡疏肝散为丹栀逍遥散。寒凝心脉证，当归四逆汤，胸阳痹阻者，可合枳实薤白桂枝汤；胸痛明显者，可予乌头赤石脂丸加减；偏阳虚者，可合四逆汤。气阴两虚证，生脉散合人参养荣汤，胸阳痹阻者，可合枳实薤白桂枝汤；胸痛明显者，可予乌头赤石脂丸加减；偏阳虚者，可合四逆汤。正虚阳脱证，四逆加人参汤，伴有咳唾喘逆，水气凌心射肺者，可予真武汤合葶苈大枣泻肺汤；伴有口干，舌质嫩红，阴竭阳脱者，可合用生脉散。中成药。口服通心络胶囊、麝香通心滴丸、麝香保心丸、复方丹参滴丸、丹七软胶囊，或静脉滴注丹红注射液、丹参酮ⅡA磺酸钠注射液、注射用红花黄色素等。对症治疗。使用速效救心丸、复方丹参滴丸、麝香保心丸及宽胸气雾剂等中成药，可以缓解胸痛症状。可用于无法使用吗啡镇痛，或使用吗啡后镇痛效果仍不理想的患者。② 穴位刺激治疗。针刺或经皮穴位电刺激心俞、巨阙、心平、厥阴俞、膻中、内关等穴联合药物治疗在预防急性心肌梗死方面发挥积极作用，可明显缓解心绞痛症状，改善心电图，并降低急性心肌梗死发生率。但起效较慢，因此更适用于治疗稳定型心绞痛，而不适用于急性心肌梗死发作的紧急治疗。

3. 心脏骤停

1）概述

（1）定义：心脏骤停是指心脏电活动的骤然停止或紊乱，引起的心脏机械活动停止的疾病，是临床上最凶险的一种疾病。

（2）诊断标准：患者无意识或无反应，合并呼吸状态异常或无呼吸的同时，进行脉搏检查（不超过 10 s）未扪及脉搏即可判定为心脏骤停。

（3）流行病学：据报道，围手术期心脏骤停在非心脏手术患者的发病率为每 10 000 名成人 0.2～1.1 例，每 10 000 名儿童 1.4～4.6 例。根据已发表的包含 36 000 例心脏骤停数据的最大院内心脏骤停数据库数据显示，院内死亡率在 19 819 例，存在任何自主循环恢复（restoration of spontaneous circulation，ROSC）相关记录的成年患者中为 67%，在 17 183 例 ROSC 持续 20 min 的成年患者中为 62%，在 524 名存在任何 ROSC 相关记录的儿童患者中为 55%，而 460 名 ROSC 持续 20 min 的儿童患者中为 49%。

（4）中医对心脏骤停的认识：中医学中没有心脏骤停的病名，根据心脏骤停的临床表现属于中医厥证或脱证的范畴。厥证又称昏厥，以突然昏倒、不省人事、四肢厥冷为主症，厥证又有闭证和脱证之分，心脏骤停的临床表现与厥证之脱证更相近。脱证，是以亡阴亡阳为主要特征的一种急证，表现为突然昏倒、不省人事、面色苍白、口开手撒，汗出如珠，四肢逆冷，二便失禁，脉微欲绝等，是临床常见的危急证候。

2）病因及发病机制

（1）西医：导致心脏骤停的主要原因可归纳为"5H/5T"：包括低容量（hypovolemia）、低氧（hypoxia）、酸中毒（hydrogenion/acidosis）、低钾血症或高钾血症（hypokalemia/hyperkalemia）、低体温（hypothermia）、张力性气胸（tension pneumothorax）、心脏压塞（tamponade cardiac）、中毒（toxins）、肺栓塞（thrombosis pulmonary）和冠脉栓塞（thrombosis, coronary）。

（2）中医：中医学认为本病的病因由阴阳失调，气机逆乱而致。气盛有余，则气逆而上壅，清窍闭塞引发神昏；气血不足，不能上充于脑，清窍失养而发神昏。虽然病因有实有虚，但以虚为主。常见于大病、久病耗气伤血，或失血过多、气随血脱，血脱精气亡失，气血津精衰竭到一定程度，必然导致虚脱之证。因此，保护脏腑正气、避其邪气是中医理论中预防心脏骤停的基本原则。

3）中西医结合预防处理

（1）西医：患者出现心脏骤停时，应立即启动心肺复苏。对于不可除颤心律建议早期给予肾上腺素，对可除颤心律尽早进行电除颤，并建立高级生命支持治疗。在临床中，各种恶性心律失常是心搏骤停的重要前驱因素，尤其是在干预不及时或干预方式不合理的情况下。因此，对各种特殊心律失常的合理干预应是生命支持中的重要部分。

（2）中医：① 中药复方：方药在心脏骤停救治中的应用古已有之。古代医家们根据不同病情使用不同方药，主要使用温阳通阳、回阳救逆、芳香开窍之品，其次是使用辟邪、解毒、豁痰之品。有临床研究结果显示，心脏骤停患者在基础治疗开始同时鼻饲予破格救心汤，可提高 ROSC，并延长 ROSC 持续时间。2017 年，国内临床研究发现，参附注射液联合传统复苏后治疗可改善院内心脏骤停患者 28 天和 90 天生存率，改善神经功能预后，缩短机械通气时间。② 穴位刺激治疗：针刺：针刺是中医在心脏骤停救治中的重要手段之一。百会、人中、涌泉等穴位为常用急救穴位，针刺上述急救穴位对心脏骤停有一定疗效。针灸并用可以选用气海、关元、素髎、百会、内关、足三里等穴，针用补法，重用灸法。气海、关元以灸法为主（艾条灸、艾炷灸均可），以证情好转为度。耳针选取心、皮质下、神门、肾上腺，轻刺激，留针 1～2 h，间歇行针。

4.心律失常

1）概述

（1）定义：心律失常是心脏活动的起源和（或）传导障碍导致心脏搏动的频率和（或）节律异常的疾病。

（2）诊断标准：主要依靠心电图，表现为心率、节律、波形的异常。患者可有心慌、心悸、头晕、目眩、胸闷、气短等症状，严重时可出现胸痛、呼吸困难、休克、抽搐、意识丧失、甚至死亡。心脏听诊可能发现心率、节律的改变。合并器质性心脏病时，体格检查可发现相关体征，如心脏扩大、器质性心脏杂音等。

（3）流行病学：术后心律失常发生率在不同手术中差异较大，从普外科、血管科、骨科手术的 4% 到择期结直肠手术的 20%；行胸部或心脏手术的患者术后心律失常的发生率较高，约 33% 的心脏手术患者术后出现新发房颤，且预后不良。

（4）中医对心律失常的认识：心律失常属于中医心悸的范畴。心悸是指由于心失所养或邪扰心神，导致心跳异常、自觉心慌悸动不安。本病多呈阵发性，也有呈持续性者。可伴有胸闷胸痛、气短喘息、头晕失眠等症。可根据临床表现及病因病机不同而命名为惊悸、怔忡。

2）病因及发病机制

（1）西医：术后心律失常好发于有器质性心脏病的患者，产生的原因主要包括冲动形成异常和（或）传导异常。诱因通常为如低血氧、心肌缺血、高血压、儿茶酚胺使用过量、电解质紊乱、感染等。围手术期发生心律失常的原因主要包括全身麻醉药、局部麻醉药、酸碱平衡紊乱及电解质异常、麻醉或手术操作、合并心脏疾病等。

（2）中医：中医认为心主血脉、主神志，心神不宁是本病的基本机制。本病多因外邪侵袭、情志失调、饮食劳倦及先天禀赋不足、大病久病失养等，导致机体出现虚实两大证候。实证多为气滞血瘀、痰湿阻滞、肝经郁火等，虚证多为气阴两虚、阳气虚衰、阴血不足等。实证心神扰乱而动，虚证心失所养而悸。其病变常虚实夹杂，但以虚为主。

3）中西医结合预防处理

一旦发现心律失常，应首先判断血流动力学是否发生紊乱，是否需紧急干预。

（1）西医：分两类型分别治疗。一是缓慢型心律失常：① 窦性心动过缓或交界性心律。一般不需特殊处理，如影响到循环，可予阿托品、麻黄碱或异丙肾上腺素纠正。重度难治型可植入起搏器。② 房室传导阻滞。一度及二度Ⅰ型若无明显症状无需植入起搏器。二度Ⅱ型常进展为完全性传导阻滞，三度建议植入起搏器。③ 室内传导阻滞。左束支传导阻滞常反映心脏器质性病变，是进行心脏再同步化治疗的指征之一，右束支传导阻滞不提示心脏器质性病变。二是快速型心律失常：① 窦性心动过速。低血容量、术后伤口疼痛是最常见的原因。② 阵发性室上性心动过速。往往会引起严重的血流动力学紊乱，应进行及时妥当治疗。③ 房扑或急性房颤。有治疗指征可考虑药物复律或同步直流电复律，必须先充分评估发生血栓性栓塞事件的风险。④ 室性期前收缩。大多数室性期前收缩无需特殊处理。⑤ 室性心动过速。若患者血流动力学稳定，可静脉注射胺碘酮治疗。⑥ 室颤。立即进行心肺复苏术尽早实施电除颤。

（2）中医：多采用益气补肾、活血化瘀、行气活血、清热泻火、宁心安神等为主的治疗方法。① 中药复方。稳心颗粒，适用于气阴两虚、心脉瘀阻证患者。可有效缓解症状，减少室性早搏的发生，并对房颤有治疗作用。参松养心胶囊，适用于心阴虚证、心血瘀阻证患者，可提高心律失常治疗有效率。养心定悸颗粒，适用于气虚血少所致的心律失常。心速宁胶囊，适用于痰热扰心所致的心律失常。上述四个药物中，稳心颗粒、参松养心胶囊、养心定悸颗粒主要针对虚证，而心速宁胶囊主要针对实证。② 针灸治疗。针刺治疗可提高房颤患者转复窦律的总有效率，并缩短复律时间和不良反应发生率，涉及穴位包括内关、郄门、间使、三阴交、血海、神门、足三里、上巨虚、丰隆、膻中、气海、中脘、心俞、厥阴俞、膈俞等，其中内关为手厥阴心包经的络穴，是八脉交会穴之一，通阴维脉，具有宁心、安神、活血通络之功，多项研究已证明针刺内关对于室上速有调整作用。另有研究显示，与单独使用抗心律失常药物相比，加用针刺在对室性早搏患者的治疗中显著获益，可明显改善其生活质量评分（quality of life score, QOLS），涉及穴位包括内关、神门、心俞、巨阙、厥阴俞及足三里。

5.急性心力衰竭

1）概述

（1）定义：急性心力衰竭是由多种病因引起的急性临床综合征，心衰症状和体征迅速发生或急性加重，伴有血浆利钠肽水平升高，常危及生命。急性心衰分为急性左心衰竭和急性右心衰竭，以前者最常见。

（2）诊断标准：应根据基础心血管疾病、诱因、临床表现以及辅助检查明确。急性心衰的临床表现是以肺淤血、体循环淤血及组织器官低灌注为特征的各种症状及体征。大多数患者既往有心血管疾病及心血管病危险因素。呼吸困难是急性左心衰的主要表现，发生急性肺水肿时表现为突发严重呼吸困难、端坐呼吸、烦躁不安，并有恐惧感，呼吸频率可达 30～50 次 / 分，咳嗽，咯粉红色泡沫痰，心率快，心尖部常可闻及奔马律，两肺满布湿啰音和哮鸣音。辅助检查：所有患者均需急查心电图、胸片、利钠肽水平、肌钙蛋白、尿素氮（或尿素）、肌酐、电解质、血糖、全血细胞计数、肝功能检查、促甲状腺激素、D-二聚体及超声心动图、床旁胸部超声、动脉血气分析等。利钠肽有助于急性心衰诊断和鉴别诊断。

（3）流行病学：根据一项纳入 29 项研究共 2051 名行非心脏手术患者的 Meta 分析结果显示，患者术后 30 天内心力衰竭发生率为 3%，180 天内为 22.7%。

（4）中医对心力衰竭的认识：心力衰竭是多种心脏病末期常见的病理状态，根据其临床表现及发病特点，可归属于中医学的心悸、怔忡、水肿、胸痹等范畴，是以心悸、气喘、肢体水肿为主症的一种病症。

2）病因及发病机制

（1）西医：新发心衰的常见病因为急性心肌坏死和（或）损伤（如急性冠状动脉综合征等），以及急性血流动力学障碍（如心包压塞等）。慢性心衰急性失代偿常有一个或多个诱因，如血压显著升高、急性冠状动脉综合征、心律失常、感染、急性肺栓塞、贫血、围手术期、肾功能恶化、甲状腺功能异常、药物等。

（2）中医：中医学认为本病多因各种疾病迁延日久所致，其病理特点为本虚标实。本虚主要为心、脾、肾阳气亏虚，标实主要为血脉瘀阻，水饮内停。其中心阳虚为本病的发病关键，血脉瘀阻是本病的重要病理环节，内生水湿是本病重要的病理产物和继发性致病因素。心阳亏虚，不能帅血，则血脉瘀阻；或脾肾阳虚，不能蒸腾气化水液，水邪内聚，可上凌心阳，泛滥肌肤；或水邪内停，阻滞心脉，心脉痹阻，瘀血内停。病变日久终致水痰互结，使病情错综复杂。

3）中西医结合预防处理

治疗原则为减轻心脏前后负荷、改善心脏收缩和舒张功能、积极治疗诱因和病因。

（1）西医：一般处理：调整体位、吸氧和镇静；评价外周灌注情况，并根据急性心衰临床分型确定治疗方案，同时治疗心衰病因。干暖型，只需调整口服药物即可。干冷型，适当扩容，后用正性肌力药物。湿暖型，分为血管型和心脏型，前者首选血管扩张药，其次为利尿剂；后者首选利尿剂，其次为血管扩张药。湿冷型，收缩压（systolic blood pressure，SBP）＞ 90 mmHg，则给予血管扩张药、利尿剂；SBP ＜ 90 mmHg，则首选正性肌力药物。

（2）中医：① 中药复方心脉隆注射液：适用于气阳两虚、瘀血内阻证患者，可改善心功能，提高室壁运动积分，降低脑钠肽（brain natriuretic peptide，BNP）水平，增加左室射血分数（left ventricular ejection fraction，LVEF）。芪苈强心胶囊，适用于阳气虚乏、络瘀水停证患者，可改善心功能，降低 BNP 水平，增加左室射血分数。参麦注射液，适用于气阴两虚证患者，可改善心功能，降低 BNP 水平。黄芪注射液，适用于心血瘀阻气虚证患者，可有效提高患者心功能，缓解临床症状。芪参益气滴丸，适用于心肌梗死后气虚血瘀伴心功能不全者。② 针灸治疗针刺内关：针刺内关可益心气、通心阳、养心血、安心神，具有多重心肌保护的效应，可改善急性缺血心肌的血流动力学，增强心脏泵血功能，提高左心室收缩压和左心室舒张末压，改善左室射血分数；抑制心肌细胞内 Ca^{2+} 浓度升高，从而减轻心肌缺血再灌注损伤；抑制 β1-肾上腺素能受体水平异常升高，使受体脱敏，改善心肌缺血损伤；调节过氧化物和心肌酶；调节心肌能量代谢，减轻心肌炎症；以及修复心肌病理形态结构等。针刺神门、膻中：研究显示，针刺心功能不全患者双侧内关、神门、膻中等穴位与常规药物治疗对照组相比，患者心功能明显改善。

（二）脑血管意外

1. 概述

（1）定义：脑血管意外（cerebrovascular accident，CVA）通常是指因脑血供异常（缺血性或出血性）而引起的脑功能迅速丧失，现代医学称为脑卒中，最常见为脑梗死（cerebral infarction，CI）和脑出血（cerebral hemorrhage，CH）。

（2）流行病学：围手术期 CVA 的发病率可能超出人们的预期，且往往后果严重。其总体发病率达 0.1%，而在心脏、颅脑及颈动脉等手术中的发病率可高达 2.2～5.2%。另外，围手术期的 CVA 的病死率是院外发作的 CVA 病死率的 2 倍。全身麻醉后 CVA 的病死率约为 26%（非手术患者 CVA 的病死率约为 12.6%），有卒中病史的患者围手术期 CVA 的病死率更可高达 87%。

（3）中医对脑梗死的认识：脑梗死在中医之中相当于"中风"病证。"击仆偏枯""风痱"和"风懿"均为中风之名。《金匮要略》认为："风之病，当半身不遂"。《时病论》中说："中风之病，如矢石之中人，骤然而至也"。可见中医所述中风与现代医学的"卒中"基本相同。中医认为，"头为诸阳之会"，手足三阳经及肝经、督脉、阳跷脉、阳维脉皆上行于头面，将全身经气上输头部并贯注于脑，以维持脑部正常生理功能活动。内伤积损、风、火、痰、瘀等影响头部经气运行时，即可发生中风，其基本病机为阴阳失调、气血逆乱，其病位在脑，与肝、肾密切相关。头针可调节经络气血运行，协调阴阳之和合，达到治疗脑中风的目的。

2. 病因及发病机制

1）西医

（1）脑梗死：脂质代谢紊乱和血液流变学异常是术后 CVA 的主要原因。脑梗死患者血清甘油三酯、低密度脂蛋白明显升高，而高密度脂蛋白明显降低。高密度脂蛋白是动脉粥样硬化的保护因子，能将周围组织内过量的胆固醇送往肝脏代谢为胆酸排出体外，有抗动脉粥样硬化形成的作用。而低密度脂蛋白则是动脉粥样硬化的危险因子，其氧化或变性，发展为泡沫细胞，逐渐积累形成动脉粥样硬化的脂质条纹。脑动脉管壁发生粥样硬化变性，使动脉内膜粗糙、管腔狭窄。血液有形成分，如红细胞、血小板及纤维素等，尤其是血小板黏附内膜病变部位，并释放出花生四烯酸、5-HT、ADP 等能使血小板聚集及血管收缩的物质，加速血小板再聚集而形成动脉血栓，逐渐扩大而致脑梗死。常见病因：① 动脉粥样硬化，患者多有高血压病史，且多发病于 60 岁以上老年人。其临床预后主要取决于该受累血管区是否有足够的侧支循环。② 心源性栓子，如附壁血栓、严重心律失常、充血性心衰、心脏瓣膜病及解剖结构的异常等。③ 血管炎，患者术前多有临床症状，如认知功能障碍、头痛或癫痫发作；血液黏稠度的改变和高凝状态；静脉性脑梗死；出血性颅内病变；抗血小板治疗和抗凝治疗可能会增加出血性卒中的风险。④ 其他如脑血管发生脂肪栓塞或气体栓塞。

（2）脑出血：临床上较脑梗死发病率低，发病率为 0.1% ~ 0.6%，常见因素：① 抗凝药物选择及用量不当、高血压（SBP > 160 mmHg）、国际标准化比值（international normalized ratio，INR）不稳定、合用增加出血倾向药物（非甾体类及抗血小板类）、嗜酒（≥ 8 个饮酒量/周）。② 贫血、肾功能受损、肝功能受损、血小板降低。③ 年龄、大出血史、既往卒中、透析患者、肝硬化、恶性肿瘤、遗传因素等。

2）中医

脑梗死以气虚血瘀、痰浊阻滞证多见，属本虚标实之证，正气不足，血行不畅，瘀阻脑络，元神损伤为基本病理变化。动脉粥样硬化是导致脑梗死最主要原因之一，所以中医认为动脉粥样硬化是痰瘀互结的病理产物，应从气虚、气滞、血瘀、痰浊的角度来认识，是胃肝之分解清浊功能失调，过多渗入血液的湿重浊物质凝滞，瘀结于动脉中而导致动脉粥样硬化。

（1）中药对动脉粥样硬化作用的西医机制：抑制外源性脂类的吸收；抑制胆固醇、甘油三酯合成；影响血脂的分布、转运等清除；促进胆固醇的排泄；抑制体内脂质过氧化反应；改善血液流变学。因此，降血脂调节脂蛋白代谢及抗氧化作用是治疗的基本原则。

（2）中医治疗 CVA 的西医机制：主要在改善血液流变学、抑制血栓形成、降低血脂、增强机体免疫力以及神经保护作用和针灸治疗的机制等方面来促进脑功能恢复和改善。

（3）取穴原则：急性期脑梗死偏瘫为迟缓性瘫，相当中医学的痿证。根据"治痿独取阳明"的原则，体针取穴以阳明经穴为主，结合三阴交，阳明为多气、多血之经，又主宗筋、肌肉、四肢的正常活动，必须受到阳明经气的充养，始能进行。三阴交补肝肾、益脑髓、调气血、安神志。针刺上述诸穴可鼓舞气血、平衡阴阳、疏通经络，使机体功能逐渐恢复。

（4）经典穴位：① 风府属督脉，督脉连接所有阳经，被称为整个经络系统的统帅，主干一直延伸到颈背，然后通过大脑进入头顶。因此，督脉与脑、脊髓关系密切。② 风池，是足少阳胆经的重要穴，是足少阳经与阳维脉的交会点，是治疗风证的重要穴。③ 百会，位于头顶正中线与两耳尖连线的交叉处，穴居巅顶，联系脑部；可见，百会与脑密切联系，是调节大脑功能的要穴。百脉之会，贯达全身；头为诸阳之会，百脉之宗，而百会穴则为各经之脉气会聚之处；其性属阳，又于阳中寓阴，故能通达阴阳脉络，连贯周身经穴，对调节机体的阴阳平衡起着重要的作用。

3）诊断

（1）西医：① 早期临床症状：单侧颜面麻木或无力、单侧手臂麻木或无力、突发发音模糊、突发不明原因胡言乱语、突发共济失调等。② 超急性和急性期脑梗死的 CT 检查可能出现三种提示脑梗死的征象：脑动脉高密度征、局部脑肿胀征、脑实质密度降低征。

（2）中医：① 病名诊断标准。主症：半身不遂，神识昏蒙，言语謇涩或不语，偏身感觉异常，口舌歪斜。次症：头痛，眩晕，瞳神变化，饮水发呛，目偏不瞬，共济失调。起病方式：急性起病，发病前多有诱因，常有先兆症状。发病年龄：多在 40 岁以上。② 证类诊断标准。风痰火亢证：半身不遂，口舌歪斜，言语謇涩或不语，感觉减退或消失，头晕目眩，发病突然，心烦易怒，肢体强急，痰多而黏，舌红，苔黄腻，脉弦滑。风火上扰证：半身不遂，口舌歪斜，言语謇涩或不语，感觉减退或消失，病势突变，神识迷昏，颈项强急，呼吸气粗，便干便秘，尿短赤，舌质红绛，舌苔黄腻而干，脉弦数。痰热腑实证：半身不遂，口舌歪斜，言语謇涩或不语，感觉减退或消失，头痛目眩，咯痰或痰多，腹胀便干便秘，舌质暗红，苔黄腻，脉弦滑，或偏瘫侧弦滑而大。风痰瘀阻证：半身不遂，口舌歪斜，言语謇涩或不语，感觉减退或消失，头晕目眩，痰多而粘，舌质暗淡，舌苔薄白或白腻，脉弦滑。痰湿蒙神证：半身不遂，口舌歪斜，言语謇涩或不语，感觉减退或消失，神昏，痰鸣，二便自遗，周身湿冷，舌质紫暗，苔白腻，脉沉缓滑。气虚血瘀证：半身不遂，口舌歪斜，言语謇涩或不语，感觉减退或消失，面色㿠白，气短乏力，自汗出，舌质暗淡，舌苔白腻或有齿痕，脉沉细。阴虚风动证：半身不遂，口舌歪斜，言语謇涩或不语，感觉减退或消失，眩晕耳鸣，手足心热，咽干口燥，舌质红瘦，少苔或无苔，脉弦细数。

4）危险因素

（1）术前：根据美国外科医师学会国家手术质量改进计划数据库的资料统计，围手术期脑卒中的风险预测因素的术前因素有 9 种，分别是：① 年龄大于 62 岁。② 手术前 6 个月内发生过心肌梗死。③ 高血压病。④ 脑卒中病史。⑤ 短暂脑缺血发作病史。⑥ 慢性阻塞性肺疾病。⑦ 血液透析治疗。⑧ 急性肾衰竭。⑨ 吸烟。⑩ 术前抗凝药物突然中断。

（2）术中：手术类型、手术时间、心房颤动、高血压、低血压、动脉粥样硬化、高血糖和应用 β 受体阻滞剂。

（3）术后：心力衰竭、左心功能降低（LVEF ＜ 40%）、心肌梗死、心房颤动、脱水、失血、高血糖。中度肥胖为保护因素。

5）治疗

（1）西医治疗。急性脑梗死发病后，由缺血、缺氧引起一系列的病理、生理改变；半暗区的细胞凋亡而继发神经元进一步死亡；血小板活化因子的激活导致红细胞再聚集和凝集；磷脂膜降解可产生大量的血栓素 A_2，强烈地收缩血管；自由基的大量释放引发再灌注脑损伤。因此，增加脑血流量，降低血黏度，促进侧支循环的形成是治疗本病的关键。目前常见 6 种治疗方法：阿司匹林；阿司匹林＋阿托伐他汀；阿司匹林＋奥扎格雷钠；阿司匹林＋低分子肝素；阿司匹林＋氯吡格雷；阿司匹林＋西洛他唑。

（2）中医治疗。用益气补肾、活血化瘀、除湿化痰的方法来抑制动脉粥样硬化的形成与发展；脑梗死治疗应遵循温中健胃、化脂破坚、活血化痰的原则。病因是脾虚痰瘀互阻，治则应从健脾，活血化痰着手，故扶正祛邪、健脾益气、活血化痰的治疗方法是基本原则。① 中药复方：中药治疗缺血性脑梗死以复方多见，其基本治疗思路都是扶正祛邪、健脾益气、活血化痰等。如以地黄、枸杞、肉苁蓉、巴戟天等制成的补肾通脑片；以黄芪、桃仁、红花、当归等组成的归龙通脉饮；用黄芪、川芎、生地、当归等组成的益气活血通络方；以橘红、半夏、桃仁、大黄等组成的脑通口服液；以水蛭为主的复方制剂等。也有许多单味的中药制剂用于脑梗死有较好疗效，如益母草、灯盏花等中药可降低血液黏稠度。改善脑循环，增加脑血流量，抑制内源性凝血系统的酶活性。从而对缺血性脑梗死起预防和治疗作用。② 针灸治疗：督脉总督一身之阳气，阳气主动，针刺督脉穴位能醒神开窍，能不断地把脊柱区所受的刺激传向大脑，促进脑细胞的功能重组，以促进实现对低位中枢的调控，从而支配肢体运动，附着上肢肌力的恢复，使脑脉通而肢体得用。大椎为手三阳经与督脉之交会穴，刺之可疏通手三阳经之经气，使经络通，肢体得用。电针能有效预防脑缺血再灌注损伤，在中枢和外周神经系统损伤后促进神经再生，增加脑血流，调节氧化应激，降低谷氨酸兴奋性毒性，维持血脑屏障完整性，诱导大脑缺血耐受。针灸对于脑缺血的调节是多水平的，具有复杂的机制，单一因素可能不足以解释其益处。其中涉及了一系列信号通路和多种因子，包括炎性因子、凋亡相关因子、自噬相关因子、生长因子、转录因子等。对脊髓损伤的研究也发现，针灸可通过抑制凋亡、抑制炎性反应、上调神经营养因子、抗氧化等作用实现神经保护。

（三）肺部感染

1. 概述

（1）定义：术后肺部感染是住院手术患者常见的术后并发症，包括医院获得性肺炎和呼吸机相关性肺炎，医院获得性肺炎是指患者住院期间没有接受有创机械通气、未处于病原感染的潜伏期而于入院 48 h 后新发生的肺炎。呼吸机相关性肺炎是指气管插管或气管切开患者接受机械通气 48 h 后发生的肺炎，机械通气撤机、拔管后 48 h 内出现的肺炎也属于此范畴。

（2）流行病学：术后肺部感染是我国最常见的医院获得性感染类型，诊断和治疗较为困难，病死率高，患者诊疗费用也较高。我国住院患者中医院获得性感染的发生率为 3.22% ~ 5.22%，其中医院获得性下呼吸道感染为 1.76% ~ 1.94%，居医院获得性感染构成比之首。医院获得性肺炎在呼吸科病房与呼吸重症监护病房中的平均发生率为 1.4%，平均全因死亡率为 22.3%（呼吸机相关性肺炎为 34.5%）；与非医院获得性肺炎住院患者相比，发生医院获得性肺炎的患者平均住院时间延长 10 d（23.8 ± 20.5 d），人均住院诊疗费用增加 9 万余元，抗菌药物费用人均达 2.7 万余元。

2. 诊断标准

1）西医诊断

根据《中国成人医院获得性肺炎与呼吸机相关性肺炎诊断和治疗指南（2018 年版）》医院获得性肺炎及呼吸机相关性肺炎的诊断标准主要包括临床诊断、病原学诊断及鉴别诊断。

（1）临床诊断：临床诊断尚无"金标准"。胸部 X 线或 CT 显示新出现或进展性的浸润影、实变影或磨玻璃影，加上下列 3 种临床症候中的 2 种或以上，可建立临床诊断：① 发热，体温 > 38℃。② 脓性气道分泌物。③ 外周血白细胞计数 > 10×10^9/L 或 < 4×10^9/L。

（2）病原学诊断：在临床诊断的基础上，若同时满足以下任何一项，可作为确定致病菌的依据。① 合格的下呼吸道分泌物（中性粒细胞数＞25 个 / 低倍镜视野，上皮细胞数＜10 个 / 低倍镜视野，或二者比值＞2.5∶1），经支气管镜防污染样本毛刷（protected specimen brush，PSB）、支气管肺泡灌洗液（bronchoalveolar lavage fluid，BALF）、肺组织或无菌体液培养出病原菌，且与临床表现相符。② 肺组织标本病理学、细胞病理学或直接镜检见到真菌并有组织损害的相关证据。③ 非典型病原体或病毒的血清 IgM 抗体由阴转阳或急性期和恢复期双份血清特异性 IgG 抗体滴度呈 4 倍或 4 倍以上变化。呼吸道病毒流行期间且有流行病学接触史，呼吸道分泌物相应病毒抗原、核酸检测或病毒培养阳性。

（3）鉴别诊断：与其他发热伴肺部阴影的感染性或非感染性疾病相鉴别。

其他感染性疾病累及肺部：① 系统性感染累及肺，如导管相关性血流感染、感染性心内膜炎，可继发多个肺脓肿。② 局灶性感染累及肺，如膈下脓肿、肝脓肿。鉴别要点是注重病史询问和体检，寻找肺外感染病灶及针对性进行病原学检查。

易与医院获得性肺炎相混淆的常见非感染性疾病：① 急性肺血栓栓塞症伴肺梗死。② 肺不张。③ 急性呼吸窘迫综合征（acute respiratory distress syndrome，ARDS）。④ 肺水肿。⑤ 其他疾病：肿瘤、支气管扩张、药源性肺病、结缔组织病及神经源性发热等。鉴别要点是评估基础疾病的控制情况，同时排除感染性发热的可能。

2）中医诊断

中医理论中，肺主气，司呼吸，主宣发肃降，主通调水道。根据《中医内科病证诊断疗效标准》，急性肺部炎性病变相当于中医的风温肺热病，是由风热病邪犯肺，热壅肺气，肺失清肃所致，以发热、咳嗽、胸痛等为主要临床表现。

（1）诊断依据：① 以身热、咳嗽、烦渴，或伴气急、胸痛为主症。② 病重者可见壮热，颜面潮红，烦躁不安，神昏谵语，或四肢厥冷等症。③ 冬春两季较多，具有起病急、传变快、病程短的特点。④ 血白细胞总数及中性粒细胞升高者，属细菌性感染；正常或偏低者以病毒性感染为主。⑤ 肺部有实变体征，或可闻及干湿性啰音。⑥ 痰直接涂片或培养可以找到病原体。⑦ 胸部 X 线透视或摄片，可见一侧或两侧肺叶或肺段炎性阴影。

（2）证候分类：① 风热犯肺证，身热无汗或少汗，微恶风寒，咳嗽痰少，头痛，口微渴。舌边尖红，苔薄白，脉浮数。② 痰热壅肺证，身热烦渴，汗出，咳嗽气粗，或痰黄带血，胸闷胸痛，口渴。舌红苔黄，脉洪数或滑数。③ 肺胃热盛证，身热，午后为甚，心烦懊恼，口渴多饮，咳嗽痰黄，腹满便秘。舌红，苔黄或灰黑而燥，脉滑数。④ 热闭心包证，壮热，烦躁不安，口渴不欲饮，甚则神昏谵语、痉厥或四肢厥冷，舌绛少津，苔黄，脉弦数或沉数。⑤ 气阴两虚证，身热渐退，干咳痰少而黏，自汗神倦，纳少口干，舌红少苔，脉细或细数。⑥ 邪陷正脱证，呼吸短促，鼻翼翕动，面色苍白，大汗淋漓，甚则汗出如油，四肢厥冷，紫绀，烦躁不安，身热骤降，或起病无身热，面色淡白，神志逐渐模糊，舌质淡紫，脉细数无力，或脉微欲绝。

3. 危险因素

1）西医角度

（1）年龄、体质量指数（body mass index，BMI）及吸烟史是重要危险因素。几乎所有研究都支持年龄越大发生术后肺部感染概率越大的结论。老年髋部骨折患者，50岁以上住院期间术后新发肺部感染的发生率为5.1%，60岁以上术后肺部感染发生率达8.93%。BMI与肺癌行肺切除术患者术后肺部并发症相关，体重过轻（BMI < 18.5 kg/m²）或严重超重（Ⅲ级肥胖，BMI ≥ 40 kg/m²）群体肺部并发症风险更高，而超重（BMI 25～29.9 kg/m²）或中度肥胖（BMI 30～39.9 kg/m²）似乎有保护作用。国内研究结果也支持肺癌患者术后肺部并发症（肺部感染、ARDS、肺漏气、肺不张）在低体重指数（BMI < 18.5kg/m²）及超重肥胖（BMI ≥ 24 kg/m²）群体中明显增高，同时吸烟是肺癌术后肺部并发症的独立危险因素，未戒烟患者术后肺部并发症的发生率可达22%。

（2）合并基础疾病更易发生术后肺部感染。合并有COPD、脑梗死、糖尿病、低蛋白血症、贫血等疾病的患者更易发生术后肺部感染。低蛋白血症（血白蛋白 < 35 g/L）、合并心力衰竭是70岁以上老年患者在硬膜外麻醉下行髋部骨折手术围手术期发生肺部感染的独立危险因素。

（3）手术类型影响术后肺部感染发生率。肺部感染位居外科术后感染的首位。胃癌根治术后肺部感染率为4.18%，腹部手术后肺部感染率为5.10%，食管癌术后肺部感染率高达30%以上，老年髋部骨折患者术后新发肺部感染的发生率为5.1%～8.93%，50岁以上结直肠癌患者术后肺部感染发生率约9.38%，冠状动脉旁路移植术的患者术后下呼吸道感染率可达24.54%，50岁以上经胸非心脏手术患者约有25.4%发生术后肺部感染，神经外科开颅手术患者术后发生肺部感染总体发生率为7.44%，而中重型颅脑外伤患者术后并发肺部感染发生率可达23.08%。

2）中医角度

从中医角度，术后患者气血处于亏虚状态，免疫功能低下，极易导致病菌侵入，继而引发感染。医院获得性肺炎的临床表现可用中医学的咳嗽、风温、风温肺热病等范畴概括，中医病机可总结为气虚、血瘀痰阻，其中气虚是疾病发生的最关键因素，痰浊、血瘀贯穿疾病始终。对于重型颅脑损伤患者术后并发肺部感染，根据中医学"肺与大肠相表里，其经脉相互络属"的理论，认为肺气郁闭影响大肠传导功能，可归属于中医学喘证范畴，且患者多属痰热壅肺证，可见咳嗽、气促、咯黄黏痰，伴或不伴发热、尿赤、大便干结、舌红苔黄腻、脉滑数等。

4.防治

1）西医角度

医院获得性肺炎与呼吸机相关性肺炎的治疗包括抗感染治疗、呼吸支持技术、器官功能支持治疗、非抗菌药物治疗（糖皮质激素）等综合治疗措施，其中抗感染是最主要的治疗方式，包括经验性抗感染治疗、目标治疗及吸入性抗菌药物治疗。其他具体措施包括气道分泌物引流、合理氧疗、机械通气、液体管理、血糖控制、营养支持等。预防总体策略是尽可能减少和控制各种危险因素，具体包括采用半卧位预防误吸、采用氯己定进行口腔护理减少上呼吸道和（或）消化道病原菌定植、积极治疗基础疾病、加强患者管理及减少使用有创通气等。另外，术后有效镇痛可提高患者主观咳嗽排痰意愿，从而降低肺部感染发生率。

2）中医角度

中医防治主要以提高机体免疫功能、增强抵抗力、调养滋补为根本。临床上应以益气活血化痰作为主要的治疗原则，在西医基础治疗上同时联合中医诊治，能够显著提升疗效，改善其生活质量。在常规治疗基础上联合应用小承气汤加减泻下通腑，脏腑同治，恢复正常气机升降。治疗感染性疾病，中医药疗效卓著，通过中医辨证论治，提高机体免疫力。中医学认为感染性疾病的发生、发展、转归是正邪交争的过程，重视从整体上把握患者体质偏盛，通过辨证论治，扶正祛邪，提高机体免疫力，如提高白细胞的作用、增强嗜中性粒细胞或巨噬细胞的吞噬作用、提高血清或分泌液中溶菌酶的水平，增强补体水平、促进抗体的生成。有些中药在体内还有明显的抗毒作用使毒素直接灭活或加速毒素的排出等，因此能有效应对抗耐药鲍曼不动杆菌及各种病原体感染。

（1）中医护理：对高血压脑出血术后并发肺部感染的患者进行天突穴按摩、足太阳膀胱经叩背及中药饮食联合的中医护理干预，可提高护理治疗总有效率（中医护理组96.9%，常规护理组80.6%）。联合生活起居护理（遵循天人相应、顺应自然、平衡阴阳、起居有常的原则，根据四时阴阳的变化规律）、情志护理、中药护理、辨证施膳、艾灸治疗（中脘、神阙、足三里）、穴位按摩（天突、中府、肺俞、太渊等）及中医呼吸操进行肺功能锻炼等中医护理措施，可显著降低开胸食管癌术后患者肺部感染的发生率。

（2）中药雾化吸入：对行冠状动脉旁路移植术的患者，术后以丹参注射液联合鱼腥草注射液进行雾化吸入治疗，相比于西药雾化组（沐舒坦注射液），中药雾化组排痰效果更优，且PaO_2明显更高。心脏瓣膜术后肺部感染治疗上予以清热化痰、顺气平喘，选用小陷胸汤加味雾化吸入，联合头孢米诺抗感染治疗可得到较好的疗效。

（3）中药组方：联合中药方剂（党参、金银花、桑白皮、黄芩、防风、铁包金、白术等）可明显减轻体内菌群失调，并起到调养滋补作用，降低炎性因子水平，改善动脉血气情况和肺功能。中药协定处方（瓜蒌薤白半夏汤、六君子汤、桃红四物汤、三拗汤加减）有健脾化痰活血功效。

（4）针刺调节：应用健脾益气中药结合足三里、关元、气海、中脘等健脾益气穴位的针刺治疗，能提高重型颅脑损伤患者长期卧床后的免疫功能，并有效减少康复住院期间肺部感染的发生，加快肺部感染的控制。

（四）肝、肾功能衰竭

1.肝功能衰竭

（1）概述：肝功能衰竭简称肝衰竭，是指由多种因素引起的严重肝脏损害，导致肝脏本身合成、解毒、排泄和生物转化等功能发生严重障碍或失代偿，临床上出现以凝血机制障碍、黄疸、肝性脑病、腹水等表现的一组综合征，同时也是一种常见的术后并发症。

术前对肝功能有损害者应给予高糖、高热能、低脂肪以及多种维生素营养，以增加肝糖原合成，改善肝功能。有凝血功能障碍者应在术前2周开始补充维生素K，必要时可在术前输新鲜冰冻血浆补充凝血因子。麻醉药选择及用量均以对肝功能损害最小为原则；麻醉诱导以静脉麻醉为主，麻醉维持以吸入麻醉为主，静脉麻醉为辅；在手术麻醉过程中，控制失血和保护肝功能是提高安全性的关键。同时应重视以下几点：① 镇痛完善，肌肉松弛满意。② 麻醉期间应注意充分给氧和防治低血压。③ 对术中的失血和输血应有充分的估计和准备，维持低中心静脉压。

（2）西医治疗：目前肝功能衰竭的内科治疗尚缺乏特效药物和手段，原则上强调早期诊断、早期治疗，采取相应的病因治疗和综合治疗措施。肝功能衰竭诊断明确后，应动态评估病情、加强监护和治疗。内科综合治疗包括一般支持治疗（卧床休息、肠道内营养、补充白蛋白或新鲜血浆、纠正水电解质及酸碱平衡紊乱）、对症治疗（护肝药物治疗、微生态调节治疗、应用免疫调节剂）、病因治疗、并发症治疗等。有适应证者可酌情进行人工肝治疗，并视病情进展情况进行肝移植前准备。

（3）中医治疗：肝功能衰竭病情凶险，传变极快。解毒、凉血、利湿是治疗肝衰竭的重要法则。截断逆挽法是抢救肝衰竭成功的关键手段。清热解毒是截断的关键，通腑是截断的转机，凉血化瘀是截断的要点。逆流挽舟法则强调先安未受邪之地，根据病情及早采用滋肝、健脾、温阳、补肾等法，有助于截断病势。顾护脾胃是提高疗效的基本方法。脾胃是后天之本，气血生化之源，大量临床经验表明，脾胃运化功能是否正常与患者预后密切相关。

辨证论治：① 毒热瘀结证：湿热交蒸，毒瘀搏结，脾失健运，腑气不通。治法：解毒凉血，健脾化湿。② 湿热蕴结证：湿热疫毒，阻滞中焦，熏蒸肝胆，脉络瘀阻。治法：清热利湿，健脾化瘀。③ 脾肾阳虚证：湿毒久羁，耗伤正气，气虚及阳。治法：健脾温阳，化湿解毒。④ 肝肾阴虚证：湿热之邪，内蕴脾胃，熏蒸肝胆，久则肝血不足，肝肾亏虚。治法：滋补肝肾，健脾化湿。

（4）预防与调摄：有慢性肝病基础的患者，应严格戒酒，避免过度劳累，保持情志舒畅，乙型肝炎病毒感染者应定期复诊，有抗病毒治疗适应证时应及时进行抗病毒治疗。服用抗病毒药物期间应加强用药依从性，不得自行停药。慢性肝病患者应定期复查，以便及时发现病情变化。

2. 肾功能衰竭

1）概述

急性肾功能衰竭是由多种病因引起肾脏排泄功能在短时间内（数小时至数周）急剧下降而出现的一组临床综合征，表现为血尿素氮及血清肌酐水平升高，水、电解质和酸碱失衡及全身各系统症状，可伴有少尿（＜400 ml/24 h 或 17 ml/h）或无尿（＜100 ml/24 h）。

心脏、大血管手术，脏器移植，消化道出血，绞窄性肠梗阻或连续进行多次手术可引起肾素-血管紧张素-肾上腺皮质类固醇系统功能亢进，致使肾血流量减少；绞窄性肠梗阻及腹膜炎可诱发败血症及内毒素性休克；人工心肺机引起的溶血、肾动脉阻断时间过长等原因，均可导致术后肾衰竭。严重创伤后的大量出血也是发生急性肾衰竭的诱因。凡遇以上可诱发肾衰竭的情况时，应尽快调节水、电解质、酸碱平衡，输血、补液维持循环血容量，稳定动脉压。手术中尽量减少肾缺血、缺氧及低灌流时间，患者如需特殊体位，如侧卧位、侧卧肾垫升起位、膀胱截石位等，要注意对呼吸循环的影响，以及对外周神经及重要器官的保护。术前检查要特别注意肾功能，如肌酐、尿素氮的升高程度和速度，是否伴发肾性贫血和高血压、糖尿病；明确疾病的病理性质，如果是肿瘤，要了解是否已有肺、脑的转移，肾肿瘤还可能引起抗利尿激素的异常分泌；纠正其原发病，必要时应用利尿剂，以预防急性肾衰竭的发生。

2）西医治疗

（1）早期诊断：除症状、体征外，可通过尿液检查、实验室检查等早期发现急性肾损伤。尿路阻塞可通过膀胱残余尿作出诊断，尿路平片可发现 90% 的尿路结石，B 超、CT 等影像学手段可了解盆腔占位性病变对输尿管压迫情况。

（2）及早治疗原发病：肾小球肾炎、间质性肾炎、尿路感染、脓毒血症等是导致急性肾衰竭的原发疾病。

（3）停用可能造成肾损伤的药物：新霉素、多黏菌素、万古霉素、四环素、磺胺、氨基糖苷类等肾毒性较大的抗生素。环孢菌素 A、他克莫司等免疫抑制剂。顺铂、丝裂霉素等化疗药物。阿司匹林、布洛芬、保泰松等非甾体抗炎药。特别是多种肾毒性较大的药物合用时更应警惕急性肾衰竭的发生。

（4）改善肾灌注：肾脏有效灌注减少是发生急性肾损伤的重要原因，对于失血性休克、大面积烧伤、心衰、败血症、过敏反应等各种病因造成的肾有效灌注不足应及时找出病因，进行对症处理如补充血容量、应用血管活性药物升高血压、改善肾脏循环。

（5）血液透析治疗：回顾性研究比较了血液透析治疗与非透析治疗，结果显示透析治疗可改善患者预后。在血液透析期间，避免低血压是防止肾脏损害恶化的重要手段。近年来，肾脏替代治疗的时机倾向于尽早干预，即在急性肾衰竭早期实施肾脏替代治疗。尤其是急性肾衰竭患者出现液体过负荷或高钾血症时，或患者出现明显的尿毒症症状和并发症时，早期积极的肾脏替代治疗显然是必要的。美国肾脏病学会的调查显示，急性肾衰竭患者可依次采用间歇性血液透析、连续肾脏替代治疗和腹膜透析实施肾脏替代治疗。碳酸盐透析的出现，使血流动力学不稳定的重症加强护理病房（intensive care unit, ICU）急性肾衰竭患者也可较安全地接受血液透析治疗。连续肾脏替代治疗是急性肾功能衰竭、代谢不稳定与液体过负荷患者治疗的重大进展。其常用的方式是体外循环转流泵从一条静脉通道抽血，经血液滤器后自另一条静脉通道回输到体内。其最大优点是可以去除大量的超滤液体。运用血液透析、透析滤过及持续不卧床腹膜透析治疗已经显著延缓了疾病的进展，但其临床死亡率仍然较高。因为这些方法主要替代了肾脏对小分子溶质的清除和滤过功能，并不具有肾小管重吸收、平衡代谢和内分泌等重要功能。20 世纪 80 年代末开始研制的生物人工肾小管辅助装置应用于临床后，已经显示出细胞治疗技术和组织工程学技术的完美结合在肾衰治疗中具有有效前景。

3）中医治疗

（1）食疗：有研究列出一些具有肾保护作用的中草药，如丹参、当归、大黄、黄芪、冬虫夏草等，并且对使用这些药物的人群进行调查，发现使用这些药物，尤其是当归，可降低慢性肾脏病患者的死亡风险。

（2）中药灌肠法：此疗法的中医理论源于"清阳出上窍，浊阴出下窍"，是仿腹透原理，故现代医学将其称为"肠道透析"。现代药理研究证实直肠黏膜的吸收能力较强，门静脉可以将药物吸收入血，从而发挥作用。此外，药液在肠道内的对流、弥散及超滤等作用，可以清除体内有毒物质，而使肠道吸收有益物质，中医将其作用称为通腑泄浊。

（3）药浴和熏蒸：皮肤的毛细血管非常丰富，有上百万个汗腺，类似于透析膜，故中药药浴和熏蒸又称为"皮肤透析"，是治疗慢性肾功能衰竭的辅助疗法之一，具有疗效好、安全性

中西医结合精确麻醉

高、无不良反应等特点，对肾功能衰竭导致的皮肤瘙痒、水肿等症有较好疗效。皮肤瘙痒、水肿是因肾脏排毒能力下降，毒素不能排出体外，毒素蕴于肌表所致。中药药浴和熏蒸均通过汗法将毒邪攻出体外。

（4）中药贴敷：中药贴敷是将药物贴于穴位，通过皮肤的渗透作用，使药物通过穴位刺激经络，达到治疗疾病的目的。目前临床常用的治疗穴位有神阙、三阴交、肾俞、足三里等，其疗效见佳。

（5）针灸：肾功能衰竭患者多以脾肾虚损为本，且临床多兼水湿、瘀血、浊毒之邪，针灸疗法可以通过针刺相应的穴位来达到疏通经脉，促进气血运行，调理脏腑、通利三焦水道及温补肾气的治疗目的。临床上通常取肾俞、足三里、三阴交、阴陵泉、阳陵泉等穴位针刺以补益脾肾、化瘀通络、利湿泄浊。同时可选关元、神阙、气海、足三里等穴位艾灸以温经扶阳，扶正以祛邪，从而改善患者肾功能，缓解临床症状，提高患者生活质量。现代研究也已证实，针刺可使血管紧张素水平下降、出球小动脉扩张，从而改善肾小球内膜高压力和高灌注状态而减少尿蛋白的漏出，还能够抑制肾小球系膜细胞增生和系膜基质扩张，从根本上延缓肾脏结构的改变，实现对靶器官的保护作用，这也是针刺疗法能够改善肾功能预后的主要作用机制。

（五）认知功能障碍

POCD 是一种持续的认知功能紊乱状态，指麻醉手术后患者出现思维力、定向力、记忆力和专注力的障碍，社会活动能力降低的一种持续性并发症。POCD 常发生于术后数周或数月，少数患者可持续更长的时间。在大、中型非心脏手术中，65 岁以上患者 POCD 的发生率高达40%，而在心脏手术中，该比例可高达 60%。POCD 可严重影响患者术后生活质量、增加医疗相关费用、延长平均住院日。长时间存在 POCD 的患者会增加社会负担，甚至可能增加术后 1 年病死率等。目前，POCD 已受到医疗界的广泛重视，但 POCD 的发生机制、诊断尚没有统一的标准，因此其预防和治疗手段尚处于探索阶段。

1. 术中防治

1）麻醉方式及药物的选择

（1）椎管内麻醉降低 POCD 发生：椎管内麻醉作用于脊髓，对患者机体生理功能及中枢神经系统影响小，同时可以抑制机体应激反应。同全麻相比，椎管内麻醉可有效降低高龄患者 POCD 的发生率。有研究发现，全身麻醉联合硬膜外麻醉可减少麻醉过程对心血管系统的刺激，缓解机体应激反应，降低海马区神经元的损伤，从而降低 POCD 的发生。并且全麻联合硬膜外麻醉基本适用于绝大多数老年患者，这对降低 POCD 的发生率是一种有效的方式。

（2）减少吸入麻醉药：吸入麻醉药因其吸入和消除都在肺部，可通过调节浓度来控制麻醉深度而广泛应用于临床麻醉。目前吸入麻醉药对术后认知功能的影响尚存在争议，但大多数临床实践发现，手术过程中减少吸入麻醉药的应用是预防 POCD 发生的有效方法。

2）麻醉监测与预防

（1）麻醉深度监测：术中通过 BIS 监测可有效减少麻醉药物用量，达到适宜的镇静、镇痛和肌松作用，从而降低术后认知功能损伤的发生。然而在目前的临床研究中麻醉深度对 POCD 的影响尚不明确，因此 BIS 监测对 POCD 的影响及合适界值仍需进一步探讨。

（2）适宜的 $PaCO_2$：脑血管对 $PaCO_2$ 反应敏感性高，适度的 $PaCO_2$ 可扩张脑血管，提高脑血流量而降低 POCD 的发生。通过调控老年腹腔镜手术患者术中 $PaCO_2$ 发现，将 $PaCO_2$ 控制在 40～45 mmHg 可减少患者术后认知功能障碍发生率，改善认知。

（3）多重麻醉监测：多重麻醉监测可更好地控制麻醉深度并及时了解脑氧供平衡及血流状况，除了基本麻醉监测外，还包含麻醉深度指数、局部脑氧饱和度和肌松检测等，临床应用发现多重麻醉监测可降低老年患者腹部手术后早期 POCD 的发生率。在多重麻醉检测下，术中丙泊酚、吸入麻醉药和肌松药等用量明显减少，达到最适宜麻醉深度的同时降低了 POCD 的发生。

（4）新兴技术的应用：近年来超声技术在麻醉中的应用逐渐发展，研究发现超声引导下胸椎旁神经阻滞在开胸手术中应用可明显降低围手术期麻醉用药量，具有镇痛、抑制炎症及应激反应的特点，降低了 POCD 发生的风险。围手术期脑供氧不足也被认为是 POCD 发生的原因之一，通过高压氧综合治疗 POCD 成为可能，临床技术的进步也为预防 POCD 提供了新方法。

3）术中药物应用

（1）利多卡因：近年来研究发现利多卡因易通过血脑屏障，具有维持脑细胞离子稳定及改善脑血流的功能，从而发挥脑保护作用。有研究表明静脉输注利多卡因可减少大鼠海马区神经细胞死亡数量，减少脑梗死面积，改善认知功能。尽管一些临床研究也证明术中静注一定剂量的利多卡因可明显减少 POCD 的发生，但其最佳剂量临界值尚处于探索阶段。

（2）右美托咪定：右美托咪定是一种新型的高选择性、特异性的 α_2 肾上腺素受体激动剂，具有良好的镇静镇痛及抗交感作用，可作为辅助药物用于全身麻醉，减少围手术期麻醉药物用量。大量研究表明右美托咪定可维持术后患者良好的唤醒能力进而减少 POCD 发生，其作用机制可能同抑制炎症、应激反应，保护脑细胞相关。

（3）磷酸肌酸钠：磷酸肌酸钠是一种外源性的供能药物，在体内吸收后一定程度上可以弥补创伤应激造成的 ATP 缺乏而达到保护重要脏器的效能。临床研究发现，老年患者全麻期间使用磷酸肌酸钠可有效提高患者术后苏醒质量，减少躁动及苏醒延迟的发生率。此外，磷酸肌酸钠可维护脑细胞结构，提高脑细胞抗缺氧能力，加速损伤修复，利于认知功能的恢复，从而降低 POCD 的发生率。

（4）乌司他丁：乌司他丁是具有抑制蛋白酶、糖脂水解的蛋白酶抑制剂，可清除氧自由基，抑制促炎细胞因子释放，降低机体应激反应从而发挥改善大脑认知功能的作用。在对心肺流转术的患者使用乌司他丁后发现，乌司他丁可有效降低血浆 S100β 蛋白及炎性因子水平，具有改善患者认知功能的作用。

4）西医治疗

（1）对因治疗：他汀类药物可促进胆固醇稳态恢复，从而降低心脑血管疾病诱发认知功能障碍的发生、发展，阻止患者的认知功能进一步降低。营养不良的患者可针对其缺乏的物质予以营养补充剂，例如补充维生素及叶酸。根据患者病情及体质的差异予以个体化的治疗方案，进行疗效监测。

（2）对症治疗：应用胆碱酯酶抑制剂，通过减少胆碱酯酶的失活，改善患者的认知功能。另有研究表明，盐酸多奈哌齐、奥拉西坦等对轻度认知功能障碍具有一定的治疗作用，但临床目前尚无首选药物，相关治疗方案皆参考阿尔茨海默病的治疗，以改善患者障碍、延缓病情进展为主要原则。

（3）物理疗法：重复经颅磁刺激（repetitive transcranial magnetic stimulation，rTMS）是一项对大脑无创伤性的刺激技术，主要功能是增加大脑皮层兴奋性，改善认知障碍。国外研究发现应用rTMS技术对额叶皮质下白质损害的修复效果甚佳，可促进白质生长，进而提高患者的再学习及记忆能力。另外，有研究发现认知改善配合体育锻炼对患者认知水平的提高优于单一的认知改善，大量研究也显示不同的运动方式对不同的认知领域均有一定的改善作用。

5）中医治疗

（1）电针刺激与经皮穴位电刺激：电针刺激通过抑制炎性反应，抗氧化自由基损伤，抑制海马神经元凋亡，调节中枢胆碱能系统，调节突触功能和提高应激水平等多种机制，来改善认知功能，减少认知障碍。此外，它还可通过对单胺类神经递质和长时程的影响，及减轻兴奋性氨基酸和NO的毒性发挥脑保护作用。经皮穴位电刺激是一种新型针灸治疗方法，它是经皮神经电刺激与针灸穴位疗法的结合。经皮穴位电刺激无论在老年患者腹腔镜直肠癌切除手术、腹腔镜胆囊切除手术、股骨头置换术、髋关节置换术中，还是在冠状动脉搭桥手术中，均可降低POCD发生的风险。有研究发现，电针三叉神经刺激加体针治疗可以有效预防化疗相关的认知障碍，且有利于减少相关的不良反应，特别是消化系统、某些神经系统和与应激相关的症状。有国内临床实践证实，采用电针治疗POCD具有显著疗效。

（2）参麦注射液：参麦注射液的成分包括麦冬、红参、麦冬皂苷、麦冬黄酮和人参皂苷等。在老年髋关节置换术中，输注参附注射液和生脉注射液，可降低术后早期POCD的发生率、减轻POCD严重程度。观察参麦注射液对体外循环下心脏瓣膜置换术后患者认知功能的影响发现，参麦注射液可通过提高脑组织氧供，改善认知功能，降低POCD的发生率。

（3）川芎嗪：川芎嗪为伞形科蒿木属植物根茎的提取物，具有祛风止痛、活血行气的功效。围手术期使用川芎嗪可降低脑内$S100\beta$蛋白水平，继而降低POCD的发生。此外，川芎嗪可减轻老年患者体外循环下心脏手术术后的炎性反应，并减少POCD的发生。川芎嗪对POCD的影响可能与其保护内皮细胞、抑制炎性反应的生理机制有关。

（4）天麻：天麻具有镇静、增加脑血流量及神经保护作用等功能，可通过改善脑部氧代谢，降低脑内$S100\beta$蛋白水平，发挥保护脑神经元、减少认知损害的作用。研究发现对行二尖瓣置换术后的患者静滴天麻素有利于其早期认知功能的恢复。

（5）其他中药：有研究表明，银杏叶注射液可减少老年患者POCD的发生，其作用机制包括抑制炎性反应、保护神经元细胞等。同时，生脉注射液可降低老年患者POCD的发生率。具有此作用的还有血必净注射液，其主要成分为丹参、川芎、赤芍、红花和当归等，具有清热解毒、活血化瘀等功效。血必净注射液可通过抗炎、抗氧化的作用，改善认知功能。以人参为主要成分的中药制剂，临床用于抗休克、抗心衰、保护心血管系统等方面。此外银杏提取物、黄芪多糖和石杉碱甲等中药提取物也被认为具有改善老年患者术后认知的功能。

（六）免疫功能低下

1. 概述

免疫功能低下是指各种原因导致免疫系统不能正常发挥保护作用，容易导致细菌、病毒、真菌等感染。免疫功能低下者一般有体质虚弱、营养不良、精神萎靡、疲乏无力、食欲降低、睡眠障碍等表现，每次致病需要较长时间恢复，且常年反复发作。

2. 中医对免疫功能低下的认识

该病属于中医虚证范畴，人体正气不足，气血阴阳亏虚，导致脏腑功能衰退而致抗病能力变弱，生理功能减退。虚证的形成，有先天不足、后天失养和疾病耗损等多种原因。"正气存内，邪不可干"，所谓的"正气"就是对病原微生物的抵抗力及自身的调节能力和适应能力，"邪"指的是各种致病因素。人的抗病能力充实于体内，则外来的一切致病因素均不可能干扰人体而发生疾病。

3. 病因、发病机制

（1）西医方面：① 遗传因素，自身体质差。② 营养不良，摄入不足或吸收不良，无法产生足够的免疫细胞。③ 疾病引起，胸腺缺如、艾滋病等导致细胞免疫破坏，体液免疫下降，以及结核病、恶性肿瘤等。④ 长期使用药物，如糖皮质激素等。

（2）中医方面：① 先天不足。② 年老体弱。③ 思虑过度。④ 久病，病后体虚。⑤ 过度劳累。

病机主要表现在伤阳或伤阴两个方面。若伤阳者，以阳气虚的表现为主。由于阳失温运与固摄无权，表现为面色淡白，形寒肢冷，神疲乏力，心悸气短，大便滑脱，小便失禁等现象。若伤阴者，以阴精亏损的表现为主。阴不制阳，失去濡养、滋润的功能，故表现为手足心热，心悸烦躁，面色萎黄或颧红，潮热盗汗等现象。阳虚则阴寒盛，故舌胖嫩，脉虚沉迟；阴虚则阳亢，故舌红少苔，脉细数。

4. 中西医结合预防处理

（1）西医：① 合理膳食，补充蛋白质、维生素。② 增强体质，适度体育锻炼。③ 合理使用免疫抑制剂。④ 使用免疫增强剂和免疫调节剂。

（2）中医：① 食疗：黄芪炖鸡、冬虫夏草粥等。② 药物：根据不同脏器出现的虚证，辨证论治，常见的有参芪扶正注射液、八珍汤、四逆汤、归脾丸、苓桂术甘汤、黄芪颗粒等。③ 运动疗法。

（七）深静脉血栓形成

1. 概述

（1）定义：DVT 是指血液在深静脉系统不正常的凝结，导致静脉回流障碍，引起远端静脉高压，肢体肿胀、疼痛等，多见于下肢，可造成不同程度的慢性深静脉功能不全，严重时可致残。

（2）诊断标准：① 从症状上诊断：从既往病史及患者一侧肢体肿胀、疼痛等症状可获得初步诊断，但 DVT 的早期可以没有肿胀等症状，只有血栓蔓延堵塞侧支静脉开口，或迅速蔓延时，才表现肿胀、疼痛等。② 超声检查：超声检查是无创伤诊断方法，通过超声检查还可以进行超声组织定性，大致判断血栓的组织成分，了解狭窄程度，对溶栓的效果进行动态评价，以及对 DVT 进行随访研究，有助于临床处理和治疗。③ CT 检查：螺旋 CT 静脉造影属非创伤性检查，对下肢深部静脉及盆腔静脉血栓的诊断有较高的敏感性和特异性，在许多方面优于下肢静脉造影，特别是横断面原始图像可直接显示静脉血栓，具有很高的临床价值和广阔的应用前景。④ MRA 检查：MRA 是目前最常用的方法，具有成像快、范围大、对慢血流敏感、背景抑制好及对比度高的优点，并可显示 2～3 mm 的小血管。⑤ 静脉造影检查：静脉造影一直是诊断 DVT 的"金标准"，它可以有效地判断有无血栓，血栓的位置、范围、形态和侧支循环情况。但因为有创性，不作为深静脉血栓的首选或常规检查。

2. 中医对深静脉血栓的认识

该病属中医脉痹、瘀血、肿胀等范畴。由创伤、手术、妊娠、恶性肿瘤及其他疾病长期卧床等因素伤气，气伤则气行不畅，气滞则血凝，以致瘀血阻于络道，脉络阻塞不通，不通则痛；络道阻塞，营血回流受阻，水津聚而为湿，流经下肢则肿。《医宗金鉴》中曰："人之气血周流不息，稍有壅滞，即作肿矣。"《肘后备急方》云："皮肉卒肿起，狭长赤痛，名膈。"

3. 病因、发病机制

（1）西医方面：DVT 的三大因素：① 静脉血流滞缓增加了激活的血小板和凝血因子与静脉壁解除的时间，引起血栓形成。② 静脉内皮损伤失去了较好的抗凝和抑制血小板黏附聚集功能，可导致静脉内血栓形成。③ 血液高凝状态使血液在静脉系统内易于凝固。

（2）中医方面：创伤、手术、妊娠、恶性肿瘤及其他疾病长期卧床等因素，损伤气血，影响气血运行，气伤则血行不畅，气不畅则血行缓慢，以致瘀血阻于脉中。脉络阻滞不通，不通则痛；营血回流受阻，水津外溢，聚而为湿，停滞于肌肤则肿，血瘀脉中，瘀久化热，故患肢温度升高。以病期分型分为急性期和慢性期。急性期湿热蕴结而致络脉瘀滞，表现为不同程度的湿、热、瘀之证，络脉血凝湿阻是急性期的主要病机。慢性期由于病久体虚致瘀，表现为气虚、脾虚多瘀、阴虚多瘀等。

4. 中西医结合预防处理

1）西医

（1）卧床：急性 DVT 患者需要卧床休息 1～2 周，抬高患肢，避免用力排便，以防血栓脱落导致肺栓塞。

（2）抗凝：常用药物有肝素、低分子肝素和华法林。抗凝治疗的同时监测活化部分凝血酶原时间、肝素浓度测定、全血凝固时间、凝血酶原时间（prothrombin time，PT）等，使患者安全有效度过抗凝治疗阶段。

（3）溶栓：通常采用尿激酶、降纤酶溶栓治疗。

（4）介入治疗：通过导管将溶栓药物送到血栓局部进行溶栓治疗。对侧支循环建立不佳患者，可采用静脉放置支架的方法；对急性 DVT 患者，为预防肺栓塞的发生，原则上均有放置下腔静脉滤网的指征。

（5）手术：手术是短时间内快速清除血栓的方法，血栓清除后，阻塞静脉恢复通畅，深静脉内压力随之快速降低，肿胀缓解，渗出的组织液重吸收，间质内纤维沉积减轻，保护瓣膜避免血栓演变过程造成的损害，手术取栓同时应该结合抗凝、溶栓等。对未超过48 h 的广泛性髂股静脉血栓伴动脉血供障碍而肢体趋于坏疽的患者，早期快速摘除急性静脉血栓可防止静脉壁和内膜的损伤，避免发展为栓塞后综合征；术后辅以抗凝治疗，慢性期可采用手术的方法有原位大隐静脉移植术等，加强侧支循环。

2）中医

（1）内治法：中医辨证治疗，根据辨证结果选择四妙勇安汤加味、丹参活血汤、活血通脉饮、舒脉汤、温阳健脾汤、活血通脉片等治疗。

（2）外治法：① 熏洗法。活血止痛散熏洗。② 外敷法。冰硝散（冰片、芒硝）外敷。③ 灸法。艾灸涌泉穴。

（申雪娜　王秀丽　李艳红　郝巍　何珊　路志红　司俊丽　赵高峰　李雨泽

白雪　韩侨宇　梁汉生　侯渊涛　李奕楠　胡松　吕欣　高巨）

第七节　中西医结合术后加速康复

（一）针灸辅助快速康复技术应用

ERAS自20世纪90年代提出以来，在临床得到快速发展。主要是通过多学科协作，以循证医学证据为基础优化围手术期处理的临床路径，从而减少患者围手术期并发症，降低病死率，促进康复，改善预后。针灸疗法通常被认为是中医学的一个标志，刺激经络上的穴位具有通经洛，调气血，平衡阴阳的效果。随着针灸疗法的现代化，其使用形式也呈现多元化，包括电针、耳针、经皮穴位电刺激、温针、穴位埋线、激光针、超声针等新方法。围手术期运用针灸技术已有60多年历史，可用于减少术前焦虑，减少麻醉剂用量，提供器官保护，加快术后苏醒，防治恶心呕吐，缓解术后疼痛，降低POCD发生率，促进胃肠功能和膀胱功能恢复等。

1. 改善术前焦虑

焦虑被认为是围手术期普遍存在的问题，特别是在术前，在成人手术患者中其发生率从17%到89%不等。术前焦虑会对围手术期各个环节产生负面影响，不利于患者预后。有研究者提出针灸可用于严重焦虑症患者术前预处理，稳定患者血压。Oteri等报告肯定了针灸在降低脑外科病人术前焦虑水平方面的疗效，与静息状态比，在双侧足三里、神门和三阴交使用经皮穴位电刺激30 min可以显著降低BIS。近期有研究采用针刺印堂来探讨其对神经外科患者术前焦虑水平的影响，发现针灸30 min后患者的焦虑程度明显减少。一项前瞻性研究证明，在印堂进行一次20 min的单点针灸治疗可显著降低BIS及状态焦虑评分，但特质焦虑评分没有变化。有研究分析了针灸干预期间与患者焦虑水平关系，数据显示针刺得气并没有引起更高水平的焦虑。荟萃分析显示，与对照组相比，接受针灸治疗的患者的状态-焦虑量表得分减少且有统计学意义。但证据的质量只是中等水平，针灸对术前焦虑的影响不能被认为是结论性的。针灸可以是一种治疗术前焦虑的潜在疗法，但需要强调的是，针灸是一种复杂的多成分疗法，可以与不同的社会心理因素产生相互作用。

（1）治法：镇静安神。

（2）建议选穴：足三里、神门、三阴交、印堂等。

（3）操作方法：对所选穴位进行针刺疗法、艾灸疗法、电针疗法或经皮穴位电刺激。建议由针灸科医师术前1 d行针刺疗法或艾灸疗法。

2. 针刺镇痛辅助麻醉

针刺镇痛辅助麻醉是近年来中国针灸领域的一项重要成果。可减少麻醉药物的使用，一方面优化了患者的治疗体验，另一方面也对患者康复起到了积极的促进作用。有研究显示术前耳针治疗可以减少全身麻醉的丙泊酚诱导剂量。有证据表明经皮穴位电刺激可能对轻度和深度丙泊酚镇静有不同的影响，在低浓度时可增强丙泊酚的镇静作用，但在高浓度时则减弱。

Xie等研究针刺联合麻醉对肺切除术患者麻醉药用量及血清IL-4、IL-10的影响。采取的穴位包括内关、支沟、后溪和合谷。研究发现 2 Hz、2 Hz / 100 Hz 针刺联合麻醉在全身麻醉插管时需要很少的丙泊酚和芬太尼的麻醉剂量来稳定患者的血压和心率。2 Hz 针刺联合麻醉在手术应激时能比后者更大程度地降低血清炎性因子 IL-4 和 IL-10 水平。有研究表明针刺肝三穴和合谷后，SBP、舒张压（diastolic pressure，DBP）和平均动脉压明显降低。然而，在麻醉诱导后、插管后 1 min 和 3 min，这些血流动力学变化与对照组相比并无明显差异。

一项系统回顾和荟萃分析评估了接受开颅手术的患者应用针刺的证据水平，证据表明针刺镇痛辅助麻醉：① 减少了术中对挥发性麻醉药的需求。② 拔管和恢复时间更快。③ 降低 PONV 发生率。麻醉诱导前穴位埋线，穴位取患侧 T4、T6、T8 夹脊穴，患侧肺俞、心俞、膈俞、双侧曲池、足三里，可显著减少肺切除术中和术后的静脉麻醉药使用量，而镇痛效果和单纯静脉用药相仿。韩氏穴位神经刺激仪辅助全麻有一定的麻醉镇痛辅助作用，且以足三里和三阴交治疗组效果最佳，可明显减少全麻药用量，围手术期血压、心率更趋平稳。Huang 等在 80 个行肺叶切除术患者身上使用不同频率的经皮穴位电刺激，发现 2 / 100 Hz 的经皮穴位电刺激能够减少术中阿片类药物消耗和麻醉恢复时间，并减缓单肺通气期间 PaO_2 的变化率。

（1）治法：通络止痛。

（2）选穴：① 循经取穴：根据经络学说选取循行经过手术切口或与手术相关脏腑经脉上的穴位，一般选取其合穴、原穴、络穴和郄穴。② 辨证取穴：根据病变和手术所涉及的部位及术中可能出现的各种症候选择相关的穴位。③ 经验取穴：易得气、针感强、术中操作方便的穴位。

建议选穴：足三里、合谷、内关、三阴交等。

（3）操作方法：对所选穴位进行针刺疗法、电针疗法或经皮穴位电刺激。建议 2 Hz、15 Hz 经皮穴位电刺激。

3. 器官保护

合理应用针刺有助于稳定呼吸循环功能，保护重要器官。患者接受颈动脉支架手术期间，电针或经皮穴位电刺激与局部麻醉联合使用可以减少脑血流的短暂增加，减少术后 1 d 高灌注综合征的发生率，并改善神经功能。电针双侧足三里和上巨虚 30 min 可以保持椎管内麻醉患者的核心体温。Asmussen 等纳入 7 项前瞻性研究评估电针对开胸心脏手术患者影响时发现，电针联合全身麻醉的患者术中心肌细胞损伤和术后需要的血管活性药物均比单纯施行全身麻醉的患者明显减少，患者机械通气和在 ICU 的停留时间也明显缩短。接受胃次全切除术的老年胃癌患者联合针刺和全身麻醉，在手术中表现出更稳定的血流动力学和更少的应激反应。另有研究发现静脉全麻下行腔镜甲状腺次全切除术时，经皮穴位电刺激合谷和内关比全凭静脉全麻能更好地维持患者术中血流动力学稳定。老年患者在丙泊酚镇静下行结肠镜检查时，使用 2 Hz 频率的经皮穴位电刺激内关 20 min 可减低丙泊酚对老年患者呼吸功能影响，从而保护患者肺功能。

（1）治法：健脾益气。

（2）建议选穴：足三里、三阴交、上巨虚、合谷等。

（3）操作方法：对所选穴位进行针刺疗法、电针疗法或经皮穴位电刺激。建议 2 Hz、15 Hz 经皮穴位电刺激。

4. 加速术后苏醒

已有多项研究结果证明针刺疗法能有效缩短拔管时间。缩短术后苏醒和拔除气管导管的恢复时间，一定程度上可降低发生意外事件的风险。中医认为，涌泉、人中和素髎是恢复意识的有效穴位。研究表明，针刺素髎和涌泉可以加速全身麻醉后的意识恢复。另一项研究也发现，在 BIS 监测下，针刺涌泉和素髎能加速意识恢复，缩短全身麻醉后的睁眼和拔管时间；但针刺涌泉和人中只能加速意识恢复，对全身麻醉后的睁眼和拔管时间并无明显影响。

（1）治法：醒神开窍、调和阴阳。

（2）建议选穴：涌泉、人中和素髎。

（3）操作方法：运用 0.5～1 寸的 26 号毫针，快速进针，先直刺而后斜刺。

5. 防治 PONV

针灸治疗 PONV 的机制尚未完全阐明，可能归因于神经化学物质（包括内啡肽、5-HT 和去甲肾上腺素）活动的改变。目前已有大量研究证明针灸在预防和治疗术后恶心和呕吐方面是有效的。针灸作为一种非药物性替代干预措施，既可规避止吐药的不良反应，同时因其成本较低也可提高患者满意度。内关是止吐的主要穴位，内关与其他穴位和替代穴位如合谷、足三里和耳穴神门联合使用也可对预防和治疗 PONV 有效。研究表明针刺内关和上脘对扁桃体切除术患儿的止吐作用与地塞米松相似。Zhang 等人使用荟萃分析证实了针灸可以减少儿童患者 PONV 的发生率以及止吐药的使用，尤其是在术后的前 4 h，且在麻醉前进行针灸是最理想的干预时间。有学者提出激光针灸内关、合谷配合预防性止吐药，可减少腹腔镜胆囊切除术后恶心及抢救性止吐药的需要。与 2 Hz、2 Hz / 100 Hz 频率相比，100 Hz 的经皮穴位电刺激治疗显著降低了肺叶切除术后 48 h 的 PONV 发生率，这可能与高频经皮穴位电刺激在早期启动了更多的神经化学物质的释放有关。

（1）治法：蠲饮化痰。

（2）建议选穴：内关、合谷、足三里、耳穴等。

（3）操作方法：围手术期耳穴压豆；手术前 4 h 对所选穴位进行针刺或电针疗法；每次留针 20～25 min。针灸期间禁止吃不易消化的食物，保持乐观情绪。

6. 缓解术后疼痛

术后疼痛可引起多种并发症，包括心理影响如焦虑抑郁、静脉血栓、呼吸受限并发肺不张和肺炎等。术后镇痛作为 ERAS 的核心内容之一，已有多模式镇痛被提倡用于术后疼痛。作为一种不良反应小的治疗方法，耳针可以促进术后疼痛的控制，特别是对术前焦虑的患者。针灸联合全身麻醉能显著减少腺样体切除术后患者休息和吞咽时的疼痛评分，以及术后镇痛药的消耗。也有研究发现术前使用电耳针可显著减少子宫切除术患者术后 24 h 的吗啡总消耗量，推迟术后第 1 次要求镇痛的时间。电针内关能为胸部手术提供安全有效的术后镇痛，并可减少术中镇痛药用量，其机制可能与电针刺激能增加内源性 β-EP 产生和抑制炎性介质 5-HT 和 PGE_2 的释放有关。一项采用快速理疗的全关节置换的项目为所有患者提供了可选择性的术后针灸治疗，结果显示针灸能够有效缓解此类患者短期的术后急性疼痛，减少手术后阿片类药物持续给药量。另有研究表明针灸内关可使开颅手术后 24～48 h 内的疼痛程度有所下降，但不能减少术后 3 d 内镇痛

3

药物（曲马多）的使用。

（1）治法：调和气血、通络止痛。

（2）选穴：① 局部取穴：根据疼痛部位结合经络辨证取穴。② 经验取穴：易得气、针感强、术中操作方便的穴位。

建议选穴：痛症奇穴、阿是穴、内关、足三里、合谷、三阴交等。

（3）操作方法：对所选穴位进行针刺疗法、电针疗法或经皮穴位电刺激。

7. 预防术后认知功能障碍

针灸对神经系统和免疫系统有一定的影响，具有镇痛、免疫调节、脏器功能调节的作用。研究发现针灸联合右美托咪定能有效降低患者 POCD 发生率。麻醉前 30 min，电针百会、大椎和足三里可以降低 IL-6、IL-10 和 S100 b 蛋白的水平，抑制老年人的脑损伤并改善术后认知功能。对照组接受全身麻醉，实验组接受针灸和全身麻醉联合治疗。结果表明术后 1 d，实验组对认知功能的保护优于对照组。有研究观察了全身麻醉辅以不同频率的电针治疗对患者 POCD 的影响，研究者发现针灸对预防老年患者肠癌切除术后 POCD 的发生具有明显的效果，并推荐使用经皮穴位电刺激 2 Hz / 100 Hz。同一作者次年发现针药复合麻醉可以减少胃肠道肿瘤术 POCD 发生并抑制早期炎性细胞因子 TNF-α、IL-1β、IL-6 的释放。有荟萃分析表明针灸治疗可以改善麻醉和手术后患者的认知功能，但在方法学质量方面，大多数研究被认为有不明确的偏倚风险。

（1）治法：调和气血阴阳。

（2）选穴：百会、大椎、足三里。

（3）操作方法：对所选穴位进行针刺疗法、电针疗法或经皮穴位电刺激。

8. 促进术后胃肠功能恢复

腹部和非腹部手术均可引起不同程度的胃肠道功能受损。术后胃肠功能的恢复直接影响到患者的预后、经济成本和医疗资源的使用。针灸能促进胃癌患者术后胃肠功能恢复，但不同针灸干预措施之间的比较还需纳入更多高质量的研究以进一步验证。现有研究显示术前 24 h 内电针刺激双侧内关、足三里和上巨虚 2 次，与无针刺治疗相比，电针组腹胀发生率和腹胀程度都明显降低。腹腔镜下胆囊切除术后 6 h 电针干预能有效缩短术后排气时间，缓解术后短时间内腹胀症状，减少腹泻发生率。与假针灸组相比，经皮穴位电刺激合谷、内关、足三里和上巨虚能够促进腹部术后胃肠道功能的恢复，减少术后胃肠功能紊乱。另有研究证实电针刺激足三里可改善术后肠道传输，增加术后胃排空。这一作用主要是由脑 - 肠轴中孤束核的兴奋作用所介导，以改善消化道转运功能。

（1）治法：益气养血，健脾补肾。

（2）选穴：内关、足三里、上巨虚等。

（3）操作方法：对所选穴位进行针刺疗法、电针疗法或经皮穴位电刺激。平补平泻，得气后留针 15 min。

9. 促进术后膀胱功能恢复

针灸通过穴位刺激可调气机，通水道，促进自主排尿、减少尿潴留，进而促进膀胱气化功能恢复。一项回顾性分析纳入 113 个住院患者评价针灸对尿潴留的疗效，分析发现针灸是一种有效、安全的尿潴留治疗方案，且治疗产后尿潴留合并妇科手术的有效率明显高于脊髓病及腰椎手术。一项荟萃分析结果显示目前没有足够的证据表明针灸可以降低尿路感染率，但针灸可以有效改善患者膀胱功能，可安全用于子宫切除术后尿潴留的患者。目前对术后尿潴留的针灸干预时机并不明确，还没有形成统一的预防和治疗时点。有学者建议临床上应考虑早期应用针灸治疗，从而避免反复插入和拔出导尿管。

（1）治法：补中益气，健脾利水。

（2）选穴：阴陵泉、足三里、三阴交、关元、中极、水道等。

（3）操作方法：对所选穴位进行针刺疗法、电针疗法。以补法为主，合平补平泻，得气针感传至生殖器，有尿意，留针 15 min。

尽管针灸被认为是一种安全可靠的疗法，事故发生率相对较低，但其相关风险依然应该引起重视。针灸的不良事件可分为创伤性、感染性和其他。研究报告内脏器官、组织或神经损伤是针灸的主要并发症，尤其是气胸和中枢神经系统损伤。此外，亦有晕厥、感染、出血、瘀伤、过敏、嗜睡、月经不调、皮肤溃疡、脂肪液化等不良反应报道。大部分事故是临床医师缺乏相应的技术和不规范的操作造成的，因此临床针灸操作规范化是有必要的。

针灸单独或作为辅助手段在围手术期的应用已有较为丰富的临床实践经验，作为 EARS 方案的一种选择，对改善患者的近期和远期预后有积极意义。但围手术期针灸治疗的应用机制仍需进一步探讨，这不仅需要中西医的紧密合作，还需要科学的临床和基础研究。值得强调的是，ERAS 理念关键的终点是恢复的质量，而不是速度。

（二）推拿辅助康复技术应用

ERAS 是近年来在欧美国家逐渐兴起并推崇的一种新理念，对围手术期患者实施的由循证医学证实的优化措施从而有效减少患者心理和身体遭受的创伤应激，实现快速康复。基于经络、脏腑的中医理论，中医推拿有疏通经络，运行气血等作用，通过作用局部组织，促进血液循环，改善肌肉痉挛，有效缓解患者术后疼痛感，促进早日康复。推拿在临床应用上，因为其手法侧重点的不同，大致可分为循经推按、穴位点压、特定部位按摩等几种方法。围手术期运用推拿疗法可加快局部血液循环，调整人体新陈代谢，提高血液对围手术期应激状态下产生的炎性因子的吞噬和清除能力，减少体内毒素和代谢产物，促进胃肠道功能的恢复，缓解术后疼痛焦虑，预防下肢静脉血栓，减轻术后肌肉纤维化等。

1. 促进胃肠道功能的恢复

腹部开放或微创手术术前肠道准备、术中气体形成气腹和麻醉药物的使用可导致短期肠道功能障碍，引起腹胀、恶心和呕吐。这些不良症状显著影响患者的食欲、伤口愈合和恢复。在过去几年中，中医药作为一种辅助疗法在临床上用于缓解不良的术后症状已得到广泛接受。根据中医学原理，经络系统中的气流动有助于器官的正常功能，因此其停滞可导致器官紊乱，包括引发术后并发症。气聚集在经络系统的特定点，称为穴位，位于皮肤表面或下方。因此，对穴位的按摩被理解为促进气循环，从而被认为可以加速患者从包括妇科腹腔镜手术在内的手术中恢复。妇科腹腔镜手术患者术后 6 h 进行穴位按摩，穴位包括足三里、内关、中枢和三阴交，每个穴位每天按摩 3 次，直到第一次肛门排气，与对照组相比，胃肠功能恢复时间缩短。Ruan 等进行了一项涉及 160 名女性的随机对照试验，以评估穴位按摩对术后肠梗阻的影响，并与不进行穴位按摩组进行比较，结果显示，治疗组的肠鸣音恢复时间、首次肛门排气时间和首次排便时间明显缩短。此外，还评估了血浆胃肠激素水平，如胃动素、生长抑素和胆囊收缩素，分析报告了治疗后各组之间的不同水平，与临床数据一致，穴位按摩似乎是促进妇科腹腔镜术后胃肠功能恢复的有效策略。

（1）治法：调理肠胃，行气通便。以按摩足阳明、手少阳经穴为主。

（2）处方：内关、足三里、中枢、三阴交、大肠俞。

（3）操作方法：术后 6 h，对所选穴位按摩，10 分 / 次，3 次 /d，直到肛门排气。

2. 缓解手术后疼痛焦虑

手术虽然有效清除了病灶，但同时手术创伤也会导致大量的细胞因子产生，产生强烈的情绪应激反应，患者易出现烦躁易怒、情志失和，而焦虑、抑郁的情绪会增加患者植物神经兴奋性，降低疼痛阈值，导致患者疼痛感增加，对患者的预后产生影响。中医推拿是中医学重要的分支，中医认为"脏腑居于内，肢节居于外"，其间通过经络系统相连，通过按摩作用于表面的脏腑经络可达到行气消滞，调节脏腑的作用。结直肠手术术后第 2、3 d 接受 20 min 按摩推拿，与无按摩推拿组对比，术后按摩明显改善了患者对疼痛、紧张和焦虑的感知。

剖宫产术后产妇进行手足按摩后疼痛强度明显减轻，此外，与对照组比较，按摩后一些生理参数（包括血压和呼吸频率）发生变化显著，按摩后焦虑水平显著降低，母乳喂养频率显著增加。

手足按摩是术后按摩中一种无不良反应的方便有效护理措施，有助于术后疼痛和应激的控制。按摩旨在影响运动、神经和心血管系统，从而导致全身休息和全身放松、深呼吸和嗜睡。疼痛感觉受体主要位于皮肤下和深层组织，集中在手和脚。按摩有助于静脉回流和淋巴回流，刺激皮肤和皮下感觉受体，有助于减轻疼痛感。按摩还有助于去除肌肉纤维之间的乳酸，减少疼痛，增加血液流动，改善睡眠，最终减少疲劳和焦虑。

3. 预防术后深静脉血栓形成

DVT 是围手术期最严重的并发症之一，可导致肺栓塞，严重时可导致死亡。临床上预防 DVT 的方法主要包括药物、物理和基础预防。基础预防主要是鼓励患者术后早活动，促进血液循环和淋巴回流，预防下肢静脉血栓的形成。年龄较大患者麻醉效果未消退之前，可采用下肢肌肉推拿按摩，按摩主要针对下肢肌肉群抓捏按摩保持下肢肌肉泵功能，增加下肢静脉血流量和静脉血流速度，减少静脉瘀滞并防止回流。人工髋关节置换术后和全膝关节置换术后进行适当的小腿手法按摩进行机械预防可降低全髋关节置换术后静脉血栓栓塞的发生率。这种推拿预防方法不仅简单易行，而且安全廉价。术后穴位推拿增加血流速度，降低血液黏稠度，改善凝血功能，其中机制可能与穴位推拿下调了 D-二聚体、纤维蛋白原水平，上调了内皮一氧化氮合酶（endothelial nitric oxide synthase，eNOS）和 NO 的表达，使凝血功能改善，从而预防下肢深静脉血栓的形成有关，但活化部分凝血活酶时间（activated partial thromboplastin time，APTT）、

PT 无统计学差异。后续研究可探讨不同频次推拿按摩对预防术后下肢深静脉血栓的形成的影响。

DVT 中医属于脉痹、血瘀证的范畴。病因多由气血运行受阻，气血瘀滞，瘀血滞于经脉，脉道受阻导致久瘀化热。行气活血，化瘀疏筋是预防脉痹的治法。循经取穴按摩可疏通经络，通达气血。刺激三阴交可滋肝益肾、化瘀疏筋；足三里可健脾和胃、行气和血；委中为膀胱经下合穴，有舒筋活络之效，加阿是穴，可通痹止痛，舒筋活络。

（1）治法：行气活血，通痹止痛。以局部取穴为主，结合循经取穴及辨证取穴。

（2）处方：足三里、三阴交、委中、阿是穴。

（3）操作方法：术后 6 h，对所选穴位推拿按摩，15 min/ 次，2 次 /d，7 d 为一个观察周期。

4. 减轻术后肌肉纤维化，改善术后的肢体功能

近年来，各种外科手术后的物理治疗和康复已变得越来越普遍，并在这一领域取得了新的进展。由于术后并发的软组织创伤、关节源性肌肉抑制或骨关节炎，单独手术可能不会使患者恢复到以前的体力活动或与工作相关的任务。术后康复治疗可以恢复功能及力量、协调和平衡。许多简单的技术，如冷冻疗法、被动活动范围练习及中医推拿，已被证明可以改善肌肉骨骼手术后的效果，并可能有助于恢复功能、减轻疼痛和促进愈合。在术后最初 72 h 内，推拿康复应侧重于减轻炎症和疼痛，维持关节营养和活动范围，刺激血管生成和愈合。合理适当的推拿治疗方法可在外科手术后的早期和晚期减轻疼痛，减少炎症，促进愈合，缩短恢复时间。

一项随机对照研究纳入 60 例颈淋巴清扫术后患者评价手法推拿对颈、肩、臂功能康复的疗效，分析发现手法推拿在颈淋巴结清扫术后颈、肩、臂功能康复治疗中的效果显著。临床上对于臀肌挛缩术后患者也常规尽早行手法推拿进行彻底的肌肉松解，减轻术后肌肉纤维化，避免手术松解的肌肉等组织再次发生挛缩粘连，影响手术效果。一项动物基础实验结果显示推拿手法可以减少肌肉纤维增生及 α－平滑肌肌动蛋白（ α-smooth muscle actin， α-SMA）的阳性表达。目前对推拿干预术后功能时机未形成统一意见，但学者建议术后尽早应用推拿，以避免手术部位瘢痕收缩造成功能受限。

推拿在围手术期的应用已有较为丰富的临床实践经验，成为快速康复方案的一种选择。快速康复理念的深入贯彻可以减少手术患者的生理及心理创伤的应激，减少手术相关并发症，对改善患者预后有积极意义，围手术期推拿治疗的具体机制仍需进一步探讨，这不仅需要中西医的紧密合作，还需要更科学的临床和基础研究。

（三）中药辅助康复技术应用

ERAS 以循证医学证据为基础，采用多学科协作方式对围手术期进行管理。相较于传统围手术期的管理，ERAS 可促进术后胃肠功能恢复，减少术后住院时间和术后住院费用，且不增加术后并发症的发生率。近年来，关于 ERAS 联合中医治疗的研究日益增多，ERAS 联合中医治疗在促进胃癌患者术后康复方面取得了一定进展。

1. 柴芍六君子汤

药物组成：柴胡 10 g，白芍 10 g，陈皮 10 g，法半夏 10 g，茯苓 10 g，人参 10 g，白术

10 g，甘草 5 g。水煎服，日一剂，早晚分服。疗程 7 d。

张介宾云："脾主湿，湿动则为痰。"脾虚则运化失职，水湿停滞，积聚成痰，而脾胃气机升降有序依赖于肝脏疏泄功能，术后患者常情志抑郁，肝失疏泄，脾失健运、升降失常，木乘土虚。故选用柴芍六君子汤以疏肝解郁、健脾和胃、调畅气机。现代药理研究表明，该方可加速胃排空、促进肠蠕动、增强消化道运动。方中柴胡疏肝解郁、行气止痛；人参、茯苓和甘草具有健脾、补中益气、抗炎、抗肿瘤、提高对肠道刺激的耐受性等作用，白术具有调节胃肠道功能、促进营养物质吸收的作用，白芍可缓急止痛，陈皮、半夏可行气调胃消食，缓解腹胀。研究显示，柴芍六君子汤不仅可促进患者更早排气排便、减少炎性反应、促进营养状态恢复、缩短住院时间，且不增加术后并发症发生的风险。

2. 归脾汤加减

药物组成：麸炒白术 15 g，当归 10 g，茯苓 10 g，黄芪 30 g，炙甘草 10 g，人参 10 g，黄精 20 g，熟地黄 30 g，川芎 10 g，陈皮 10 g；患肢水肿明显加姜黄 10 g，木瓜 20 g，丝瓜络 20 g，路路通 20 g；皮瓣缺血生长不良加红花 5 g，三七片 10 g，乳香 10 g，没药 10 g；皮下积液加郁金 10 g，苍术 15 g，王不留行 10 g；失眠加远志、酸枣仁、茯神各 10 g；食欲不振，恶心加砂仁 5 g（后下），苏梗 10 g，赭石 20 g；放射治疗伤阴津，去人参、熟地黄，加玄参 10 g，麦冬 10 g，太子参 30 g，生地黄 20 g，西洋参 10 g；余毒未尽加莪术、三棱、浙贝母、山慈菇各 10 g。1 剂 /d，进行常规水煎煮 2 次，合并药液约 400 ml，每次口服 200 ml，分早、晚 2 次饭后 1 h 温服。每 1 周辨证处方，连续治疗 8 周。

归脾汤辨证内服以黄芪、人参益气以生血，补气以行血，麸炒白术、茯苓健脾益气化湿，陈皮燥湿化痰、和胃消滞，炙甘草补脾益气，黄精补气养阴、健脾益肾，熟地黄补血滋阴，当归补血活血止痛，川芎理气活血、通络止痛，全方健脾益气，养血活血，通络止痛之功。归脾汤辨证内服用于乳腺癌术后患者，可降低术后并发症发生，减轻疲劳程度、术后症状和中医证候，增强机体免疫功能，提高了患者生活质量，促进了术后康复，并可抑制肿瘤标志物的表达，改善了患者的预后。

3. 化石利胆汤加减

药物组成：茵陈、金钱草各 30 g，厚朴 15 g，大黄、栀子、柴胡各 10 g，大便不通者加用 5 g 大黄，口干舌燥者加用沙参与麦冬 14 g，疼痛剧烈者加用郁金 8 g。1 剂 /d，每次口服 250 ml，早晚各服用 1 次，连续治疗 5 d。

茵陈具有清热利湿、退黄、利胆护肝功效；厚朴具有下气、燥湿、消痰功效；大黄具有利湿退黄、泻热通便功效；栀子具有泻火除烦、清热利湿及消肿止痛功效；金钱草具有清热利湿及消肿止痛功效；柴胡具有疏散退热、疏肝解郁功效；诸药合用，能快速恢复肝脏分泌功能，促进胆汁的排泄，从而增加胆汁的分泌量。同时，化石利胆汤的使用能清除胰胆管内残余的结石、胆汁及胰液，消除消化道内毒素，有助于降低炎性因子水平，改善患者手术预后。

4. 复元方

药物组成：黄芪 15 g、当归 10 g、金银花 15 g、炒白术 10 g、陈皮 10 g。早晚分服。手术前连续服用 3 d，术后恢复流质饮食后继续服用 3 d。

方中重用黄芪补中益气、托毒生肌，补气则助生血，为君药；当归养血补血，白术健脾益气，共为臣药；金银花芳香透达，陈皮行气健脾、调畅气机，二者合用补而不滞，又可透达邪气，为佐使之用。现代药理研究表明，黄芪含有多种苷类、氨基酸、多糖等有效成分，可刺激免疫因子生长，通过改善细胞缺氧、缺血所致的代谢障碍及微循环障碍提高机体免疫力，加快组织修复，当归不仅可以提高外周血红蛋白、红细胞浓度而补血，还可以激活补体系统，对免疫系统起到恢复调节的作用，白术可促进胃肠道运动，金银花、陈皮亦具有抗炎及调节肠道功能等功效。此方可缩短腹膜后腹腔镜手术术后普食时间、引流管留置时间、首次排气时间、首次排便时间、术后住院时间，改善手术相关的 C 反应蛋白（C-reactive protein，CRP）、白蛋白（albumin，Alb）水平异常、降低术后并发症及不良反应的发生率。此外复元方还可以促进乳腺癌改良根治术患者术后的恢复，增强机体的免疫力，减少手术并发症。对于胃肠道手术而言，围手术期应用复元方，能改善胃肠道肿瘤患者应激状态，减轻术后疲劳综合征，促进患者恢复。

5. 四逆散

药物组成：柴胡 10 g，枳实 10 g，芍药 10 g，甘草 10 g。水煎服，每日 1 剂 300 ml，早晚两次分服，术前连续口服 5 d。

四逆散中柴胡与白芍合用，补养肝血，调达肝气，可使柴胡升散而无耗伤阴血之弊；佐以枳实理气解郁，与柴胡为伍，一升一降，加强舒畅气机之功；使以甘草，益脾和中，调和诸药。四者相配伍共奏疏肝理脾、透邪解郁、调和胃气之功。使术前心理应激肝郁证患者气机条达，情志舒畅，气血调和，脾胃之气上下通调，使患者达到最佳的术前状态。

研究结果显示四逆散可有效缓解术前不良心理应激患者焦虑、紧张、抑郁、恐惧等不良情绪反应，改善睡眠，调节患者神经内分泌平衡，麻醉开始前脉搏、呼吸次数明显减少，术中生命体征平稳，术中出血量明显减少，术后疼痛时间、疼痛程度、首次排气时间、首次排便时间、首次进食时间、术后住院时间均明显缩短。四逆散可明显改善妇科手术患者术前心理应激状态，有利于术后快速康复，彰显了中医辨病与辨证相结合的整体观念。

（四）传统运动辅助康复技术应用

传统体育疗法，是功能障碍者运用肢体运动、呼吸、意念等手段，起到调身、调息、调神的作用，促进身心功能康复的方法。其又称为导引，用于康复治疗有着悠久的历史，随着现代加速康复理念的兴起，传统运动融入现代围手术期加速康复中，甚至传统运动进行小的改变和创新在患者的围手术期加速康复中起到了积极的作用。

1. 八段锦

除预备势、收势，八式动作分别为："第一式：两手托天理三焦；第二式：左右开弓似射雕；第三式：调理脾胃须单举；第四式：五劳七伤往后瞧；第五式：摇头摆尾去心火；第六式：两手攀足固肾腰；第七式：攒拳怒目增气力；第八式：背后七颠百病消。"八段锦锻炼有三要素，即练功中对姿势、呼吸、意念的要求，传统气功称为调身、调息、调心。刚开始习练，注重姿势的准确，进而配合呼吸，排除杂念，思想集中，心态宁和。而调心是八段锦锻炼的重要阶段和最终目的，是中医学"心为五脏六腑之大主""心为君主之官"观念的充分体现。因此，身、息、心三者调和，可以通经脉，充气血，调七情，心神得养，五脏安和，形与神俱，最终达到身心统一，人与自然和谐的状态。

Guangyan Chen 等在一项回顾研究和 Meta 研究中发现，八段锦可以在乳腺癌患者术后康复中起到推动作用，还可以提高患者生活质量，改变患者抑郁状态。在另一项由 Chuanjin Guo 等撰写的 Meta 分析中提到经皮冠状动脉介入治疗的患者坚持术后八段锦锻炼，可以减少心肌梗死后左心室重构，此外八段锦对于血糖、甘油三酯、高密度脂蛋白胆固醇、低密度脂蛋白胆固醇等都有改善作用。代萍等人在肺切除术老年患者中应用八段锦发现，观察组患者抑郁量表和广泛性焦虑自评量表评分低于对照组，行为疲乏、情感疲乏、躯体疲乏、认知功能评分低于对照组；最大通气量（maximal voluntary ventilation，MVV）、用力肺活量（forced vital capacity，FVC）、FEV_1 高于对照组，八段锦应用于肺叶切除术后老年患者中能促进患者肺功能恢复，降低患者不良情绪，改善患者疲乏状态。潘燕等人也发现围手术期使用八段锦可以提高患者 FVC、FVC%、FEV_1、呼气流量峰值（peak expiratory flow，PEF）、PEF%、深吸气量（inspiratory capacity，IC）、IC%、MVV、MVV% 及 6 分钟步行试验（6-minute walking test，6WMT）水平，有助于肺功能康复。八段锦也常运用于腰椎骨折椎体成形术后、腰椎开放术后、腰椎间盘突出症微创术后、脊髓型颈椎病术后，可增强患者自身肌肉力量，维持脊柱稳定；通过全身性的主动运动，对粘连的软组织可以起到一定的牵拉作用，改善腰背部血液循环，达到缓解术后疼痛和活动受限的作用。

2. 太极拳

太极拳，国家级非物质文化遗产，是以中国传统儒、道哲学中的太极、阴阳辩证理念为核心思想，集颐养性情、强身健体、技击对抗等多种功能为一体，结合易学的阴阳五行之变化，中医经络学，古代的导引术和吐纳术形成的一种内外兼修、柔和、缓慢、轻灵、刚柔相济的中国传统拳术。

戈玉杰在简式太极拳训练对衰弱前期老年人衰弱水平及运动能力的干预中发现，8 周的简式太极拳训练通过提升衰弱前期老年人的运动能力，改善生活质量和抑郁状态，达到了降低衰弱前期老年人衰弱水平的干预效果，延缓其进入衰弱期。覃波等在一项随机对照研究中发现，在脊髓型颈椎病颈椎手术后的患者中使用改良太极"云手"训练，即 10 min 的常规太极"云手"训练，10 min 的闭目"云手"训练，10 min 的静坐调息后意念"云手"训练，可以有效增强本体感觉的刺激，并诱导神经冲动传递至相应的大脑皮层或神经节段，更有利于神经恢复重塑，促进神经功能的恢复。郭旭等通过在急性心肌梗死患者术后应用太极球发现，使用 N 末端 B 型钠尿肽前体（N-terminal pro-B-type natriuretic peptide，NT-proBNP）、左心室舒张末容积低于治疗前，LVEF、6 MWT 高于治疗前，再狭窄率也相应降低。太极球联合八段锦运动能改善患者心功能指标，提高运动耐力，缓解临床症状和焦虑情绪，提高患者的生存质量。太极拳在乳腺癌患者的术后康复中也起着重要作用，王运良在乳腺癌患者术后给予常规康复训练的基础上分别辅以秧歌舞或简化 24 式太极拳锻炼，每天早、晚各锻炼 1 次。于术后 10 d、1 个月、3 个月及 6 个月时对患者上肢功能及生存质量进行评定。随着时间进展，各组患者上肢功能及生存质量均逐步改善，其中太极拳组患者上肢功能的改善明显优于其他两组。常规乳腺癌康复训练基础上辅以太极拳锻炼，可进一步促进乳腺癌术后患者上肢功能改善，是乳腺癌术后较理想的康复运动方式之一。此外 Irwin 等人发现在经过 8 周的太极拳锻炼之后，患者状态放松，压力减轻，睡眠时长增加且睡眠质量改善。乳腺癌手术后淋巴水肿属于高致残类疾病，目前还不可治愈，但是运动治疗可以缓解淋巴水肿症状，减缓病情进展，改善患者生存质量。

3. 五禽戏

五禽戏在运动养生中具有很高的地位和知名度。它模仿虎、鹿、熊、猿、鸟五种动物的动作和神态，又充分结合了中医理论，是中医康复方法中传统体育疗法的一种，具有强身健体、养生康复的作用。它通过手型的变换，如虎爪、鹿角、熊掌、猿钩、鸟翅等，能不同程度地加强手三阴经、手三阳经的气血运行及其经脉畅通；前屈和后伸等动作能疏通任、督二脉的经气的运行，通过对经络的作用，调整脏腑功能。

杜永红等在直结肠肿瘤手术患者中采用术前练习五禽戏之"鸟戏"后发现，练习"鸟戏"的患者术后肠鸣音恢复时间明显提前。在骨质疏松性椎体骨折术后患者中采用"鹿戏"进行治疗，术后采用鹿戏进行锻炼的试验组患者治疗后 VAS、日常生活能力（activity and daily living，ADL）评分明显得到改善，生活自理能力也得到提高。

五禽戏在不同的动作状态下，结合特定的呼吸模式进行综合锻炼。根据脏腑与五行的对应关系，五禽戏中的"鸟戏"直接与肺相对应。"鸟戏"注重上肢的伸展与升降运动，可在一定程度上牵拉肺经并起到疏通肺气的作用，有利于提升肺脏的吐纳功能和呼吸力量。例如，配合"鸟戏"锻炼时，呼吸更加深长且细匀，能更进一步加强吸气肌、呼气肌和辅助呼气肌的力量；在"鸟戏"锻炼时，主要以慢呼快吸为主，通过这种"气自丹田吐"的方式，有利于张开肺气并增强肺活量。五禽戏运动能改善 COPD 患者的呼吸困难症状、运动能力、生活质量。

近几年针对传统体育疗法的改良和创新，力图加速患者康复的尝试也取得了一定的成绩。闵苏等人发现，围手术期使用加速康复操，可以明显缩短腹腔镜直结肠癌术后患者首次下床行走时间、首次肛门排气时间、首次进食流食时间及住院时间，提高患者满意度。快速康复操主要包括 3 个方面的训练：上肢运动、呼吸运动和下肢运动，患者从入院即开始练习，直到手术当天，至少锻炼 5 d。具体方案包括：① 上肢运动：握拳练习，屈肘练习，抬臂练习，扩胸练习，至少完成 2 ～ 4 个八拍，每天早、晚均需练习。② 呼吸运动：缩唇呼吸练习，腹式呼吸练习，排痰哈气练习，每分钟重复 4 ～ 5 次，每天早、晚各练习 5 ～ 10 min。③ 下肢运动：环踝练习，股四头肌练习，每天早、中、晚各练习 5 ～ 10 min。

（五）饮食调理辅助康复技术应用

1. 关于饮食调节康复的中医理论

中医理论认为，胃为水谷之海，具有腐熟水谷的功能；脾能运化水谷精微，把食物的精华输送到全身，是后天给养的来源。因此，脾胃功能的强弱，对战胜病邪、协调人体阴阳、强壮机体、扶正祛邪、恢复机体功能等，具有十分重要的作用。胃肠术后患者，因脾胃虚弱，食欲不振，运化失调，不能以滋腻厚味来滋补，而应给予清淡且易消化的补养食品，以促进食欲，逐渐增强脾胃功能。

饮食调理包括食疗和药膳。食疗，是指有针对性地选择食品的品种，调节饮食的质量，以促进人体身心康复的方法。《黄帝内经》曰："五谷为养，五果为助，五畜为益，五菜为充，气味合而服之，以补精益气。"药膳，是在中医理论指导下，将一定比例的食物和药物相结合，经过烹调加工，制成营养丰富、美味可口，同时具有保健治疗作用的膳食。

辨证论治是中医治疗学的一条基本原则，即在临床治疗时要根据不同的病情，结合患者的精神、体质及环境等各因素，全面综合分析，从而正确地辨认出不同的证，施以恰当的治疗，以达到治愈疾病的目的。这一原则贯彻于中医多种疗法的应用之中，同时也体现在药膳疗法中。在药膳的辨证时，特别要注意阴阳、虚实、寒热。根据证的不同，分别给予不同的药膳治疗，"虚则补之""实则泻之""寒者热之""热者寒之"。

（1）药膳的种类：根据药膳的作用，可将药膳分为滋补性药膳和治疗性药膳。滋补性药膳又可进一步分为滋阴、补阳、益气、养血各种不同侧重点的药膳，用于患者疾病初愈，体质虚弱，气血亏损等。滋补性药膳一般在康复治疗中应用较多。而治疗性药膳则主要根据不同疾病，辨证运用，起到促进疾病痊愈或配合药物治疗的作用。

（2）药膳的形式：① 药膳主食是以稻米、糯米、小麦面粉、玉米面、黄豆面为基本原料，加入一定量的药物，经加工而制成的米饭、面食、糕点等。主食所选的中药一般多为性味平和并有补益作用的药物。② 药粥是以各种谷类食品为基本原料，配以一定比例的中药，经煮制而成的粥类食品。药粥制作方便，老少皆宜，是一种值得推广的药膳饮食。③ 药膳菜肴是以蔬菜、肉类、禽蛋类、水产类等为主要原料，配以一定比例的药物，经炒、爆、熘、贴、烧、焖、烩、氽、炖、煮、蒸、扒、煨等烹调方式而制成的菜肴。④ 药膳汤羹是以肉类、禽蛋类、水产类、蔬菜等原料为主体，加入一定量的药物，经煎煮，浓缩而制成的较稠厚的汤液。药膳汤羹所选用的药物一般具有味美芳香、甘淡平和的特点。⑤ 药膳茶饮包括药茶和药饮。药茶是指用茶叶和药物按一定比例制成的供饮用的液体。茶方有的含有茶叶，有的不含茶叶，亦有药物经晒干、粉碎制成的粗末制品。药饮是把药物或食品经浸泡或压榨、煎煮，提取分离而制成的饮用液体。药饮有的为新鲜药物或食品压榨取液而成，也有的是煎煮、浓缩而成。随着科学技术的发展，各种加入黏合剂制成的块状制品、颗粒制品也相继问世。这些制品方便省时，随饮随冲，极大地丰富了药茶、药饮的品种。⑥ 其他形式还有药膳糖果、药膳蜜饯和药酒等。

2. 饮食调理在不同术种的具体应用

1）消化系统疾病术后的饮食调理

胃肠术后患者要坚持营养均衡，饮食结构上要求糖量适中、高蛋白、高热量及丰富的维生素。术后恢复正常饮食后应仍以清淡为宜。应进食高蛋白（如鱼类、鸡蛋、瘦肉、乳类及其制品等）、高维生素（水果、蔬菜等）、易于消化的食物。胃肠术后胃酸分泌减少，容易发生缺铁性贫血，因此适当补充一些铁剂或者通过进食富含铁质的食品来防止贫血，如黄豆、动物血、动物内脏、海带、芹菜、紫菜、油菜、菠菜、蛋黄、橘子，也可将桂圆肉、花生衣、大枣等作为补血食品。最后，饮食搭配上不可局限于某几种食物，应做到扩大食物范围，才能保证多种营养素的摄取，如微量元素、维生素等。

胃肠疾病多因正气亏虚，五脏六腑功能失司，邪毒相互搏结，而致脾失健运，胃失和降，气机不畅，气滞血瘀，痰凝湿聚，痰毒血瘀互结，久而形成胃积。通过食物与药物的相互搭配，可起到补益正气，调理脾胃运化功能，调整人体的阴阳平衡，对机体起到调整和治疗作用。中医药膳在改善患者临床症状，减轻化疗不良反应，减少并发症，恢复肝肾功能，延长患者的生存时间，改善患者的生活质量以及提高机体的免疫能力方面发挥着极其重要的作用。① 薏仁玉米羹：该膳食可起到健脾祛湿之功，及时排出胃肠道致癌物质和有毒物。做法：将薏苡仁与玉米各 50 g，研粉，放入锅中，加入适量水后熬成稠羹。② 三七粥：患者自感乏力体倦，可进食三七粥以扶正抗癌，三七既可补血，也可活血散瘀。做法：三七粉 3 g，红糖 10 g，黑芝麻 50 g，糙米 50 g，入锅加水煮成稠粥，可长期食用。③ 生姜橘皮水：患者化疗后，出现胃肠道毒性反应引起的食欲减退、恶心、呕吐等症，可服用生姜橘皮水起到降逆、和胃止呕之功。做法：将 10 g 鲜生姜切碎，放入少许的温开水，捣烂取汁，调入 50 g 蜂蜜。将鲜橘皮 125 g 洗净，切成细条，浸泡于蜂蜜姜汁中 5 d 即成。④ 薏莲山药粥：适用于脾胃虚弱的患者。做法：薏苡仁 50 g，莲子 100 g，山药 100 g，芡实 100 g，肉桂 6 g，大枣 10 枚，糙米 50 g，入锅加水煮成粥。

消化系统疾病术后的患者应遵循《黄帝内经》所提出的"饮食有节"的调养原则，并且不能进食不易消化和过分黏稠之物，如年糕、粽子、凉糕等。此外，多留心进食后是否引起如恶心、呕吐、腹胀、腹痛、腹泻等不适，若出现不适，则不应再次进食该食物。此外，不可吸烟、饮酒。

2）骨科术后饮食调理

（1）骨科术后早期：饮食宜清淡，易消化，可通便、理气，应食用如山楂、香蕉等营养食物。活血化瘀，消肿止痛。① 田七煲田鸡瘦肉汤：田七 9 g，田鸡 2 只，瘦肉适量，炖煮 1 h 以上。② 三七当归煲肉鸽：三七 9 g，当归 10 g，肉鸽 1 只，炖煮 1 h 以上。

（2）术后中期：饮食宜健脾和胃，调和营血，接骨续筋。如牛奶、鸡蛋、排骨汤、萝卜粥等。当归续断煲排骨：当归、续断各 10 g，骨碎补 15 g，新鲜猪排或牛排骨 250 g。炖煮 1 h 以上。

（3）术后晚期：宜选择补益气血之品，以调养气血，滋补肝肾，强壮筋骨。枸杞子骨碎补老母鸡汤：枸杞子 10 g，骨碎补 15 g，续断 10 g，薏苡仁 25 g，老母鸡 1 只，炖煮 1 h 以上。

3）心脏手术后饮食调理

心脏术后患者需要综合平衡饮食，多吃水果蔬菜，碳水化合物、脂肪和蛋白质的摄入量要适当，并保持足量维生素和微量元素的摄入。既要吃精油米面，又要吃些粗杂粮，以获得全面营养。控制脂肪摄入量，尽量少吃或者不吃动物脂肪，选择食用植物油脂，如豆油、菜籽油、芝麻油、花生油等。此外，应严格限制钠盐摄入，少食甜食，注意饮水，戒烟限酒。

（1）谷类：能量的主要来源，含多种维生素、矿物质和食物纤维素，有利于预防冠心病，粗粮为佳。燕麦含亚油酸、有降低胆固醇的作用，还含有大量水溶性纤维素，可改善消化功能，促进胃肠蠕动。

（2）豆类：富含植物蛋白、不饱和脂肪酸和大量水溶性纤维素，具有显著降胆固醇、抗动脉硬化作用。

（3）蔬菜类：体内各种微量元素、纤维素和维生素的主要来源，具有促进胆固醇排泄，降低总热量摄入的作用。洋葱中的类黄酮具有抗氧化和抑制血小板聚集作用，大蒜中的大蒜素有降压、减少心肌氧耗量、改善血液流变等作用。

（4）肉食类：瘦肉是蛋白质的良好来源，含有较多微量元素和维生素，脂肪含量不高。其中，鱼类中的鱼油含不饱和脂肪酸，具有很好的降胆固醇作用，可经常适量食用。每周进食1～2次富含长链脂肪酸的鱼油，有助于降低各种心脑血管疾病的发生率。

（5）食疗方的选择应以宣通心脉为基本原则，调配食物辨证用膳。① 加味桃仁粥：桃仁10 g，生地黄30 g，生姜2片，粳米100 g。桃仁去皮、尖，肉桂研磨，粳米研细。用适量白酒将桃仁、生地黄、生姜绞汁，将粳米煮成粥，水开时下药汁，煮至粥熟。② 昆布海藻汤：昆布30 g，海藻30 g，黄豆150～200 g，三物共煮汤，加少量调味品，既可佐食，又可早晚加餐食用，可化痰降脂。③ 地黄双仁粥：生地黄30 g，柏子仁20 g，枣仁20 g，粳米100 g。将柏子仁、枣仁捣碎，与生地黄一同入锅，加水500 ml，煎至200 ml，过滤去渣取汁备用。粳米煮成粥，粥开下药汁，煮沸，早晚服用。

4）颅脑手术患者的饮食调理

颅脑手术术后一般以祛瘀通络为主，兼顾正气。若病情久延不愈，则以补益气血为主，佐以祛瘀活血、化痰通络。饮食应以高蛋白和维生素含量丰富的膳食为宜，如肉类、牛奶、鸡蛋、绿叶蔬菜、新鲜水果、豆制品等，不宜饮酒，忌辛辣食品。山楂味酸甘，性微温，入肝、脾、胃经，能消食化积，散瘀行滞，扩张血管。

（1）食疗：① 桂圆粥，含人体所必需的蛋白质和葡萄糖，易于人体吸收利用，糯米可健脾养胃，补气养血。生姜含姜辣素，对心脏和血管有一定刺激作用，可使血管扩张、脉络通畅、供给正常。② 黄酒核桃泥汤：核桃仁5个，白糖50 g，捣成泥，入锅，加入黄酒50 ml，小火煮10 min，每日食用2次，缓解头痛、头晕症状。③ 合欢花粥：干合欢花30 g，粳米50 g，红糖适量，入砂锅，加水煮为稠粥，睡前1 h温热顿服。合欢花性味甘平，无毒，入粥香甜，功专安神，适用于健忘失眠，有镇静作用，利于术后康复。④ 佛手花粥：干佛手花30 g，粳米50 g，加水煮粥，温热顿服，早晚各1次，适应于术后恶心、呕吐、纳呆者。佛手花擅长宣中化浊，具有疏肝和胃作用。

（2）饮茶：绿茶中茶多酚有很强降脂功能，且能使血管壁松弛、弹性增强；甚至修复破坏的血管功能。红茶中的儿茶素类化合物可以抑制血管紧张素Ⅱ的形成及活动，有助于降低血压，同时增强血管弹性、韧性、抗压性。普洱茶可降低血脂、加速脂肪代谢。

3. 不同体质饮食调理

中医的精髓是辨证施治，不同的体质有不同的饮食原则。所谓中医体质是指人体生命过程中，在先天禀赋和后天获得的基础上所形成的形态结构、生理功能和心理状态方面综合的、相对稳定的固有特质，是人类在生长、发育的过程中所形成的与自然、社会环境相适应的人体个性特征。

1）8种偏颇体质的饮食调理

（1）气虚体质：人体脏腑功能失调，气的化生不足，易出现气虚的表现。这类人平素语音低弱，气短懒言，容易疲乏，精神不振，易出汗，舌淡红，舌边有齿痕，脉弱。应多食补气的食品，如小米、糯米、牛肉、香菇、鸡肉等。推荐枣泥山药糕、大枣粥、茯苓粥、山药粥。

（2）阳虚体质：人体脏腑功能失调时易出现体内阳气不足、阳虚生里寒的体质。平素畏寒、手足不温，喜热饮食、精神不振，舌淡胖嫩，脉沉迟。多食温阳食物，少吃寒凉食物，忌吃冰冻食品，可食用羊肉、胡椒、桂圆等。推荐当归生姜羊肉汤、杜仲腰花。

（3）阴虚体质：脏腑功能失调时，易出现体内阴液不足，阴虚生内热。平素手足心热，口燥咽干，鼻微干，喜冷饮，大便干燥，舌红少津，脉细数。宜多食甘凉滋润、生津养阴、清补的食品，如蜂蜜、银耳、海参、燕窝等；少吃辛辣燥烈之品，如葱、姜、蒜、椒等。推荐五汁膏、海参百合粥、五豆粥、沙参老鸭汤。

（4）痰湿体质：人体脏腑功能失调，易引起气、血、津液运化失调，水湿停聚，聚湿成痰而形成的痰湿内蕴的体质。平素面部皮肤油脂较多，多汗且黏，胸闷，痰多，口黏腻或甜，喜食肥甘甜腻，苔腻，脉滑。忌食肥甘厚味、滋补油腻及酸涩苦寒之品，可食用一些充饥且热量不太高的主食和辅食，如粗粮、蔬菜、淡水鱼等。健脾化湿的食物：粳米、红小豆、绿叶蔬菜、冬瓜等。推荐鲤鱼汤、四仁扁豆粥、黄芪山药薏仁粥。

（5）湿热体质：由于多种因素导致的肝胆、脾胃功能相对不通畅，肝胆郁结化热，脾胃积滞化湿，湿热熏蒸而形成的体质。平素面垢油光，易生痤疮，口苦口干，身重困倦，大便黏滞不畅或燥结，小便短黄，舌质偏红，苔黄腻，脉滑数。应多食祛湿除热、清利化湿的食品，如薏苡仁、丝瓜、山药、百合等。推荐薏仁蒸鲤鱼、白玉猪肚汤、马齿苋粥。

（6）血瘀体质：人体脏腑功能失调时，易出现体内血液运行不畅或内出血不能消散而成瘀血内阻的体质。肤色晦暗，色素沉着，容易出现瘀斑，口唇暗淡，舌暗或有瘀点，舌下络脉紫暗或增粗，脉涩。应多食活血化瘀的食物，如洋葱、山楂、菠萝、木耳、海带、猪心、桃仁、油菜、黑大豆等。推荐桃仁粥、山楂红糖包。

（7）气郁体质：气机郁滞，以神情抑郁等气郁表现为主要特征。神情抑郁，情感脆弱，烦闷不乐，舌淡红，苔薄白，脉弦。应多食理气解郁，调理脾胃的食物，如苦瓜、玫瑰花、白萝卜等。推荐橘皮姜茶、莲子粥、甘麦大枣粥。

（8）特禀体质：因遗传和先天因素所造成的特殊状态的体质，主要包括过敏体质、遗传病体质等。饮食宜清淡均衡，粗细搭配，荤素合理。多食益气固表的食物，如乌梅、黄芪、紫苏等。忌吃鱼虾、海鲜、鹅肉等发物，少吃茄子、蚕豆、辣椒、咖啡等刺激性食物。推荐黄芪灵芝煲、黄芪粥、葱白红枣鸡肉粥。

2）常用食品的属性分类

（1）温热性：猪肝、猪肚、鸡肉、带鱼、鳝鱼、虾、海参、黄豆、蚕豆、刀豆、淡菜、胡萝卜、辣椒、韭菜、芥菜、香菜、油菜、洋葱、茴香、胡椒、南瓜、葱、姜、蒜、红糖、糯米等。

（2）寒凉性：猪肉、鸭肉、兔肉、鹅肉、牡蛎肉、田螺、猪肾、菠菜、白菜、莴笋、豆芽、扁豆、芹菜、苋菜、竹笋、黄瓜、西红柿、茄子、冬瓜、黄花菜、芦笋、紫菜、海带、西瓜、香蕉、鸭梨、橙子、柚子、柿子、大麦、小麦、绿豆、小米、白糖、豆腐、蘑菇、茶叶、蜂蜜等。

（3）平性：牛肉、牛肚、猪胰、黄花鱼、鲤鱼、墨鱼、泥鳅、赤小豆、黑豆、豇豆、豌豆、四季豆、百合、香椿、香菇、花菜、土豆、黄花、木耳、藕、山药、杏仁、大枣、葡萄、山楂、草莓、无花果、橘子等。

（六）音乐调理辅助康复技术应用

1. 中医五行音乐疗法的含义和中医理论基础。

在古代，用"宫、商、角、徵、羽"对各种声音加以概括，形成了中国古典音乐的五种基本音阶，称为五音。五音与古代哲学中的五行——对应，即宫对土、商对金、角对木、徵对火、羽对水，并形成不同调式音乐，称为五行音乐。《黄帝内经》把五音引入医学领域，以中医传统理论为基础，将中医学中的阴阳五行、天地人合一、形神合一等理论与音乐相结合，称为中医五行音乐。《吕氏春秋》记载："凡乐，天地之和，阴阳之调也。"古人认为，音乐是天地和谐、阴阳调和的产物。可见，音乐是一种和合之气。中医五行音乐疗法当属于八法中的和法，运用"宫、商、角、徵、羽"5种不同的音调的乐曲，平秘阴阳，调和脏腑，从而达到"阴平阳秘，精神乃治"的平衡谐和的状态。

2. 中医五行音乐疗法的作用机制

（1）五音应五脏：现存最早的医学典籍《黄帝内经》记载："天有五音，人有五脏；天有六律，人有六腑……此人与天地相应者也"，用五行学说把五音阶中"宫、商、角、徵、羽"与人的五脏——对应起来：角为木音通于肝，徵为火音通于心，宫为土音通于脾，商为金音通于肺，羽为水音通于肾，五音通过调节气机运行，侧重影响与之对应的脏腑，实现调理脏腑，防病治病的功能。

现代研究证实五脏均具有一定的振动频率，而这些频率相应于五声音阶的频率。借助纳米技术研究细胞声学，从动物实验研究生病时发音频率的改变，运用电脑经络探测系统仪揭示不同声波对五脏的激活作用等，均与《黄帝内经》中"五脏相音"的理论遥相呼应，不谋而合。

（2）五音应五志：中医理论始终强调"天人合一、形神合一"的整体观，五音通过五行系统，与五志（即思、悲、怒、喜、恐）联系，产生五行意象，并产生不同的情绪，调节气机运行，即五音通过精神意识活动作用于五脏。

3. 中医五行音乐的归类、作用及代表曲目

（1）土乐：以宫调为基本，风格悠扬沉静、淳厚庄重，给人有如土般宽厚结实的感觉，宫音入脾。宫调式乐曲，如《春江花月夜》《月儿高》《月光奏鸣曲》等。

（2）金乐：以商调为基本，风格高亢悲壮、铿锵雄伟，肃劲嘹亮，具有金之特性，商音入肺。商调式乐曲，如《第三交响曲》《嘎达梅林》《悲怆》等。

（3）木乐：以角调为基本，风格悠扬，生机勃勃，生机盎然的旋律，曲调亲切爽朗，舒畅调达，具有木之特性，角音入肝。角调式乐曲，如《春之声圆舞曲》《蓝色多瑙河》《江南丝竹乐》《春风得意》《江南好》。

（4）火乐：以徵调为基本，旋律热烈欢快、活泼轻松，构成层次分明、情绪欢畅的感染气氛，具有火之特性，徵音入心。徵调式音乐，如《步步高》《狂欢》《卡门序曲》等这类乐曲。

（5）水乐：以羽调为基本，风格清纯，凄切哀怨，苍凉柔润，如天垂晶幕，行云流水，具有水之特性，羽音入肾。羽调式音乐，如《梁祝》《二泉映月》《汉宫秋月》。

4. 中医五行音乐疗法的应用

1）中医五行音乐的古代应用概况

目前有记载的最早在诊疗疾病中运用音乐疗法的人当属春秋著名医家医和。文献中记载，春秋时代，秦医和为晋平公诊病，就对音乐与健康的关系做过深刻论述。他对晋平公说："先王之乐，所以节百事也，故有五节。迟速本末以相及。中声以降，五降之后，不容弹矣。于是有繁手淫声，慆堙心耳，乃忘平和，君子弗听也。物亦如之。至于烦，乃舍也已，无以生疾。君子之近琴瑟，以仪节也，非以慆心也。天有六气，降生五味，发为五色，徵为五声，淫生六疾。"对于音乐治疗中如何选用音乐的问题医和已说得较为清楚。

宋代文学家欧阳修在《欧阳文忠公集》中记载了他用音乐治疗自己疾病的事情：欧阳修曾患有"幽忧之疾"，求医问药。但始终无效，后经学琴、听琴，最后竟不药而愈。后来他在《琴枕》中又记录了通过弹琴，治好了自己手指拘挛的事情。欧阳修深有感触地说："用药不如用乐矣。"金元四大家之一的张子和善用音乐治病，如在《儒门事亲》中载："以针下之时便杂舞，忽笛鼓应之，以治人之忧而心痛者"等。他还提出："好药者，与之笙笛"，提倡学习乐器，以提高音乐素养来冲淡疾病的痛苦。同为金元四大家之一的朱丹溪有"乐者，亦为药也"的论述。

至明清时期，音乐疗法得到了进一步的发展，对音乐治病的机制研究有了进一步的认识。明代的张景岳对音乐疗法推崇备至，并对其治病机制研究颇深，他在《类经附翼》中对音乐疗法有专篇《律原》进行论述，提出音乐"可以通天地而合神明"。明代龚居中提出"歌咏可以养性情。"清代名家吴师机，尤其重视音乐疗法的作用。他在《理瀹骈文》中赞曰："七情之为病也，看花解闷，听曲消愁，有胜于服药者矣。"清代医书《医宗金鉴》更进一步将如何发五音、五音的特点与治病的机制做了详细的描述。

清代青城子的《志异续编》载：一士人日夜沉睡不醒，偶醒亦两目倦开。名医叶天士诊后，未开一味药，却令家人买来一面小鼓，在患者的床头频频击打。士人闻鼓声后，渐渐清醒而不复倦卧。弟子问其医理，叶天士说，脾困故人疲倦，而鼓声最能醒脾。这给后人留下了古代音乐疗法的生动案例。

2）中医五行音乐的现代应用进展

（1）中医五行音乐疗法可调节术后疲劳综合征：术后疲劳综合征属于外科手术后的常见并发症，是指患者在术后恢复期或术后康复治疗中出现的以疲乏倦怠、食欲减低、睡眠紊乱、反应迟钝、注意力不集中、心情抑郁与焦虑等症状为主要表现的一组临床症候群。中医学将术后疲劳综合征归属为虚劳、郁证、神劳范畴，认为其发病病机为手术创伤、术后忧思过度、七情内伤导致肝脾胃损伤。鉴于脾脏属于五行之中的土，五音中属于宫，音乐可以选择为《春江花月夜》《塞上曲》《平湖秋月》《月光奏鸣曲》，此类均为宫调音乐，以"Do"为主音属于土，与脾脏相通，其曲风以悠扬沉静为特点，能够健脾补土，调理脾胃气机，使清气升降、气血运行更为顺畅。同时还可调和脾胃，滋补气血，旺盛食欲，并促进脾运化功能恢复，脾健运则肝疏泄得以保障，从而缓解气机郁滞，平衡身心，有益睡眠，安定情绪，消除疲劳。

（2）中医五行音乐辨证施乐可调节肿瘤患者睡眠质量不佳的问题：肿瘤患者由于身体被病症侵扰的缘故经常会出现睡眠质量不佳的症状，身体各器官出现紊乱，无法正常运行人体内的各项机体功能，熬夜尤其是伤肝，而肝脏在五行中属木，因此箫、竹笛、尺八、木鱼等乐器演奏的音乐为角音音乐，生机勃发，爽朗悠扬，入肝经，疏肝理气，可帮助调节神经系统。肝最忌讳气郁，以《胡笳十八拍》，商音元素稍重，五音的商对应五行的金，以克制体内过多的木气，同时配合婉转悠扬属于水的羽音，水又滋养木气，金生水、水生木，生生不息。患者跟着音乐的曲调进入浅睡眠状态，产生联想从而放松身体肌肉，可以调节血压改善体内血液循环。

（3）中医五行音乐疗法可改善患者术后负性情绪状态：患者对手术的恐惧、不确定的预后等会导致患者产生较强的躯体心理应激反应，以致术后存在恐惧、抑郁、疲劳感、睡眠障碍等一系列心理情绪障碍问题，同时睡眠障碍又会影响患者的自主神经系统调节功能，诱导抑郁焦虑等负面情绪，严重影响患者的术后康复和生存质量。按照以下原则进行选曲对患者进行术后情绪干预治疗，情志以悲为主，则选用商音以兴奋解郁，代表曲目有《闲居》《吟平湖秋月》《鸟投林》；情志以思为主，则选用宫音以开郁散结，代表曲目有《十面埋伏》《渔樵唱晚》《塞上曲》；情志以怒为主，则选用角音以宣悲消气，代表曲目有《高山流水》《阳关三叠》《广陵散》；情志以恐为主，则选用羽音以激发情志，代表曲目有《百鸟朝凤》《汉宫秋月》《花好月圆》；情志以喜为主的，则选用徵音以安神宁静，代表曲目有《平沙落雁》《梅花三弄》。

研究表明，中医五行音乐疗法可明显降低子宫切除术后患者的 SAS、SDS，在聆听音乐的过程中，患者的五音与五脏达到和谐共振，与机体产生共鸣，从而起到抒情达意、通畅精神的作用，抑郁焦虑的负性情绪明显得以改善。同样，中医五行音乐疗法对肺癌、直肠癌等术后患者加以干预，能够优化心理状态、激发情感效应、增强心理干预效果，围手术期应用音乐疗法可减少患者疼痛和焦虑。

（4）中医五行音乐疗法可改善患者术后疼痛反应：中医认为，疼痛是一种主观上的自觉症状，其病机具有一定的共性，中医将疼痛分为两大类：一是邪气阻滞经脉，气血瘀阻不通，就是所谓的"不通则痛"；二是气血阴阳亏虚，不能濡养温煦经脉、脏腑等组织器官，也就是所说的"不荣则痛"。

泌尿系肿瘤患者的基本证型有湿热型、瘀毒型、痰瘀互结型、肾阴虚型、肾阳虚型。① 湿热型：正气亏虚，外感邪毒乘虚内侵，或脏腑虚衰，气血津液运化失司，湿热、痰浊内生，局部气滞血瘀，癥瘕、积聚乃成。② 瘀毒型：正气不足、组织器官失于温养、气虚而瘀、气郁而结、日久成瘤、痰瘀闭阻，治以祛瘀散结。③ 痰瘀互结型：脾胃不足、痰湿内生、湿热下注、肾失气化、日久生瘀、痰瘀互结而发此病。④ 肾阴虚型：泌尿系肿瘤患者久病耗损，或药物及手术后，均易导致肾元不足，肾虚不能温化。⑤ 肾阳虚型：此型多可见于手术治疗后，临床表现为排尿余沥不尽、尿细如线、形体消瘦、面色苍白，伴畏寒怕冷、下肢水肿、大便稀溏，舌质淡苔白滑，脉沉细弱。肝郁证选用角调式乐曲，如《胡笳十八拍》《鹧鸪飞》《春风得意》等；气血亏虚证、脾虚证选用宫调式乐曲，如《月儿高》《春江花月夜》《平湖秋月》等；肾阴虚证选用羽调式乐曲，如《月光奏鸣曲》《梁祝》《二泉映月》《汉宫秋月》等。多种证型并见者，可选择多种音调乐曲综合治疗。研究发现，中医辨证结合五行音乐疗法是一种科学、有效的癌痛缓解辅助治疗方法，可以减轻泌尿系肿瘤患者疼痛，提高其生活质量，值得临床推广。

近来越来越多的研究证实了中医五行音乐疗法对患者术后疼痛有缓解作用。学者 Lee 在系统综述中指出，音乐可以通过刺激听觉中枢实现对疼痛的交互抑制，从而减轻疼痛；潘琼也在研究中证实，音乐疗法可以增加患者对疼痛的耐受程度。五音进入人体后，一方面可以作用于大脑皮质，调节机体的功能代谢，提高机体对疼痛的耐受程度；另一方面可以和全身体细胞产生非常和谐的共振，调节人体的生理节奏，改善机体的作用机制，对机体产生缓解疼痛作用。

（王勇　马武华　庄月容　蔡浩亮　魏盼　阮文晴　宋建钢）

参考文献

［1］余虹.耳穴贴压联合穴位敷贴对胸腰椎压缩性骨折术后应激反应的影响［J］.当代医学，2021，27(21)：182-183.

［2］唐顺清，夏智军.耳穴贴压对剖宫产产妇术后疼痛影响的Meta分析［J］.中国中医药现代远程教育，2021，19(13)：125-127+136.

［3］金如玉，李永峰，陈杰，等.星状神经节穴位埋线配合耳穴压籽治疗失眠的临床效果［J］.中国医药导报，2021，18(19)：142-146.

［4］刘橙橙，周定伟，韩鹏艳，等.穴位埋线促进腹腔镜阑尾切除术后快速康复效果观察［J］.实用中医药杂志，2021，7(08)：1413-1414.

［5］黄橙紫，李亚玲，蓝小林，等.电针联合穴位埋线对肛瘘切开术后患者疼痛程度的影响［J］.针刺研究，2021，46(05)：421-425.

［6］刘芹，路强.穴位注射对依托咪酯复合纳布啡无痛胃镜术后恶心呕吐的影响［J］.中医外治杂志，2021，30(03)：28-29.

［7］王玥，黄祥，杨春梅，等.经皮穴位电刺激对乳腺癌改良根治术患者焦虑的影响［J］.中华麻醉学杂志，2020，40(12)：1431-1435.

［8］王玥，李娟.经皮穴位电刺激缓解围手术期焦虑的临床应用［J］.国际麻醉学与复苏杂志，2021，05：523-526.

［9］李建立，王雪娇，容俊芳.不同穴位配伍的经皮穴位电刺激对腹腔镜手术患者术后恶心呕吐及血清胃动素分泌的影响［J］.针刺研究，2020，45(11)：920-923+928.

［10］苗维娟，齐卫红，刘辉，等.经皮穴位电刺激在分娩镇痛中的作用［J］.中国针灸，2020，40(06)：615-618+628.

［11］杨星星，秦晓光，杨小芳，柯义泽，张帆.近15年中医外治法治疗颈心综合征研究概况［J］.中医药临床杂志，2021，33(02)：382-386.

［12］徐思琦.舌尖上的中医文化浅谈［J］.医学教育研究与实践，2021，29(02)：336.

［13］尹倩，曾剑锋，蒋力生.中医食疗养生应用特点分析［J］.中华中医药杂志，2021，36(04)：2378-2380.

［14］赵丹，段逸山，王兴伊.中医导引历史发展概要［J］.中华中医药杂志，2020，35(08)：3811-3814.

［15］王索娅.音乐治疗的技术方法概述［J］.中国听力语言康复科学杂志，2020，18(05)：390-393.

［16］吉文莉.浅析音乐治疗的历史渊源及其在医学领域的应用［J］.中国多媒体与网络教学学报(上旬刊)，2020，07：240-242.

［17］王营营，吴赞芳，陶秀彬，等.我国音乐疗法研究可视化分析［J］.牡丹江医学院学报，2020，41(03)：30-

3

35.

［18］ 王索娅.音乐治疗的基本概念［J］.中国听力语言康复科学杂志,2020,18(04):318-320.

［19］ 沃尔夫冈·马斯特纳克,毛琦.国际视角下音乐治疗的历史演变［J］.艺术教育,2021,(03):29-34.

［20］ 萧月玲,卢桂好,盘瑞兰,等.耳穴压豆联合音乐疗法对甲状腺癌术后患者恶心呕吐和疼痛的影响［J］.岭南急诊医学杂志,2021,26(03):311-313.

［21］ 周坚,刘艳君,邱淼洁,等.音乐疗法联合乳腺舒筋松解操在乳腺癌术后患者中的应用［J］.中外医学研究,2021,19(14):181-183.

［22］ 张晓芳,廖凌虹.基于五脏相音的音乐疗法在中医诊疗中的应用研究［J］.中华中医药杂志,2020,35(07):3726-3729.

［23］ FU VX, OOMENS P, MERKUS N, et al. The perception and attitude toward noise and music in the operating room: a systematic review［J］. J Surg Res. 2021, 263: 193-206.

［24］ 蔡文理,王慧灵,黄燕凤.瑜伽音乐疗法对骨科全身麻醉术后清醒患者睡眠的影响［J］.世界睡眠医学杂志,2021,8(03):508-509.

［25］ 邹舒倩.赋能教育联合五行音乐疗法对中晚期宫颈癌术后放疗患者疾病不确定感的干预效果［J］.护理实践与研究,2021,18(12):1864-1867.

［26］ PAWLIK TM. Editorial: enhanced recovery after surgery pathways: improving the perioperative experience and outcomes of cancer surgery patients［J］. Ann Surg Oncol,2021,28(12): 6929-6931.

［27］ 虞晓含,朱燕波,王琦,等.不同年龄人群中医体质综合干预依从性及效果分析［J］.中华中医药杂志,2021,36(04):1863-1867.

［28］ DRAKE DF, NORMAN DK. Whole medical systems the rehabilitation setting (Traditional Chinese Medicine, Ayurvedic Medicine, Homeopathy, Naturopathy)［J］. Phys Med Rehabil Clin N Am, 2020, 31(4): 553-561.

［29］ 王俊蕊,丁玉兰,刘芳,等.耳穴埋豆联合"呵"字诀对全子宫切除术患者围手术期应激反应的影响［J］.护理学杂志,2021,36(1):44-46.

［30］ 张睿,国丽群,唐云跃.耳穴贴压对胃癌病人术后胃肠功能恢复影响的Meta分析［J］.循证护理,2021,7(3):293-301.

［31］ 唐晓璐,刘海燕,张明敏.不同时间按摩结合穴位注射对预防混合痔术后病人尿潴留的效果［J］.护理研究,2020,34(17):3182-3184.

［32］ 张栋斌,张红光,鹿洪秀.术前参麦注射液干预对患者围手术期神经认知功能紊乱影响的Meta分析［J］.临床麻醉学杂志,2021,37(2):169-173.

［33］ 邱犀子,蔡靓羽,张建楠,等.针刺辅助麻醉在围手术期的应用与器官保护作用的研究进展［J］.上海中医药杂志,2020,54(1):92-6.

［34］ TONG QY, LIU R, ZHANG K, et al. Can acupuncture therapy reduce preoperative anxiety? A systematic review and meta-analysis［J］. J Integr Med, 2021, 19(1): 20-8.

［35］ 徐弋.内关穴对异丙肾上腺素诱发成年大鼠心律失常的作用及其机制研究［J］.四川中医,2020,38(1):47-51.

［36］ XIONG W, ZHAO CM, AN LX, et al. Efficacy of acupuncture combined with local anesthesia in ischemic stroke patients with carotid artery stenting: A prospective randomized trial［J］.Chin J Integr Med, 2020, 26(8): 609-616.

［37］ CHEN J, TU Q, MIAO S, et al. Transcutaneous electrical acupoint stimulation for preventing postoperative nausea and vomiting after general anesthesia: A meta-analysis of randomized controlled trials［J］.Int J Surg, 2020, 73: 57-64.

［38］ BAI YF, GAO C, LI WJ, et al. Transcutaneous electrical acupuncture stimulation (TEAS) for gastrointestinal dysfunction in adults undergoing abdominal surgery: study protocol for a prospective randomized controlled trial［J］. Trials, 2020, 21(1): 617.

［39］ LI WJ, GAO C, AN LX, et al. Perioperative transcutaneous electrical acupoint stimulation for improving postoperative gastrointestinal function: A randomized controlled trial［J］. J Integr Med, 2021, 19(3): 211-218.

［40］ 王庆勇、屈媛媛、冯楚文、等.针刺对神经病理性疼痛的镇痛机制［J］.中国针灸.2020；40(8)：907-12.

［41］ HE JR, YU SG, TANG Y, ILLES P. Purinergic signaling as a basis of acupuncture-induced analgesia［J］. Purinergic Signal. 2020, 16(3): 297-304.

［42］ ZHANG RY, ZHU BF, WANG LK, et al. Electroacupuncture alleviates inflammatory pain via adenosine suppression and its mediated substance P expression［J］. Arq Neuropsiquiatr. 2020; 78(10): 617-623.

［43］ 吴俣楔、章放香、蒋玲、等.经皮穴位电刺激对胃肠道手术致大鼠肠黏膜屏障损伤时炎性反应的影响[J].中华麻醉学杂志.2020；40(4)：429-432.

［44］ 高寅秋、路洁辉、赵燕星、等.针药复合麻醉应用于胃镜无痛检查的临床观察［J］.中国中西医结合外科杂志.2020, 26(4): 621-4.

［45］ ANG JY, BHOJWANI K, CHAN HK, et al. A Malaysian retrospective study of acupuncture-assisted anesthesia in breast lump excision［J］. Acupunct Med. 2021; 39(1): 64-68.

［46］ YU X, ZHANG F, CHEN B. The effect of TEAS on the quality of early recovery in patients undergoing gynecological laparoscopic surgery: a prospective, randomized, placebo-controlled trial［J］Trials. 2020; 21(1): 43.

［47］ 周玉娜、陈海燕、龙晓静.针药复合麻醉在白内障超声乳化术中的镇痛效果研究［J］.中医临床研究.2020, 12(22)：121-124.

［48］ ZHOU X, CAO SG, TAN XJ, et al. Effects of transcutaneous electrical acupoint stimulation (TEAS) on postoperative recovery in patients with gastric cancer: a randomized controlled trial［J］. Cancer Manag Res. 2021; 13: 1449-1458.

［49］ 蔡恒叶、张孝华、蔡羽中、李智清、梁剑强.醒脑开窍针法联合低频治疗仪治疗全麻术后延迟苏醒的临床效果探讨［J］.临床医学工程, 2021, 28(02)：131-132.

［50］ 祝震亚、童蕾.针刺三阴交穴配合耳穴压豆在全髋置换术围手术期镇痛的临床研究［J］.重庆医学, 2020, 49(12)：1938-1942

［51］ 张高翔、王德成、苏凤哲、等.清热活血法治疗腰椎间盘突出症术后发热的临床观察［J］.河北医药, 2020, 42(19)：2943-2946.

［52］ 王一飞、郑志永、谢琦琦.中医药治疗髋部术后谵妄的研究进展［J］.中国中西医结合影像学杂志, 2021, 19(04)：398-401.

［53］ 李淑珍、刘陶江、高进.老年患者关节置换术后谵妄防治药物的研究进展［J］.现代药物与临床, 2020, 35(04)：815-819.

［54］ MENSER C, SMITH H. Emergence agitation and delirium: considerations for epidemiology and routine monitoring in pediatric patients［J］. Local Reg Anesth. 2020; 13: 73-83.

［55］ 彭德金.中医护理在老年患者全身麻醉苏醒期的应用研究［J］.中医临床研究, 2020, 12(25)：127-129.

［56］ 冯昭妍、张松、俞卫锋.成人全麻后苏醒期躁动的研究进展［J］.临床麻醉学杂志, 2021, 37(07)：769-

772.

［57］ TOLLY B, WALY A, PETERSON G, ERBES CR, Prielipp RC, APOSTOLIDOU I. Adult emergence agitation: A veteran-focused narrative review［J］. Anesth Analg. 2021; 132(2): 353-364.

［58］ MARCO C, SABRINA B, RAFFAELA D. Delayed emergence from anesthesia: What we know and how we act［J］. Local and Regional Anesthesia, 2020: 13, 195-206.

［59］ CASCELLA M, BIMONTE S, AMRUTHRAJ NJ.Awareness during emergence from anesthesia: features and future research directions［J］. World J Clin Cases. 2020, 8(2):245-254.

［60］ FERREIRA AL, CORREIA R, VIDE S, et al.Patterns of hysteresis between induction and emergence of neuroanesthesia are present in spinal and intracranial surgeries［J］. J Neurosurg Anesthesiol. 2020; 32:82-89.

［61］ MAKAREM J, LARIJANI AH, ESLAMI B, et al.Risk factors of inadequate emergence following general anesthesia with an emphasis on patients with substance dependence history［J］. Korean J Anesthesiol. 2020; 73: 302-310.

［62］ 蔡恒叶, 张孝华, 蔡羽中等. 醒脑开窍针法联合低频治疗仪治疗全麻术后延迟苏醒的临床效果探讨, 临床医学工程, 2021, 28(27): 131-132.

［63］ GRANGIER L, MARTINEZ DE TEJADA B, SAVOLDELLI GL, et al. Adverse side effects and route of administration of opioids in combined spinal-epidural analgesia for labour: a meta-analysis of randomised trials［J］. Int J Obstet Anesth. 2020; 41: 83-103.

［64］ SATOH T, YOKOZEKI H, MUROTA H, et al. 2020 guidelines for the diagnosis and treatment of cutaneous pruritus［J］. J Dermatol. 2021; 48(9): e399-e413.

［65］ GAN TJ, BELANI KG, BERGESE S, et al. Fourth consensus guidelines for the management of postoperative nausea and vomiting. Anesth Analg. 2020; 131(2): 411-448.

［66］ BRACKMANN M, CARBALLO E, UPPAL S , et al. Implementation of a standardized voiding management protocol to reduce unnecessary re-catheterization-A quality improvement project［J］. Gynecologic Oncology, 2020, 157(2): 487-493.

［67］ YANNOPOULOS A, CREMINSB M, MANCINIC M, et al. Considering healthcare value and associated risk factors with postoperative urinary retention after elective laminectomy［J］. The Spine Journal, 2020, 20(5): 701-707.

［68］ 师永社. 温阳益气逐瘀汤对心肾阳虚型冠心病中医证候积分及血管内皮功能的疗效观察［J］. 现代中医药, 2020, 40(01): 72-76.

［69］ 夏旭东, 贾凯侠. 丹红注射液配伍曲美他嗪治疗冠心病稳定型心绞痛患者的有效性和安全性［J］. 临床医学研究与实践, 2020, 5(06): 145-146.

［70］ REN Y, CHEN Z, WANG R, et al. Electroacupuncture improves myocardial ischemia injury via activation of adenosine receptors［J］. Purinergic Signal, 2020, 16(3): 337-345.

［71］ SMIT M, COETZEE AR, LOCHNER A. The pathophysiology of myocardial ischemia and perioperative myocardial infarction［J］. J Cardiothorac Vasc Anesth, 2020, 34(9): 2501-2512.

［72］ PANCHAL AR, BARTOS JA, CABAÑAS JG, et al. Part 3: Adult basic and advanced life Support: 2020 American Heart Association Guidelines for cardiopulmonary resuscitation and emergency cardiovascular care［J］. Circulation, 2020, 142: S366-468.

［73］ 魏晓艳, 张香菊. 早期临床表现对缺血性脑卒中发病的预测及预防价值［J］. 临床医学研究与实践, 2020, 5(30): 10-17.

［74］ 张林,翟沛,姚琦.老年髋部骨折患者术后医院获得性肺部感染的危险因素分析［J］.中华医院感染学杂志,2020,30(01):106-110.

［75］ 王艳.中重型颅脑外伤手术病人术后并发肺部感染状况及其危险因素的调查分析［J］.全科护理,2021,19(14):1979-1981.

［76］ 吴玉花,闫保星.上清片联合西药治疗急性喉炎风热犯肺证临床研究［J］.新中医,2021,53(3):98-101.

［77］ 张娜芹,王军,纪媛媛,等.神经外科开颅手术患者肺部感染的危险因素分析［J］.中华全科医学,2020,18(6):906-908.

［78］ 钟艳.高血压脑出血术后并发肺部感染的中医护理［J］.首都食品与医药,2020,27(14):110.

［79］ 顾国群,张斌忠,范耀华,等.中药方剂口服联合化疗对老年胃癌患者外周血T淋巴细胞亚群及血清MMP-9、TIMP-1和VEGF表达的影响［J］.中国老年学杂志,2020,40(3):526-529.

［80］ RUAN D, LI J, LIU J, et al. Acupoint massage can effectively promote the recovery of gastrointestinal function after gynecologic laparoscopy［J］. J Invest Surg. 2021, 34(1):91-5.

［81］ LAGANA AS, GARZON S, CASARIN J, et al. Acupoint massage to manage postoperative ileus in gynecologic laparoscopy: A new potential player in the enhanced recovery after surgery (ERAS) pathways?［J］. J Invest Surg. 2021, 34(1): 96-8.

［82］ OKA T, WADA O, NITTA S, et al. Effect of self-calf massage on the prevention of deep vein thrombosis after total knee arthroplasty: A randomized clinical trial［J］. Phys Ther Res. 2020, 23(1):66-71.

［83］ 蒋峰,梁小琴,方主亭.子午流注循经拍打操联合穴位按摩预置换术后深静脉血栓形成的效果观察［J］.中西医结合护理.2020,6(06):4.

［84］ 刘洁.子宫全切术后早期双下肢按摩护理对预防下肢深静脉血栓形成的效果.血栓与止血学［J］.2020,26(03):2.

［85］ BALTZER WI. Rehabilitation of companion animals following orthopaedic surgery［J］. N Z Vet J. 2020, 68(3): 157-67.

［86］ 马文娟.手法推拿按摩在颈淋巴结清扫术后颈肩臂功能康复中的应用及效果评价［J］.中国临床研究.2020,12(24):3.

［87］ 姚瑞伟,毕小刚.加速康复外科联合中医治疗在胃癌患者中应用的Meta分析［J］.中国中西医结合外科杂志［J］,2021,27(03):374-381.

［88］ 陈念,刘欢,倪志强,等.柴芍六君子汤加减联合ERAS对腹腔镜胃癌手术康复的影响［J］.湖南中医药大学学报,2020,40(05):626-629.

［89］ 李朝健,喻锦成,王小桥,等.芒硝联合化石利胆汤在腹腔镜胆总管切开取石术后康复中的应用及对患者炎性因子水平的影响［J］.陕西中医,2020,41(08):1078-1080.

［90］ 蔡志钢,葛旻垚,赵建华.复元方联合快速康复外科理念在腹膜后腹腔镜微创手术围手术期中的应用评价［J］.上海中医药杂志,2020,54(11):56-59.

［91］ 王雅楠,张崴,张继雯,et al.四逆散改善妇科手术患者术前心理应激、促进快速康复的临床研究［J］.辽宁中医杂志,2021,48(07):124-130.

［92］ 余裕昌,万信,郑晓丽.健身气功八段锦的中医基础理论分析［J］.中医外治杂志,2021,30(03):94-95.

［93］ CHEN G, LIN Y, ZHAO X, et al. Effects of Baduanjin on postoperative rehabilitation of patients with breast cancer: A protocol for systematic review and meta-analysis［J］. Medicine (Baltimore), 2021, 100(17): e25670.

3

［94］ 刘海娟,徐永伟,杨超,等. 八段锦联合肺功能康复训练对慢性阻塞性肺病稳定期患者肺功能、运动耐力及生活质量的影响［J］. 现代生物医学进展,2021,21(10):1859−1862+1810.

［95］ 潘雁,朱彦,苏玮郁,等. 八段锦康复训练对肺叶切除术后患者的肺功能康复作用［J］. 临床肺科杂志,2020,25(03):361−364.

［96］ 覃波,邵晨兰,赵卫卫,等. 改良太极"云手"对脊髓型颈椎病患者术后平衡功能以及弥散张量成像的影响［J］. 颈腰痛杂志,2020,41(06):661−665.

［97］ 谢林艳,殷稚飞,宋丽丽,等. 五禽戏对稳定期慢性阻塞性肺疾病的肺康复疗效及应用［J］. 中国康复,2021,36(02):117−120.

［98］ 秦珮珮,金菊英,闵苏,等. 术前快速康复操对腹腔镜结直肠癌根治术后恢复的影响［J］. 临床麻醉学杂志,2021,37(02):19−122.

［99］ 孙晓乐,徐海霞. 五行宫调音乐配合穴位按摩护理对直肠癌Miles术后疲劳综合征患者精神心理状态和生活质量的影响［J］. 现代中西医结合杂志,2020,29(04):430−435.

［100］李孟妤,谌永毅,许湘华,李伟玲,向亚华. 五行音乐中医辨证施乐在肿瘤患者中的应用进展［J］. 当代护士(上旬刊),2020,27(06):9−11.

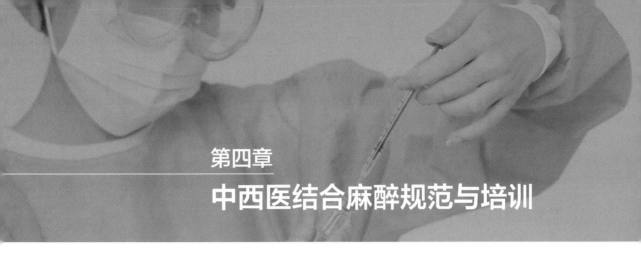

第四章

中西医结合麻醉规范与培训

第一节　中西医结合麻醉规范与指南框架

中西医结合麻醉在临床工作中不仅具有明显的优势，而且逐渐在临床应用中推广。在术前、术中和术后三个关键时期的应用，中西医结合麻醉都遵循着患者快速康复的理念。笔者在收集了国内外大量的文献基础上，筛选了专家共识与临床指南，其中包括《穴位刺激在围术期应用的专家共识》《穴位刺激防治术后胃肠功能障碍专家共识》《穴位刺激辅助治疗术后疼痛临床实践指南（2021）》。本节在此基础上，对中西医结合麻醉学在围手术期的应用范围及相应措施进行逐一阐述。

一、术前：中西医结合麻醉可以产生良好的镇静、抗焦虑作用

手术作为一种应激事件，往往在术前就会引起患者心理上的紧张、焦虑，以致产生一系列的生理反应，例如心率加快、血压增高、失眠等。临床上单纯使用镇静类药物进行干预，虽然也有一定的效果，但同时也会伴随一系列药物不良反应，最常见的有头晕、恶心等反应。中医穴位刺激作为一种传统非药物治疗方式，是中医治疗方法中十分重要的一部分。根据经脉穴位的不同组合刺激，能有效缓解患者术前焦虑、紧张的情绪。在生理方面，穴位刺激可以促进内源性多巴胺释放、提高痛阈值，改善患者术前状态，为手术做好更充分的准备。方法参考如下：

（1）耳穴是人体内脏器官、四肢及躯干在耳部的集中反应点，刺激耳穴可调节经络气血和脏腑功能，促使人体功能平衡。术前可参照耳穴模型选用耳穴压豆法实施穴位刺激，以耳穴有压痛感为宜。该方法因其无创、无痛苦、操作简单，易于被患者接受，适宜术前常规使用。

（2）神门位于耳窝三角顶点，是精、气、神出入之门户，具有扶正祛邪、宁心安神、解痉止痛的功效。术前刺激该穴位30 min，可有效缓解患者术前紧张、焦虑的状态。

（3）印堂归属于经外奇穴，具有清热止痛，安神定惊的功效。术前可以使用针压法刺激印堂，留针 20 min，不仅能显著降低患者的术前紧张焦虑水平，还能降低术中 BIS 值，减少麻醉药物的用量。

（4）术前手法刺激四神聪、足三里、合谷、百会等穴位都具有一定的抗焦虑效果。

二、术中：中西医结合麻醉在术中应用可以产生良好的镇痛、脏器功能保护及血液循环调节等作用

1. 术中镇痛

针刺镇痛作为中医针刺治疗手段中的重要方法之一，一直被广泛应用于临床疼痛相关治疗领域。其中术中采用穴位刺激辅助麻醉的方法得到了越来越多的关注和重视，术中针刺镇痛不仅可以有效减少阿片类药物的使用量，降低阿片类药物所引起的呼吸抑制、恶心呕吐、便秘及尿潴留等不良反应，而且有助于加速患者的术后康复，减少禁食、禁饮的时间，提高整个医疗过程中患者感受和满意度。

针刺镇痛作用机制十分复杂，主要分为神经机制和非神经机制。神经机制包括神经生理学和神经化学的变化产生镇痛效应，非神经机制由结缔组织和局部生化的改变产生镇痛效果。针刺镇痛的取穴原则以局部取穴、远端取穴和经验取穴为主。局部取穴以病变为中心，在其周围进行取穴，可选取经穴、经外穴和阿是穴等，以达到镇痛的效果。远端取穴采用循经选穴的方法，即在穴位刺激前选择与患病局部相同经脉上的穴位或远离患病部位的穴位。经验取穴多选择三阴交、内关、人中、合谷、足三里等与疼痛相关的穴位，进行穴位刺激以达到镇痛的目的。耳穴与全身的脏器和经络密切相关，刺激耳穴也可达到一定的镇痛效果。

胸腹部手术镇痛多选取内关和三阴交，其中胆囊手术镇痛多选取内关、合谷及曲池；妇科手术穴位多选取双侧足三里及三阴交，于全身麻醉前进行电针刺激，多用疏密波连续刺激（50/200 Hz），强度以患者能忍受为度。

2. 脏器功能保护

疾病、手术、创伤、麻醉等一系列应激事件均能在一定程度上引起机体释放氧自由基和炎性因子，加重组织器官功能的损伤。围手术期给予中医穴位刺激治疗可以在一定程度上减轻各内脏的氧化应激损伤，降低炎性因子的产生，调节机体的免疫功能，达到围手术期脏器功能保护的作用。由于人体脏器众多，功能特性各不相同，因此穴位选择也不尽相同。

穴位选择参考：

（1）心脏手术内：关穴是心脏手术的主要穴位，术前 12 d 电针刺激内关（1 mA，2/15 Hz），可显著降低心脏缺血再灌注组织细胞凋亡个数、促进 caspase-3 的裂解。

（2）肺脏手术：选取合谷、足三里和肺俞等。研究发现：麻醉诱导前 30 min 经皮电刺激双侧合谷和足三里，采用 2/100 Hz 的疏密波，电流强度在 8 ~ 12 mA 之间，可以降低单肺通气时的炎性反应，达到肺保护的目的。

（3）胸腔镜肺叶切除术：经皮电刺激患侧内关、合谷、列缺、曲池，可显著减少术中阿片

药物用量，减缓术中单肺通气过程中 PaO_2 的降低，降低术后疼痛评分、缩短术后拔管时间和 PACU 停留时间。

（4）脑部手术：刺激内关、足三里、人中的方法可减轻凋亡因子、炎性因子的产生，同时增强机体的免疫功能。

（5）肾脏手术：选取合谷、足三里、三阴交、曲池，刺激强度为（4±1）mA，频率为 2/100 Hz，可有效改善术中肾脏血液的供应，减轻控制性降压血压回升期间肾脏的缺血再灌注损伤，从而加速肾脏功能的恢复。

（6）调节体温变化：可选取内关、足三里等穴位，于麻醉前进行电针刺激 30 min，并与其他保温措施相结合，可发挥调节体温作用。

3. 术中血流动力学调控

手术刺激、麻醉药物均可引起患者血流动力学剧烈波动，从而引发高血压或低血压、心律失常等一系列循环系统风险发生。按照中医辨证论治的理念，采用穴位刺激对手术、麻醉引起的血流动力学变化可进行双向调节，增加循环的稳定性，增强患者循环系统对外来干扰的抵抗能力。使得术中麻醉管理更加平稳，药物使用更加有效，促进患者术后恢复。

穴位选择参考：

（1）血压调控：可选用百会、内关、足三里、神门等穴位刺激。

（2）心律失常：可选取少府、阳溪、内关、膻中、极泉、神门、鱼际等穴位刺激。

三、术后：中西医结合麻醉在术后可调节胃肠功能，治疗术后尿潴留，增强术后镇痛

1. 调节胃肠功能

术后胃肠功能障碍（postoperative gastrointestinal dysfunction，POGD）以胃肠道运动功能障碍为主要特点，是外科手术后常见并发症之一，可导致患者住院时间延长、费用增加，同时其伴随的腹痛腹胀、恶心呕吐等症状给患者带来极差的主观体验。

POGD 主要临床表现有恶心、呕吐、腹痛、腹胀、不耐受经口进食等，包括以 PONV 为主的上消化道症状和以术后肠梗阻（postoperative ileus，POI）为主的下消化道症状。PONV 是指术后至少有一次恶心、干呕或呕吐，或者以上症状的任何组合，多发生在术后 24 h 以内。POI 多发生于腹部大手术后，主要表现为延迟排气、排便，伴恶心、呕吐、腹痛、腹胀、肠鸣音消失，不耐受经口进食等，持续时间可长达 3 ~ 7 天。

根据术后快速康复理念的指导，主要采用药物疗法和非药物疗法防治 POGD，且预防比治疗更重要。目前 PONV 防治指南和专家共识提出以术前评估 PONV 风险等级为基础，采用逐层分级、递增止吐药种类的药物防治方案。随着止吐药物种类的增多，PONV 发生率逐渐下降，每增加一种药物种类可使发病风险下降 26%。然而，高风险患者即使使用 2 ~ 3 类止吐药，PONV 发病率仍高于 20%，继续追加药物种类及剂量，也难以进一步降低 PONV 发生率，且不良反应发生率大大增加。POI 的防治包括药物疗法和非药物疗法。目前的一线防治药物为促胃

肠动力剂，如外周阿片受体阻滞剂、胃动素、肾上腺素能拮抗剂和胆碱能药物等。与安慰剂相比，单靶点促动力药不能改善排便和排气时间，却能诱发心血管不良反应和免疫抑制作用，因此单纯使用某一类药物治疗 POI 往往不能取得满意疗效。灌肠和泻药可促进患者快速排气、排便，但只是暂时缓解 POI 症状，并不利于胃肠功能的恢复，且会刺激胃肠道，极大地增加电解质紊乱的风险。其他类型的药物，如酮替芬和普芦卡必利，据报道可改善术后胃肠功能，但仍处于亚临床探索阶段。目前非药物疗法包括微创手术方式（腹腔镜）、嚼口香糖（包括尼古丁口香糖）、术后多模式镇痛等均有一定的防治 POI 作用，效果同样有限。

因此，无论是 PONV 还是 POI，药物防治效果已经达到了瓶颈，需要有效的非药物防治手段作为补充。而以针灸为代表的穴位刺激在中国已经有数千年的应用历史，以其多靶点、效果确切、无不良反应的优势逐渐成为防治 POGD 综合防治策略的重要补充。动物实验研究表明，针灸通过多靶点作用调节胃肠道功能，包括调节自主神经、抑制交感神经、兴奋副交感神经，促进胃肠蠕动及胃排空；通过作用于脑干，刺激介导 NO、胆囊收缩素-A（cholecystokinin-A，CCK-A）受体和阿片类 μ 受体，引起食管下括约肌松弛率显著降低，抑制胃食管反流和胃肠逆蠕动；调节内源性大麻素系统，降低内脏敏感性；调节肠屏障，保护肠黏膜；刺激迷走神经，激活迷走神经抗炎通路等。此外，已经有充足的临床证据显示针灸可以改善胃肠道功能，疗效确切，安全，无不良反应。穴位刺激用以防治 POGD 具有较好的应用前景。

1）PONV 治疗

根据十二经脉辨证，PONV 的病机在于胃失和降、胃气上逆，临床特征为饮食、痰涎等胃内之物从胃中上涌，自口而出。防治 PONV 选穴原则以局部选穴、循经选穴、特定选穴为主。多选取具有调理脾胃功效的特定穴，内关、足三里是最常用腧穴，在选穴所属经脉上，主要集中于手厥阴心包经、足阳明胃经腧穴，在选穴部位上，主要在上肢部、下肢部、胸腹部的腧穴。

（1）内关是目前公认的用于预防 PONV 的标准穴位。内关属手厥阴心包经，通于任脉，会于阴维，联络上、中、下三焦，与三焦经互为表里，故内关可以宣通上下，和胃降逆止呕。内关位于前臂掌侧腕横纹上 2 寸，掌长肌腱与桡侧腕屈肌腱之间。内关刺激预防 PONV 的效果与抗呕吐药物干预相当。内关联合抗呕吐药物可降低术后呕吐发生率，但未降低术后恶心发生率。内关联合其他穴位防治 PONV 效果更好，常用的配伍穴位有足三里、合谷、耳穴神门、天枢、中脘、太冲、上巨虚、三阴交等。

（2）足三里属足阳明胃经，是胃经的合穴及下合穴，可治疗脾胃病如胃痛、呕吐、腹胀、消化不良、泄泻、便秘、痢疾、疳积，可健身益体、预防中风等，是人体的保健要穴。由于其作用广泛，常与其他穴位配伍达到具体防治某项疾病的效果。其位于小腿前外侧，犊鼻下 3 寸，距胫骨前缘外侧 1 横指（中指）。针刺足三里有调节机体免疫力、增强抗病能力、调节胃肠运动的作用，可使胃液总酸度和游离酸度趋于正常。现代研究发现，内关、足三里对胃肠功能具有调节作用可能与下丘脑室旁核中存在同时对胃扩张刺激和针刺刺激起反应的躯体内脏汇聚神经元有关。内关配合足三里可增强调和气血、健脾和胃、降逆止呕之功效。腹腔镜胃癌根治术刺激内关、足三里可显著降低 PONV 发生率，减少术后早期疼痛及止痛药用量，缩短排气、排便时间，促进胃肠功能的恢复，提高患者满意度。剖宫产手术腰麻前 30 min 刺激内关、足三里可减低术中及术后恶心呕吐的发生率，提高产妇满意度。

（3）合谷属手阳明大肠经，根据中医的藏象学说及脏腑别通理论，"肝与大肠通"，取合谷可治疗与肝横犯胃引起的腹痛、呕吐等相关疾病。其位于手背第一、二指骨间，第二掌骨桡侧的中点处。现代研究证明，针刺合谷可增强胃肠蠕动，纠正胃总酸度、蛋白酶偏低，进而起到调整消化系统作用。合谷通常联合内关防治 PONV。研究显示，联合刺激内关、合谷较单独刺激内关效果更好，更能降低 PONV 的发生。头颈部肿瘤切除术中联合刺激内关、合谷可降低患者自控静脉镇痛（patient-controlled intravenous analgesia，PCIA）中曲马多所致的 PONV。妇科腔镜手术电针刺激内关、合谷联合静脉注射托烷司琼对 PONV 的预防效果优于单纯静脉注射或单纯电针刺激。

对穴位刺激干预的最佳时间目前学术界存在争议，尚无统一标准。许多学者认为呕吐中枢能感受体液的化学刺激且一旦被激活，则不容易使其活性降低，且与恶心呕吐关系密切的 5-HT 在术中已经大量释放，因此主张在术前进行针刺治疗。多项研究表明术前开始进行穴位刺激，对防治 PONV 有明显效果。腹腔镜手术于术前或 PACU 苏醒时行低频电刺激 15 min 能显著降低 PONV 发生率，且术前刺激较术后刺激更有效。直肠癌根治术分别于诱导前、切皮时及手术结束时予电针刺激 30 min，结果显示术前针刺经穴可降低直肠癌根治术患者 PONV 的发生。但也有研究显示术后开始针刺干预亦能有效防治 PONV。妇产科手术在手术结束时开始刺激内关直至术后 12 h，可预防 PONV 并增加患者舒适度。腹腔镜胆囊切除术手术结束前5~10 min 开始刺激内关直至术后 9 h，可减轻患者术后恶心，但不能减少术后呕吐。

因此，手术时间在 1 h 内的短小手术，建议选择在麻醉诱导前 30 min 或诱导结束后开始，直至 手术结束。时间较长的手术在手术苏醒前、苏醒回病房后可根据患者自身情况继续给予刺激（见表 4-1）。

表 4-1　穴位刺激防治 PONV 操作推荐

手术类型	刺激方式及穴位(单/双)	刺激时机	刺激时长	频次	对照组
上腹部或下腹部手术	皮内针 上腹：双侧的肝俞-气海俞，下腹：脾俞-关元	诱导前 2 h	术后 4 d	1	真穴未刺
腹腔镜全麻手术	电刺激手环单侧内关	术后 PACU 内发生恶心呕吐时	直至术后 72 h	1	假设备、假刺激
腹腔镜胆囊切除术	经皮电刺激颈部神经及乳突区	术后 6 h	5 Hz, 0.5~4 mA, 6 h	1	失活装置假刺激
除腹膜外剖宫产的妇产科手术	电刺激手环内关	手术结束后	直至术后 12 h	1	未干预
子宫切除术	电刺激手环单侧内关	诱导前、诱导后	直至术后 24 h	1	假刺激组

手术类型	刺激方式及穴位(单/双)	刺激时机	刺激时长	频次	对照组
开腹子宫切除术	电针 双侧内关、足三里、上巨虚	术后	2 Hz 30 min	1	不处理
剖宫产术	经皮穴位电刺激 双侧内关	腰麻前30 min	30 min	1	昂丹司琼、空白对照组
剖宫产术	电刺激手环 双侧内关	腰麻前5 min	出院前6 h	1	安慰刺激
剖宫产术	经皮穴位电刺激 双侧内关、足三里	腰麻前30 min至术后1 h	10 / 100 Hz 6~12 mA	1	内侧旁开3 cm
大型乳腺手术	经皮穴位电刺激 双侧内关	诱导前30~60 min	直到手术结束	1	假刺激组、昂丹司琼组
住院整形手术	电刺激手环 内关+昂丹司琼（4 mg，手术结束时）	手术结束时	直至术后72 h	1	内关+2 ml生理盐水；假内关+昂丹司琼4 mg
头颈部肿瘤手术	经皮穴位电刺激 双侧内关，合谷	诱导前30 min	2 / 100 Hz，20~30 mA，直至术后24 h	1	真穴不电
儿童牙体修复术	手针 双侧内关、单点上脘	麻醉诱导后	15 min	1	昂丹司琼组和空白对照组
儿童扁桃体或腺样切除术	手针 双侧内关，单点上脘	诱导后	20 min	1	0.15 mg / kg地塞米松+穴位旁开15 mm浅刺4 mm
儿童扁桃体或腺样体切除术	电针 双侧内关	进入PACU苏醒前进针，苏醒后开始刺激	4 Hz低频电刺激 20 min	1	旁开穴位的假电针组和空白对照组
幕下开颅术	经皮穴位电刺激 内关，优势侧	诱导前30 min	2 / 100 Hz，2 mA直至术后24 h	1	真穴未电
幕上开颅术	经皮穴位电刺激 内关，右侧	诱导前30 min	2 / 100 Hz，2 mA直至术后6 h	1	假穴真电
心脏手术	手针 双侧公孙、三阴交、神门、内关、内庭。自主选择：梁门、中脘、丰隆、条口、足三里、气海、下脘	术前30 min~3 h	最多20 min	1	不干预
胸腔镜肺叶切除术	经皮穴位电刺激 患侧内关、合谷、列缺、曲池	诱导前30 min	100 Hz，直至手术结束	2	真穴不电
胸腔镜肺叶切除术	经皮穴位电刺激 双侧内关、合谷、后溪、支沟	诱导前30 min至手术结束	2 / 100 Hz	4	贴电极不刺激

中西医结合精确麻醉

2）防治 POI

（1）足三里＋上巨虚：上巨虚的大肠亦属于足阳明胃经，为大肠之下合穴，具备通调大肠气机之功效，与胃经之下合穴足三里配伍，发挥了肠胃同调的疗效，加强了缓解术后胃肠功能失调的功效。研究表明，在术后首日开始，通过经皮穴位电刺激对胃肠道肿瘤切除术后的老年患者双侧足三里、上巨虚进行刺激，能有效提高术后患者血清胃泌素和胃动素的水平，从而恢复患者胃肠功能，并缩短了术后第一次排气时间。

（2）足三里＋内关或合谷：内关为手厥阴心包经，通于任脉，会于阴维，联系上、中、下三焦，并与三焦经互为表里，故可宣通上下，和胃降逆止呕。合谷是大肠经原穴，是大肠经原气所输注之地，大肠经络肺过胃属大肠，故此穴能调整胃肠功能，兼具和胃下气、调中止痛、理腑泻热之功。此三个穴位组合主要起到防治 PONV 的作用。

（3）足三里＋上巨虚＋三阴交：三阴交属足太阴脾经。根据统计，针灸防治胃肠功能失调主要采用脾经、胃经。足阳明胃经和足太阴脾经在经脉循行中，均到达胃。《灵枢·经脉》云："胃足阳明之脉……属胃，络脾""脾足太阴之脉…属脾，络胃"。两经互为表里，脏腑与经脉互为络属，符合中医辨证的理念。研究发现，手针双侧中脘、内关、足三里、三阴交，可有效治疗腹部肿瘤外科术后胃轻瘫。

由于 POI 导致的胃肠功能障碍需要 3～7 d 才能恢复，因此推荐自在 PACU 或术后第 1 d 开始，每天至少 1 次的穴位刺激，持续 1～3 d（符合胃肠生理恢复的时间）或直至胃肠功能恢复，刺激时间长，效果确切（**见表 4-2**）。

表 4-2　穴位刺激防治 POI 操作推荐

手术类型	刺激方式及穴位(单/双)	刺激时机	刺激时长	频次	对照组
胃肠手术	经皮穴位电刺激双侧合谷、内关、中冲、足三里	麻醉诱导前 30 min、术后连续 3 d，2 次/d	–	7	假电针刺激强度仅为 1 mA
胃癌根治术	经皮穴位电刺激双侧足三里、上巨虚、下巨虚、三阴交	术后第 1 d 开始至患者排气	30 min	–	常规护理
老年胃肠肿瘤手术	经皮穴位电刺激双侧足三里、上巨虚	术后第 1 d 开始至第 7 d	20 min	7	常规护理
胃癌	穴位按压双侧内关、足三里	术后第 1 d 开始至第 3 d	12 min	3	不进行穴位按压
胃癌根治术	手针双侧足三里、三阴交、合谷、支沟、曲池；单侧百会、印堂、后谷、承浆	术后第 1 d 至第 5 d	30 min	5	无针刺

手术类型	刺激方式及穴位(单/双)	刺激时机	刺激时长	频次	对照组
结肠切除术	手针双侧合谷、三阴交、阴陵泉、天枢及耳穴神门；电针双侧足三里、内关	术后当天开始，每天上下午各1次，共三天	30 min	6	银针不插入，电针不通电
结肠切除术	电针双侧支沟、阳陵泉、足三里、上巨虚	术后第1 d开始，共6 d或直到排气	20 min	–	常规护理
腔镜直肠切除术	经皮穴位电刺激双侧足三里	麻醉前30 min电针刺激双侧足三里，至手术结束	30 min	1	不刺激
消化道肿瘤开腹术	电针双侧内关、足三里	入组当天	30 min	5	常规护理
腹部肿瘤外科术	手针双侧中脘、内关、足三里、三阴交	术后当天	30 min	–	甲氧氯普胺
剖宫产术	经皮穴位电刺激双侧足三里	返回病房后立即开始	30 min	8	常规护理
剖宫产术	经皮穴位电刺激双侧足三里、三阴交	第1次术前30 min，第2次术后6 h	30 min	2	贴电极片但不刺激
剖宫产术	穴位按压双侧足三里、合谷	术后1 h、4 h共2次	20 min	2	常规护理
甲状腺癌根治术	双侧耳穴神门按压；双侧合谷、内关经皮穴位电刺激	麻醉前30 min	麻醉前30 min至麻醉结束	1	贴电极片但不刺激

2. 治疗术后尿潴留

尿潴留是指膀胱中充盈尿液但又无法顺利排出的症状。如果在术后8 h患者仍无法排尿或膀胱中尿量超过600 ml，或是患者无法自主有效排空膀胱，或残余尿量＞100 ml就可以判断为POUR。引起术后急性尿潴留的主要原因包括：① 精神因素：包括疼痛刺激、情绪以及排尿方式变化等。② 神经性因素：由麻醉和手术治疗所引起的。③ 药物性原因：术中应用较低剂量的阿托品，术后镇痛泵等的应用。④ 机械性原因：便秘及尿道梗阻。⑤ 其他原因：术前未排空膀胱，或围手术期补液过多及留置导尿管时间过长等。POUR会引起膀胱过度膨胀和永久性逼尿肌损伤，骨折术后发病率为10% ~ 40%，不利于患者在术后的快速恢复。在中医学中，癃闭是以排尿量减少，排尿障碍，或者尿道闭塞不通为表现的一类疾病，通过针刺穴位刺激对膀胱功能紊乱产生双重调节作用。

穴位选择参考如下：

（1）针刺部位：中极、气海、关元、曲骨、三阴交、阴陵泉、命门、次髎、上髎、中髎、下髎等，结合取穴疗效更佳。

（2）指压穴位：中极、曲骨，关元及三阴交。

3. 增强术后镇痛

快速康复与舒适化医疗已然是现代医学的重要发展方向，其中的核心环节是疼痛管理。据流行病学调查发现，外科手术后，80%的患者存在中重度急性疼痛，并且24%的患者术后急性疼痛未得到充分缓解。尽管国内外指南多建议采用预防性镇痛理念和多模式镇痛管理，其核心理念是对术后急性疼痛采用多药物、多手段和多时机联合治疗；但目前临床上使用阿片类药物及PCIA在术后中重度疼痛治疗中仍占主要地位，其可造成恶心、呕吐、便秘、呼吸抑制等全身性不良反应，不利于患者快速康复。研究证实，穴位刺激既有很好的镇痛效能，又能减少阿片类药物用量，从而有助于实现从"阿片类药物主导型镇痛"向"阿片类药物节约型镇痛"的转变。2003年世界卫生组织已经推荐将疼痛列为穴位刺激的适应证。

目前常用于缓解疼痛的穴位刺激有经皮穴位电刺激、电针、针刺、耳穴压豆、穴位推拿等。

穴位刺激在围手术期治疗疼痛的效果受到多种因素的影响，除手术和患者本身因素外，还受干预方式和穴位配伍选择等因素的影响。此外，电针和经皮穴位电刺激等电刺激技术的疗效还与刺激强度、频率、波型及持续时间等参数有关。

电刺激是通过电针仪输出脉冲电流来兴奋神经末梢或经络上的腧穴而发挥作用。电流强度受患者主观感知影响，强度过大可引起患者不适甚至晕厥，太弱则达不到治疗效果。因此，适宜的强度可使正常人的痛阈和耐痛阈提高65%~180%。经皮穴位电刺激辅助治疗术后疼痛时，建议使用以患者能耐受的最大强度为宜。电刺激治疗频率包括低频（<10 Hz）和高频（>50 Hz），波形有连续波、断续波和疏密波3种。电针辅助治疗术后疼痛时，建议使用低频与高频结合的疏密波。研究表明，低频电刺激可使中枢神经系统释放脑啡肽和内啡肽；高频电刺激引起脊髓释放强啡肽；低频、高频交替的疏密波可同时激发脑和脊髓释放这3种肽类物质使其发挥协同镇痛作用，且能够避免因单一频率刺激长时间作用于人体而产生耐受。研究指出，相同参数的刺激时间过长，其镇痛作用因耐受而逐渐减弱，这可能是由于长时间的刺激会激活机体负反馈机制而导致镇痛疗效降低。研究表明，无论从疼痛减轻的评分结果还是刺激后镇痛作用的持续时间来看，每次持续电刺激40 min效果最佳。

围手术期预防性镇痛可在术前、术中甚至术后实施干预。研究表明，穴位刺激通过调节大脑疼痛矩阵结构、调整自主神经系统，减轻或消除围手术期有害刺激导致的中枢和外周敏化，在术前、术中、术后单独应用或联合应用理论上均可缓解术后疼痛，符合预防性镇痛的理念。指南建议电针或经皮穴位电刺激的刺激时机以术前或术后为主，也可二者联合应用；针刺的刺激时机为术后；耳穴压豆的刺激时机为术后或围手术期持续应用；穴位推拿的刺激时机为术后。

建议根据不同手术类型、手术部位，依据中医理论选穴原则、神经节段取穴及经验取穴选择穴位。关于取穴原则，早在《黄帝内经》中，就提到了"经络所在，主治所及"等关于循经取穴和辨证取穴的方法及思想。循经取穴又分为近端取穴和远端取穴而对于术后急性疼痛，还不能完全以此为依据。因此，围手术期镇痛还需要依据现代解剖生理学和神经学，结合神经节段支配理论选穴及经验选穴的方法，综合考虑不同手术部位和不同手术方式的术后疼痛特点，合理选择刺激穴位（见表4-3、表4-4）。

表4-3　不同部位和类型手术的刺激穴位

手术部位	手术类型	高频针刺穴位	高频耳穴穴位
头颈部	甲状腺手术	合谷、内关	
胸部	肺叶切除术	合谷、内关、太冲、尺泽、外关	
腹部	腹腔镜胆囊切除术	合谷、内关、足三里、阴陵泉	神门、皮质下、交感、胰、胆、肝、肩、内分泌、十二指肠、脾
	子宫切除术	足三里	神门
	妇科腹腔镜手术	足三里、内关、合谷	
	剖宫产术	内关	神门、交感、皮质下
	胃癌根治术	足三里、内关	
	腹腔镜手术	合谷、内关、支沟、三阴交	神门、大肠、子宫
会阴部	痔疮手术	承山、二白、长强	神门、皮质下、肛门、交感、直肠
上肢	手外科手术	阳陵泉、血海、合谷、后溪	神门、肾
下肢	膝关节置换术	足三里、血海、梁丘、丰隆、阴陵泉、三阴交	神门、皮质下
脊柱	胸腰椎手术	内关	

表4-4　穴位刺激辅助治疗术后疼痛的高频手术

手术部位	穴位刺激				
	针刺	电针	经皮穴位电刺激	穴位按摩	耳穴
头颈部手术	鼻内窥镜术	甲状腺手术、神经外科开颅手术	甲状腺手术、神经外科开颅手术、头颈部肿瘤切除术		扁桃体切除术
胸部手术		食道癌根治术、肺叶切除术、剖胸手术、心脏手术	肺叶切除术、乳腺手术		心脏手术、乳腺手术、胸腔镜手术
腹部手术	腹腔镜胆囊切除术、剖宫产术	子宫切除术、腹腔镜胆囊切除术、妇科腹腔镜手术、腹股沟手术、腹部手术、腹腔镜手术、胃肠手术、经皮肾镜取石术、肠癌根治术	胃癌根治术、妇科腹腔镜手术、子宫切除术、胃肠手术、直肠癌根治术、输尿管镜碎石术、剖宫产术、腹腔镜胆囊切除术	阑尾切除术、腹腔镜胆囊切除术、剖宫产术、肝癌介入术	剖宫产术、腹腔镜胆囊切除术、子宫切除术、经皮肾镜取石术

手术部位	穴位刺激				
	针刺	电针	经皮穴位电刺激	穴位按摩	耳穴
会阴部手术	痔疮手术	痔疮手术、前列腺切除术	痔疮手术		痔疮手术、肛肠外科手术
上肢手术	手外科手术	尺骨鹰嘴切开复位术	肩关节镜手术		手外科手术
下肢手术	膝关节置换术、髋关节手术	膝关节置换术、膝关节镜手术、髋关节手术	膝关节置换术、髋关节手术	膝关节手术	膝关节置换术、股骨手术、跟骨手术
脊柱手术	腰椎手术	腰椎手术			

（王均炉）

第二节　围手术期中西医结合术前宣教规范

围手术期术前宣教是保障手术顺利开展的重要环节之一。麻醉手术前麻醉科医护人员主动访视患者，与患者进行面对面的沟通交流，在向患者进行宣教的同时，给予患者足够的关心与理解，使得患者在术前尽可能地了解麻醉的基本知识及注意事项。术前宣教有助于创造良好的就医环境，提高患者满意度；也有助于强化麻醉科医护人员的服务意识，提高麻醉在患者心目中的地位。

一、手术前的相关宣教规范

（一）术前常规准备的宣教

患者术前常规准备包括但不限于皮肤准备、饮食准备、肠道准备、心理准备、导尿准备、适应性训练及中医缓解焦虑失眠和调摄等。

（1）皮肤准备：术前 1 d 手术部位备皮，擦洗身体，清洗手术部位、脐部和会阴部。

（2）饮食准备：术前 1 d 晚餐流质饮食。一般地，22 时后禁食、24 时后禁水；特殊情况下，可少量多次饮水，凌晨 4 时后严格禁饮。如需行清洁灌肠的患者，术前 3 d 进半流质或流质饮食（如稀饭、牛奶、果汁等）。如家庭饮食，应饮食有节，宜以清淡、富营养、易消化食物为主，可适当服食山药、莲子、山楂等助消化。

（3）肠道准备：术前 1 d 下午开始口服清肠剂，当晚护士会根据医嘱为患者行灌肠术；也可泡服番泻叶辅助清洁肠道。

（4）心理准备：患者尽量保持平和心态，若有疑虑或紧张，可与相似病情患友交流或找医务人员沟通。

（5）导尿准备：术前根据手术情况，必要时进行导尿。导尿后由于导尿管的刺激会有膀胱刺激征即小便感，属正常现象。若患者有其他不适，应及时告知医护人员。

（6）适应性训练：术后由于切口疼痛、长时间输液、留置导尿管及各种引流管等，术后大小便、咳嗽、咳痰等往往需要在病床上进行。因此，术前应让患者充分了解并进行适应性训练，争取患者早期下地活动。术前 2 周禁止吸烟。

（7）中医缓解焦虑失眠：患者术前若有焦虑及失眠情况，可自行按压内关、印堂、四神聪、足三里、合谷及百会等穴位，持续 2 ~ 3 min。并且，上述穴位的按压对围手术期的恶心呕吐会有所帮助。

此外还有一些中医外治方法可安睡助眠。① 耳穴压豆：人体耳朵上分布诸多穴位，耳穴压豆有疏通经络、运行气血、调理脏腑的作用。术前 3 d 取双侧皮质下、神门、交感、内分泌进行耳穴压豆并轻揉 1 min，每日 3 次，睡前 30 min 必按 1 次。② 涌泉穴推拿：睡前用热水泡脚后，从里往外揉搓涌泉，能加速血液循环和疏通经络促进睡眠，一般揉搓 90 ~ 100 次。③ 头部推拿：按压睛明和太阳约 5 min，可有镇静安眠作用。④ 电针治疗：一般选择百会、太阳、印堂、太冲及神门等穴位。

（8）中医调摄：根据中医"天人相应"的理论，告知患者随气候的变化采取保温或降温措施，以使人体适应春温、夏热、秋凉、冬寒的四时变迁。及时调适人体自身阴阳消长以顺应天然，如阳虚怕冷者，室温应稍高；高热烦渴者，室温则宜低。指导患者春防风，夏防暑，长夏防湿，秋防燥，冬防寒，以免病中加感。

休息应劳逸结合，养精蓄神，恢复元气，有利于机体的康复；但过度安逸，则筋骨懈怠，气血运行迟滞，阳气不振，脏腑不运，不利于机体的康复。适当锻炼可以活动筋骨，通畅血脉，助于疾病痊愈，但活动量应逐渐增加，以劳而不倦为度。

（二）术前访视的宣教

术前访视是指手术前 1 d 由麻醉科医护人员去病房看望患者，以了解患者基本情况，并进行必要的心理沟通以解除患者焦虑，为患者做好术前宣教，同时与患者共同拟定麻醉计划的过程。

术前访视一般选择在术前 1 d 下午进行，尽量避开患者进食或治疗的时间，访视时间控制在 10 ~ 15 min。

术前访视的主要内容包括：

（1）收集资料：麻醉科医护人员通过查阅病历，与主管医生取得联系，重点掌握患者一般情况，营养状态，重要脏器功能状态，接受手术的态度和程度，拟定的手术方式，了解患者的麻醉史、既往史、家族史、药物过敏史、实验室检查结果等。女性患者还需了解月经期情况。

（2）探访患者：麻醉科医护人员向患者自我介绍，说明术前访视的目的。简要介绍进入手术室到离开手术室过程，包括入室时间、手术时长、麻醉情况、可能的并发症等。关心并解答患者不安和担心的问题。同时，宣教术前应注意的事项，树立患者信心，说明术前准备必要性，并签署知情同意书。

（3）访视结束：麻醉医生根据所获得的患者资料，与麻醉科、手术室医护团队共同讨论，再次细化拟定的麻醉方案。

（三）签署知情同意书的宣教

在临床医疗工作中，治疗的决定需要治疗者与被治疗者达成一致并共同完成。一般地，将医疗告知与知情选择简称为知情同意。知情同意书是新时期患者和家属享有知情同意选择权的书面证据，是医患双方地位平等的表现。签署知情同意书是医疗机构履行告知义务和患者及其家属行使知情权的证据。

知情同意书种类较多，术前需签署的知情同意书主要包括：手术知情同意书、麻醉知情同意书、输血（血液制品）治疗知情同意书、特殊检查（治疗）同意书、病危（重）通知书及其他相关知情同意书。

知情同意书的基本内容包括：① 医师即将执行诊疗项目的具体说明，包括提供可行的检查，治疗方案及利弊，交代风险及原因等。② 医疗措施可能出现的并发症和不良后果。③ 患方意愿的表达，包括表明自愿选择特定的检查、治疗方案并承担相应风险及对医师某些特殊医疗行为的授权或自愿选择拒绝、放弃检查、治疗等。④ 医患双方签名及注明各自签名时间。

知情同意书的告知对象包括患者本人、患者的监护人、委托代理人、近亲属或关系人、医疗机构负责人或被授权的负责人。

签署知情同意书应由相关人员进行谈话，包括：① 手术知情同意书签署前由参加手术的医师与患者或其家属谈话。② 麻醉知情同意书签署前由实施麻醉的医师与患者或其家属谈话。③ 其他知情同意书签署前由主治医师与患者或其家属谈话。④ 其他科室实施特殊检查、特殊治疗知情同意书签署前由操作医师与患者或其家属谈话。

（四）术前患者及家属配合的宣教

术前 1 d 患者应认真配合，做好以下准备：① 遵医嘱做好术前禁食、禁饮。② 备皮：按手术部位做好手术视野皮肤准备工作。③ 备血：为保证术中用血，术前 1 d 应配合抽血做交叉配血试验，以便医院准备适合患者的血液制品。④ 完成常规药物的皮肤敏感试验，如局麻药等。⑤ 遵医嘱服用各类药物。⑥ 按照中医调护观点，做到起居有常，生活有节，避免风、寒、暑、湿、秽浊之邪的侵入，保持心情舒畅，避免精神刺激。

手术日晨患者还应做好以下方面的准备：① 入手术室前更换洁净病服（不穿内衣、内裤），修剪胡须、指甲，不要化妆及涂抹指甲油。② 取下活动义齿、眼镜、饰品及贵重物品交家属保管。③ 再次测量生命体征，如有发热、严重感冒、月经来潮等情况及时报告给医护人员，以考虑是否停止手术。④ 将 X 线、CT 或 MRI 等手术需要的相关影像学资料备齐，交由医护人员带入手术室。⑤ 术前注意禁食目的及时间，切勿自行进食。

而患者家属也应做好以下准备：① 家属应以积极的言语、行动鼓励患者，帮助患者树立战胜疾病的信心。② 在医护人员指导下，协助患者做好各项术前训练，如床上排便训练、肺功能训练（深呼吸、咳嗽咳痰、吹气球、爬楼梯等）。③ 陪护患者，尽量避免患者单独行动，严防跌倒、坠床的发生。④ 对病情危重的患者，需严格观察记录其出入量。⑤ 保管好患者随身的贵重物品。⑥ 协助患者更换洁净病服。⑦ 整理好手术需要的相关影像学资料。⑧ 给予患者足够的心理安慰和陪伴。

（五）患者入手术室的宣教

1. 患者何时入手术室

（1）择期手术，首台手术的患者早上 8 时由医护人员接入手术室；急诊手术，一般待各项术前准备完善后即可入室。

（2）接台手术，由医护人员根据前一台患者手术的完成情况，在手术结束前 30 min 通知病房医护人员将患者接入手术室。

2. 患者及家属的配合

（1）配合医护人员做好各项术前准备，患者备齐手术所需影像学资料后在麻醉准备间耐心等待。

（2）在麻醉准备间，医护人员会对患者进行基本信息的查对，包括患者的姓名、住院号、科室、床号、性别、年龄、手术间、拟行手术名称及麻醉方式等，患者出示腕带，并配合建立静脉通路。

（3）如有任何不适或月经来潮等情况及时告知医护人员。

（4）若患者为未成年人，或为神志不清、交流障碍者，需要家属配合医护人员完成基本信息的查对。

（六）手术室环境的宣教

患者在麻醉准备间等候麻醉及手术，实际上已进入了手术室内的核心区域——限制区，也是我们平常所说的生物洁净手术室。生物洁净手术室简称洁净手术室，该手术室配置了净化空调系统，对空气中的生物粒子和非生物粒子，以及温度、湿度、细菌、有害气体和气流分布等均可加以控制，保证室内人员所需的通风量和室内合理的气流流向，达到一定的生物洁净标准。为患者创造理想的手术环境，降低手术感染率。

洁净手术室按感染控制原则分为"三区域、四通道"。"三区域"指的是限制区（包括无菌手术间、无菌物品间、麻醉准备间及内走廊等），半限制区（包括手术室外走廊、敷料打包间、消毒室等），非限制区（包括更鞋室、更衣室、办公室、医护人员值班室、休息室等）。"四通道"指的是患者出入通道、医务人员出入通道、无菌物品出入通道及污物通道。

二、手术中的相关宣教规范

（一）手术间环境的宣教

患者在麻醉准备间被通知将进入手术间，医护人员会把患者带到相对应的手术间。这时很多患者面对陌生的手术间环境，往往会产生一些紧张情绪甚至恐慌。实际上，每个手术间按照常规配备了一些手术设施，是医护人员平常工作的场所，没必要产生恐慌。手术间常规配备的设备有：

（1）手术床：安置手术患者为医生提供方便的手术环境的必要工具。可根据手术的不同需要进行不同部位的拆卸和各种升降、倾斜的功能调节。

（2）手术无影灯：供手术中照明使用。手术无影灯能尽量消除手术医生头、手及手术器械对术野造成的阴影干扰，并将色彩失真降到最低程度。其各个轴节可灵活运动，调整不同高度及角度为手术医生提供更好的视野。

（3）麻醉机：一种可以对多种气体和挥发性麻醉药进行输送，用于麻醉过程中控制和辅助患者呼吸及全面监测患者的呼吸状况的高级医疗设备。由气体供应输送系统、麻醉气体挥发罐、呼吸回路系统、呼吸器、安全监测系统、残气清除系统和麻醉信息系统等组成。

（4）心电监护仪：一种可以测量患者生理参数的监护设备，如果出现异常可发出警报的装置或系统。可选用的参数包括：心电呼吸监护、血压（无创和有创两种）、SpO_2、脉率、体温、$PETCO_2$浓度等。

（5）医用吊塔：实施科学化的空间管理为现代化的手术室提供必不可少的供气、供电的医疗设备。主要用于手术间供气、供电及吸引的终端转接，亦可作为其他仪器设备的承载平台。

根据其常见用途可分为外科吊塔、麻醉吊塔、腔镜吊塔。

（6）观片灯：将医学影像资料放置在具有一定亮度的观察屏上，可提高观片的清晰度。由光源、观察屏及必要的附件组成。

（二）患者入手术间的宣教

患者进入手术间前，医护人员已更换好清洁的手术衣、裤、鞋、帽，戴好口罩，修剪指甲，清洁双手，迎接患者。患者进入手术间后，手术间的地面、物表已进行了清洁消毒。手术间的层流设备已常规检查完毕，手术间的温、湿度，各种气体压力已调至正常。

（1）在接待患者的同时，再次仔细核对患者的床号、姓名等，同时询问饮食、排便情况，帮助患者摘除头饰、手表等物品交与患者家属保管。

（2）医护人员进行各项术前准备工作，包括所需的各种仪器设备并检查其是否处于正常功能状态。并向患者说明术前准备的必要性及手术中使用的监护仪、约束带的意义，再次给予术前心理安抚，为患者减少感染和并发症等做好宣教。

（3）实施麻醉过程中，医护人员协助患者摆好体位后并给予一定的防护，再次评估患者术前准备情况，指导患者配合麻醉，向患者介绍麻醉方面的有关知识。当患者进入麻醉状态时，给予安全舒适的麻醉维持。麻醉后患者的很多保护性反射消失，容易出现意外，术中医护人员需保持静脉通道通畅，备好抢救药品、设备等。

（4）在手术过程中，对患者出现的不适给予安慰和指导，指导患者采取一些缓解疼痛的方法，手术中播放一些容易使人放松的轻音乐等。当手术中出现脏器的牵拉、震动等感觉时，患者容易出现胃肠道刺激症状，指导患者深呼吸，头偏向一侧，将反流胃内容物吐净以防窒息。

穴位刺激已被广泛地用于多种手术，其可减少阿片类药物的需求量，减少药物不良反应。经验取穴多选择合谷、足三里、内关、人中、三阴交等与疼痛性疾病相关的穴位进行刺激，达到镇痛的效果。若患者呕吐，可以推拿合谷、内关、中脘、足三里等穴位，有促进血液循环、调理神经及止吐的功效。

（三）入手术间患者配合的宣教

每台手术需要手术团队的精心配合，同时也需要患者的积极配合，其内容大致如下：

（1）入手术间后，患者需要由转运推床平移到手术床上，为了患者的安全及防止坠床的发生，需听从医护人员的指导，不要随意挪动。

（2）手术床相对较窄，躺到手术床上后，患者不要乱动，以防坠床。

（3）为防止患者坠床或手术中无意识乱动而影响手术患者的安全，医护人员常会使用约束带约束患者，患者不必害怕。

（4）为了保证术野暴露及消毒，酌情为患者脱去病服，在此过程中医护人员会注意患者的隐私保护，并做好保暖。

（5）患者需配合完成静脉穿刺。根据患者的手术方式及外周血管情况选择不同的穿刺部位。

（6）入手术间后，须常规进行血压与心电监护。医护人员会为患者绑上袖带，胸壁会贴上电极片，这些都属于无创操作，患者不必紧张。

（7）待术前准备完善与手术人员就位后，手术安全核查完毕就会为患者进行麻醉。

（四）手术人员组成的宣教

一台手术不仅有主刀医师，还有其他相关的医护人员组成的手术团队共同完成。手术人员包括：

（1）主刀医师：整台手术的主导者，决定手术方式并主持完成整台手术的主要操作。

（2）手术助手：协助主刀医生完成手术及相关病历的书写。

（3）麻醉医师：又包含主麻医生和麻醉助手。麻醉医师评估患者的基本情况及手术方式，决定患者的麻醉方式，并为患者实施麻醉，确保患者安全、无痛地完成手术。

（4）巡回护士：指工作范围在无菌区域以外，不直接参与手术的操作配合，在患者、手术人员、麻醉医生及其他辅助人员之间巡回。常在固定手术间内，与器械护士、手术医师、麻醉医师配合，共同完成手术的任务。

（5）器械护士：指工作范围只限于无菌区内，如传递器械、敷料及各种用物等，与手术医生一样必须刷洗双手、手臂，穿无菌衣及戴无菌手套。其直接参与手术，配合手术医生共同完成手术全过程。

（6）辅助人员：包括服务中心人员、保洁人员、器械清洗保养人员、配送人员等，在各自的工作岗位上，保证手术室的后勤工作井然有序。

（五）手术体位的宣教

不同的手术需要采取不同的手术体位。手术体位是指患者手术中采取的体位，是在不影响患者呼吸、循环的情况下根据手术部位及手术方式决定的。其包括患者姿势、体位垫的使用及手术床的操纵。正确的手术体位可获得良好的术野显露，防止肢体、器官、神经、血管的损伤，降低对手术患者生理功能的影响，缩短手术时间，确保患者安全。

手术室常见的手术体位有仰卧位、侧卧位、俯卧位、截石位、坐位等。不同体位适合不同手术，具体如下：

（1）仰卧位：常见于普外科手术。患者平卧于手术床上，膝下垫软枕，膝部用约束带固定，双上肢外展＜90°，放置于搁手架上，并用约束带固定，骶尾部、足跟部贴压疮贴防护。

（2）侧卧位：常见于心胸外科、泌尿外科及骨科手术。患者侧卧于手术床上，头部垫头圈，胸部垫软枕，双上肢分别放置于双层搁手架上，两腿之间垫软枕，下腿屈曲上腿伸直。髋部用挡板或约束带固定，肋缘、髂前上棘、膝部、外踝等骨突部位贴压疮贴防护。

（3）俯卧位：常见于骨科的脊柱手术。患者俯卧于手术床上，头部垫头圈或支撑头垫，胸部、髋部、膝部垫软枕，足踝部垫圆枕使足尖抬高。双臂自然贴于身体两侧，或向前伸出前臂屈曲放于头两侧。检查确保眼球、腹部、会阴部、膝部、脚尖不受压，额部、颊部、肋缘、髂前上棘、膝部贴压疮贴防护。

（4）截石位：常见于妇科、胃肠外科手术。患者平卧于手术床上，骶尾部略超出背板下缘，穿上腿套，双腿放置于腿架上，调整好合适角度，并用约束带固定，在不对患者造成关节、肌肉、神经、血管损伤的前提下，最大限度地暴露会阴部。双上肢外展，置于搁手架上并用约束带固定。

（5）坐位：常见于神经外科手术。患者髂前上棘与床坐板前端平齐，坐起后以肩部超过背板为宜。膝下垫软枕并用约束带固定。双下肢缠绕弹力绷带，松紧适宜。胸部缚以胸腹带，上紧下松。头部用头架固定，缓慢调节手术床至合适角度，将头架连接并固定。双手放置在搁手架上，或自然弯曲放于身前，并用约束带固定。骶尾部、足跟部贴压疮贴防护。

（六）建立静脉通道的宣教

为了防止术中误吸，患者术前往往需要禁食、禁饮。因此，在手术过程中，应建立静脉通道以补充水和电解质，也可以输入用于麻醉的静脉药品及其他术前、术中的静脉给药，也可以输入血液制品以维持血容量。

依据通道的建立途径可分为外周和中心静脉通道。外周静脉通道常用静脉套管针。静脉套管针又称留置针，其核心的组件包括不锈钢的穿刺引导针芯以及可以留置在血管内的柔软外套管。使用时将针芯和外套管一起穿刺入血管内，当外套管进入血管后，拔出针芯，将柔软的外套管留置在血管内，从而进行输液治疗。常见的穿刺部位有掌背静脉、腕部的桡静脉、肘部的正中静脉与贵要静脉，以及下肢的大隐静脉等，必要时会选择颈外静脉。

中心静脉通道常用中心静脉穿刺套包，其核心的组件包括穿刺针、导引钢丝及可留置在血管内的柔软导管。所谓中心静脉往往是指颈内静脉、锁骨下静脉、股静脉等大血管，这些静脉都在组织肌肉深部，穿刺较外周静脉复杂，常借助体表解剖、超声定位完成穿刺置管。

静脉穿刺时需要患者做好配合：

（1）穿刺之前需要暴露穿刺部位，常规消毒。

（2）若选择上肢血管进行穿刺，需要患者配合握拳，使血管充盈；选择中心静脉穿刺需要头偏向一侧或髋关节外展。

（3）做好保暖，避免血管由于寒冷刺激而收缩，不利于穿刺成功。

（4）精神尽量放松，不要紧张。

（5）为确保手术或抢救时静脉通道的通畅及输液量，选择较病房穿刺粗的外周静脉留置针，以满足手术需要。病情较危重者，需建立 2 条以上的有效静脉通道。

（七）术中手术安全核查的宣教

手术安全核查是指具有执业资质的手术医师、麻醉医师和手术室护士三方分别在麻醉实施前、手术开始前和患者离开手术室前，共同对手术患者身份和手术部位等内容进行核查的工作。手术室人员在进行安全核查时，会对患者基本信息进行提问，患者则需要配合如实回答并出示腕带。

手术安全核查医护人员执行的主要内容包括：

（1）麻醉实施前：按手术安全核查表依次核对患者身份、手术方式、知情同意书、手术部位与标识、麻醉安全检查，患者皮肤是否完整、术野皮肤准备、静脉通道建立情况、过敏史、抗菌药物皮试结果，术前备血情况、假体、体内植入物、影像学资料等内容。

（2）手术开始前：核查患者身份、手术方式、手术部位与标识，并确认风险预警等内容。手术物品准备情况的核查由手术室护士执行并向手术医师和麻醉医师报告。

（3）患者离开手术室前：核查患者身份、实际手术方式、术中用药并进行输血的核查、清点手术用物、确认手术标本，检查皮肤完整性、动静脉通道、引流管，确认患者去向等内容。

（4）手术医师、麻醉医师和手术室护士三方确认后分别在手术安全核查表上签字。

（八）麻醉基础知识的宣教

患者进入手术间，手术前常规进行麻醉。常规麻醉方法包括全身麻醉、椎管内麻醉、神经阻滞麻醉及局部麻醉等。

1）全身麻醉基础知识宣教

全身麻醉简称全麻，是指麻醉药经呼吸道吸入、经静脉或肌内注射进入体内，产生中枢神经系统的暂时抑制，临床表现为神志消失、全身痛觉消失，遗忘、反射抑制和骨骼肌松弛。对中枢神经系统抑制的程度与血液内药物浓度有关，并且可以控制和调节。这种抑制是完全可逆的，当药物被代谢或从体内排出后，患者的神志及各种反射逐渐恢复。

全麻分为三个阶段：全麻诱导期、全麻维持期、全麻苏醒期。全身麻醉时需要患者与麻醉医师配合，具体如下：

（1）全麻诱导期：麻醉医生会向建立好的外周静脉通道里推注麻醉药物，由于药物对血管有刺激作用，患者会感觉到针眼处有轻微疼痛，是正常现象，不必紧张。与此同时麻醉医生会用面罩持续给氧。患者只需放松身心，张口呼吸，然后就进入了睡眠状态。静脉给予肌肉松弛药，让患者全身肌肉松弛，自主呼吸停止后麻醉医师会插一根气管导管到患者气管里，然后接上呼吸机，由呼吸机代替患者的肺进行气体交换。

（2）全麻维持期：在此期间通过静脉持续给予麻醉药物，维持患者无痛、睡眠、肌肉松弛状态，直到手术操作结束。此期间患者处于神志消失、痛觉消失、记忆缺失、肌肉松弛的"睡眠"状态。

（3）全麻苏醒期：静脉给药停止后，等待患者慢慢苏醒。在此期间，麻醉医师会呼唤患者的名字，需要患者努力睁开双眼，并配合麻醉医生的指导，进行张口深呼吸。当患者意识恢复，出现吞咽反射，各项生命体征稳定后，麻醉医生会将气管插管拔出。若患者呼吸道分泌物较多且不能咳出时，麻醉医生会用吸痰管为患者吸痰，需要患者张口配合，不要咬住吸痰管。苏醒过程中，手术床较窄而患者躁动，坠床风险高，会有专人守护在患者身旁以确保安全。患者苏醒后尽量不要乱动。

2）椎管内麻醉的宣教

椎管内麻醉包括硬膜外腔麻醉和蛛网膜下腔麻醉。椎管内麻醉指将局部麻醉药注射于硬膜外腔或蛛网膜下腔，阻滞脊神经根部，使其支配的区域产生暂时性麻痹。根据其给药方式，可分为单次法与连续法。其特点是麻醉逐渐起效，无痛但有时会有触觉。在某些手术中麻醉效果可能会欠完善，并且由于意识的存在使患者对手术中可能发生的不适感受留有记忆。适用腹部及以下部位手术。椎管内麻醉时需要患者的体位为侧卧位，背部尽量靠近床沿，双腿屈曲尽量使膝盖贴近腹部，同时低头使下颌紧贴胸部。

3）神经阻滞麻醉的宣教

神经阻滞麻醉是在神经干、丛、节的周围注射局麻药，阻滞其冲动传导，使所支配的区域产生麻醉作用。神经阻滞麻醉常包括臂丛、颈丛、腰丛、骶丛等神经阻滞。神经阻滞常要以人体生理解剖为基础进行体表定位及穿刺，同时依赖麻醉医生的经验判断，由于个体存在差异性，穿刺不一定会一次成功，可能会反复多次穿刺。为了定位更加精准，在进行穿刺的过程中常配合超声引导及神经刺激仪的应用，麻醉医生也会根据患者的客观反应及主观感受来判断穿刺部位是否准确。此时需要患者及时向麻醉医生如实反映自身感受，如麻醉区域有无发麻、有无触电感或其他异常感觉等。

4）局部麻醉的宣教

局部麻醉注射麻药时，局部皮肤会有刺痛感和胀痛感，患者尽量放松，不要紧张，这种不适感很快就会消失。因局部麻醉阻断的是痛觉神经的传导作用，触觉神经的传导作用仍然存在，在患者麻醉后的手术过程中痛觉会消失，触觉有可能还存在，这是正常现象，并不是麻醉程度不够，患者不必紧张。但不同的神经纤维被局部麻醉药阻滞所需的时间和程度不同，触觉也可能会逐渐消失。这些都是可逆反应，不会对机体造成损伤。

（九）术中患者家属的宣教

患者行手术治疗时，患者家属一般在家属等候室或家属谈话室等待手术结束。患者家属在等候区应注意：

（1）手术中快速冰冻送检标本或普通病理标本切除后，手术医生会交给患者家属查看和核对送检标本的基本信息。

（2）在手术过程中因特殊情况，需增加手术方式而术前又未交代可能改变手术方式的，手术中必须由术者或助手向患者家属交代病情，需要患者家属同意并签字。

（3）对绿色通道抢救的患者，家属对患者的病情有知情权，值班医师需要及时告知患者病情及变化，根据病情发给家属病重或病危通知，并请患者家属签字。

（4）家属及陪同人员在家属等候区耐心等候，请勿吸烟、大声喧哗，不要乱丢杂物。

（十）麻醉后恢复室基础知识的宣教

全身麻醉或者非全身麻醉过程中实施镇静的患者，一般术后需要进入 PACU。在 PACU 内，医护人员对麻醉后患者进行严密观察和监测，直至患者完全清醒、生命体征恢复稳定后送返病房。

PACU 是保证术后患者安全恢复的重要场所。在麻醉恢复阶段容易发生意外，其发生的时间大多是在术后 1 h 之内。所以，在 PACU 对患者进行加强监测，及时发现问题及时处理，将最大限度降低各种严重并发症的发生率；PACU 还可缩短患者在手术室内停留时间，加快周转，提高手术台的利用率，减少人力、物力的浪费，从而充分利用卫生资源。

1）PACU 的职责

（1）救治当天全麻或局麻后未清醒者，直至其清醒。

（2）监护和治疗在苏醒过程中出现的生理功能紊乱。

（3）患者苏醒后无异常，送回普通病房。

（4）如病情危重需进一步加强监护和治疗，则将患者送入 ICU。

2）患者转入 PACU 的标准

（1）所有患者由麻醉医生判断是否收入 PACU。原则上全麻患者待拔除气管导管后，均应送至 PACU 观察。

（2）特殊情况下，如麻醉后患者未清醒、自主呼吸未完全恢复、肌张力差及某些原因气管导管暂时不能拔出，但估计短期内可恢复者，需收入 PACU。

（3）术前合并心肺疾病，术中血流动力学不平稳，估计术后短期观察可能恢复平稳的患者，需收入 PACU。

（4）病情危重，术后需要长期呼吸机辅助的患者，原则上直接送入 ICU。

3）患者转出 PACU 的标准

（1）神志清醒，恢复知觉，虽有轻微嗜睡，但容易唤醒。

（2）定向力完全恢复，对时间、地点有明确的辨别能力。

（3）呼吸道通畅，潮气量充足，无呕吐及误吸的危险。

（4）循环功能稳定，至少观察 15 min 没有明显的变化。

（5）全麻苏醒后四肢能自主活动。

（6）没有明确的外科并发症。

（十一）术中低体温的宣教

有些患者会发生术中低体温，如老年患者、幼儿患者或术中需要大量冲洗液的患者等。低体温会对患者带来一些危害，值得注意。

1）术中发生低体温的原因

（1）低温环境：环境温度较高，体温略高；反之体温略低。如环境温度太低，则可造成体温过低。

（2）大量输液、输血：由于手术时间长或术中出血较多，需要通过静脉通道大量输入液体或库存血，导致了低体温的加重。

（3）大量的冲洗：在施行胸（腹）腔大手术时，体内脏器及切口直接暴露于环境温度下，术中用大量的未加温的生理盐水冲洗体腔，导致机体热量散失；而且覆盖在患者身体上的被单在冲洗时浸湿，进一步导致热量散失。

（4）麻醉因素：药物可改变体温调节中枢的调定点。麻醉药物可抑制体温调节中枢或影响传入路径的活动并扩张血管，增加散热，降低机体对寒冷环境的适应能力，因而导致体温降低。全麻药物不但抑制体温调节中枢的功能，而且还干扰机体随环境变化的体液转移；肌松药使骨骼肌麻痹，丧失增加肌张力的产热反应。

（5）自身因素：强烈的情绪反应会造成生理和心理上的压力，导致体温发生变化。情绪激动时，体温上升；情绪低落时，体温下降。患者因恐惧、紧张、害怕等情绪波动，使血液重新分配，影响回心血量和微循环，术中易致低体温。

4

2）低体温带来的危害

（1）血液系统的改变：体温下降可出现多方面的血液系统异常，其中较为严重的是凝血障碍，会导致极差的预后。低体温主要是通过对凝血酶和血小板的影响引起凝血功能障碍。

（2）心血管功能改变：轻度低体温时交感神经兴奋，心率加快，心肌收缩力增强，心输出量增加。外周血管收缩、外周阻力增加、血液黏稠度升高，会增加心脏负担，可能导致心肌缺血和心律失常。

（3）代谢紊乱：低体温可降低代谢率和氧的传送功能，体温每降低1℃，机体需氧量约降低7%。尽管低体温时人体可通过降低机体代谢率减少对氧的需求，但低体温引起的氧传送功能的下降可导致机体严重缺氧，引起乳酸性酸中毒。

（4）对中枢神经系统的影响：低体温对中枢神经系统的影响极其明显，轻者出现意识错乱，进而出现淡漠、判断障碍、异常行为；严重者出现意识障碍，甚至昏迷。

3）预防患者术中低体温的具体措施

（1）术中保温措施：① 控制室温：手术室采用空气层流系统，保持室温在22～24℃，相对湿度在40%～60%。② 输入加温的液体：液体加温后输入人体不仅能有效地减轻低体温，还从某种意义上有一定的升温作用，是复温常用的方法。静脉输注的液体或血液可加温至36℃左右，血液加热温度不能过高，否则会破坏血细胞。③ 使用温生理盐水冲洗：将术中冲洗液加温至体温水平，以保持患者体温的恒定。

（2）术中使用保暖物品：① 保暖棉被服：不施手术的部位用保温性良好的被服或手术巾遮盖，使之与周围的冷空气隔离，尽量避免弄湿被服，保持手术床的干燥。② 循环水毯和充气加温毯：术前手术室会将循环水毯铺在手术床上，通过调节水毯的温度，调节患者体温，水毯温度可在30～41℃调节。术前可将充气加温毯盖在患者身上，通过加温毯的温度来保持患者体温。

（十二）术毕患者转运的宣教

手术后患者由手术医生、麻醉医生、手术室工作人员共同送患者回病房或ICU，物品由手术室工作人员与病房护士交接，生命体征情况由麻醉医生与病房护士进行交接。

连台手术患者，手术室接患者前应提前30 min电话通知病房做术前准备。病房术前准备不完善，手术室拒接患者入手术室；待完善后，由病房医护人员护送患者到手术室。病情危重的手术患者，须由医师陪同护送到手术室，与麻醉医师交接病情。

（十三）日间手术基础知识的宣教

随着医学的进步，现在很多手术可以直接进行日间手术，加速康复。日间手术是指患者入院、手术和出院在1个工作日中完成的手术（在医师诊所或医院开展的门诊手术除外）。日间手术是一种新的手术管理模式，着眼于整个手术流程的优化，对手术环境、技术、设备、麻醉等各方面提出了更高的要求。

1）实施日间手术的优点

（1）缩短住院等候时间，使更多的患者得到治疗。

（2）医院获得性感染的概率降低。

（3）医疗费用降低。

（4）治疗后可以早期返回正常生活环境。

2）实施日间手术患者术前应做好以下准备

（1）了解日间手术流程和围手术期的注意事项，以降低术前焦虑、恐惧感，提高治疗的依从性。

（2）完善术前相关检查，包括三大常规，凝血功能，肝、肾功能，电解质，感染性指标，心电图、胸片等，且各项检查均应在手术前1～3d完成，超过7d者要复查。

（3）及时详细地告知医生自己的既往史、用药史、手术史，以最大限度地降低术后并发症的发生率。

3）日间手术不是对传统手术过程的简单压缩，还需要患者术后注意

（1）离院标准：① 生命体征平稳至少1h。② 患者必须能够辨认人员、地点和时间，能穿衣、避让和自主行走。③ 患者无恶心、呕吐，无剧烈疼痛，无出血。④ 由麻醉医师和手术医师共同签字同意出院，并告知术后注意事项。⑤ 患者必须由有负责能力的成人护送并在家中照看。

（2）遵医嘱服用各类药物，不要私自加减药量或停用药物。

（3）离院的日间手术患者应定时接受回访，并保证24h急救体制。患者有任何疑问或不适反应，应及时与医院联系。

三、手术后的相关宣教规范

（一）手术完毕患者去向的宣教

（1）门、急诊手术患者：手术结束后，如没有后续治疗即可离院。如有后续治疗，则返回门、急诊治疗室，进行注射、输液等其他治疗。

（2）住院手术患者：全麻患者在手术结束后送往PACU等待患者苏醒，待患者苏醒后，送回病房。局麻患者在手术结束后直接送回病房。

（3）重大、特殊、危重手术患者：手术结束后送往ICU进一步诊治。

（二）术后回访的宣教

一般地，术后第2d麻醉科医护人员会对患者进行术后回访。术后回访是麻醉质量控制的终末评价和全面反馈，是整个麻醉过程的重要组成部分，加强术后回访可以不断提高麻醉质量。术后回访的内容包括：

（1）了解患者麻醉恢复情况：观察全身麻醉后有无呼吸抑制、再次气管插管、咽喉痛、恶心呕吐及声音嘶哑等情况；观察椎管内麻醉是否下肢肌力恢复，是否存在穿刺点压痛、蛛网膜下腔麻醉后头痛及尿潴留等情况。若患者出现头晕、头痛等不适，医护人员首先查明患者引起不适的原因，并指导患者舒畅情志。予播放舒缓的音乐，怡情养性，培养良好的心境，克服急

躁情绪，以使"气和志达，营卫通利"，有利于疾病尽早恢复。

（2）了解患者术后疼痛情况：询问患者使用镇痛泵在安静和活动时的 VAS、镇静评分以及有无恶心、呕吐、瘙痒等情况。

（3）了解对麻醉工作的满意程度，包括术前访视、术中麻醉和术后随访三个阶段。询问手术患者对麻醉工作的建议，并认真做好记录，完善术后访视单的各项内容，通过反馈以达到改进麻醉工作的目的。

术后回访患者需要客观真实地反馈想法和意见，为医护人员提供宝贵的指导建议，以融洽医患关系，提高麻醉质量。

（三）术后患者不适症状中医疗法的宣教

麻醉和手术会对人体造成一定的伤害，也会引起患者的各种不适。除常规的医疗干预外，患者本人也可进行不适症状的自我改善。

（1）恶心呕吐：① 耳穴压豆：可选择神门、交感、皮质下、脾、胃等穴位，术后当日每隔6 h 双耳同时按压，动作轻柔，由轻到重，以患者的耳穴感到轻度痛、酸麻为准，按压时间为5 min。② 芳香疗法：将柠檬精油、生姜精油、薄荷精油按照 1∶1∶1 调制，将混合后的精油滴在 2 cm×2 cm 医用纱布上，将其垫放至鼻部，每日 2 次，术后当日每隔 6 h 嗅吸一次。③ 针刺：足三里和上巨虚均属于足阳明胃经，具有和脾健胃的功效，是治疗胃肠道疾病的主要穴位。针刺双侧足三里和上巨虚，得气之后留针 30 min，可有效改善术后胃肠功能紊乱，如无针刺条件也可按揉上述穴位，以有酸胀感为度。④ 电针：治疗恶心呕吐的取穴一般在足三里、内关、中脘、下脘，若合并胃痛可加梁丘、公孙。

（2）头晕、头痛：① 穴位按摩：按摩头部的太阳穴，肘部的天井，腕部的外关，均可有效改善头晕、头痛症状。② 针刺：针刺百会，放血疗法可清利头目；电针可选取风池、天柱、百会、太阳等。

（3）POUR：① 针刺：针刺三阴交、足三里、水道、中极、膀胱俞、阴陵泉等穴位可使患者膀胱功能明显恢复，残余尿量明显减少；电针取穴可在关元、气海、中极、三阴交等穴位。② 穴位贴敷：用猪苓、泽泻、白术、茯苓、桂枝贴于关元、中极、气海，术前 1 d 开始，每天1 次至术后 1 周，可有效改善术后尿潴留的发生。

（4）术后疼痛：在麻醉诱导前 30 min，选取合谷、外关、足三里等多个穴位配伍，行经皮穴位电刺激（疏密波 2/100 Hz，以患者最大耐受度为宜），可显著降低患者术后第 1 d 疼痛程度，减少阿片类镇痛药物用量，增加患者术后舒适感，改善预后。

（5）术后虚弱：手术是大伤元气的一个过程，气血代谢可能出现一定的问题。按中医理论，可以通过艾灸补虚疗法温补元气，从而让患者加速术后恢复。选取的穴位有足三里、三阴交、血海、气海等，术后艾灸补虚有利于气血循环，同时也避免对创口的愈合造成各种影响和损伤。但是要注意的是，糖尿病患者在灸疗的过程中尽量不要在创口附近进行艾灸，最好远端取穴。

（李跃兵）

第三节　围手术期中西医结合术前评估规范

围手术期术前评估是麻醉医师在术前根据患者病史、体格检查、实验室检查与特殊检查结果、患者的精神状态对外科患者整体状况做出评估，制订麻醉和围手术期管理方案的过程。术前评估可以提高围手术期患者安全性，减少并发症，缩短患者住院日期，改善临床结局，降低医疗费用，还有助于提高患者的满意度。

一、西医篇

（一）全身情况和各器官系统术前评估

1. 全身情况

全身状态检查是对患者全身健康状况的概括性观察，包括性别、年龄、体温、呼吸、脉搏、血压、发育、营养、意识状态、面容表情、体位、姿势、步态、精神状态、对周围环境的反应和器官功能综合评估。单纯依赖体重判断肥胖准确性较低，BMI 是世界公认的一种评定肥胖程度的分级方法，与单纯以体重评估相比，BMI 用于评估因超重面临心脏病、高血压等风险，准确性较高。$BMI（kg/m^2）=$ 体重（kg）/ 身高（m）^{2}。中国人 BMI 正常值为 $18.5 \sim 23.9\ kg/m^2$，$BMI\ 24 \sim 27.9\ kg/m^2$ 为超重，$BMI \geqslant 28\ kg/m^2$ 为肥胖。超重和肥胖是冠心病和脑卒中发病的独立危险因素。BMI 每增加 $2\ kg/m^2$，冠心病、脑卒中、缺血性脑卒中的相对危险分别增加 15.4%、6.1% 和 18.8%。BMI 增加预示气道问题。肥胖使肺-胸顺应性和肺泡通气量降低，肺活量、深吸气量和功能余气量减少，肺泡通气 / 血流比值失调，麻醉后易并发肺部感染和肺不张等。肥胖者血容量和心输出量均增加，左心室容量负荷增加，又常伴高血压、冠心病、糖尿病、肝细胞脂肪浸润等，需认真予以对待。

营养不良者对麻醉和手术的耐受力均降低。对贫血、脱水等问题术前均应适当纠正。成人血红蛋白不宜低于 $80\ g/L$。对血红蛋白含量过高者，应分析原因予以放血和（或）稀释以改善微循环，避免出现梗死。血细胞比容以保持在 30% ~ 35% 较有利于氧的释放。如患者有急性炎症，则其对麻醉的耐受能力降低，急性炎症越严重，对麻醉的耐受越差。基础代谢率（basal metabolic rate，BMR）是指人体在清醒而又极端安静的状态下，不受肌肉活动、环境温度、食物及精神紧张等影响时的能量代谢率。BMR 异常可明显影响患者对麻醉的耐受性。BMR 可用公式作粗略计算：$BMR（\%）=（$脉率 + 脉压）-111。正常值为 $-10\% \sim +10\%$。

2. 呼吸系统

近 2 周内有呼吸道感染病史患者，即使麻醉前无任何症状和体征，患者呼吸道黏膜的应激性也会增高。麻醉药物可引起腺体分泌物增多，引发气道平滑肌收缩的自主神经的兴奋阈值降低，气道敏感性增高，容易发生气道痉挛，围手术期患者呼吸道并发症发生率比无呼吸道感染病史者显著提高。呼吸道感染（包括感冒）患者，择期手术宜在呼吸道疾病临床痊愈后2～4周实施。如是急症手术，术前应充分评估和准备，加强抗感染治疗，避免使用吸入麻醉，将围手术期风险降至最低。

哮喘为一种异质性疾病，常以慢性气道炎症为特征，包含随时间不断变化的呼吸道症状，如喘息、气短、胸闷和咳嗽，同时具有可变性呼气气流受限。麻醉、手术中的应激因素易引起哮喘发作或导致严重支气管痉挛。单纯为过敏性者较易处理，伴有炎症者处理较为困难。应重视引起哮喘的潜在因素，在麻醉前控制呼吸道感染至关重要，应停止吸烟，降低气管、支气管的应激性，此外还应适当使用解除支气管痉挛的药物作为麻醉前准备。对此类患者应选择合适的麻醉方法和药物，还应准备处理可能出现的危象。联合使用吸入激素和长效支气管扩张剂可以发挥抗炎和扩张支气管双重作用，在改善患者肺功能和生活质量、减少哮喘急性加重等方面均优于联合制剂中的单一药物成分，是临床治疗哮喘一线用药。生活中要加强身体锻炼，顺应四时变化，以适寒温。调整体质，适应环境，有效防治过敏性疾病的发生。要注意饮食，忌食鱼腥发物。常用药物有防风、蜂房、荆芥、苦参、蝉衣、白藓皮、蛇床子等，代表药为消风散。

需要根据临床症状、肺功能异常程度和并发症情况对呼吸系统疾患患者进行综合评估。肺功能是评估患者呼吸系统状态的一项重要的内容。目前呼吸功能评估主要测量肺通气功能和换气功能，尚无成熟技术直接测氧的利用水平，肺功能评估仍是围手术期呼吸管理重要依据。肺活量低于预计值的 60%、通气储量百分比 < 70%、$FEV_1/FVC\% < 60\%$ 或 50%，术后有发生呼吸功能不全的可能。MVV 也是一项有价值的指标，MVV 占预计值 > 80% 为正常，一般以 MVV 40 L 或 MVV 占预计值的 50%～60% 作为手术安全的指标，低于 50% 为低肺功能，低于 30% 一般列为手术禁忌证。有可能做全肺切除的患者最好能行健侧肺功能测定或分侧肺功能测定。动脉血气分析简单易行，可用以了解患者的肺通气功能和换气功能，如静息状态呼吸空气的情况下，动脉 $PaO_2 < 60$ mmHg 伴或不伴有动脉 $PaCO_2 > 50$ mmHg 提示呼吸衰竭。

临床常用简单易用的床旁测试评估患者肺功能，如：

（1）屏气试验（憋气试验）：让患者深呼吸数次后再深吸气后屏住呼吸，记录其能屏住呼吸的时间。屏气时间在 30 s 以上为正常。如屏气时间短于 20 s，可认为肺功能显著不全。心、肺功能异常皆可使屏气时间缩短，宜根据临床具体情况予以判断。值得注意的是，有的患者尽管常规肺功能检查显示有某种程度的异常，但由于其受过屏气方面的训练（如练习过潜泳），屏气时间可在正常范围内，与肺功能检查不相符。

（2）吹气试验：患者在尽量深吸气后做最大呼气，若呼气时间不超过 3 s，表示用力肺活量基本正常。如呼气时间超过 5 s，表示存在阻塞性通气障碍。

（3）吹火柴试验：将点燃的纸型火柴置于距患者口部 15 cm 处，让患者吹灭，如不能吹灭，可以估计 $FEV_1/FVC\% < 60\%$，$FEV_1 < 1.6$ L，MVV < 50 L。

（4）患者的呼吸困难程度：活动后呼吸困难（气短）可作为衡量肺功能不全的临床指标，一般分为 5 级：0 级无呼吸困难症状；Ⅰ级能根据需要远走，但易疲劳，不愿步行；Ⅱ级步行距离有限制，走一或两条街后需停步休息；Ⅲ级短距离走动即出现呼吸困难；Ⅳ级静息时也出现呼吸困难（指呼吸疾病引起的呼吸困难）。根据正常步速、平道步行结束后观察）。

气道评估目的是判断有无困难气道，包括困难气管插管或困难面罩通气（difficult mask ventilation，DMV）。气道评估一般包括：

1）病史

了解既往麻醉史中有无困难气道情况，以及是否患有可影响或累及气道的疾病，如类风湿关节炎、肥胖、肿瘤等。许多先天性综合征可能影响呼吸道，导致面罩给氧或气管插管困难。

2）体格检查

（1）提示气道处理困难的体征：张口困难；颈椎活动受限；颌退缩（小颌症）；舌体大（巨舌症）；门齿突起；颈短，肌肉颈；病态肥胖；颈椎外伤，带有颈托、牵引装置。

（2）DMV是最危险的，年龄大于55岁、打鼾病史、蓄络腮胡、无牙、肥胖（BMI＞26 kg/m²）是DMV的五项独立危险因素。Mallampati分级Ⅲ或Ⅳ级、下颌前伸能力受限、甲颏距离过短（＜6 cm）也是DMV的独立危险因素。当具备2项以上危险因素时，提示DMV的可能大。

3）体检评估气道的方法

（1）张口度：最大张口时上下门齿间距离小于3 cm或2横指时无法置入喉镜，导致困难喉镜显露。

（2）颞下颌关节活动度：颞下颌关节紊乱综合征、颞下颌关节强直、颞下颌关节脱位等可导致颞下颌关节活动受限，插管可能会困难。

（3）颏甲距离：即颈部完全伸展时从下颚尖端到甲状软骨切迹的距离，正常在6.5 cm以上，小于6 cm或3横指的宽度，提示用喉镜窥视声门可能会发生困难。

（4）头颈运动幅度：正常时患者低头应能将其下颌触及自己胸部，颈能向后伸展，向左或向右旋转颈部时不应产生疼痛或异常感觉。

（5）咽部结构分级：即改良Mallampati分级，是最常用的气道评估方法。患者取端坐位，尽可能张大并最大限度地将舌伸出进行检查。咽部结构分级越高预示喉镜显露越困难，Ⅲ～Ⅳ级提示困难气道。改良Mallampati分级与其他方法联合应用，如与颏甲距离合用可提高预测率。Ⅰ级：可见软腭、咽腔咽腭弓、悬雍垂；Ⅱ级：可见软腭、咽腔悬雍垂；Ⅲ级：仅见软腭和悬雍垂基底部；Ⅳ级：完全看不见软腭等结构。

（6）喉镜显露分级：Cormack和Lehane把喉镜显露声门的难易程度分为四级。该喉镜显露分级为直接喉镜显露下的声门分级，Ⅲ～Ⅳ级提示插管困难。

（7）检查有无气管造口或已愈合的气管造口瘢痕，面、颈部的损伤，颈部有无肿块，甲状腺大小、气管位置等，评价其对气道的影响。

（8）对某些患者则可能还需做一些辅助性检查，如喉镜（间接、直接的或纤维喉镜）检查、X线检查、纤维支气管镜检查等。

3. 心血管系统

我国心血管疾病患病率处于持续上升态势，心血管疾病占居民疾病死亡构成的40%以上。心血管疾病患者非心脏手术的年手术量逐年增加，心血管疾病患者的手术病死率比其他疾病患者高25%～50%。因此麻醉与手术能否实施需要考虑手术的必要性与迫切性、患者的耐受力是否具备安全保障。充分的术前评估与相关处理是极为重要的安全措施，可有效降低患者围手术期病死率。掌握病情、重要器官功能、手术创伤大小与时间长短等临床资料，对围手术期风险做出科学预测。评估风险性很大且经治疗可使其降低的患者，除急症手术外均应暂缓实施，在进行非心脏手术前，请心内科医生会诊，对心血管疾病患者常需根据其病理生理情况做进一步的检测，评估患者能否耐受手术，采取适当干预措施减小麻醉和手术的危险性后方可行择期手术。

1）心功能测定

心脏功能的评定对某些疾病如冠心病的辅助诊断、疗效评定和围麻醉期间评估具有重要价值。测定心功能的方法很多，心脏功能检测方法分为创伤性和无创伤性两大类，创伤性检查对人体有损伤，不能作为术前常规心功能检查方法。根据心脏对运动量的耐受程度而进行的心功能分级是临床简单实用的心功能评估方法。随着仪器和检测技术的发展，无创性心功能检测方法在临床得到广泛应用。

（1）纽约心脏病协会（New York Heart Association，NYHA）心功能分级：1928 年提出 NYHA 心功能分级方法，NYHA 心功能分级是按照诱发心力衰竭症状的活动程度将心功能受损状况分为 4 级。1994 年对 1928 年的 NYHA 心功能分级进行了修订，根据心电图、运动负荷试验、X 线检查、心脏超声波检查、放射学显像等客观检查结果进行第二类分级，并将心绞痛列入功能状态分级的内容。NYHA 心功能分级优点在于简便易行，几十年来仍为临床医生所用。但其缺点在于仅凭患者主观陈述，有时症状与客观检查有很大的差距，同时患者个体之间的差异也较大。

（2）体能状态（运动耐量）测试：代谢当量（metabolic equivalent，MET）是一种表示相对能量代谢水平和运动强度的重要指标。是以安静且坐位时的能量消耗为基础，表达各种活动时相对能量代谢水平的常用指标。日常生活中运动耐力是围手术期心脏后果的重要预见因素之一，运动耐力低下可以反映潜在疾病的严重性，或反映心功能较低下。心脏功能可以用 MET 来表示。采用 MET 来判断患者的功能状态，可分为优秀（＞10 MET）、良好（4~10 MET）和差（＜4MET）。≥MET4 且无症状的患者，可进行择期手术。日常生活无法达到 4 MET 的患者的围手术期心脏风险和长期风险增加；运动耐量好伴冠状动脉性心脏病或明显危险因素的患者，可先给予小剂量他汀类药物治疗后行择期手术。

2）心律失常

心律失常在麻醉前检诊中是常遇到的问题。室上性和室性心律失常是围手术期冠状动脉事件的独立危险因素，无症状的室性心律失常（包括成对室性期前收缩和非持续性室性心动过速）并不增加非心脏术后的心脏并发症。应明确心律失常的原因，如心肺疾病、心肌缺血、心肌梗死、药物毒性、电解质紊乱等。评估心律失常潜在的风险，积极治疗影响血流动力学稳定的心律失常，若心律失常未影响患者的血流动力学，常无需特殊治疗。

窦性心律不齐多见于儿童，一般无临床意义。但如见于老年人则可能与冠心病有关，或提示患者可能有冠心病。对窦性心动过缓宜分辨其原因，注意有无药物（如 β-肾上腺素受体阻滞药、强心苷类药）的影响。一般多见于迷走神经张力过高，如无症状，多不需处理。如为病态窦房结所致，则宜作好应用异丙肾上腺素和心脏起搏的准备。窦性心动过缓时出现的室性期前收缩可在心率增快后消失，不需针对室性期前收缩进行处理。有主动脉瓣关闭不全的患者如

中西医结合精确麻醉

出现心动过缓则会增加血液反流量而加重心脏负担。麻醉过程中宜保持窦性心律于适当水平。窦性心动过速较为常见，其临床意义决定于病因，如精神紧张、激动、体位改变、体温升高、血容量不足、体力活动、药物影响、心脏病变等，应分析其原因并予以评估和处理。对因发热、血容量不足、药物和心脏病变而引起窦性心动过速者，应治疗病因，有明确的指征时才采用降低心率的措施。

室上性心动过速较多见于无器质性心脏病者，亦可见于器质性心脏病、甲状腺功能亢进和药物毒性反应。对症状严重或有器质性心脏病或发作频繁者，除病因治疗外，在麻醉前宜控制其急性发作，在发作控制后宜定时服药预防其发作。一过性或偶发性房性期前收缩或室性期前收缩不一定是病理异常，但如发生于年龄较大（如40岁以上）的患者，尤其是其发生和消失与体力活动量有密切关系者，则患者很可能有器质性心脏病，应注意对原发病的治疗，一般不影响麻醉的实施。如室性期前收缩系频发（＞5次/分），或呈二联律、三联律或成对出现，或系多源性，或室早提前出现落在前一心搏的T波上。易演变成室性心动过速和心室颤动的，需对其进行治疗，或择期手术宜推迟。阵发性室性心动过速一般认为属病理性质，常伴有器质性心脏病，如发作频繁且药物治疗效果不佳者，麻醉时需有电复律和电除颤的准备。心房颤动最常见于风湿性心脏病、冠心病、高血压性心脏病和慢性肺心病等心脏疾病，可导致严重的血流动力学紊乱、心绞痛、昏厥、体循环栓塞和心悸。如果不宜进行或尚未进行药物复律或电复律治疗，麻醉前宜将心室率控制在80次/分左右，至少不应超过100次/分。

右束支传导阻滞多属良性，一般无弥漫性心肌病变，麻醉可无顾虑。左束支传导阻滞多提示有弥漫性心肌损害，常见于动脉硬化高血压、冠心病患者，一般在麻醉中并不会因此而产生血流动力学紊乱。左前分支较易发生阻滞，左后分支较粗，有双重血液供应，如出现阻滞多表示病变较重。双分支阻滞患者有可能出现三分支阻滞或发展成为完全性房室传导阻滞，对这类患者施行麻醉宜有进行心脏起搏的准备，不宜单纯依靠药物。一度房室传导阻滞一般不增加麻醉方面的困难。二度房室传导阻滞1型（或称莫氏Ⅰ型）较多见，但较少引起症状，几乎均属于器质性病变，易引起血流动力学紊乱和阿-斯综合征。对二度房室传导阻滞宜防止其转变为更严重的心律失常。对莫氏Ⅱ型患者和莫氏Ⅰ型其心率＜50次/分者，宜有心脏起搏的准备。三度房室传导阻滞的患者施行手术时，应考虑安装起搏器或作好心脏起搏的准备。

3）高血压

在未用抗高血压药的情况下，非同日3次测量SBP ≥ 140 mmHg和（或）DBP ≥ 90 mmHg，可诊断为高血压。患者既往有高血压史，现正在服抗高血压药，虽血压＜140/90 mmHg，仍诊断为高血压。

对高血压患者首先应明确其为原发性高血压或继发性高血压。特别要警惕是否为未经诊断的嗜铬细胞瘤，以免在无准备的情况下于麻醉中出现高压危象导致严重后果。临床常见的为高血压病，其麻醉危险性主要取决于重要器官是否受累及其受累的严重程度。如果高血压患者的心、脑、肾等重要器官无受累表现、功能良好，则麻醉的危险性与一般人无异。如果病程长、受累器官多和（或）程度严重，则麻醉较困难而风险也增大。择期手术降压的目标：中青年患者血压控制＜130/85 mmHg，老年患者＜140/90 mmHg为宜。重度高血压

（≥180/110 mmHg）宜延迟择期手术，争取时间控制血压。如原发疾病为危及生命的紧急状态，则血压高低不应成为立即麻醉手术的障碍。

4）冠心病

冠心病患者有不稳定型心绞痛，近期有发作，心电图有明显心肌缺血表现，麻醉的风险增大，有报道其围手术期心肌梗死发生率为26%，应加强术前准备。对心脏明显扩大或心胸比值＞0.7的患者应视作高危患者，注意对其心功能的维护、支持，因为心脏扩大与死亡率的增加有关，左室肥厚与术后死亡率之间无明显关系，但肥厚型心肌病（一般有左室流出道梗阻、心肌缺血）的麻醉危险性却比较大。对近期（2个月内）有充血性心力衰竭及正处于心力衰竭中的患者，不宜行择期手术；急症手术例外，有的急症手术本身就是为了改善患者的心力衰竭而进行的，例如对有心力衰竭的妊娠高血压综合征孕妇施行终止妊娠的手术就属于这种情况。此外，需注意有些人为增加体能服用麻黄类药物，此类药有麻黄碱样交感兴奋作用易致心律失常、心肌梗死和脑卒中，术前至少需停药24 h。

目前指南不建议冠心病患者术前常规进行冠状动脉血管造影。进行球囊血管成形术及植入裸金属支架的患者，择期非心脏手术应分别推迟至术后14 d和30 d。植入药物洗脱支架的患者，择期非心脏手术宜延迟至术后365 d最佳，若推迟手术的风险大于预期心脏缺血或支架内血栓形成风险，则可考虑将择期非心脏手术推迟至术后180 d进行。现在认为不宜硬性规定心肌梗死6个月内不行择期性手术，1996年美国心脏学会认为心肌梗死后30 d内为最高危患者，30 d以后对危险的评估则视患者的疾病表现和运动耐量而定。如果患者原来心肌梗死的范围较小，心功能未受明显影响，或经溶栓或经皮腔内冠状动脉成形术治疗后心功能较好，手术又属限期，虽未达到一般认为需间隔的时间，亦可考虑手术。对急症手术，麻醉处理要注意对心功能的维护、支持，尽可能保持氧供需平衡。

4. 肝

手术对肝功能的影响往往较麻醉更为显著，特别是影响肝血流和（或）腹腔脏器血管阻力的手术。如果不是进行部分肝切除或改变肝血流（如门-腔静脉分流）的手术，这些影响多为一过性的。一般情况下，肝功能异常虽增加麻醉难度，并要求在麻醉前准备中注意对肝功能的维护和改善，但尚不致使麻醉和手术成为禁忌。重度肝功能不全者（如晚期肝硬化，有严重营养不良、消瘦、贫血、低蛋白血症、大量腹水、凝血机制障碍、全身出血或肝性脑病前期脑病等征象）则危险性极高，不宜行任何择期手术。肝病急性期除急症外禁忌手术，此类患者的急症手术极易在术中、术后出现凝血机制障碍等严重并发症，预后不佳。

凡有肝实质性病变、黄疸的病例，术中、术后都有可能发生凝血机制障碍。因为在肝实质性病变、肝细胞受损的情况下：① 可致凝血因子缺乏而出现凝血机制障碍。除凝血因子Ⅲ、Ⅳ等凝血因子外，其余均在肝合成。首先受到肝病影响的是维生素K依赖性因子Ⅱ、Ⅶ、Ⅸ、Ⅹ，病变严重时凝血因子Ⅰ、Ⅴ也减少。② Kupffer细胞的吞噬作用降低，抗凝血酶Ⅲ的合成减少，纤溶酶原的合成下降，易于发生弥散性血管内凝血（disseminated intravascular coagu-lation，DIC）。③ 抗纤溶酶和抗纤溶酶原活化素的合成减少，消除纤溶酶原激活物的能力下降，可引起原发性纤溶。故对这类患者应注意加强术前准备和围手术期处理。此外应注意在血液中胆红素

中西医结合精确麻醉

浓度明显增高的情况下，可使迷走神经的张力增强，易出现有害的迷走神经反射如胆道手术时的胆心反射，严重时可致心脏停搏；黄疸患者术后也较易出现急性肾衰竭。对上述可能出现的情况应采取适当的预防措施。

麻醉药、镇静药、镇痛药等多数在肝中降解（生物转化），一些非去极化肌松药部分在肝中代谢或经胆汁消除，琥珀胆碱和米库氯铵均经血浆胆碱酯酶水解。肝功能不全或功能低下时，药物的降解和消除速率减慢，药物时效延长。对这类患者如果不酌减药物剂量，有可能因此造成严重后果。此外应注意，在血浆白蛋白水平低下时药物与蛋白的结合量减少而有活性的部分增多，药效增加，通常剂量甚至较小剂量可引起药物逾量反应或高敏反应。

5. 肾

检测肾功能的方法很多，血浆肌酐浓度可在一定程度上反映肾功能，如其浓度在132.6 μmol/L 以下，肾小球清除率大多正常。血浆肌酐浓度上升 1 倍，则肾小球滤过率约降低一半。血尿素氮、尿浓缩和尿稀释试验、尿比重等也有助于了解肾功能。无尿不一定就是急性肾衰竭，脱水、低血容量、应激反应、尿路梗阻、尿路损伤等均可导致无尿，需加以鉴别处理。不可遇无尿就按急性肾衰竭处理，以致将原先非肾衰竭的情况变成"医源性肾衰竭"。

慢性肾疾病患者常伴有其他脏器、系统的病变，如高血压、动脉硬化、冠心病、贫血、心包炎、凝血机制异常、代谢和内分泌紊乱等，术前均应正确诊断，进行适当治疗。慢性肾小球肾炎与肾病综合征在临床表现上有许多共同之处，如全身总体液积滞（水肿）、血容量减少、低蛋白血症（特别是白蛋白）、钠潴留等，长期使用利尿药者更可使血容量进一步下降和加重电解质紊乱（如低钾血症），对这类患者应衡量其体液和血浆蛋白状态并予以纠正。病情严重者则应在有监测（如中心静脉压、肺毛细血管楔压）的条件下进行处理为宜。对这类患者还需注意其使用肾上腺糖皮质激素和其他免疫抑制剂的情况，作为术中处理的参考。术前对患者的体液状态调整得当或适当水化，术中保持适当尿量，有助于防止术中、术后出现急性肾衰竭。

对慢性肾衰竭或急性肾病患者原则上忌施择期手术。但如配合进行血液净化措施如透析和（或）滤过，慢性肾衰竭可不再成为择期手术的禁忌，但患者对麻醉和手术的耐受能力仍然较低。慢性肾衰竭已发展至尿毒症时，说明健存的肾单位已经很少，且患者伴有各种代谢紊乱和尿毒症的系统症状，只宜在局麻或部位麻醉下施行急症手术。对尿毒症患者已在行血液透析而需行手术者，或为肾移植做准备而在行透析者，应了解血液透析的情况、效果、透析后的维持情况，以便术中维持适当的血容量和电解质、酸碱平衡。肾移植术后的患者需行其他手术时，应重视其所用抗排斥药物的不利影响或不良反应，避免麻醉因素使之加重。

一般情况下，椎管内麻醉比全麻对肾功能的影响小，且较短暂。全麻对肾功能的影响其直接作用远较间接作用小。直接作用包括全麻对肾小管 Na^+ 生成运转的影响和产生不同程度的 Cl^- 浓度等，间接作用主要指由于全麻所致低血压、肾血管收缩等所致的肾血流量异常。至于麻醉期间的各种因素如缺氧、低血压和休克、缩血管药的应用、间歇正压通气等的影响则均与其严重程度和持续时间有关。多数情况下麻醉和手术对肾功能的影响是完全可逆的。无并发症的短小手术后，肾血流量和肾小球滤过率在数小时内即可恢复至术前或正常水平。大手术和长时间麻醉后则可由于神经-内分泌方面的影响而使肾的尿浓缩和尿稀释功能受损，可持续数天。如肾功能原已受损，或存在某些损害肾功能的因素如严重创伤、大量使用某些抗生素等，则麻醉和手术对肾功能的影响将更为显著、严重，甚至出现少尿、无尿。故麻醉前对患者的肾情况进行检测、评估极为重要。对老年人和伴有高血压、动脉硬化、糖尿病、严重肝病、前列腺肥大的患者应特别注意，较易并发肾功能不全。

肾是最重要的排泄器官，许多药物和（或）其降解产物均主要经肾排泄。有些药物的降解产物仍然具有某种程度的生物活性，故对于肾功能低下、衰竭的患者，使用药物时必须十分慎重。特别是像麻醉药、镇痛药、镇静催眠药、肌松药、强心苷类药及抗生素等，在药物的选择和剂量上都需根据具体情况予以认真考虑，否则便有可能因为药物和（或）其降解产物在体内的堆积或过度堆积，造成药效显著延长或出现某些严重不良反应。

6. 内分泌系统

甲状腺是所有内分泌腺中最常接受手术治疗的器官。对甲状腺功能亢进（甲亢）患者应了解其使用哪些药物来控制甲亢，注意术前对甲亢的控制是否已达到可以接受手术的水平，包括甲状腺素（thyroxin，T_4）和三碘甲状腺原氨酸（triiodothyronine，T_3）在血中的浓度是否达到要求，患者情绪是否趋于稳定，心动过速、多汗等症状是否明显改善，基础代谢率是否正常或接近正常等。如果术前准备欠妥或不够充分，未能有效控制亢进的甲状腺功能，仓促进行手术，围手术期可能发生甲状腺危象。

糖尿病是全身性疾病，可引起全身性组织及器官病变，其严重程度与病史的长短及血糖升高程度有关。术前应了解其糖尿病的类型（1型糖尿病或2型糖尿病）、病程的长短，血糖最高水平，现在控制血糖的方法（饮食、口服降糖药、胰岛素）及所用药物剂量。判断有无糖尿病的并发症及全身器官功能状态。择期手术的糖尿病患者，术前应有充足的时间进行术前评价和准备，尽量使患者血糖控制良好并有正常糖原储备。术前检查发现糖化血红蛋白 > 9%，空腹血糖 > 10 mmol / L，或餐后2小时血糖 > 13 mmol / L，非急症手术应当推迟。如患者使用口服降糖药治疗，在术前宜改用正规胰岛素。对营养状态不佳者，应改善营养，不予限制饮食。还应注意有无其他严重并发症，如酮症酸中毒、严重感染等。

肾上腺皮质醇增多症患者均有向心性肥胖，周身各种组织疏松、虚弱，有显著的骨质疏松。对患者存在不同程度的高血压、高血糖、低蛋白血症、高血钠、低血钾、出血倾向、皮下水肿等情况应作出评估。一般来说，此类患者对麻醉和手术的耐受能力均较差，麻醉前应注意改善其体液和电解质的紊乱，适当控制高血压和高血糖，注意防止术中可能出现的肾上腺皮质功能不全。对麻醉操作和管理上的困难应有所估计。

嗜铬细胞瘤虽属良性肿瘤，但其临床表现却很凶险，在麻醉上亦有相当难度。嗜铬细胞瘤分泌过多的儿茶酚胺而引起一系列病理生理改变，如高血压、低血容量等。病程长而未确诊者可有儿茶酚胺性心肌炎、营养代谢失调等。麻醉前应对肿物的功能、病情严重程度、手术难度进行评估，并特别注意术前准备的情况。除全身情况的改善外，术前准备的重点是控制高血压和补充恢复血容量。

妇女在月经期间，一般认为不宜行择期手术。对所有婚育龄妇女都应了解末次月经及有无怀孕的情况，以便考虑药物对胎儿可能产生的不利影响。

7.中枢神经系统

（1）意识状态：中枢神经系统是生命活动的中枢，大脑最重要的功能在于维持意识。评估患者的神志状态或意识障碍程度，临床将意识分为清醒、嗜睡、昏睡、浅昏迷、深昏迷5种状态。GCS根据患者睁眼反应、语言行为反应及运动反应3项指标的15项检查结果来判断患者昏迷程度。GCS的分值愈低，脑损害程度越严重，预后越差，而意识状态正常者为满分。瞳孔大小、瞳孔对光反应和眼球运动等也有助于对昏迷深度的判断。昏迷可伴有抽搐或惊厥，这将影响呼吸和循环并增加患者的氧耗并加重患者的脑水肿。对由于昏迷而呼吸抑制或由于呼吸功能障碍而致昏迷者，均应予以呼吸支持。昏迷患者对麻醉的耐受能力一般均较差或很差。

（2）颅内高压：颅内高压是颅内疾病和颅脑外伤常见并发症。麻醉前所见常为急性颅内高压，应根据颅压的情况决定是否需要进行紧急处理，应避免麻醉前用药、麻醉及血流动力学的波动使颅内高压进一步恶化。

（3）脊髓功能：外伤的患者有可能合并有脊柱损伤，特别是颈椎损伤的患者，要注意保护其脊髓功能，避免搬动和麻醉操作加重脊髓的损伤。

此外，了解患者有无惊厥、锥体外系综合征、神经衰弱等病史，解除患者对麻醉的顾虑。

8.胃肠道

对急症手术患者应注意有无"饱胃"，应采取措施避免发生误吸以保证呼吸道通畅和防止严重肺部并发症。胃肠道疾病患者易有营养不良和水、电解质、酸碱失衡，应判断是否需要进一步处理。对正在行完全胃肠外营养（total parenteral nutrition，TPN）的患者，应了解血糖、血磷、血钾、血镁以及血渗透浓度等是否维持在正常范围。术前应中断TPN治疗，以免术中或术后引起高渗性非酮性昏迷。停用TPN时不可突然中断，最好在24～48 h内逐渐减少葡萄糖用量，使胰岛素分泌的调节恢复正常，以免引起低血糖。

9.水、电解质和酸碱平衡

麻醉前应了解患者的水、电解质和酸碱平衡状态，如有异常，应适当予以纠正。在处理时根据测得数据全面考虑。① 应认真分析引起的原因或潜在的病情，尽可能根据病因处理。例如对饥饿或禁食引起的酸中毒就应改善能量供应为主，而不是用化学中和的方式。如低钾血症是由糖尿病酮症酸中毒引起的，纠正酮症酸中毒便成为当务之急。② 应注意电解质与电解质以及电解质与酸碱平衡之间的关系。例如低钾血症常与低镁血症、低钙血症同时存在，补钾同时常应补镁。低钾血症可引起碱中毒，碱中毒亦常伴低钾血症，Cl^-与HCO_3^-呈彼此消长关系等。在处理时不能顾此失彼。③ 慢性的电解质异常不是短时间内可以纠正的，不能操之过急。例如对慢性低钠血症，一般最快的纠正速度也不应使血钠浓度增高超过0.5 mmol/（L·h），否则可能引起中枢神经系统的脱髓鞘病变。血钾浓度已纠正至正常范围并不说明全身性的低钾已充分改善。

（二）麻醉和手术风险因素评估

手术患者的安全是围手术期医学最重要的问题，也是影响外科治疗的关键因素。准确全面的术前评估和风险预测是做好术前准备、选择合适的麻醉和手术方式降低围手术期并发症和病死率、提高围手术期患者安全性的关键措施。手术患者风险评估需要在围手术期全过程进行。麻醉医师在麻醉风险评估过程中应从患者自身因素风险、手术风险和麻醉风险三方面进行手术患者的围手术期风险评估。

（1）患者自身因素风险评估：患者的年龄、性别、身体状况，患者伴随疾病及病情的严重性、对麻醉耐受能力等是患者自身方面围手术期风险主要因素。如 4 岁以下小儿麻醉所致心搏骤停发生率为 12 岁以上小儿的 3 倍，70 岁以上患者心源性死亡率高于常人 10 倍。无冠心病史者的心肌梗死发生率为 0.13%，有冠心病史者心肌梗死发生率约为 5%。在评估患者自身因素风险时，应注意每一具体危险因素也存在着程度上的差别，同时风险因素越多、程度越重或其性质越严重则风险越大。

（2）手术方面的风险因素：与手术大小及难易危险程度、患者手术时机选择、术中操作技术等有关，与重要器官的手术、急症手术、估计失血量大的手术、对生理功能干扰剧烈的手术、新开展的复杂手术（或术者技术上不熟练的手术）、临时改变术式等有关。手术按照危险性程度分为高危手术、中危手术、低危手术三大类。术前严重贫血、高血压、甲状腺功能亢进、糖尿病、严重心律失常、电解质紊乱、呼吸道感染、哮喘、心肌梗死等合并症患者的手术时机选择十分重要，经积极术前准备后，此类患者围手术期风险可大大降低。

（3）麻醉本身的风险因素：麻醉前评估和麻醉选择不当、麻醉准备不足、麻醉操作失误、麻醉管理不当、麻醉器械设备故障、麻醉者缺乏相应的经验和技术水平等因素是导致麻醉风险的主要原因。

（三）麻醉前治疗用药的评估

1. 抗高血压药

利尿药、钙通道阻滞药、ACEI 和 ARB 是常用的抗高血压药。α_1 受体阻滞药常用于嗜铬细胞瘤的术前准备、控制高血压危象。服用抗高血压药的患者术前应弄清服用药物种类、剂量、效果、有无不良反应，以便根据其药理作用以及患者的临床表现做出评估。

应该全盘考虑所用药物的药理特性，与麻醉药物的相互作用，以及患者的临床表现，在麻醉中要充分考虑患者使用抗高血压药物的因素。已使用抗高血压药的患者，钙通道阻滞药、ACEI 不主张术前停药。目前主张术前 2～3 d 停用利尿药，长期服用利尿药患者易发生低钾血症。高血压患者术中易发生低血压，ACEI 和 ARB 类药物可能会加重手术相关的体液缺失，增加术中发生低血压的风险。ARB 类药物氯沙坦和其代谢产物羟基酸能抑制血管紧张素 Ⅱ 受体和血管紧张素 Ⅰ 受体，且羟基酸比氯沙坦效力大 10～40 倍，目前推荐手术当天停用，待体液容量恢复后再服用。

2. β 受体阻滞药

β 受体阻滞药的主要作用机制是通过抑制肾上腺素能受体，减慢心率，减弱心肌收缩力，降低血压，减少心肌耗氧量，防止儿茶酚胺对心脏的损害，改善左心室和血管的重构及功能。临床广泛用于高血压病、冠心病、心力衰竭、心律失常、心肌病等心血管疾病的治疗。长期服用 β 受体阻滞药的患者手术麻醉前继续服用。心肌缺血中高危的患者，围手术期开始服用 β 受

中西医结合精确麻醉

体阻滞药是合理的。有 3 项或 3 项以上危险因素（糖尿病、心力衰竭、冠心病、肾功能不全及脑血管意外）的患者，术前可以开始使用 β 受体阻滞药。不推荐手术当天开始使用 β 受体阻滞药。正在使用胰岛素治疗的糖尿病患者，使用 β 受体阻滞药能延缓胰岛素引起低血糖反应后的血糖恢复速度，即产生低血糖反应，故糖尿病患者或低血糖患者应慎用 β 受体阻滞药。

3. 单胺氧化酶抑制药和三环类抗抑郁药

单胺氧化酶抑制剂（monoamine oxi-dase inhibitor，MAO）是临床上用于治疗多种疾病的一类药物：单胺氧化酶 A 抑制剂主要用于治疗抑郁症，而单胺氧化酶 B 抑制剂主要用于治疗帕金森病和阿尔茨海默病。MAO 可使儿茶酚胺类药物代谢减慢，服用者在使用儿茶酚胺类药物或间接作用的拟交感药时加压反应可增强多倍，甚至出现高血压危象。MAO 可通过抑制肝药酶系统阻滞麻醉性镇痛药如芬太尼、吗啡等的代谢灭活，可引起严重的低血压、呼吸抑制等。艾司唑仑、硝西泮等与 MAO 合用可引起极度镇静和惊厥。术前 2 ~ 3 周应停止服用 MAO，急症手术可选择部位麻醉，用药要慎重。

三环类抗抑郁药如阿米替林、多塞平、马普替林、曲米帕明等主要药理作用为突触前摄取抑制，减少去甲肾上腺素和 5-HT 的重摄取，使突触间隙 NE 和 5-HT 含量升高。组胺受体（H_1 和 H_2 受体）、乙酰胆碱 M 受体等阻断，导致低血压、镇静和口干、便秘等不良反应。长期使用可引起 β 受体（可能还有 H_2 受体）减少（下调）。其主要不良反应为阿托品样作用及对心肌的影响。服用者在吸入全麻时可引起惊厥或心律失常，其引起惊厥的原因可能是抑制了依赖 GABA 的氯化物离子载体致惊厥阈值降低。吸入安氟烷最易出现惊厥。心律失常主要表现为心动过速，尤其易见于使用氟烷、泮库溴铵等有抗胆碱能作用的药物时。间接作用的拟交感药如麻黄碱也可引起血压急剧升高。这类药也有抑制肝内药酶系的作用。对服用三环类抗抑郁药者，术前也最好能停药 2 周以上。

4. 抗凝药物

抗凝治疗的管理是围手术期经常遇到的问题，需要权衡患者继续使用抗凝药物的出血风险和停药所致的血栓栓塞风险。一般情况下，凝血功能异常的患者宜采用全身麻醉，若选择区域麻醉，穿刺置管过程中发生出血并发症的风险会增加，应由经验丰富的麻醉医师操作。抗凝药应用时间、椎管内穿刺技术、导管拔出时机选择是抗凝治疗的患者接受椎管内麻醉安全与否的关键因素。对正在或近期接受溶栓和抗栓治疗的患者施行椎管内麻醉，术后应持续监测神经功能。

服用阿司匹林作为卒中二级预防的患者，停用阿司匹林可能增加其卒中和短暂性脑缺血发作风险。血栓栓塞中危或高危风险的患者，除了心脏手术外的其他手术，可继续服用阿司匹林。单独服用小剂量阿司匹林后能否实施椎管内麻醉尚有争议，抗血小板药或口服抗凝药物与低分子肝素联合应用显著增加椎管内血肿的风险。应用纤溶或溶栓药物的患者，禁止施行腰麻或硬膜外麻醉。同时使用阿司匹林与氯吡格雷的患者接受非心脏手术时出血发生率增加，实施心脏手术也会增加失血及二次手术的发生率，术前可单用阿司匹林治疗。术前接受治疗剂量的低分子肝素的患者，在应用低分子肝素的患者停用 24 h 后并确保凝血功能正常情况下方可行椎管内穿刺。

华法林属香豆素类口服抗凝血药，其化学结构与维生素 K 相似，在肝脏与维生素 K 竞争性抑制凝血酶原和依赖于维生素 K 的凝血因子 II、VII、IX 和 X 的合成。INR 需要达到 2.0 ~ 3.0，华法林抗凝方才有效。使用华法林的患者术前需停药 5 d，且 INR 恢复到正常参考值范围内方可考虑行椎管内阻滞。急症手术者宜备新鲜冰冻血浆或（和）凝血酶原复合物，亦可同时使用维生素 K。

二、中医篇

中医认为，所谓体质，是指人体生命过程中，在先天禀赋（父母遗传）和后天获得的基础上所形成的形态结构、生理功能和心理状态方面综合的、相对稳定的固有特质，也就是我们通常所说个体差异。

（一）平和体质

平和体质是正常体质，这类人体形匀称健壮，面色、肤色润泽，头发稠密有光泽，目光有神，唇色红润，不易疲劳，精力充沛，睡眠、食欲好，大小便正常，性格随和开朗，患病少。

（1）养生要点：重在养护。

（2）对策：平时只要注意饮食有节、劳逸结合、坚持锻炼即可。

（二）阳虚体质

阳虚体质的人，肌肉不健壮，时感手脚发凉，胃脘部、背部或腰膝部怕冷，衣服比别人穿得多，夏天不喜吹空调，喜欢安静，吃或喝凉的食物不舒服，容易大便稀溏，小便清长。性格多沉闷、内向。患病倾向于寒病、腹泻、阳痿等。

（1）养生要点：温阳益气，防腹泻、阳痿等疾病。

（2）对策：① 食宜温阳。可多食牛肉、羊肉、韭菜、生姜、洋葱等温阳之品。少食梨、西瓜、荸荠等生冷寒凉食物，少饮绿茶。② 起居要保暖，特别是背部及下腹丹田部位，避免长时间待在空调房，防止出汗过多，在阳光充足的情况下适当进行户外活动。运动避风寒，冬天避免在大风、大寒、大雾、大雪及空气污染的环境中锻炼。

（三）阴虚体质

阴虚质的人体形多瘦长，经常感到手、脚心发热，脸上冒痘，面颊潮红或偏红，耐受不了夏天的暑热，常感到眼睛干涩，口干咽燥，皮肤干燥，性情急躁，外向好动，舌质偏红，苔少。患病倾向为咳嗽、干燥综合征、甲亢等。

（1）养生要点：滋阴，注意甲亢等疾病。

（2）对策：① 注意食宜滋阴，多吃瘦肉、鸭肉、绿豆、冬瓜等甘凉滋润之品，少食羊肉、韭菜、辣椒等性温燥烈之品。起居忌熬夜，避免在高温酷暑下工作。② 运动勿太过，锻炼时要控制出汗量，及时补充水分，不宜桑拿。

（四）湿热体质

湿热体质的人，面部和鼻尖总是油光发亮，脸上容易生粉刺，皮肤容易瘙痒。常感到口苦、口臭或嘴里有异味，大便黏滞不爽，小便有发热感，尿色发黄，女性常带下色黄，男性阴囊总是潮湿多汗。患病倾向是疮疖、黄疸等病。

（1）养生要点：清热利湿。

（2）对策：① 食忌辛温滋腻之品。饮食以清淡为主，可多食赤小豆、绿豆、芹菜、黄瓜、藕等甘寒、甘平的食物。少食羊肉、韭菜、生姜、辣椒、胡椒、花椒等甘温滋腻食品，以及火锅、烹炸、烧烤等辛温助热的食物。② 起居避暑湿，居住环境宜干燥，通风。不要熬夜，不宜过于劳累。盛夏暑湿较重，减少户外活动时间。运动宜增强，适合做大强度、大运动量的锻炼。

（五）气虚体质

气虚体质的人经常感觉疲乏、气短，讲话声音低弱，容易出汗、舌边有齿痕。患病倾向是容易感冒，生病后抗病能力弱且难以痊愈，还易患内脏下垂比如胃下垂等疾病。

（1）养生要点：益气健脾，防胃下垂等疾病。

（2）对策：① 食宜益气健脾的食物，多食如黄豆、白扁豆、鸡肉、香菇、大枣、桂圆、蜂蜜等。少食具有耗气作用的食物，如空心菜、生萝卜等。② 起居宜有规律，夏季午间适当休息，保持充足睡眠。注意保暖，避免劳动或激烈运动时出汗受风。不要过于劳作，以免损伤正气。运动宜柔缓，不宜剧烈运动。

（六）气郁体质

气郁体质的人，体形偏瘦，常感闷闷不乐、情绪低沉，容易紧张、焦虑不安，多愁善感，感情脆弱，容易感到害怕或容易受到惊吓，常感到乳房及两胁部胀痛，常有胸闷的感觉，经常无缘无故地叹气，咽喉部经常有堵塞感或异物感，容易失眠。神情抑郁、忧虑脆弱。患病倾向于失眠、抑郁症、神经官能症、乳腺增生等。

（1）养生要点：疏肝解郁，防抑郁症、神经官能症、乳腺增生等疾病。

（2）对策：① 食宜宽胸理气，多食黄花菜、海带、山楂、玫瑰花等具有行气、解郁、消食、醒神食物。② 起居宜动不宜静，气郁体质的人不要总待在家里，应尽量增加户外活动，居住环境应安静，防止嘈杂的环境影响心情。睡前避免饮茶、咖啡等具有提神醒脑作用的饮料。③宜参加群体运动，多参加群众性的体育运动项目，如打球、跳舞等，以便更多地融入社会。

（七）血瘀体质

血瘀体质的人，面色偏暗，嘴唇颜色偏暗，舌下的静脉瘀紫。皮肤比较粗糙，有时在不知不觉中会出现皮肤淤青。眼睛里的红血丝很多，刷牙容易引起牙龈出血。容易烦躁、健忘、性情急躁。患病倾向于肿瘤、中风、胸痹等

（1）养生要点：行气活血，防肿瘤、中风、胸痹等疾病。

（2）对策：① 食宜行气活血，多食红糖、丝瓜、玫瑰花、月季花、桃仁、山楂、金橘等具有活血、散结、行气、疏肝解郁作用的食物，酒可少量饮用，醋可适量饮用，宜喝山楂粥、花生粥，少食肥肉等滋腻之品。可用当归、川芎、怀牛膝、徐长卿、鸡血藤、茺蔚子等活血养血的药物，成方可选桂枝茯苓丸。② 起居不要过于安逸，以免气机郁滞而致血行不畅，保持足够的睡眠，可早睡早起、多锻炼。③ 培养乐观情绪，则气血和畅，有利血瘀改善，苦闷忧郁则会加重血瘀。

（八）痰湿体质

痰湿体质的人，体形肥胖，腹部肥满而松软。容易出汗。经常感觉到肢体酸困沉重、不轻松。经常感觉脸上一层油，嘴里常有黏黏的或甜腻的感觉，喉中有痰，舌苔厚腻，性格比较温和。患病倾向于消渴、中风、胸痹等。

（1）养生要点：益气固表，化痰祛湿，防中风、胸痹等疾病。

（2）对策：① 食宜清淡，少食肥肉及甜、黏、油腻的食物，如炸糕、驴打滚，可多食海带、冬瓜等。② 起居忌潮湿，居住环境宜干燥而不宜潮湿，平时多进行户外活动。衣着应透气散湿，经常晒太阳或进行日光浴。在湿冷的气候条件下，应减少户外活动，避免受寒淋雨，不要过于安逸。③ 运动宜渐进，因形体肥胖，易于困倦，故应根据自己的具体情况循序渐进，长期坚持运动锻炼。

（九）特禀体质

特禀体质是一类特殊体质特殊的人群。有的即使不感冒也经常鼻塞、打喷嚏、流鼻涕，容易患哮喘。容易对药物、食物、气味、花粉、季节过敏，有的皮肤容易起荨麻疹，皮肤常因过敏出现紫红色瘀点、瘀斑，皮肤常一抓就红，并出现抓痕。患病倾向于哮喘、皮肤疾病。

（1）养生要点：防哮喘、皮肤疾病。

（2）对策：食宜益气固表。饮食宜清淡、多食益气固表的食物，少食荞麦（含致敏物质荞麦荧光素）、蚕豆、白扁豆、牛肉、鹅肉、鲤鱼、虾、蟹、茄子、酒、辣椒、浓茶、咖啡等辛辣之品、腥膻发物及含致敏物质的食物。

（王均炉）

第四节　中西医结合术中意外防治规范

一、局部麻醉药全身性不良反应

（一）全身毒性反应产生原因与症状表现

全身毒性反应主要是因药物过量、吸收过快或误注入血管导致血浆浓度迅速上升。

1. 中枢神经系统毒性反应

中枢神经系统对过量局部麻醉药特别敏感，也是清醒患者出现中毒症状的最初位点。

（1）初期症状：口周麻木、舌感觉异常、眩晕、耳鸣和视物模糊。

（2）兴奋表现：烦躁、紧张和谵妄。

（3）抑制性表现：言语不清、嗜睡和意识丧失。

（4）肌肉抽搐意味着强直性痉挛的出现，随后可能发生呼吸衰竭。

（5）缺氧和酸中毒会加重毒性反应。

2. 心血管系统毒性反应

（1）局部麻醉药能够抑制心脏的自律性，减弱心肌收缩力和兴奋传导，降低外周血管张力。心动过缓、传导阻滞和低血压均可能导致循环虚脱和心脏骤停。

（2）低浓度的利多卡因可有效治疗某些室性心律失常，但短时间内应用大量的药物仍然可以导致循环的抑制。

（3）布比卡因误注入血管内可产生明显的心脏毒性，出现低血压、传导阻滞和心律失常。由于其蛋白结合力强，抢救处理措施一般难以扭转其毒性反应，酸中毒和低氧血症可加重毒性反应。

（4）罗哌卡因心脏毒性较小。

3. 呼吸系统毒性反应

（1）利多卡因可抑制低氧性驱动呼吸反射。

（2）静脉给予利多卡因可松弛支气管平滑肌，但是作为喷雾剂直接应用于气道时，有气道反射异常的患者可能会出现支气管痉挛。

（二）毒性反应的预防和处理

1. 预防

（1）使用安全剂量范围内的药量，不同药物联合应用时应注意叠加作用。根据患者生理状态适当调整用药量，血流丰富的区域注意减少药量。

（2）局部麻醉药注入前应回抽（5 ml 回抽一次），确定没有误入血管才可注药，注入全量药物前可先给予试验剂量。

（3）注射速度应缓慢，任何方式的局麻技术都没有必要注药过快，小剂量分次注药更为安全。

（4）辅助应用血管收缩剂如肾上腺素等以减少药物吸收量，并可以延长麻醉时效。用药后短时间内应密切观察患者反应，注意药物毒性反应前驱症状的出现。

（5）辅助使用镇静剂，巴比妥类药物和苯二氮䓬类药物作为术前用药可以预防毒性反应的出现，有较好的抗惊厥作用，但是应注意有可能掩盖毒性反应的前驱症状，不宜给予过大剂量。

2. 处理

（1）发现出现中毒反应早期症状，立即停止给药并注意保护患者。

（2）维持气道通畅，保证充分的供氧，辅助通气。若出现惊厥并影响通气，可使用小剂量咪达唑仑或丙泊酚以抗惊厥，大剂量使用镇静药物可能发生循环抑制，应尽量避免。若不能维持呼吸，可行气管内插管。

（3）维持循环稳定，补液并适当给予血管活性药物以支持循环功能。局部麻醉药引起的心律失常处理较困难，维持稳定的血流动力学有利于心律失常的缓解。

3. 中西医结合预防

经皮穴位电刺激疗法是通过锥形金属电极将特定的脉冲透过皮肤刺激皮下相应的穴位，以达到提高痛阈、缓解疼痛的治疗方法。经皮穴位电刺激可以减少局部麻醉药的用量，从而减少局部麻醉药全身性不良反应的发生。

二、全脊髓麻醉

全脊髓麻醉是硬膜外麻醉中的最严重并发症，处理不当可危及患者生命。全脊髓麻醉是由于硬膜外麻醉所用麻醉药大部分或全部注入蛛网膜下腔导致全部脊神经被阻滞的麻醉现象。

（一）发生原因

（1）穿刺针尖刺破硬膜未被发现，以致导管误插入蛛网膜下腔。

（2）穿刺针尖虽在硬膜外间隙，但置管时导管刺破硬膜而进入蛛网膜下腔。

（二）临床症状

（1）由于肋间神经及膈神经的麻痹，呼吸动作逐渐减小或消失，患者可在注药后数分钟内发生呼吸困难、发音无力，继而呼吸停止。

（2）因广泛的交感神经阻滞，阻滞区域广泛的血管扩张，回心血量骤减，血压下降。胸交感神经阻滞后，还可使心率减慢。

（3）意识模糊或意识消失。

（三）处理

（1）立即进行面罩加压给氧控制呼吸并行紧急气管内插管人工呼吸。

（2）使用升压药物，加快输液速度，维持血流动力学稳定。

（3）若处理及时和正确，能有效地维持好呼吸、循环功能，可能不会产生严重后果。

（4）若发现不及时或处理不当，则可因严重缺氧和低血压导致患者心搏骤停，此时必须施行心肺复苏，以挽救患者生命。

（四）预防全脊髓麻醉的发生是关键

（1）穿刺时仔细操作。

（2）硬膜外注药前一定要先回抽。

（3）给药时一定要先注入试验量。

（4）测试好麻醉范围并确认无腰麻现象后，再注入全量。

（五）全脊髓麻醉休克的中药治疗——参麦注射液

（1）参麦注射液是由红参和麦冬两味中药组成的复方注射液。

（2）红参大补元气，复脉固脱，通经活血。

（3）麦冬养阴，清心，润肺。

（4）两药合用具有益气滋阴，养心生脉的功用。

（5）参麦注射液在继承古方益气固脱、养阴生津的基础上，还被证实具有强心、升压、扩张冠脉、增加心肌供血、抗心肌缺血、减少心肌耗氧量、去除氧自由基等药理学功能。

（6）临床用于冠心病、急性心肌梗死、感染性休克、慢性支气管炎、糖尿病等。

（7）用本药抢救全脊髓麻醉休克可取得良好效果。

三、困难气管插管

经过正规训练的麻醉医师使用常规喉镜正确地进行气管插管时，经 3 次尝试仍不能完成，称为困难气管插管。

（一）困难气管插管的预防措施

（1）麻醉医师的正确操作对顺利完成气管内插管十分重要，尤其对那些术前评估声门较高，插管可能较困难的病例。

（2）枕部垫薄枕，改变患者喉轴线、咽轴线和口轴线的位置，使插管容易成功。

（3）在操作前测定困难插管有关参数可以估计插管的难度，避免操作时的慌乱。

（4）准备困难插管所需的一些特殊器械，对提高操作安全有重要意义。

（二）困难气管插管的原因及预测

困难气管内插管的评估因素可分为解剖因素和病理因素两个方面。

1. 解剖因素

（1）Mallampati 分级可判断舌咽相对大小，根据直视喉镜下可暴露部位分为 4 类：① Ⅰ 类可见软腭、咽腔、咽腭弓、悬雍垂。② Ⅱ 类可见软腭、咽腔、悬雍垂。③ Ⅲ 类仅见软腭、悬雍垂基底部。④ Ⅳ 类上述部位均不能暴露。

（2）Cormack-Lehane 喉镜显露分级：① 声门完全暴露为 Ⅰ 类。② 仅能看见声门的后半部为 Ⅱ 类。③ 仅能见会厌为 Ⅲ 类。④ 未见会厌为 Ⅳ 类。⑤ Ⅰ 、Ⅱ 类患者气管插管多无困难，Ⅲ 、Ⅳ 类患者气管插管可能有困难。

2. 病理因素

（1）感染（会厌炎症、脓肿）。

（2）巨大扁桃体或咽后壁滤泡。

（3）甲状腺肿大。

（4）强直性脊柱炎。

（5）下颌关节强直。

（6）颈部及上呼吸道肿瘤。

（7）颜面部骨折、烧伤后颈部瘢痕挛缩畸形。

（8）颈椎疾病或颈椎内固定术后所致的颈椎活动受限。

（三）困难气管插管的解决办法

解决困难气管插管有多种方法，麻醉医师要根据自己的经验和科室现有的设备条件、患者的合作情况和外科手术对气道维持的具体要求来合理选择合适的操作办法。

1. 对操作前预测插管困难的患者，常规清醒插管

（1）耐心向患者解释，使其对清醒插管有充分的认识，消除患者顾虑，能够充分安静、合作。

（2）黏膜表面麻醉必须全面、完善，并要防止局部麻醉药中毒。气管内黏膜的局部麻醉可行环甲膜穿刺或以喉麻管进入声门下喷药来完成。

（3）喉镜暴露及插管操作手法需尽量轻柔、正确和迅速。

（4）插管成功后，必须及时证实导管的准确位置，避免导管插入过深或过浅，妥善固定，防止导管滑出或过深。

（5）插管全程应监测心电图、血压、血氧饱和度和 PETCO$_2$。

2. 其他技术方法

（1）经喉罩行气管内插管。

（2）纤维支气管镜协助气管内插管。

3. 快速诱导状态下插管困难的处理

快速诱导后反复试插而失败时，往往缺氧严重，情况危急。咽喉软组织损伤，咽腔血性分泌物较多，创伤性喉头水肿较明显，视野模糊不清，喉头显露更不清楚。

（1）原则上应终止插管，改期手术，并做好后续处理。严密监测心电图、血压、血氧饱和度和 PETCO$_2$。随时了解缺氧、二氧化碳蓄积情况，做好心肺复苏准备。

（2）后续处理：① 面罩人工通气。② 保持呼吸道通畅。③ 等待自主呼吸完全恢复。④ 等待患者完全苏醒。⑤ 胃胀气者需安置胃管减压。

（3）如果面罩通气无法保证有效通气，缺氧无改善，心搏骤停的发生率极高，必须果断采取紧急措施，插入口咽通气道或鼻咽通气道，再试面罩通气。如果通气无效，选用下列紧急措施：① 利用舌钳将舌拉出后面罩通气。② 插入喉罩手法或机械通气。③ 经环甲膜穿刺，气管高频喷射通气。

（4）经气管环甲膜穿刺通气：① 是一种解除插管困难、纠正严重缺氧的紧急措施。② 能迅速供氧，提供安全保障。③ 可采用专用的环甲膜穿刺针或大口径静脉外套管穿刺针，经环甲膜穿刺入气管腔，抽得空气后，将外套管推入气管内，退出针芯。④ 将喷射通气机输出管与外套管连接，施行喷射通气。⑤ 如果不具备喷射通气机条件，可利用普通麻醉机快速充氧钮的气流管与置入气管内的外套管连接，通过间断按压快速充氧并施行手法通气。

通气失败可引起心搏骤停，因此，对困难插管病例，决不能掉以轻心，必须备妥能够保证及时有效通气的紧急措施和紧急心肺复苏的器械和药品。

（四）中西医结合预防

如困难气管插管是因感染引起，则可在术前准备时给予中药配合抗生素治疗。

1. 痰浊内蕴

（1）症状：咳嗽、咳白黏痰、痰量多、不易咳出；同时伴有食欲不振、胸闷、大便偏溏。

（2）治疗：二陈丸和三子养亲汤，常用的药物有陈皮、半夏、茯苓、生甘草、白芥子、苏子、莱菔子等。

2. 痰热内蕴

（1）症状：咳嗽、咳黄黏痰、痰黏稠、不易咳出；伴有胸闷胁胀、小便黄、大便干、舌红苔黄。

（2）治疗：清金化痰汤或复方鲜竹沥液、牛黄蛇胆川贝液、羚羊清肺丸等具有清肺化痰功效的中药进行治疗。

四、反流、误吸、吸入性肺炎

（一）概念

（1）反流：当胃内容物从胃被动地流向食管时称为反流。6 个月以内的幼儿，因食管下括约肌长度较短，且发育不完善，易使胃液反流。

（2）误吸：胃反流物进入呼吸道称为误吸。反流及误吸与食管括约肌及胃排空异常有关。

（3）吸入性肺炎：吸入酸性物质、胃内容物及其他刺激性液体和挥发性的碳氢化合物后，引起化学性肺炎。严重者可发生呼吸衰竭或呼吸窘迫综合征。治疗方法一般是非特异性的支持治疗。

（二）发展结果

作为一种麻醉并发症，胃内容物的反流、误吸虽然并不常见，但其发展结果十分可怕，可引起急性呼吸道梗阻和继发性肺炎。

1. 发生率

（1）4.7/10000。

（2）急诊手术误吸的发生率高于择期手术。误吸的患者如在以后的 2 h 内未出现临床症状，一般不会再出现严重的呼吸系统病变。与成人一样，婴幼儿择期手术发生误吸的概率也是很小的。

2. 误吸的标准

（1）气管或支气管内发现胆汁性分泌物或颗粒样物质。

（2）患者术后 X 线胸片上出现新的渗出性病变。

3. 发生时间

大多数的误吸都发生在喉镜插管或拔管时。诱导期患者发生误吸常常是由于肌松作用不全或喉镜插管困难。即使非高危患者，气道处理困难或插管困难与误吸的发生也是相关的。

4. 主要因素

（1）饱胃及胃排空延迟。

（2）患者禁食时间短。

（3）急诊、重症手术。

（4）孕妇、肠梗阻等腹内压升高手术，此类患者胃排空时间延长，易产生反流、误吸。

（5）肥胖、颅内高压、呼吸道疾病、中枢神经功能障碍、老年患者等，胃肠道功能受到显著影响，也是导致误吸的重要危险因素。

（6）食管、呼吸道手术由于手术刺激也易产生反流、误吸。

（7）麻醉可能是引起反流的促发因素，气道梗阻可使胃内压升高，面罩加压通气可能造成胃膨胀。减少胃液量及提高 pH 值的药物只适用于高危重症患者。

5. 临床表现

（1）患者常有吸入诱因，迅速发病，多于 1～3 h 后出现症状，临床表现与诱发病因有关。

（2）在患者神志不清的情况下，吸入时常无明显症状，但 1～2 h 后可突然发生呼吸困难，迅速出现发绀和低血压，常咳出浆液性泡沫状痰，可带血。两肺闻及湿啰音，可伴哮鸣音。严重者可发生呼吸窘迫综合征。

6. 胸部 X 线表现

（1）于吸入后 1～2 h 即能见到两肺散在不规则片状边缘模糊阴影，肺内病变分布与吸收时体位有关，常见于中下肺野，右肺多见。

（2）如发生肺水肿，则两肺出现片状、云絮状阴影融合成大片状，从两肺门向外扩散，以两肺中内带较为明显，与心源性急性肺水肿的 X 线表现相似，但心脏大小和外形正常，无肺静脉高压征象。

7. 治疗

（1）出现反流、误吸时应立即给予高浓度氧吸入，应用纤维支气管镜或气管插管将异物吸出，加用呼气末正压呼吸治疗。

（2）纠正低氧血症，机械通气采用呼气终末正压通气，或持续正压通气以恢复功能残气量和减少肺内分流。

（3）多巴胺等血管活性药物能改善心功能，增加心输出量，增加氧气输送，从而使低氧血症得以改善。硝普钠虽能扩张肺动脉，但在肺损伤时不利于动脉氧合。

（4）纠正血容量不足可用白蛋白或胶体液。为避免左心室负担过重和胶体液渗漏入肺间质，可使用利尿剂。

（5）在吸入 12 h 内大量使用糖皮质激素可能有利于肺部炎症的吸收。

（6）抗生素只用于控制继发性感染，不主张用于预防细菌性感染。因用药既不能减少继发细菌感染的发生，且容易产生耐药菌株。

8. 预防

（1）手术麻醉前应充分让胃排空。对麻醉前饱胃可放置粗胃管尽量吸出胃内容物或诱导患者呕吐。

（2）新型的鼻胃导管带有套囊，可封闭贲门减少反流。

（3）对机械通气患者，半卧位可明显减少误吸的发生，但临床上插管时头高位操作有一定困难。

（4）减少麻醉操作时间可减少误吸的发生。

（5）对昏迷患者可采取头低及侧卧位，尽早安置胃管，必要时做气管插管或气管切开，加强护理更为重要。

（三）术前中医药预防反流

（1）紫苏、陈皮、半夏、生姜、香附、砂仁等药物都可以使胃肠动力得到改善，具有疏肝理气、增进胃动力、改善消化不良的作用。

（2）保和丸、健胃消食片、六味安消胶囊等中成药改善胃肠动力效果也是很明显。

（3）枳实消痞丸可针对胃动力不足出现的食欲不振、恶心、呕吐进行很好的治疗，适合对慢性浅表性胃炎等胃部疾病进行调治。

（4）电针治疗对抑制胃酸的分泌也有一定作用。电针刺激合谷、足三里后，可在透视下明显看到胃肠道的收缩蠕动功能增强，帮助胃排空，帮助消化，可治疗腹胀、厌食。

五、急性呼吸窘迫综合征

（一）发病诱因

（1）术中严重的误吸是其发病的重要诱因。

（2）误吸后的感染被认为是 ARDS 最重要的危险因素。

（二）发病机制

（1）细菌通过内毒素损伤直接引起机体免疫系统的一系列链级反应。

（2）炎性介质作用于肺血管内皮细胞，导致其结构破坏和功能的改变，产生白介素和内皮素，肺血屏障功能被破坏。

（3）大量血管内液体渗入肺间质和肺泡，引起肺水肿和肺顺应性降低。

（4）多形核细胞、血小板附壁并聚集于毛细血管周围形成血栓，肺血管床被破坏，导致肺动脉高压。

（5）一部分多形核细胞和巨噬细胞穿过肺血屏障进入肺泡内，分泌过氧化物、蛋白酶等物质，杀伤肺泡 I 型细胞，加重对肺组织的损伤。

（三）症状和体征

（1）ARDS 患者的主要临床表现为呼吸困难，肺顺应性降低和持续的低氧血症，肺气体交换功能的丧失，并伴有多器官功能衰竭（multiple organ failure，MOF）。

（2）胸片表现为肺弥漫性浸润。

（3）肺组织的病理切片显示肺间质水肿、肺不张、淤血、出血、肺透明膜形成和肺纤维化。

（四）治疗措施

（1）机械通气模式为压力目标型，临床上以气道平台压为指标，使其低于 30 ~ 35 cmH$_2$O。通过改变呼吸比，采用反比通气，减低气道峰压，提高气道平均压，形成适当水平的内源性呼气末正压通气（positive end expiratory pressure，PEEP），改善氧合，利于萎陷肺泡复张，减少肺泡表面活性物质丢失。应用肺力学参数准确调整 PEEP 水平，寻找"最佳 PEEP"，既可以防止呼气末肺泡萎陷，又可以避免过度增加肺泡压。

（2）争取长期吸入氧浓度 < 0.60，一般使肺泡内呼气末压力保持在 5 ~ 15 cmH$_2$O。小潮气量通气，潮气量的大小还需根据 PEEP 水平做调整。可适当增加呼吸频率来代偿保证分钟通气量，但呼吸频率不宜高于 30 次 / 分，否则易导致肺损伤。

（3）随着对 ARDS 发病机制的不断了解和新药的开发，药物在 ARDS 治疗中的地位不断突出。① 糖皮质激素可以减少一些炎性因子的释放，连续使用足量的甲泼尼龙治疗，有可能降低患者的病死率。② 在肺纤维化形成前即大剂量使用糖皮质激素才能阻断 ARDS 的进展，而当肺纤维化晚期再使用则效果不明显。③ 前列腺素是一种血管活性药物，同时在免疫调节中也起重要作用。④ 静脉麻醉药在 ARDS 的治疗中目前仅作为一种镇静剂，但基础实验的结果表明一些静脉麻醉药有抑制白细胞功能的作用。氯胺酮能减轻肺被胃酸侵蚀之后的炎性反应。⑤ 机械通气时往往采用一定的 PEEP 来减少肺不张，改善通气 / 血流比值，但随着患者病情的恶化，PEEP 的值将不断加大，这样不仅直接加重对肺的损伤，而且减少心输出量，造成血流动力学的不稳定。而某些药物的应用却能起到改善气体交换，降低 PEEP 的作用。⑥ ARDS 患者因感染和某些治疗方法的原因（如机械通气）使机体长时间处于高代谢的状态，本身的能量严重匮乏。而胃肠道供给营养有助于胃肠道黏膜功能的恢复，改善肠道菌群。⑦支持疗法分为供氧、维持血流动力学稳定、控制感染、营养支持，以及对肝、肾等器官的保护。

（五）中医药治疗

1. 中医学认识

（1）中医学并没有与 ARDS 对应的明确病名，一般根据其呼吸困难、喘憋气促、伴大汗、烦躁等症状，将它归属于喘证、暴喘、喘脱、肺胀、结胸等范畴。

（2）现代中医医家对 ARDS 的病因病机认识侧重点也各有不同。

肺失宣降、水液输布排泄失调是 ARDS 发病的重要病机。饮停日久，聚而为痰，痰浊阻滞，则血脉运行不畅，痰浊瘀血阻滞，气机运行更加不畅。痰浊、血瘀、气滞互结互生，可生寒化热、化火化毒，热毒壅滞于肺，则加重气机紊乱，而痰饮瘀毒为气机紊乱的病理产物和中间环节。

外邪为主要致病因素，正气不足为内因，肺失宣降是该病的病机基础，热毒、气闭、痰热、瘀血、水饮等为重要病理因素，随着病程的进展，肺的气阴耗伤逐渐加重。同时邪热壅肺，肺失宣降，脏不容邪则还之于腑，影响大肠传导，致使腑实热结，浊气填塞。反之，燥热内结大肠，浊气上逆于肺则肺气壅滞。

此病虚实夹杂多见，ARDS 初期以痰、热、瘀、毒为主，后期痰、热、毒之邪渐祛，气、阴、阳均有不同程度的耗伤，正虚更甚，逐渐转为虚喘之证。

肺损络伤理论认为，外邪犯肺，入里化热，热迫血瘀，导致瘀热互结，加之正气不足，病邪内陷，痰瘀等病理产物互结入络，致肺络郁闭不通，咳喘时作，迁延难愈，为本虚标实之证。从肺与大肠经络表里对应关系探讨，肺气受病不能下降于大肠，或大肠受病阻碍肺的肃降，均能使手太阴肺经经气不畅而致病，其致病因素以热、毒、瘀为主，基本病机为热毒壅肺，宣降失司，气滞血阻，瘀毒互结。

尽管现代各医家的观点不尽相同，但归纳起来病位主要在肺，随着病情的发展可涉及大肠、肾、心、脾、肝等。病因主要为外邪、痰湿、瘀血。病机为瘀毒组络，百脉汇聚不利，清浊出入失常，气机升降失司，进而宗气无法贯心脉以行血，加重气血瘀滞，水液失于布散而停积，出现呼吸窘迫，上逆喘息，胸膈满闷如塞。日久气阴耗损，阴损及阳，最终可致喘脱危症。总属本虚标实之证。

2. 临床证候

（1）暴喘共分为五型，分别为气阴耗伤证、阳气暴脱证、真阴衰竭证、邪毒炽盛证、气滞血瘀证。

（2）观察其主要症状、舌质、舌苔、脉象，进行中医辨证分析，最后归纳总结患者中医分型，分为气血两虚、脾胃受损，痰湿内蕴、阻滞气机，热毒内蕴、损伤肺络 3 个证型。

（3）本病证属肺肾亏虚、血虚挟瘀血、水湿、热毒壅滞于肺，其本质为本虚标实，将 ARDS 分为 3 期：①发热期：证属热毒犯肺，治宜清热解毒，祛痰平喘。②喘咳期：证属气虚血瘀，治宜补气活血，化痰利湿。③喘脱期：证属肺肾两虚，内闭外脱，治宜益气固脱，通闭

4

开窍。

（4）研究认为疾病初起肺脏受邪、元气外脱，疾病中期正气损耗、气滞血瘀，疾病后期正气亏衰、阴液耗伤。初期温毒犯肺，热结肠燥；中期邪气仍盛则痰瘀阻络，脏气渐衰；后期则气阴两伤，邪恋正虚。

（5）本病早期始于肺，涉及心与大肠。病理因素不外乎热毒、水湿、血瘀，三者交相错杂，以致疾病复杂难解，共分为3型：邪毒闭肺证、肠热燥实证、痰瘀互结证。

3. 临床治疗

（1）辨证施治：中医肺肠同治理论指导下辨证加用宣肺通腑类中药汤剂，以经方大承气汤为底，根据常见三大主证辨证加用清热解毒、活血化瘀、补气、补阴、补阳之物。较西医对照组，可显著改善（ARDS患者机械通气时间、氧合指数及降钙素原），指标起到防止内毒素及细菌异位，调节全身炎性反应，改善肺脏血流灌注，减轻肺脏氧化损伤的作用。

遵循"肺与大肠相表里"的中医学理论，认为大肠腑实证可导致肺损害，故辨证采用清肺承气颗粒治疗大肠腑实证所致本病，改善患者氧合指数、急性和慢性健康评分系统（acute physiology and chronic health evaluatim Ⅱ，APACHE-Ⅱ）评分、病死率、住院时间。肺肠同治法可显著减轻肺损害并改善预后，为"肺与大肠相表里"理论提供了实证。

以人参、黄芪、蛤蚧、麦冬等扶正药物为底方，根据辨证结果，联合活血化瘀、清热解毒、清热化痰、利水渗湿、泻下攻积之法，使患者促炎因子明显下降，机械通气时间明显缩短，病死率明显降低，并通过抑制促炎因子的表达而减轻肺部水肿。

ARDS患者辨为饮停挟热证，选方小青龙加石膏汤以解表化饮、清热除烦。经过治疗的患者各项体征与临床症状均得到有效好转，动脉血氧分压、氧合指数及动脉血氧饱和度改善情况显著，中医证候总有效率也显著高于进行常规治疗的患者。可有效改善患者肺部通气功能，提高疗效及改善患者预后。

利用大承气汤推陈致新、荡涤肠胃、下瘀血的功效，根据肺与大肠相表里，通过泻大肠以化痰浊、清肺热，治疗本病。大承气汤能有效降低血清IL-6、IL-8的表达，改善患者凝血指标，临床疗效良好。

现代药理研究总结出麻黄附子细辛汤具有抗炎、消肿、稳定血压、镇痛镇静、免疫调节及抗变态反应等作用，在基本情况评分、应用抗生素时间和强度、血管活性药物应用时间、机械通气时间、ICU住院时间、死亡率等方面均优于西医对照组。

以葶苈大枣泻肺汤为主方加减，治疗肺挫伤合并ARDS患者，可明显降低炎性反应递质水平，抑制炎性反应，有效改善氧合，提高患者生存率，降低病死率。

遵循"病痰饮者，当以温药和之"的治疗原则，选用小青龙汤发挥其温中散寒、化饮止咳的作用。可有效抑制炎性反应，缓解支气管痉挛，延缓肺组织损伤，进而显著提高临床疗效。

（2）自拟方药：现代许多医家采用自拟经验方治疗ARDS，亦取得了较好疗效。自拟方剂通腑泄热方，可有效改善患者的血气指数，减少肺损伤评分，缩短机械通气及住院时间，安全性较好。自拟中药复苏合剂治疗本病，能显著降低炎性因子水平，改善血气分析指标，且安全性值得肯定。

（3）成药治疗：参芪扶正注射液治疗，可增高撤机率，可改善心率、PaO_2、TNF-α、IL-6和IL-8。人参和黄芪两种药物补益肺气，现代药理也证实两者具有增强机体免疫力及抗炎的效果，从而对ARDS有一定的改善作用。

天王补心丹治疗本病，治疗组机械通气患者镇静效果满意，易唤醒，谵妄发生率低，可缩短机械通气时间、停用镇静剂后拔管时间，且给药途径方便，价格低，可作为理想的ICU中成药镇静剂推广到临床。

痰热清注射液治疗本病，可减轻血管内皮的损伤，从而减轻肺水肿的发生，保护肺功能。

（4）单药治疗：大黄对ARDS患者的氧合指数、APACHE-Ⅱ评分、C反应蛋白、IL-8、呼吸机脱机时间及生存率方面均有改善作用，抑制ARDS患者的炎性反应，改善预后。

黄芪注射液治疗本病，血TNF-α、IL-1水平，肺泡灌洗液白蛋白水平均显著降低。并有效降低ARDS患者的肺血管通透性，从而改善临床预后。

葶苈子可明显降低ARDS患者机械通气时间、住院天数和病死率。葶苈子可提高ARDS患者心肌收缩力，降低肺毛细血管渗漏以减轻肺水肿，有效改善氧合。

六、急性支气管痉挛

（一）病因

（1）高危人群是指气道对各种刺激的应激性十分高的人群：① 近期上呼吸道感染者。② COPD患者因上呼吸道感染（无论是病毒性还是细菌性感染）加重病情，其气道高应激反应可持续到感染后3～4周。③ 长期吸烟合并有咳嗽、多痰的患者，该类患者气道对多种刺激因子反应性增高。④ 有哮喘与支气管痉挛史患者的气道对多种刺激因子反应性增高。

（2）麻醉以不诱发支气管痉挛为原则，对明确诊断者、反复发作者，制订合理的麻醉期防治方案。① 许多因素促使COPD患者发生支气管痉挛。吸入刺激物、机械刺激，包括气管内插管等，均引起刺激物受体反应（呈副交感性），导致支气管痉挛发作。② 当机体和过敏原接触时，与免疫球蛋白E发生抗原抗体反应，使体液介质受体诱发，包括组胺、白三烯受体、5-HT及慢反应物质等，病毒感染使气道上皮细胞炎性改变，气道黏膜水肿、炎症诱发支气管痉挛。③ 药物常常是刺激促发支气管痉挛的因素。抑制肾上腺素的药如阿司匹林可致气道收缩。抗胆碱酯酶药如新斯的明，支气管痉挛者禁用。④ 酒精刺激使气道反射性痉挛。

（二）临床表现

（1）呼气性呼吸困难。

（2）发绀，气道阻力增大。

（3）气管插管时可见气道阻力明显增加，呼气时明显。

（4）听诊时泛布肺哮鸣音。

（5）PaO_2下降。

（三）处理

（1）消除刺激因素，及时消除气道分泌物。

（2）扩张气道平滑肌。

（3）糖皮质激素是治疗支气管痉挛的常用药，可迅速地阻断气道炎症，减轻炎性反应，降低气道高反应性，加强和延长机体对肾上腺素能药物的反应。

（4）麻醉中氨茶碱在急性支气管痉挛时不作为一线用药，因其治疗血清浓度范围狭窄，易发生中毒，必要时应缓慢滴注或稀释后滴注。用氨茶碱时应监测血清浓度。

（5）雾化吸入β受体激动剂药物。

（6）维持内环境稳定，维持水电解质与酸碱平衡。

（7）穴位电刺激：① 喉、胸部穴位：如天突、膻中。天突可化痰止咳，膻中可开胸顺气。② 背部穴位：大椎两侧0.5寸有定喘，属于经脉奇穴，主要用于治疗哮喘、咳嗽、肺炎等肺脏疾病。背俞穴的也可治疗肺脏疾病。③ 上肢穴位：哮喘急性发作时可选尺泽，尺泽属于肺经合穴，合主逆气而泄。④ 下肢穴位：足三里、太溪、三阴交。主要应用于调补脾胃，补肾纳气。

（8）治疗哮喘的中药

根据不同的辨证而用药不同，其中急性发作期又可以分为寒饮伏肺、痰浊内蕴、痰热壅肺、风邪袭肺等。哮喘证型，主要分析如下：① 急性发作期：寒饮伏肺证：小青龙汤，温肺散寒、化痰平喘。痰热壅肺证：麻杏石甘汤，清肺化痰、宣肺平喘。风邪袭肺证：三拗汤，祛风宣肺、降气平喘。② 缓解期：肺脾气虚：六君子汤，益肺健脾、化痰平喘。肺肾两虚：二仙汤加减，补肺纳肾、降气化痰。肺肾阴虚：生脉饮和六味地黄丸加减，滋阴补肾。

七、肺栓塞

为内源性或外源性栓子堵塞肺动脉及其分支引起以肺循环障碍为主的一组临床症候群。手术中发生的肺栓塞包括外周静脉系统栓子脱落造成的血栓栓塞、脂肪栓塞、羊水栓塞及空气栓塞等。急性大块肺栓塞的病死率极高，必须及早诊断，尽快进行溶栓治疗，或经静脉导管碎解和抽吸血栓，或手术行肺动脉栓子摘除术。气体栓塞的临床表现与气体量和所在部位有关，轻者临床表现隐蔽不易发现，重者后果严重。

（一）临床类型

（1）猝死型：既往无心肺疾病者，肺动脉压明显升高，肺血管阻塞 > 85% 可引起猝死。

（2）急性肺心病型：患者突发呼吸困难、低血压、休克及右心衰竭表现。栓塞前若有心肺疾病，则较小的栓塞即可引起严重循环障碍。除机械原因外，体液因素使肺血管收缩，肺动脉压进一步升高。右心室负荷增加，严重可致右心衰竭。回心血量下降引起低血压、心源性休克。右心负荷增加和低血压致右心室心肌严重缺血，造成右心室心肌梗死和危及生命的心律失常。

（3）肺梗死型：患者突发气短、胸痛、咯血及胸腔积液表现。

（4）慢性肺心病型：临床表现为不能解释的呼吸困难的慢性肺栓塞。

（二）临床表现

肺栓塞引起的临床表现取决于肺血管阻塞的程度及患者栓塞前的心肺状态，而病死率则与右心室功能不全的程度有关。

（三）治疗

1. 溶栓治疗

（1）急性肺栓塞溶栓的主要目的在于溶解血栓，开通血管。

（2）溶栓时间最好为发病 2 周内，溶栓时间越早，疗效越佳。

（3）对有相对禁忌证的患者要考虑何种疾病是主要危及患者生命的。

（4）溶栓治疗的适应证为栓塞面积超过 2 个肺叶血管者、合并休克或低血压者、合并右心功能不全者。

2. 溶栓后序贯抗凝

（1）尿激酶或链激酶溶栓同时不用抗凝治疗。

（2）组织型纤溶酶原激活因子溶栓同时可用抗凝治疗。

（3）不论应用何种溶栓药物，溶栓后常规应用抗凝治疗，多采用肝素和华法林。

3. 急性肺栓塞的介入治疗

（1）适应证包括急性大面积肺栓塞伴进展性低血压、严重呼吸困难、休克、晕厥、心搏骤停。

（2）溶栓禁忌证者。

（3）开胸禁忌证者和（或）伴有极易脱落的下腔静脉及下肢静脉血栓者。

4. 肺动脉血栓摘除术

即肺动脉血栓内膜剥脱术，适用于心功能 Ⅲ 或 Ⅳ 级者。

5. 中医药治疗

（1）血府逐瘀汤：主要成分包括枳壳、地黄、柴胡、桃仁、红花、甘草、当归、牛膝、川芎、赤芍、桔梗等，可以起到活血作用。

（2）定喘汤：主要成分包括半夏、桑白皮、白果、麻黄、甘草、款冬花、杏仁、黄芩、苏子，可以起到宣肺降气、清热化痰的功效。

八、急性冠脉综合征

麻醉期间发生的急性冠脉综合征，多与术前患者已经存在的冠心病或潜在的冠状动脉供血不足有关。由于疾病、精神紧张、麻醉、手术和疼痛的影响，导致心肌氧供不足和心肌耗氧增加，从而导致心肌缺血的发生。如果发现或处理不及时，常常会导致心肌梗死，而心肌梗死会严重影响心脏功能，导致心肌收缩力明显下降，心输出量锐减，严重血流动力学改变，进一步影响全身其他器官的工作。

（一）病因

1. 危险因素

（1）冠心病史，尤其是近期发作过心绞痛或半年内发生过心肌梗死的患者。

（2）高血压史，尤其是 SBP > 160 mmHg 和（或）DBP > 90 mmHg 而没有经过正规药物治疗的患者。

（3）外周血管硬化性疾病或颈动脉狭窄性疾病的患者。

（4）糖尿病患者，尤其是病史较长的患者。

（5）高龄患者，尤其是 80 岁以上的患者。

（6）大手术，特别是心血管手术、胸部手术、上腹部手术。

（7）长时间手术，尤其是 6 h 以上的手术。

（8）术中贫血，术中长时间低血压。

2. 心脏氧供减少和氧耗增加的因素

（1）精神紧张、焦虑、疼痛，可导致体内儿茶酚胺分泌增加和血浆浓度上升，导致外周血管阻力增加，心脏后负荷增加，心率增快，心脏氧耗增加。

（2）麻醉药物的抑制作用，麻醉药物对心肌本身的抑制导致心输出量下降，氧供减少。

（3）麻醉期间缺氧、术中缺氧使供血不足的心肌血供进一步减少，部分麻醉药物产生的"窃血"作用，使心脏的血流重新分布，使缺血的心肌进一步缺血。

（4）麻醉过浅导致心跳加快，心肌氧耗增加。

（二）诊断

在麻醉尤其是全身麻醉的情况下，患者几乎没有心前区疼痛的主诉，心肌缺血的主要诊断靠客观检查。在临床工作中，心肌缺血最常用的诊断方法是心电图检查，所以手术中心电图的监测尤为重要。由于受手术、体位等影响，很难将电极放置在标准的位置。连续观察并记录 ST 段的动态变化可能更有意义。如果有可能，应尽可能将电极放置在最接近标准位置的地方，最大限度地反映 ST 段的变化。

在手术中出现下面一些征象时要警惕心肌缺血的发生

（1）心律失常，特别是室性早搏。

（2）持续性低血压。

（3）进行性左心功能衰竭。

（4）同一个导联的 ST 进行性变化。

出现上述情况时，应该立即提醒手术者注意，同时进一步检查，如标准 12 导联心电图检查、心肌酶学检查、肌钙蛋白检查。

对心肌缺血的监测中，最早发现心肌缺血也最敏感的监测方法是经食管超声心动图检查。

（三）治疗

如果发现心肌缺血，则应立即想办法增加心肌的氧供，降低氧耗。在保证有效循环血量稳定和手术或病情允许的情况下，可静脉滴注硝酸甘油等扩张冠状动脉的药物，降低氧耗，积极处理心律失常，积极纠正贫血，改为纯氧通气等，同时通知手术者。如果经过上述处理后心肌缺血的情况好转，可继续手术，否则，建议尽快结束手术，避免心肌梗死的发生，患者的情况多可好转。如果确诊心肌梗死已经发生，则应该立即结束手术，按照心肌梗死的治疗原则进行，同时进行必要的监测，如有创血压、中心静脉压等。中医药治疗方法有以下几项内容。

（1）心梗在中医领域归属于真心痛的范畴，治疗上主要针对的原因包括痰瘀互结以及气血阴阳的亏虚，常用的中药包括葛根、红花、黄精、党参、赤芍、郁金、黄芪、丹参，这些药物可以减小心肌梗死面积，降低心肌梗死患者的病死率。

（2）在针对心肌梗死引起的心源性休克方面，常用的中成药物有生脉散、参附注射液及四物汤。还有相当一部分心肌梗死的患者冠状动脉没有狭窄，是由于冠状动脉痉挛引起，所以具有芳香开窍作用的药物，能够有效缓解冠状动脉痉挛，包括冠心苏合丸、苏合香丸，里面的檀香、冰片都能芳香开窍，缓解冠状动脉痉挛。

（3）一部分中药具有活血、化瘀的作用，包括丹参、红花、川芎、降香、赤芍，这些药物能够抗血小板聚集，有效预防心肌梗死。

（刘国凯）

4

第五节　针药复合麻醉临床应用

ERAS 强调应用各种有效方法以减少围手术期应激和并发症。麻醉与针刺在围手术期具有很多效应互补、相辅相成的特性，针刺治疗不仅可减少阿片类药物的用量，还可改善术后胃肠功能紊乱，促进胃肠功能恢复，减少术后并发症的发生。"针药复合平衡麻醉"的理论更准确、科学地阐述了针刺技术与麻醉药物对患者的优势协同作用。在针药复合平衡麻醉这一理念指导下，从"平衡"的角度科学应用针刺技术和麻醉药物，可改善患者术前状况，激发术中脏器功能保护作用，降低术中应激反应，减少术后并发症，促进术后生理功能恢复，加速术后快速康复。这必将为针刺与麻醉的科学结合提供有力保障，也将大力拓展针药复合麻醉在围手术期的指导地位，为围手术期医学增添新的内涵。

近年来中西医结合麻醉的研究进展主要集中穴位刺激在镇痛、心肺功能保护、抑制胃肠道反应和降低术后并发症等方面。穴位刺激可有效减少阿片类镇痛药物的用量，作为治疗疼痛的替代方法，其确切效果得到了进一步肯定和推广。针刺复合麻醉的应用范围越来越广泛，且随着科学技术的发展，其作用机制也逐步进入分子生物学水平。

一、穴位刺激在麻醉镇痛方面的研究进展

疼痛严重影响着人类生活质量，长期慢性疼痛者常伴有情感、心理障碍。目前药物仍是疼痛治疗的首选方法，然而药物的滥用与成瘾性对疼痛管理带来了巨大的挑战。近年来非药物疗法在疼痛管理中的作用受到越来越多的关注，尤其中国的传统医学——穴位刺激成为科学界关注的热点。

疼痛是一种复杂的症状，对机体影响广泛，可造成严重的情感和社会负担。大多数疼痛患者严重依赖非处方和处方止痛药。然而，使用止痛药的安全性和成瘾性一直是人们最关注的问题。从中医角度讲，疼痛是经络受阻、气血瘀滞的结果，可能由各种疾病引起，在这种情况下，缓解疼痛的关键在于疏通经络。以经络学说为基础，针刺镇痛在中国已经有 2000 多年的历史了。针刺因其安全性高、不良反应少而被越来越多的疼痛患者所接受。

穴位刺激主要通过全身经络刺激使身体达到阴阳平衡状态，其主要方法包括手法针刺、电针刺激、穴位电刺激、穴位按压、艾灸等。针刺疗法是传统中医的重要组成部分，至今已有千余年历史，在中国已有数百年的实践经验。该疗法是指应用针灸等技术刺激穴位产生的针刺感应，并通过调控神经、内分泌、免疫等系统，对全身多个器官和系统产生保护作用。近年来，电针刺激和经皮穴位电刺激由于可以将刺激参数（强度、频率、持续时间）标准化，常常用于临床及基础研究中。

（一）穴位刺激镇痛的作用机制

尽管许多临床实践证实针灸具有镇痛作用，但现代的科学技术并不能证明穴位和经络的本质。在有些情况下，虽然针灸会改善疼痛患者的自身症状，在治疗慢性疼痛方面有益，但与假针灸组相比，其改善作用并不具有临床意义，其治疗作用常常被认为是安慰剂效应。而近期Yiheng Tu 等人的一项基于功能 MRI 成像的神经标记研究发现：与假针灸组相比，针灸组可明显降低偏头痛的发作频率，并使大脑不同区域间连接标记明显增多，这表明针灸可以调节偏头痛相关的脑区病理通路。而在另一项帕金森病所致疼痛的研究中发现了相同的结果，即针灸亦可明显降低帕金森病疼痛量表评分，其功能 MRI 成像显示针灸可明显增加与疼痛相关的大脑颞中回和岛叶区域的连接性。

1. 神经化学机制

针刺麻醉镇痛与中枢系统的痛觉信号的传入和整合相关，针刺信号可引起神经系统产生一些化学递质类物质，主要为神经肽，包括阿片肽（脑啡肽、内啡肽、强啡肽）、5-HT、去甲肾上腺素、乙酰胆碱等。研究表明，体内这些递质类物质的产生决定了针刺的镇痛效果，通过穴位深部的感受器及神经末梢等传入到中枢系统中，在针刺信号传入脊髓后，疼痛和针刺信号在脊髓的核团内相互作用，减少抑制，并通过脊髓背角边缘层神经元的直接投射，激活高位神经系统，起到镇痛作用。

2. 外周化学机制

外周组织释放的抗炎物质与针刺麻醉镇痛相关，外科手术引起的组织损伤，以及促炎因子 $TNF-\alpha$、IL-6、IL-10 的大量释放，能通过炎性反应引起机体疼痛，其机制为，$TNF-\alpha$ 和 IL-6 能引起神经元和胶质细胞上 P 物质和 PGE_2 的表达水平参与外周疼痛敏化，而电针针刺麻醉能够通过多种途径抑制 $TNF-\alpha$ 和 IL-6 等的合成与释放，抑制机体痛敏反应，从而起到镇痛的作用。

（二）穴位刺激选择

1. 穴位的选择

目前关于穴位刺激在临床和基础研究中的镇痛效果报道不一。这可能与穴位的选择、穴位刺激的频率、时间和强度相关。因此优化穴位选择及刺激参数对镇痛效果相当重要。

据中医辨证理论，穴位选择具有特定的原则，应选择与疾病相关的正确的经络及经络上的穴位。穴位选择不合适可能导致阴性或者相反的结果。2019 年一项研究表明，在肠易激综合征大鼠模型中，以 2/100 Hz 分别刺激印堂、内关、天枢、足三里 5 d，发现腹部疼痛缓解程度由强到弱的穴位依次为：天枢、足三里、印堂、内关。而在另一项结扎坐骨神经所致神经病理性疼痛模型研究中发现：环跳配合阳陵泉与神门配合天枢相比，前者配穴能够明显缓解大鼠术后28 d 的痛觉过敏，这表明局部取穴比远端取穴具有更好的镇痛效果。而在另外一篇关于远端穴位刺激和切口周围穴位刺激的研究中，对开腹手术术后疼痛进行了系统评价，共纳入 35 项研究，其中 17 项为远端穴位刺激，17 项为切口周围穴位刺激，1 项为两种方法结合，发现远端穴位刺激和切口局部穴位刺激均能降低术后 4～48 h 的疼痛评分，但是切口周围穴位刺激在降低术后阿片类药物上具有更好的优势，但研究中由于某些研究未行盲法，证据等级较低，仍需要更加严格的随机对照试验证实局部取穴和远端取穴对疼痛的影响，以及两者联合能否进一步提高镇痛效果。

2. 穴位刺激频率

电刺激频率是影响镇痛作用的另外一种重要因素。在不同性质的疼痛状态下，刺激频率的选择通常不一致。最新研究表明，在脊神经结扎所致的神经病理性大鼠模型中，以 2 Hz 频率刺激足三里和三阴交，大鼠损伤侧机械缩足阈值呈时间依赖性的升高，其中刺激 20 min 和 40 min 后疼痛阈值明显升高；电针刺激后可以使脊髓 β-EP 含量增多，给予 μ 受体拮抗剂可逆转电针的镇痛作用，由此可以认为，低频率电针刺激的镇痛作用与 μ 受体有关，而与 κ 和 δ 受体无关。而在另一项研究中，Hu Q 等人利用慢性缺血性疼痛大鼠模型，采用 2 Hz 和 100 Hz 刺激穴位及假电针，结果发现，与 2 Hz 和假电针组相比，100 Hz 穴位刺激可产生明显且持久的镇痛作用。该结果也得到了 Xiang 等人的证实，Xiang 采用完全弗氏佐剂（complete Freund's adjuvant，CFA）所致慢性炎性疼痛模型，100 Hz 电刺激足三里和昆仑 3 d，可显著升高大鼠疼痛阈值，缓解大鼠炎性痛。但是在另一项利用坐骨神经慢性缩窄性损伤大鼠模型的研究中，与 2 Hz 和 50 Hz 相比，15 Hz 穴位刺激 3 d 也可明显缓解大鼠疼痛行为。由此可见，目前关于穴位刺激频率对疼痛的影响报道不一，这可能与不同的刺激时间、疼痛模型、刺激穴位相关联。因此对穴位刺激的镇痛作用仍需要在穴位标准化的前提下，进一步研究不同频率对疼痛模型大鼠疼痛行为的影响。

3. 穴位刺激时间和强度

电刺激的时间和频率也是影响镇痛效果的因素。Xiang 等研究报道，在 CFA 诱发的慢性疼痛模型中，短时间（3 d）和长时间（14 d）的电针刺激均能提高大鼠机械痛阈，且作用相似。因此可以推断使用电针刺激穴位可能会出现天花板效应。但在另一项多中心的临床研究发现，至少给予 2 周电针治疗才能提高膝关节炎患者条件性疼痛调节（conditoned pain modulation，CPM）功能，改善临床效果。而强电流刺激（＞2 mA）与弱电流刺激（＜0.5 mA）相比，前者能够显著降低患者 VAS 评分，提高患者的 CPM 功能。因此临床上应注意选择合适的电流强度，从而提高镇痛效果。

穴位刺激是一种安全有效且经济的镇痛方法。2019 年发表的最新研究证据表明，穴位刺激对疼痛治疗有着巨大的潜在价值，但由于穴位刺激在选穴配伍、刺激时间和强度存在差异，因此仍然需要更多的研究去评价其有效性。标准的穴位刺激方法及高质量的研究设计将有助于推动穴位刺激在疼痛管理方面的应用和普及。

二、针药复合在术中的应用

1. 头颈颌面部手术

世界上首例现代针刺麻醉手术是柯渊旋等报道的扁桃体摘除术，在未使用任何麻醉药物的情况下，麻醉医师采用针刺双侧合谷并运针的方式，成功完成了扁桃体摘除。随后，上海的另外 1 例扁桃体切除术也在针刺麻醉下成功完成。自此，有关针刺麻醉下扁桃体摘除术的临床研究逐渐达到高峰，在国际上也产生了一定的影响力。针刺麻醉下进行的颈椎手术以前路手术为主，李红云等通过观察 60 例行颈椎前路手术的患者来比较针刺复合颈丛阻滞麻醉与单纯颈丛阻滞麻醉的效果，结果发现，针刺复合颈丛阻滞麻醉的效果优于单纯颈丛阻滞麻醉。但针刺麻醉颈椎后路手术和椎管手术的报道较少见。其原因可能与手术方式、手术安全性及手术难易程度相关。针刺麻醉在甲状腺手术中的应用较早，这种麻醉方式既可以保证患者清醒配合，又能够减少麻醉药用量，还可有效地减少手术和麻醉的相关并发症发生。高寅秋等研究发现，甲状腺手术针刺麻醉的效果显著优于其他部位的手术，一方面是由于常用穴位组合遵循了"气至病所"和"经脉所过，主治所及"的中医理论；另一方面，与其他部位手术相比，颈部手术不需要过分地牵拉肌肉。随着手术方式和麻醉方式的发展，针刺麻醉的应用也由早期的甲状腺切除术拓展到甲状腺结节射频消融术等其他手术方式，且被临床广泛接受。此外，潘江等将针刺麻醉应用于牙拔除术，结果发现，针刺麻醉与药物麻醉的效果相当，但针刺麻醉患者的不良反应更少。苏建军将针刺麻醉应用于鼻内镜手术，研究不同穴位配伍对麻醉镇痛效果的影响，结果得出，迎香 + 印堂针药复合麻醉的效果优于四白 + 下关 + 合谷 + 支沟针药复合麻醉。

高寅秋等研究发现针刺复合麻醉运用于甲状腺切除术目前公认为效果最好。针药复合麻醉在甲状腺切除手术中的取穴原则可分为远端取穴、近端取穴、经验取穴和耳穴等。针刺穴位选择：合谷（双侧）、内关（双侧）、扶突（双侧）。合谷是手阳明大肠经的原穴，其经脉经过手术部位，符合中医学"经脉所过，主治所及"理论，止痛效果好。内关为手厥阴心包经的穴位，以镇静、安神见长。两穴结合能较好地达到镇痛、镇静的要求，对呼吸循环干扰轻，同时可以调整器官功能，稳定机体内环境。局部取穴即取切口附近的穴位，扶突属手阳明大肠经，该穴相当于 L3～L4 神经水平，沿皮下进针，既属循经取穴，又有同神经干取穴及阿是穴的特点。

Arslan H 团队对 30 例症状性牙周炎患者进行根管治疗，结果表明：术后第 1 d 针灸治疗组对疼痛和叩击痛的降低程度均明显优于安慰剂组。术后 7 d 随访患者，针灸组疼痛程度从"轻度"到"无痛"，安慰组为"中度"到"轻度"，针灸组只有 1 名患者需要术后止痛药，而安慰剂组有 8 名患者需要镇痛药物。因此，术前针灸治疗可有效减轻症状性根尖周炎患者术后疼痛。

2. 胸外科手术

传统开胸手术创伤大，手术时间长，术后容易发生肺部感染、低氧血症等并发症，针药复合麻醉可根据情况选择不同的复合麻醉方法。针刺穴位选择：合谷（双侧）、后溪（双侧）、内关（双侧）、支沟（双侧）、列缺（双侧）、云门（双侧）。合谷为手阳明大肠经原穴，肺与大肠相表里，具有镇静止痛、宁心安神之效。后溪为手太阳小肠经输穴，又为八脉交会穴之一，通于督脉，有舒经利窍、宁神之功。内关为手厥阴心包经络穴，具有宁心、安神、理气之功。支沟为手少阳三焦经穴，配伍支沟能够振奋三焦元气、通行百脉、活血定痛、宣通胸阳。列缺是手太阴肺经的络穴，八脉交会穴通于任脉，可以稳定肺循环，减少肺部并发症，属于远端取穴。云门是手太阴肺经的穴位，位于锁骨下窝凹陷中，肩胛骨喙突内缘，前正中线旁开 6 寸，属于近端取穴，减轻肺部疼痛，稳定肺循环，活血定痛。

自 1960 年第一例针刺麻醉下肺叶切除术成功以来，随着手术方式的改进，针刺麻醉技术越来越成熟。从 20 世纪 60 年代单纯针刺麻醉下不插管手术，到 20 世纪 80 年代初针药复合麻醉下气管插管手术，再到目前的针药复合麻醉下腔镜手术，针刺麻醉在肺部手术中的应用逐渐拓宽，而且在围手术期也开始进行干预。在穴位的选择上，肺部手术主要选用双侧后溪、支沟、内关及合谷。同时研究表明，针刺麻醉能够有效降低围手术期的应激反应发生率、调节肺肿瘤患者的免疫功能，并对肺脏本身具有保护作用。

3. 普外科手术

（1）腹腔镜胆囊切除术：腹腔镜胆囊切除术是治疗胆囊良性疾病的首选方法，针药复合麻醉有创伤小、术后恢复快、麻醉效果好、手术视野显示度高等诸多优点。针刺复合丙泊酚静脉麻醉用于腹腔镜胆囊切除术可达到满意的麻醉效果。针刺穴位选择：双侧日月、阳陵泉、气冲。针刺可以"住痛移疼"，《标幽赋》中记载："住痛移疼，取相交相贯之经"。日月为胆之募穴，阳陵泉为胆腑下合穴、八脉交会穴之筋会，气冲为胃经脉气上输之处，三穴合用具有疏肝利胆、理气化瘀、和中降逆、行气活血的功用。

（2）胃大部切除术：张维政等研究发现针药复合麻醉用于胃大部切除术麻醉中，麻醉效果优于单纯药物麻醉。针药复合麻醉通过两者协同作用，可以进一步增加镇痛作用，提高麻醉效果，减少麻药用量，生理指标波动更小，体现针药复合在麻醉中的价值。针药复合麻醉既减轻了药物的不良反应，又节省了医疗费用，针刺本身具有整体调节作用，可使术中循环、呼吸更加稳定，生理干扰小，术后苏醒延迟发生率低，并发症少，住院时间缩短。针灸穴位选择：双侧足三里、上巨虚，足三里是足阳明胃经穴位，是胃经的合穴，胃之下合穴，本穴为强壮保健要穴，配伍该穴预防术后胃肠道恶心、呕吐等并发症，也有镇痛作用。上巨虚属于足阳明胃经，为大肠之下合穴，两穴相配减少麻药用量，增加镇痛作用，生理指标更趋稳定。

4. 骨科手术

（1）人工髋关节置换术：顾小华等研究发现针刺复合麻醉可在不增加应激反应的基础上，显著减少麻醉药物用量及术后并发症的发生率，提高患者对麻醉的耐受力。针刺穴位选取：风市、带脉、足临泣、阿是穴、百会。针刺方法：选用一次性无菌针灸针，双手进针后行平补平泻手法，再以针柄连接电针（同侧同极），电流强度以患者可忍受为度，诱导 30 min。诱导期间可根据患者的耐受程度适当调整电流强度（1 ~ 3 mA），并询问患者有无不适感。选取风市、带脉和阿是穴，位于手术切口两端，并结合老年患者麻醉特点选穴百会，取穴少而精，操作简便。

（2）经皮椎体成形术：杨勇等对椎体成形术治疗骨质疏松性椎体压缩骨折的患者使用针刺复合局部麻醉与局部麻醉配合镇痛药进行对比，镇痛及镇静程度一致，说明针刺复合局部麻醉在椎体成形术治疗骨质疏松性椎体压缩骨折的过程中具有与消炎止痛药、中枢镇痛药相一致的镇痛、镇静效果，为椎体成形术治疗骨质疏松性椎体压缩骨折提供新的麻醉方式，为多模式镇痛提供新的方案。行针刺复合麻醉，针刺穴位选取：双侧合谷、内关、足三里。常规消毒穴位皮肤，针刺深度 12 ~ 20 mm，待患者觉酸胀感后接电针治疗仪。电针选疏密波（4/20 Hz），刺激强度以患者耐受为宜，不超过 5 mA。电刺激 15 min 后行常规手术准备；20 min 后开始手术，

中西医结合精确麻醉

传统常规局部麻醉，术中持续刺激至术毕。

5. 心脏外科手术

池浩等研究发现针刺复合麻醉下行心脏手术，术中无气管插管，麻醉药物用量少，患者处于浅睡眠、自主呼吸的无痛状态，具有全身应激反应小，机体免疫力较强，无呼吸道损伤等优点。针刺穴位选取：双侧内关、中府、郄门、尺泽、内关、云门、列缺。内关是手厥阴心包经之络穴，也为八脉交会穴之一。是治疗冠心病的经典穴和首选穴，素有"内关主刺气快攻，兼灸心胸肋角痛"。中府属于近端取穴，靠近手术部位，减轻术区疼痛。尺泽属于手太阴肺经，属"经络所过，主治所及"，也可稳定血流动力学指标。郄门属于手厥阴心包经，有镇静安神的作用。

针刺麻醉在心脏手术中的应用涉及的手术类型主要包括二尖瓣交界分离术、心脏瓣膜置换术、体外循环心内直视手术、安装起搏器等。周嘉等经过长期的临床实践提出了《无气管插管针刺复合药物麻醉下心脏瓣膜手术的临床应用规范》，该研究选取双侧云门、中府、列缺、内关作为刺激穴位进行电针或经皮穴位电刺激，并设立了诱导和维持两个麻醉方案，希望将针药复合麻醉新模式下的心内直视手术方法向全国推广。针刺麻醉能够使患者的心率、血压等生命体征在术中仍维持相对稳定的水平。

6. 妇产科手术

（1）宫腔镜手术：目前临床常用的麻醉方式包括针刺-静脉复合麻醉、针刺-局部复合麻醉、穴位注射药物麻醉、针刺-气体复合麻醉等。针刺麻醉可应用于妇科的宫腔镜手术，如宫内占位性病变、宫腔粘连、子宫内膜癌的手术等，临床选用阴廉和曲泉作为刺激穴位进行电刺激，并结合麻醉药物进行麻醉，取得了满意的效果，陶松等研究结果表明针药复合麻醉用于宫腔镜手术，麻醉药用量明显减少，术中患者配合好，无明显疼痛，生命体征平稳，且术后不良反应少，说明针刺复合麻醉具有良好的镇痛、镇静作用，能有效减轻患者的疼痛，减少术中麻醉药用量，从而减少不良反应发生率，维持血流动力学的平稳，有利于患者术中的安全，值得临床进一步研究。针刺穴位选取：合谷、内关、足三里，行平补平泻手法。合谷属手阳明大肠经之原穴，是止痛要穴之一。内关是手厥阴心包经的穴位，常用于胸部及腹部止痛；足三里属足阳明胃经，其经行腹里，对人体胃肠道具有双向调节作用。

（2）分娩镇痛：分娩常常伴有剧烈的疼痛，但很多孕妇常常拒绝使用药物或椎管内分娩镇痛，因此非药物镇痛在孕妇的应用逐渐普及。一篇系统评价中，共纳入28项研究3960名孕妇，分析结果显示：针灸组与假针灸组相比，针灸治疗可显著减少镇痛药物的用量，增加产妇的满意度，同时对剖宫产率和器械助产率没有影响。但因其证据等级较低，且并不能确定针灸对产妇的疼痛强度有缓解作用，目前仍需要高等级的研究证据，如针灸对孕妇生产体验的满意度、疼痛缓解的程度及其分娩结局的影响。在另一项临床研究中，Xiao等人招募127名分娩孕妇，按照麻醉方法随机分为两组：腰硬联合麻醉（combined spinal and epidural anesthesia，CSEA）联合患者自控硬膜外镇痛（patient-controlled epidural analgesia，PCEA）辅助电针刺激组（组1）、CSEA联合PCEA组（组2）。组1先行CSEA，然后给予PCEA辅助电针刺激分娩，电针刺激的穴位在合谷、内关、足三里、三阴交，用HANS-200 A装置刺激25 min；组2仅接受 CSEA 和 PCEA 进行分娩镇痛，利用 VAS 评分评估分娩疼痛的强度，观察两组患者并发症的发生率、催产素的使用量、三个阶段产程的持续时间、分娩方式、脐带血 pH 值和新生儿阿普加评分。结果发现：分娩镇痛后，组 1 五个时间点的 VAS 评分均低于组 2；组 1 孕妇的发热率和尿潴留率均低于组 2；与组 2 相比，组 1 使用的催产素剂量较少，第三产程时间较短。使用 CSEA 联合 PCEA 镇痛的孕妇，电针刺激可有助于减轻分娩痛，并降低分娩后并发症的发生。

妊娠期孕妇常合并腰背部的疼痛和盆腔肌肉疼痛，但口服止痛药物可能对胎儿产生影响，针灸治疗不影响孕妇和胎儿生理状态，可能是较好的选择。2019 年一项随机对照试验中，比较了针灸治疗妊娠期骨盆周围及腰痛的经济成本和治疗效果。疗效通过 NRS ≤ 4/10 自我评估疼痛的天数比例；成本效益是 NRS ≤ 4/10 的每日增量的成本，包括妊娠时间的延长、每日病假补偿、因缺勤或请假造成的经济损失。研究结果表明：针灸治疗组 NRS ≤ 4/10 的天数比例高于标准护理组，针灸治疗可有效减轻孕妇疼痛。标准治疗组的平均总费用高于针灸治疗组，这是由于缺勤和请假的间接费用较高所致。这项研究证实：当医疗和非医疗费用都包括在内时，针灸治疗对减轻孕妇的疼痛是一种更具优势的治疗方案。

（李惠洲　王秀丽）

第六节　围手术期不良反应中西医结合防治规范

围手术期不良反应是指在围手术期，麻醉医师实施麻醉技术操作和管理过程中，完全按照操作规范工作，因患者本身的病理因素、麻醉方式、药物的直接作用而产生某些疾病症状或综合征。

一、围手术期焦虑

（一）定义

围手术期焦虑是一种模糊不安的情绪，常伴疲劳、注意力难以集中及肌紧张等症状。

（二）生理变化

（1）血液中皮质醇、血管紧张素、儿茶酚胺类物质浓度升高。

（2）引起血管收缩、心率增快等血流动力学异常。

（三）发生时间和发生率

（1）可能发生在术前和术后，且二者间有直接关系。

（2）有研究显示，成年人择期手术术前焦虑总发生率为11%～80%。

（四）预后

围手术期焦虑会影响患者的预后，应尽早识别伴随焦虑症状的患者，评估其焦虑程度及风险，选择适当方法进行干预。

（1）围手术期焦虑是围麻醉期及预后的不利因素，甚至会引起多种并发症。

（2）全身麻醉患者术前焦虑程度越高，所需的麻醉诱导和维持药物用量及术后镇痛药物用量越大。

（3）术前焦虑还可能导致患者拔管时间延迟、麻醉恢复延迟。

（4）恶心呕吐、寒战等不良反应发生率增加。

（5）术前焦虑还与术后疼痛相关，术前焦虑程度越高的患者术后 VAS 越高。术后疼痛及躯体功能的改善与焦虑状况改善密切相关。

（6）术前焦虑还与术后谵妄相关，术前焦虑评分越高，发生术后谵妄的概率越高。

（五）经皮穴位电刺激治疗的穴位选择

中医学认为"心藏神"，故治疗焦虑多取心经、心包经的穴位，次取膀胱经、督脉的穴位。

膀胱经与督脉入脑，与精神活动相关。有文献统计，在针灸治疗焦虑症相关研究中，百会、内关、神门、太冲、印堂、四神聪、三阴交、足三里、心俞、合谷等穴位出现频率最高，肯定了上述几个穴位治疗焦虑症的疗效。

传统针灸理论中穴位选择与配伍直接影响疗效。单个穴位的治疗效果虽然也是肯定的，但为求多个穴位间的协同作用，更多研究者选择多个穴位配伍进行治疗。在中医理论中，焦虑障碍与郁证、怔忡、不寐有关，即中医的心及脑功能有关。

在应用经皮穴位电刺激缓解患者围手术期焦虑时，常取腧穴多集中于督脉、手少阴心经及手厥阴心包经上，如百会、神门、内关、三阴交及印堂。耳穴神门应用于妇科手术患者。神门、合谷及内关相配伍应用于接受甲状腺癌根治术患者。印堂与合谷配伍应用于乳腺癌手术患者。合谷、内关与足三里配伍应用于腹腔镜胆囊切除术患者。

（六）穴位间配伍机制

穴位间配伍机制可能与激活大脑特定的脑功能区域、改变相关代谢产物及调控生理功能物质的特异性、改变相关神经元在脊髓节段和区域分布的特异性等相关。

电刺激中的低频刺激激发中枢神经系统生成内啡肽及脑啡肽，高频刺激生成强啡肽，高低频交替刺激可以同时促使多种阿片肽生成，进而发挥镇痛、镇静作用。焦虑患者血液中 5-HT 水平较低，经经皮穴位电刺激治疗产生的内啡肽等物质可将该类患者血液中突触间隙中原本较低的 5-HT 递质浓度水平调节至正常，从而减轻焦虑。剖宫产术前焦虑患者取耳穴神门行经皮穴位电刺激 30 min，结果提示所有产妇 Ramsay 镇静评分升高，同时血液中血管紧张素、皮质醇水平较前相应降低，表明经皮穴位电刺激可通过一系列生化反应达到调节血液中焦虑相关因子水平进而达到缓解焦虑的作用。有学者发现低频刺激能够诱导脑电波发生改变，使患者放松，进而发挥抗焦虑的作用。

（七）经皮穴位电刺激缓解围手术期焦虑临床应用

（1）选取百会、内关、神门、太冲、印堂、四神聪、三阴交、足三里、心俞、合谷等穴位相配伍。

（2）刺激波形选择 2/100 Hz 疏密波。

（3）强度选择患者所能耐受最大强度。

（4）于麻醉诱导前 30 min 开始进行经皮穴位电刺激，持续时间多为 30 min。

虽然经皮穴位电刺激在缓解围手术期焦虑方面的大多研究得到积极的临床疗效，但相关参数选择多为临床医师根据经验所作的决策，缺少统一的标准，尚需要开展大规模的临床多中心研究，对穴位配伍、刺激时机及持续时间等参数进行更加系统全面的研究和观察，以期为围手术期患者提供更有效的刺激干预，最大限度地提高有效性和舒适性。

（八）中医治疗

（1）肝气郁结导致的焦虑症：主要是疏肝解郁、理气和中，常选用柴胡舒肝丸进行治疗。

中西医结合精确麻醉

（2）气郁化火导致的焦虑症：疏肝解郁，清肝泻火，常选用丹栀逍遥丸进行治疗。

（3）痰气郁结导致的焦虑症：行气开郁，化痰散结，常选用半夏厚朴汤进行治疗。

（4）心神失氧导致的焦虑症：甘润缓疾，养心安神，常选用甘麦大枣汤进行治疗。

二、围手术期神经认知功能障碍

（一）定义

围手术期神经认知障碍（perioperative neurocognitive disorders，PND）是围手术期常见的并发症之一。一般认为轻度认知功能障碍，主要表现为术后出现注意力、记忆、感知、抽象思维、执行能力、语言反应能力等功能减退。发病率为 8.9% ~ 46.1%。

（二）预后

（1）PND 通常不易被识别，常持续数月、数年甚至成为一种永久性疾病。

（2）严重影响患者术后恢复，降低生活质量，增加死亡率。

（三）经皮穴位电刺激在治疗围手术期神经认知障碍的应用

（1）有研究显示，经皮穴位电刺激能改善骨科、妇科、心胸外科及腹部等手术中老年患者术后神经认知功能，但对青年患者是否有同样效果尚未明确。

（2）不同穴位配伍经皮穴位电刺激治疗对 PND 的影响可能产生不同。穴位配伍是将多个穴位搭配使用从而提升治疗效果的方法。穴位本身具有特异性，不同的穴位可相互协同或拮抗。相同的穴位配伍，治疗效果可能也会有差异。

目前，经皮穴位电刺激治疗 PND 的研究中取穴原则以石学敏创立的醒脑开窍法为主，主要集中于百会、内关、足三里、三阴交、合谷、曲池、鱼腰、大椎、神门、印堂等穴位中 2 ~ 4 个穴位的配伍方式，其中以百会配合双侧内关、足三里、三阴交或百会配合双侧内关、足三里较多见。

研究显示，患者入手术室至切口缝合完毕期间选取百会、双侧内关，健侧足三里、三阴交穴进行经皮穴位电刺激治疗，能显著降低老年股骨头置换患者术后 PND 的发生率。另有研究表明，麻醉前 30 min 双侧合谷和内关的经皮穴位电刺激治疗能增加全髋关节置换术患者术后神经认知功能评分。另一项研究显示，全身麻醉下经皮穴位电刺激治疗时，合谷搭配内关、足三里及三阴交与合谷搭配内关，合谷搭配内关和足三里比较，患者术后恢复情况更好，但对认知功能的影响尚不清楚。未来的研究可以探索不同穴位配伍及穴位配伍数量预防 PND 的效果来提高经皮穴位电刺激治疗的有效性。

（四）中药治疗

常选用疏肝解郁、健脑益智、活血通络的中药，如小柴胡汤及通窍活血汤。同时还可使用补益肝肾的中药，肾阴虚可选用左归丸，偏于阳虚的患者可选右归丸，达到调补肝肾与健脑益髓的作用。

三、围手术期心肌梗死

（一）手术时机的选择

（1）对具有冠心病危险因素的患者要引起足够的警惕。

（2）因内科药物治疗不正规或不满意而近期发作过心绞痛或半年内发生过心肌梗死的患者，原则上不宜进行择期手术。

（3）对急诊手术要权衡利弊。

（二）麻醉选择

仍以满足手术要求为主，首先要确保麻醉效果可靠，生命体征稳定，选择对全身的情况干扰小的麻醉方法。

1. 全身麻醉

（1）能保证供氧的可靠，各种反射均得到抑制，但麻醉药物对心肌的抑制需要重视。

（2）全身麻醉效果可靠，不受抗凝药物的影响，可用于大多数手术的麻醉。

2. 硬膜外麻醉

（1）对冠状动脉有一定的血管扩张作用，可一定程度地改善心肌的血流，并且对心绞痛有较好的止痛作用，可选择应用于腹部外科手术和下肢手术的麻醉，还可以提供良好的术后镇痛。

（2）麻醉平面不可过宽，以免引起血压下降和呼吸抑制，反而使心脏的氧供减少，诱发心肌缺血甚至心肌梗死。

3. 联合应用全身麻醉和硬膜外麻醉

（1）通过控制呼吸保证氧供的稳定。

（2）通过全身麻醉抑制各种不良反应的出现。

（3）硬膜外阻滞又可加强镇痛和肌肉松弛，并可抑制应激反应。

部位麻醉如各种神经阻滞麻醉可应用于相应部位的手术，但要保证效果可靠，否则，疼痛的刺激会带来消极的影响。

（三）术前准备

（1）对可能出现心肌缺血和心肌梗死的患者，术前准备十分重要。

（2）控制高血压、糖尿病，充分的精神准备都是不可缺少的。

（3）麻醉医生要有充分的心理准备，处理手术中可能出现的任何问题，并做好相应的急救药品和监测设备等物品贮备。

（四）术中监测

（1）常规监测。

（2）有创血压、中心静脉压，必要时要监测肺动脉压及肺动脉楔压、心输出量。

（3）对个别危重的急诊患者，还可以预置主动脉内球囊反搏导管备用。

（五）中医研究

1. 命名

心肌梗死中医病名为胸痹心厥。

2. 病因病机

（1）多数医家认为心肌梗死是本虚标实，病位在心。

（2）本质是气虚、阴虚为本，血瘀为标，贯穿心肌梗死的始终。

（3）主要为痰浊瘀阻于心之脉络，日久生毒，闭塞不通，内陷腠理，心失所养而发，病机关键在于心脉闭塞。

（4）本虚者，因年迈体衰，先天禀赋不足，情志所伤，劳逸失调引起心之阴阳气血不足。

（5）标实者，在本虚的基础上，痰瘀等病理产物阻于脉络、支脉，在诱因的作用下而发心痛。

3. 治疗

1）葛根素

（1）可使明显增高的血浆内皮素水平很快下降，可保护濒于坏死的心肌，缩小梗死面积。

（2）能促进侧支循环的开放和形成，对缺血心肌具有保护作用，从而缩小梗死范围。

2）参麦注射液

（1）能改善冠状动脉流量，增强机体抗缺氧能力，减少心肌耗氧量。

（2）保护、修复心肌细胞及一定的抗心律失常作用。

（3）能增强免疫，兴奋肾上腺皮质系统及增强网状内皮系统，预防休克的出现。

（4）同时通过提高 SOD 的活性，清除氧自由基及脂性自由基，起到解"毒"功能，以达到治疗心肌梗死的目的。

3）穿琥宁注射液

（1）具有明显的解热抗炎，促进肾上腺皮质功能及镇静作用。

（2）可促进中性粒细胞、巨噬细胞的吞噬能力，提高血清中溶菌酶的含量，对心肌梗死后应激引起的免疫功能抑制和卧床后感染机会的增加起到预防和治疗作用。

在整个中药治疗方案中，体现了以通为主的抢救方针。根据"以通为主，标本兼治"的治疗原则，对胸闷、气短、脉沉等单项症状的改善尤为显著，能迅速改善临床症状。缩小心肌梗死范围，减轻氧自由基损伤，保护细胞膜，对心肌缺血再灌注损伤有保护作用。

四、围手术期疼痛

（一）疼痛

（1）是一种主观感觉，是人体对外来或内生刺激的主观知觉体验。

（2）疼痛也是人类健康受到威胁的信号。

（3）从某种意义上来讲，疼痛对机体具有保护性意义。

（4）但持续剧烈的疼痛不但会给患者带来精神上的痛苦，同时还可引起呼吸循环系统等功能紊乱，如不及时治疗，会给患者术后康复带来不利影响。

（二）术后疼痛

（1）会给患者带来精神痛苦。

（2）严重者可因剧烈疼痛而引发严重的生理紊乱。

（3）会出现严重的并发症。

（三）术后完善镇痛

（1）术后镇痛是提高术后患者生活质量，减少手术后并发症的重要环节，需要医护人员高度重视并积极实施。

（2）住院患者术后镇痛的传统方法是术后患者主诉疼痛时，护士按医嘱给予镇痛药物，而这种传统方法的镇痛效果往往不够满意。

（3）完善的术后镇痛会缩短患者术后恢复时间，如开胸患者术后镇痛可明显改善肺功能，肢体手术患者术后完善镇痛则可允许患者早期下床活动，预防下肢深静脉血栓的发生并加快术后肢体功能恢复。

（4）术后完善镇痛会使患者在基本无痛和舒适的状态下度过术后阶段，这就要求医师能根据患者的不同情况灵活选择适当的镇痛药物和方法，一方面提高镇痛效果，另一方面减少可能发生的不良反应。

（5）达到完善术后镇痛的要求，传统间断给药的方法是难以满足的。患者自控镇痛，根据不同的个体需要给予相应的镇痛药物，临床上应根据患者的年龄、手术种类不同而采取个体化的镇痛方案。

（6）经皮神经电刺激早在20世纪60年代便作为一种镇痛手段而备受重视。有研究发现其镇痛效应与电针类似，并具有更长的后效应，临床疗效显著。经皮穴位电刺激则是一种将经皮神经电刺激与传统针灸结合的新型疗法，完美综合二者优点，且具无创、简便、经济等特点。

（7）中药治疗疼痛：临床上具有止痛功效的中药比较多，大多数都是具有活血化瘀、行气止痛的中药，常见中药有元胡、乳香、没药、三棱、莪术、赤芍、当归、川芎、桃仁、红花、香附、蒲黄、五灵脂、益母草等。在临床上具体应用上述止痛的药物需要注意，如果有血虚或者是出血等情况，通常禁止服用。需要根据临床症状配伍合适的中药进行治疗，才能够得到好的效果。

五、围手术期甲亢危象

（一）定义

甲亢危象是一种可危及生命的急症，是由于甲状腺功能极度亢进，以致机体处于难以耐受的高代谢、高消耗及高度兴奋状态。

（二）主要诱因

（1）精神刺激。

（2）感染。

（3）手术前准备不充分。

（三）发生时机和预后

（1）甲亢危象最多发生于术后 12 ~ 36 h。

（2）当围手术期出现不能自制的精神激动、血压增加心率明显增快（140 ~ 160 次 / 分）、体温上升至 40 ℃以上等症状时，就要怀疑发生甲亢危象。

（3）危象进一步发展可发生谵妄、昏迷、大小便失禁、虚脱，最终死于心力衰竭、肺水肿、水电解质紊乱。

（四）处理

甲亢危象一旦发生，治疗上应迅速减轻甲状腺中毒症状，并加强全身支持。

（1）控制心血管症状，应迅速阻滞儿茶酚胺的释放和作用，可在心电图监护下使用 β 受体阻滞药，控制心率。

（2）降低体温。体表降温是最直接、最简单的方法，可用乙醇擦浴、敷冰块等方法。应用丹曲林，此药可选择性地抑制钙离子进入肌浆网，是治疗恶性高热的有效药物，用于控制甲亢危象，取得了良好效果。

（3）迅速减少甲状腺激素释放和合成。应用大剂量抗甲状腺素药物，首选丙硫氧嘧啶。于抗甲状腺素药物治疗后 1 h 内静脉给予大量碘溶液，以阻断激素分泌。

（4）去除诱因。

（5）有感染者使用抗生素。

（6）对症处理包括：① 吸氧、镇静、降温。② 应用大量维生素 B 和 C。③ 纠正水、电解质的失衡。④ 补充能量。⑤ 予以大剂量肾上腺皮质激素。

（五）中医理论与治疗

1. 病因分内外

（1）内因：《三国志·魏书》中："逵前在弘农，与典农校尉争公事，不得理，乃发愤生瘿。"《三因方》述："乃因喜怒忧思有所郁而成也。"《医学入门·脑颈门·瘿瘤》也强调情志因素的重要性，"七情不遂，则肝郁不达，郁久化火生风""因忧所致，故又曰瘿气，令之所谓瘿囊者是也"。《济生方·瘿病论治》亦云："夫瘿病者，多由喜怒不节，忧思过度，而成斯疾焉。大抵人之气血，循环一身，常欲无滞留之患，调摄失宜，气凝血滞，为瘿为瘤。"《圣济总录·瘿瘤门》说："……忧、劳、气则本于七情，情之所至，气则随之，或上而不下，或结而不散是也。"

（2）外因：《杂病源流犀烛》云："西北方依山聚涧之民，食溪谷之水，受冷毒之气，其间妇女，往往生结囊如瘿。"《圣济总录·瘿瘤门》也出现"山居多瘿颈，处险而瘿也"的说法。《外台秘要》与《三因方》中分别载有"冷气筑咽喉，噎塞兼瘿气""此乃外因寒、热、风、湿所成也"。

2. 病机查虚实

（1）多数医者认为，本病多为阴虚火旺或气阴两虚证，是由精神刺激、情志不舒而引发的肝气郁结，进而气郁化火，肝旺克脾，致脾土运化失常，脾虚湿不运化，湿聚成痰，痰气互结所致。久则经脉痹阻，郁而化火，肝肾两虚，阴虚火旺，故诸症尤甚。或情志失调及过度恼怒，以使肝气郁结或上逆，或过度焦虑，则肝脾气结，郁而化火生风动风，风助火势，气火逆，阻于肝经循行之颈部，发为病。

（2）有医者认为肾水亏虚，阴火上乘是甲亢的主要病机，究其原因，皆因正气不足所致。此外，长期劳倦过度及病产后的体虚，或饮食失节，水土失宜，脾胃受损，都可聚痰。也有医者认为甲亢的病机乃是本虚标实，病机之本是阴虚，病机之标为火、郁、凝、血。发病是先天肾阴不足为其本，标实是情志刺激、肝火郁结。

（3）也有医者认为任、冲二脉运行障碍，是发病的主要病机，提出因湿热阻滞，气血失调，可以造成阴阳偏颇而致经络运行不畅，继而发病。

3. 证治要分期

（1）初期：多见肝郁化火证，与情志不遂有关，当清热疏肝、行气散结。主方可予丹栀逍遥散。肝火盛者，加龙胆草、黄芩。胃脘灼痛明显而伴泛酸、烧心者，加黄连、吴茱萸。小便短赤者，加芦根、车前子，或滑石、通草。大便秘结者，加全瓜蒌、槟榔、熟大黄。

（2）初中期：多见阴虚阳亢证，多因喜怒无常、思虑过度所致，当养心柔肝，滋阴潜阳。主方可予天王补心丹。其中耳鸣、腰膝酸软，加女贞子、怀牛膝。心慌心悸，加丹参、牡蛎。心悸失眠，加琥珀、夜交藤。乏力、腹胀，加薏苡仁、陈皮。汗多、消渴，见舌红少苔，脉细数，加沙参、天花粉。头晕，加石决明、天麻。眼突，加丹参、赤芍。

（3）中期：虚实并见，病位由肝累及心、脾、肾，当滋补肝肾，益气生津。主方可予生脉散合杞菊地黄汤。眼突，加石决明、菊花。早泄遗精，加知母、黄柏。女子经少，加当归、何首乌。

（4）后期：甲亢危象，真阴衰竭证。症见神志恍惚，心慌惊悸，面色潮红，汗出如油，口渴欲饮，尿少或无，身热心烦，四肢温暖，舌红干，光剥无苔，脉细数无力。治当育阴潜阳，主方可予三甲复脉汤。汗出较多，加黄芪、防风。心慌，加丹参。

六、围手术期酮症酸中毒

（一）表现

糖尿病酮症酸中毒的表现主要包括高血糖及酮症的表现。

（1）高血糖引起血浆高渗、渗透性利尿、脱水、电解质紊乱等。

（2）酮症可引起渗透性利尿和酸中毒。①酮症酸中毒的发生通常需要数天的时间，病情逐渐加重、厌食、恶心呕吐、尿量增多、呼吸深大。有酮味（烂苹果味）。② 重者出现血容量不足、循环衰竭、昏迷。③ pH < 7.0 时可导致中枢麻痹、肌无力。④ 高渗利尿使血清钾浓度可能正常或稍高些，当使用补液及小剂量胰岛素治疗后，代谢性酸中毒得以纠正，补液后细胞外钾离子迅速转入细胞内，血清钾浓度可急剧下降。

（二）处理方法

（1）血流动力学监测。

（2）开放足够的静脉通路。

（3）液体复苏。扩容可增加组织灌注，纠正和防止组织缺氧，降低血糖和胰高血糖素水平，但不能逆转酸中毒。

（4）应用短效胰岛素单次注射，然后持续输注胰岛素。

（5）经常监测血糖、电解质、碱剩余、渗透压和酮体。

（6）每小时尿量达到 0.5 ml/kg 后即开始补钾、同时补充磷和镁。

（7）pH < 7.0 时可用碳酸氢钠治疗。

（8）脑水肿经常在糖尿病酮症酸中毒的治疗过程中发作，可危及生命。常发于最初的 24 h，成人多于儿童。如果出现脑水肿迹象，可考虑给予甘露醇、过度通气、减慢静脉输液速度等措施。

（三）中医治疗

（1）生地麦冬饮：若患者症状较轻微，存在口渴多尿等症状，可选择清泻肺火的中药，主要包括生地、麦冬、甘草，加入适量清水熬煮，有效缓解酸中毒。

（2）安宫牛黄丸：若患者陷入昏迷状态、神志恍惚、舌苔厚，可选择安宫牛黄丸，具有清毒血效果，效果较好。

（3）五味子龙骨汤：若患者出现皮肤干燥、口干舌燥、面色苍白、大汗不止等表现，需选择五味子、麦冬、龙骨、牡蛎加适量清水熬煮，其主要治疗阴脱阳亡的危急病情。

七、嗜铬细胞瘤围手术期高血压危象

（一）发病机制

肿瘤分泌大量儿茶酚胺，使血管收缩，血压急剧升高，但因血容量不足，又可在儿茶酚胺作用减弱或消退后导致低血压，而低血压又反射性地引起儿茶酚胺分泌增多，血压又迅速上升。肿瘤分泌肾上腺素为主，兴奋β受体后产生血管舒张的效应较强，出现低血压，而在血肾上腺素浓度增高时，兴奋α受体产生高血压。瘤内出血、坏死或栓塞使儿茶酚胺释放迅速减少而致血压下降。在长期高浓度的儿茶酚胺作用下，可引起心肌细胞变性、坏死、纤维化，致儿茶酚胺心肌炎或心力衰竭，也导致血压下降。

（二）风险

（1）发生嗜铬细胞瘤危象时，内科药物治疗常常难以控制。

（2）外科手术治疗如未进行充分的术前准备，手术及麻醉风险极大，死亡率高。

（3）围手术期可因麻醉诱导、气管内插管、咳嗽、搬动体位、切皮、手术探查、分离挤压肿瘤等任何操作，使儿茶酚胺大量分泌，出现血压剧烈升高。

（三）处理

血压超过原水平的 1/3 或 SBP 超过 250 mmHg，即应采取降压措施。

（1）可酚妥拉明静脉推注。

（2）也可选用硝普钠或硝酸甘油静滴。

（3）尼卡地平静注。

（4）根据血压下降情况随时调整，将血压控制于麻醉前水平或稍高即可，不必调至正常。

（5）乌拉地尔、前列腺素等均可用于手术中血压的控制，但效果仍以酚妥拉明最为可靠和有效。

（四）术前中医药治疗

（1）中医上判断为肝阳上亢型的患者，通过平肝潜阳、滋养肝肾的原理进行治疗。可以选天麻、钩藤、杜仲、茯苓等搭配熬制。

（2）若患者肾阴亏损，水不涵木，服用滋阴潜阳汤缓解高血压危象，可以选择玄参、麦冬、牛膝、蝉蜕等熬制汤剂。

（3）瘀血阻滞导致的高血压危象患者，多出现头晕、头痛的症状，感觉胸闷心悸、舌苔厚重紫暗、脉搏细涩。这类患者需要以活血化瘀、理气止痛为治疗方针，选择桃仁、红花、当归、枳壳等。

八、围手术期低体温

（一）原因

（1）室温低。

（2）手术时间长。

（3）手术中冲洗液温度低。

（4）大量快速静脉输注较低温度的液体。

（5）未采取积极的保温和复温措施，很容易发生低体温。

（二）危害

（1）使药物代谢减慢，苏醒延迟。

（2）循环功能衰竭。

（3）凝血功能障碍。

（4）如果发生肌颤，将增加耗氧量，对冠心病患者尤其有害。

（三）处理

对于有低温诱发因素的患者，麻醉中应密切监测体温，静脉输液和冲洗液要加温到40℃使用，准备好复温毯，术中使体温维持在35℃以上。

九、围手术期恶心呕吐

（一）病因

（1）手术、麻醉。

（2）糖尿病、晕动病、早孕、肥胖、低血压、焦虑等。

（3）全麻患者用氧化亚氮、依托咪酯、氯胺酮、阿片类药、新斯的明后易发生恶心、呕吐。

（二）防治

1）去除病因

2）药物治疗

氟哌利多、异丙嗪、胃复安、苯海拉明、昂丹司琼等。

3）中药治疗术后恶心呕吐

（1）八宝红灵丹：组方成分主要为朱砂、明雄黄、真麝香、冰片、硼砂、礞石、牙硝、金箔。此方主要治疗吐泻腹痛、神志昏迷、肢冷脉伏等症状。

（2）白术汤：方中的成分主要包括了白术、白茯苓、半夏、炒神曲，可有效治疗胃气弱，风邪羁绊于脾胃之间导致的恶心欲吐、身重有痰等症状。

（3）茯苓栀子茵陈汤：方中的成分主要为茵陈叶、茯苓、栀子仁、苍术、白术、黄芩、黄连、枳实、猪苓、泽泻、陈皮、汉防己、青皮。可有效治疗恶心欲吐、饮食迟化、小便赤黑、四肢困倦、谷疸、心下痞满、心烦意乱、身体麻木、身目俱黄等症状。

4）经皮穴位电刺激

多项研究表明，术中应用经皮穴位电刺激预防术后恶心、呕吐，效果很好。尤其在妇产科及腹腔镜手术应用广泛。

（刘国凯）

第七节　术后并发症的中西医结合防治规范

一、术后心血管意外的中西医结合防治规范

术后心血管意外是手术患者围手术期并发症和死亡率增加的主要原因，认识其危险因素，及早防治，可减少其发生，改善患者预后、提高生存质量。

（一）术后心血管意外风险的评估与预防

1. 术前

1）术前评估

（1）患者的心血管危险因素。

高危因素：① 心肌梗死后 7 ~ 30 d 且伴严重或不稳定型心绞痛。② 充血性心力衰竭失代偿。③ 严重心律失常，如高度房室传导阻滞，病理性且有症状的心律失常，如室上性心动过速。

中危因素：① 轻度心绞痛。② 心肌梗死史。③ 心力衰竭已代偿。④ 需治疗的糖尿病。

低危因素：① 高龄＞70 岁。② ECG 异常（左室肥厚、左束支阻滞、心电图 ST-T 异常等）。③ 非窦性节律（房颤）。④ 脑卒中史。⑤ 未控制的高血压。

具有 2 ~ 3 个低一级的危险因素可认为是高一级的危险因素。如病史中具有危险因素而后经过手术或介入治疗改善，应以现阶段临床状态为评估依据。

（2）手术风险分级。

高危手术（危险性＞5%）：① 急诊大手术，尤其是老年人。② 主动脉或其他大血管手术。③ 外周血管手术。④ 长时间手术（＞4 h）、大量体液移位和（或）失血较多。

中危手术（1%＜危险性＜5%）：① 颈动脉内膜剥离术。② 头颈部手术。③ 腹腔或胸腔内手术。④ 矫形外科手术。⑤ 前列腺手术。

低危手术（危险性＜1%）：① 内镜检查。② 浅表手术。③ 白内障手术。④ 乳腺手术。

（3）体能状态评估心脏功能：① ＞7 MET，优，手术、麻醉风险小。② 4 ~ 7 MET，中等，一般都能耐受手术与麻醉。③ ＜4 MET，差，手术、麻醉有危险。

2）术前决策

（1）轻危者：直接手术。

（2）中危者：当心功能低下和（或）接受高风险手术，需接受细致的检查和评估，再决定手术，其他情况可直接手术。

（3）高危者：可能需推迟择期手术并干预其心血管疾病。

3）需心脏专科医师参与会诊的问题

（1）是否需进一步的心脏特殊检查（如运动试验、冠状动脉造影等）。

（2）是否需调整药物治疗或安装临时起搏器等以减少围手术期风险。

（3）是否需要先接受介入甚至手术治疗再行非心脏手术治疗。

4）术前防治

通过病史、体格、辅助检查（C反应蛋白、氨基末端前脑钠肽、纤维蛋白原、血红蛋白、心脏超声、冠状动脉螺旋CT、冠脉造影等）评估心血管功能，治疗、控制并存病，改善全身及心脏情况，减轻焦虑、恐惧紧张，提高心血管系统代偿能力。

（1）围手术期心血管药物的调整：他汀类药物、β受体阻滞剂、钙通道阻断药及硝酸盐类药等，应持续使用至手术日晨，术后尽早恢复用药；抗血小板药应兼顾手术出血和心肌缺血风险，使用循证依据相关指南；术中失血、失液可能性大者，术前一天停用ACEI和ARB；使用利血平者，应及早停药。洋地黄：根据心衰体征、心率等决定用药时间和剂量。利尿药：易发生低血钾，术前需补钾纠正。

（2）合并症治疗：心脏病、脑血管病、高血压、糖尿病和肾功能不全（血肌酐 > 150 mmol/L）是高龄患者术后心血管意外的独立危险因素，术前尽量控制。甲状腺功能减退，易发生严重低血压及心动过缓。抗心律失常治疗，心室率快的房颤和房扑、阵发性室上速、频发室性早搏和传导阻滞等。

纠正术前贫血（红细胞压积 < 30%）、低蛋白血症、水、电解质和酸碱紊乱，纠正低血钠、钾、镁。

（3）术前准备：术前焦虑、紧张者，术前给予镇静药并适当增加剂量。

2. 术中

1）术中评估

年龄、术前并存症（心绞痛、心梗、心衰、糖尿病或肾衰等），尤其心血管疾病的严重程度与心功能状态；手术风险分级、手术时间（ > 150 min）、术中出血（ > 1500 ml）、术中低氧（SpO_2 < 90%， > 150 min）；麻醉处理，体液丢失、再分布，以及体温变化等；围手术期监护条件和防治措施等。

2）术中防治原则

合理用药，麻醉深度适宜，及时有效纠正血压、心率或心律变化，避免机体缺氧及电解质紊乱，维持心肌氧供及氧需平衡、防止心肌缺血。

（1）根据病情和手术要求，选择对循环影响最小、生理功能干扰较小的麻醉方法和麻醉药，多采用椎管内麻醉和其他区域麻醉技术联合或替代全身麻醉，可减轻应激，便于术后镇痛。

（2）预防心肌缺血：① 降低心率：心率在较低及正常范围内（50 ~ 80 次/分）。② 维持正常血压：血压基础值 ±20% 范围内。③ 维持正常左室舒张末期容积：可用CVP及PAP监测评估。④ 维持SpO_2、PaO_2、血红蛋白正常稍高水平。⑤ 避免低体温。⑥ 调节血钾、镁至正常范围；控制血糖 < 10 mmol/L，避免低血糖。

（3）严密监测：常规行ECG、无创血压或有创血压、SpO_2、体温、$PETCO_2$监测及血气分析等；中、高危者行中心静脉压、肺动脉压、心输血量、经食管超声心动图监测等。

（4）心律失常的治疗：① 室性早搏及心动过速。查明原因，立即纠正电解质异常、低血压、心肌缺血等并给予利多卡因，无效时可应用适量 β 受体阻滞剂，必要时电复律。② 房颤。在 ECG、血压监测下行药物或电复律。③ 心动过缓。严重的心动过缓（＜40 次 / 分），格隆溴铵、阿托品或麻黄碱治疗，备好经皮起搏器和（或）异丙肾上腺素、肾上腺素等。④ 室颤。立即心脏电除颤及心肺复苏。

3. 术后

1）术后评估

手术、失血、麻醉、禁食、低温、术后疼痛等可致高凝状态、交感 - 肾上腺素系统亢奋、心肌氧供需失衡和炎性反应，均促使心血管意外增加，尤以手术创伤大以及不适当的麻醉和术后镇痛可使其进一步加重。

2）术后防治

（1）适当的术后疼痛治疗：可减轻应激及其相关的不良血流动力学波动及高血糖状态。

（2）中危以上患者接受中风险以上手术者，除心电图、血压、SpO_2 等监测外，术后 3 d 内应接受 12 导联心电图检查和心梗三项（肌钙蛋白、肌红蛋白和肌酸激酶同工酶）测定，积极防治术后高血压、心衰、心梗、心律失常等。

（3）维持术后体液平衡，积极防治感染、贫血、代谢异常等；术后尽早活动，预防栓塞。

（二）心血管意外中医药防治

1. 病因病机

其归为胸痹、心悸、怔忡、真心痛等病证范畴，病机为本虚标实，脏腑气血阴阳亏损、功能失调为本；痰浊、血瘀、寒凝、气滞等痹阻心阳、阻滞心脉为标；诸因素交互为患，心脉不通或心脉失荣则发病；证候以本虚标实、虚实夹杂复合证型为主，本虚以气虚为主，标实以血瘀、痰浊为主，阴虚、气滞、阳虚等证候要素兼见；以气虚血瘀、气虚痰瘀、气阴两虚血瘀、痰瘀互结等证候多见。

2. 辨证分型论治

1）痰浊痹阻证

（1）舌脉：舌苔胖大，边有齿痕，苔浊腻或白滑，脉滑或数。

（2）主症：心胸闷痛痞满，胸闷重而心痛微；次症：口黏乏味，纳呆脘胀，头身困重，痰多体胖。

（3）治法：化痰泄浊、通阳散结。

（4）方药：瓜蒌薤白半夏汤合温胆汤加减。

（5）中成药：① 镇心痛口服液，20 ml/ 次，3 次 /d，疗程 4 周。② 心通口服液，2 片 /d，3 次 /d，疗程 4 周。

2）心阳不振证

（1）舌脉：舌质淡胖，苔白腻，脉沉细弱或沉迟或结代，甚则脉微欲绝。

（2）主症：心胸闷痛时作。次症：形寒心惕，面白肢凉，精神倦怠，汗多肿胀。

（3）治法：温阳宣痹、通络止痛。

（4）方药：参附汤合右归饮加减。

（5）中成药：心宝丸，2～4丸/次，3次/d，疗程4周。

3）气阴两虚证

（1）舌脉：舌红少苔，脉弦而细数。

（2）主症：心胸隐痛，时作时止。次症：气短乏力，声息低微，神疲自汗，五心烦热，口干，多梦。

（3）治法：益气养阴，通脉止痛。

（4）方药：生脉散合炙甘草汤。

（5）中成药：生脉胶囊，2～3粒/次，3次/d，疗程4周。

4）寒凝心脉证

（1）舌脉：舌质淡，苔白滑，脉沉迟或沉紧。

（2）主症：心胸痛，遇寒痛甚，甚则心痛彻背，背痛彻心。次症：形寒，手足欠温，口淡，面色苍白。

（3）治法：温通心阳，散寒止痛。

（4）方药：当归四逆汤合瓜蒌薤白白酒汤、乌头赤石脂丸加减。

（5）中成药：①活心丸，1～2丸/次，3次/d，疗程4周。②麝香保心丸，1～2丸/次，3次/d，疗程4周。③苏冰滴丸，3～5粒/次，2次/d，疗程4周。

5）心血瘀阻证

（1）舌脉：舌紫暗，舌有瘀斑，舌下络脉青紫，苔薄，脉弦涩或结代。

（2）主症：心胸疼痛，如刺如绞，痛有定处，入夜为甚。次症：怔忡不宁，面色晦暗，唇青紫，发枯肤燥。

（3）治法：活血化瘀，通脉止痛。

（4）方药：血府逐瘀汤加减。

（5）中成药：①血府逐瘀口服液（胶囊、丸）：口服液，每次10～20ml，3次/d；胶囊剂，6粒/次，2次/d；丸剂，1～2丸/次，2次/d，疗程均为4周。②复方丹参滴丸（片）：滴丸剂，10粒/次，3次/d，疗程4周；片剂，3片/次，3次/d，疗程4周。③丹七片，3～5片/次，3次/d，疗程4周。④银杏叶口服液（片、胶囊）：口服液，10ml/次，3次/d；片剂，2粒/次，2次/d；胶囊剂，2粒/次，3次/d，疗程均为4周。⑤心脑康胶囊，4粒/次，3次/d，疗程4周。⑥舒胸片，5片/次，3次/d，疗程4周。

6）气滞血瘀证

（1）舌脉：唇舌紫暗，脉弦涩。

（2）主症：胸痛时作，痛无定处，时欲太息，遇情志不遂时诱发或加重。次症：胸胁胀满，善太息，急躁。

（3）治法：理气活血，通络止痛。

（4）方药：血府逐瘀汤。

（5）中成药：①心可舒片，4片/次，3次/d，疗程4周。②精制冠心颗粒，1袋/d，

2～3次/d，疗程4周。③ 冠心丹参片，3片/次，3次/d。④ 保心宁片，2～4片/d，3次/d，疗程4周。

7）心气亏虚证

（1）舌脉：舌质淡，苔薄白，脉虚细缓或结代。

（2）主症：胸痛隐隐，时时而作，动则益甚。次症：气短乏力，神疲自汗，面色少华，纳差脘胀。

（3）治法：补气养心止痛。

（4）方药：保元汤合归脾汤。

（5）中成药：补心气口服液，10 ml/次，3次/d，疗程4周。

8）气虚血瘀证

（1）舌脉：舌淡紫、脉涩细弱。

（2）主症：胸闷心痛，动则尤甚。次症：心悸气短，精神疲倦，乏力，面色紫暗。

（3）治法：益气活血、通络止痛。

（4）方药：补阳还五汤加减。

（5）中成药：① 舒心口服液，20 ml/次，2次/d，疗程4周。②通心络胶囊，2～4粒/次，3次/d，疗程4周。③ 养心氏片，4～6片/次，3次/d，疗程4周。④ 正心泰片，4片/次，3次/d，疗程4周。

3. 其他治法

中药制剂如复方丹参、川芎嗪、红花、黄芪、葛根素、灯盏细辛、丹红、生脉、鱼腥草、双黄连、刺五加注射液等。

4. 外治法

1）围手术期穴位刺激

（1）体针：主穴：心俞，厥阴俞，膻中，内关。辨证配穴：① 痰浊痹阻：间使、丰隆、阴陵泉。② 心阳不振：百会、曲池、足三里、三阴交、气海（除百会外针灸并用）。③ 气阴两虚：足三里、三阴交、列缺、后溪。④ 寒凝心脉：足三里、三阴交、关元、太溪（针灸并用）。⑤ 心血瘀阻：三阴交、太冲。⑥ 气滞血瘀：太冲、膈俞。⑦ 心气亏虚：足三里、气海、心俞、脾俞。

（2）耳针：① 取穴：心、肾、小肠、交感、神门、皮质下、肾上腺等穴。② 方法：任取其中3～4穴，两耳交替针刺，一般留针1 h左右，1次/d。

（3）中药透皮制剂：苏合香、檀香、安息香、沉香、丁香、丹参、川芎、三七、当归、黄芪等制成散剂、膏剂或贴膏剂贴于心俞、膻中、厥阴俞、内关、胸前阿是穴等穴。

（4）穴位注射法：可选复方丹参注射液注射双侧内关、心俞、肺俞等。

（5）激光穴位照射法。

（6）推拿、拔罐疗法：推拿多选内关、心俞、肺俞、膈俞、厥阴俞、肾俞等穴；拔罐取穴有中脘、足三里、膻中等。

2）中药超声雾化吸入疗法

多取川芎、三七、桂枝、降香、荜茇、冰片等中药。

5. 综合治疗

（1）中药内外兼治法：内服外贴、针药联合。

（2）中西医结合疗法：相辅相成，优势互补。

6. 中医药预防

1）养生调护

中医通过情志、饮食、起居、运动等养生调护可预防心血管疾病，如太极拳、气功、按摩、中医药膳等。

2）中医药膳

（1）如人参、黄芪可补益心气；当归、熟地益心血；山药、白术可健脾养心；绿茶、水果均对心血管疾病有预防疗效。

（2）药膳康复、辨证施膳：① 痰浊证。瓜蒌莱菔子粥，全瓜蒌、莱菔子、白米，同煮为粥，1剂/d。② 瘀血证。桃仁山楂粥，桃仁、山楂、大米，1剂/d。③ 寒凝心脉证。薤白粥，薤白、白檀香、粟米（小米），1剂/d。④ 气阴亏虚证。人参银耳粥，人参、银耳，1剂/d。⑤ 心阳不振证：韭菜粥，韭菜子、白米，1剂/d。⑥ 气血不足证。红枣芪肉汤，红枣、黄芪、当归、枸杞、猪瘦肉，1剂/d。

3）中医方剂

经分期诊治，辨证论治后的经方、专病专方、自拟方剂、中成药等对心血管疾病均有预防作用，术前3～5 d可服用，术后继用7～5 d。

4）围手术期静脉应用中药制剂

复方丹参、川芎嗪、红花、黄芪、葛根素、灯盏细辛、生脉、鱼腥草、双黄连、刺五加注射液等，1次/d，共2周。

5）围手术期穴位刺激

可选取针灸、耳针、穴位敷贴、注射等，多取心俞、厥阴俞、膻中、内关等，30 min/次，1次/d，10 d 1个疗程。

6）五行音乐配合穴位按摩

五行音乐根据角、徵、宫、商、羽和肝、心、脾、肺、肾五脏对应，属心的音节为徵音，选取徵调式乐曲，配合穴位按摩。穴位选择：百会、内关、足三里、三阴交。每日聆听音乐配合穴位按摩（120～160次/分）1次，每次30 min，7 d 1个疗程，可干预4个疗程。

7）胸痹足浴方联合耳穴压豆

胸痹足浴方，三七、红花、金银花、玄参、当归、生甘草等，足浴30 min；配合耳穴压豆，选取耳部穴位，以心、肾、神门、皮质下、交感为主穴，肝、脾、胆、胃为配穴，以发热、发胀为宜，留置时间3 d，间隔2 d，4周1疗程。

二、脑血管意外的中西医结合防治规范

CVA又称脑卒中，是指由于急性脑循环障碍引起的局灶性或弥漫性脑神经功能受损，常分

为缺血性脑卒中和出血性脑卒中两大类，围手术期脑卒中以缺血性脑卒中相对多见，多见于心脏大血管、头颈部及大关节置换等手术患者。围手术期 CVA 是少见但严重的并发症，不同程度地延长住院时间、增加术后病死率，并影响患者生活质量。

（一）围手术期脑血管意外的风险评估及预防

1. 术前因素

（1）风险因素评估：具体见表 4-5。

表 4-5　术前 CVA 风险因素

风险因素
年龄＞60 岁
女性
高血压
脑卒中病史
心房颤动
动脉粥样硬化
手术前 6 个月内发生过心肌梗死
血液黏稠度的改变和高凝状态
颈动脉狭窄
COPD
糖尿病
血液透析治疗
急性肾衰竭
吸烟

（2）预防措施：根据上述 CVA 风险因素，给予相应处理，具体见表 4-6。

表 4-6　术前 CVA 预防措施

风险因素	预防措施
高血压	控制术前高血压可同时降低缺血性和出血性脑卒中的发病率
脑卒中病史	建议择期手术至少将手术时间推迟至脑卒中发生后的 1~3 个月；急诊手术术中应严格控制血压并监测脑功能；术前继续预防性使用他汀类或其他降血脂药物
心房颤动	术前维持抗心律失常或心率控制治疗；对高危患者、有 CVA 病史患者，可以采用低分子肝素抗凝治疗。
颈动脉狭窄	有症状的重度颈动脉狭窄患者（狭窄＞70%），择期手术前建议放置颈动脉支架或接受 CEA
COPD	以对症支持治疗为主，改善肺功能、控制呼吸道感染
吸烟	术前戒烟至少 8 周
其他	控制血糖；继续使用降脂药物；权衡继续使用抗血小板药物和抗凝药物的利弊并选择合适的药物、给药方法、给药时机；对术前长期服用 β 受体阻滞剂的患者，术前可口服药物至手术日晨，避免在术前立即开始 β 受体阻滞剂治疗

（3）建议：对高危患者术前进行经颅多普勒超声、脑电图等检查有助于初步预测围手术期缺血性卒中风险，但是预测效用尚未确定。近期或以往 CVA 病史是围手术期脑卒中最重要的危险因素，应将这种风险告知手术患者和家属。对术前使用抗血小板药物和抗凝药物的患者，应根据病情、药物等权衡利弊。

2. 术中

（1）风险因素评估：术中 CVA 的发生，与手术类型、急诊手术、麻醉方式、手术持续时间、术前患者状况、术中低血压等因素相关，具体见表 4-7。

表 4-7　术中 CVA 风险因素

风险因素	具体内容
手术类型	心脏瓣膜手术、冠脉搭桥手术、髋关节成形术、外周血管手术、CEA 等手术患者围手术期脑卒中发生率高
手术体位	沙滩椅位肩关节术中常因体位性低血压、颈部过度屈曲导致脑血流降低、促使血栓形成等因素可能发生 CVA
麻醉方式	区域麻醉可降低脑卒中风险，尽管收效甚微
低血压	术中低血压为 CVA 的独立危险因素
β 受体阻滞剂	非心脏手术患者术中使用 β 受体阻滞剂有增加 CVA 的风险
其他	急诊手术、手术时间过长、贫血和术中出血导致脑缺氧性损伤、输血、低二氧化碳血症增加脑血管阻力、高碳酸血症也可能通过窃血现象而损害脑区的脑血流均可能增加脑卒中风险

（2）预防措施：具体见表 4-8。

表 4-8　术中 CVA 预防措施

预防措施	具体措施
维持循环稳定	一般认为，术中血压应根据术前基础值调控，应将平均动脉压或 SBP 控制在不低于基础值的 20% 范围内
控制血糖	术中应控制血糖，使术中血糖水平维持在 7.8 ~ 10 mmol / L
β 受体阻滞剂	术中应用美托洛尔与围手术期 CVA 有关，如术中必须使用 β 受体阻滞剂，应使用其他 β 受体阻滞剂，以避免增加围手术期 CVA 风险
其他	手术中尽量减少栓子的产生，维持血液中二氧化碳处于正常水平可能会防止脑血管损害，缩短手术时间

（3）建议：术中维持血流动力学的稳定，避免高血压或低血压的多次发生。选择合适的麻醉及手术方法，术中密切监测，维持良好的脑灌注。

（二）脑血管意外治疗

（1）控制 CVA 危险因素，去除病因，对症支持治疗，脑保护治疗。

（2）对急性缺血性卒中患者，依据患者病情、严重程度、脑卒中部位权衡利弊，决定是否行重组组织型纤维溶酶原激活剂溶栓干预措施。

（3）必要时介入或手术治疗。

（三）脑血管意外中医药防治

1. 辨证分型

中医学将CVA命名为脑卒中或脑中风，本病的病理基础为肝肾阴虚，病位在脑；风、火、痰、瘀、气、虚、热是其病理因素；总属阴阳失调，气血逆乱是致病因素；中医药治疗当以祛邪为主，常用平肝息风、清热化痰、化痰通腑、活血通络、醒脑开窍等治法，根据病的轻重浅深辨中经络、中脏腑。

1）中经络

中风病不伴神智昏蒙。

（1）肝阳暴亢：证见半身不遂、偏身麻木，口舌歪斜，舌强语塞或不语，眩晕头痛，面红目赤，口苦咽干，心烦易怒，尿赤便干，舌质红或红绛，舌苔薄黄，脉弦有力。

（2）风痰瘀阻：证见半身不遂，口舌歪斜，舌强言塞或不语，偏身麻木，头晕目眩、痰多而黏，舌质暗淡，舌苔薄白或白腻，脉弦滑。

（3）痰热腑实：证见半身不遂，舌强语塞或不语，口舌歪斜，偏身麻木，腹胀，便干便秘，头晕目眩，咯痰或痰多，舌质红或暗红，苔黄或黄腻，脉弦滑或偏瘫侧弦滑而大。

（4）气虚血瘀：证见半身不遂，口舌歪斜，言语塞涩或不语，偏身麻木，面色㿠白，气短乏力，口流涎，自汗出，心悸便溏，手足肿胀，舌质暗淡，舌苔薄白或白腻，脉沉细，细缓或细弦。

（5）阴虚风动：证见半身不遂，口舌歪斜，言语塞涩或不语，偏身麻木，烦躁失眠，手足心热，舌质暗红，少苔或无苔，脉细弦或细弦数。

（6）络脉空虚：证见手足麻木，肌肤不仁，或突然口眼㖞斜，语言不利，口角流涎，甚则半身不遂；见恶寒发热，肢体拘急，关节酸痛等症，舌苔薄白，脉浮弦或弦细。

2）中脏腑

中风病伴有神智昏蒙。

（1）痰热内闭：起病急骤，证见神昏，半身不遂，鼻鼾痰鸣，肢体强痉拘急，项背身热，躁扰不宁，甚则手足厥冷，频繁抽搐，偶见呕血，舌质红绛，舌苔黄腻或干腻，脉弦滑数。

（2）痰蒙清窍：证见神志昏蒙，半身不遂，口舌歪斜，言语塞涩或不语，肢体松懈，瘫软不温，痰声漉漉，面白唇暗，舌质黯淡，舌苔白腻，沉滑缓。

（3）元气败脱：证见昏迷不醒，目合口张，肢体瘫软，手撒肢冷、周身冷湿，二便失禁，舌痿，舌质紫暗，呼吸短促或间歇止，脉微沉缓或欲绝。

2. 辨证施治

多运用经方加减、专病专方等。

1）中经络

（1）肝阳暴亢：平肝潜阳，泻火通络，方用天麻钩藤饮加减。

（2）风痰瘀阻：息风涤痰，活血通络，方用半夏白术天麻汤加减。

（3）痰热腑实：清热涤痰，通腑泻热，方用星蒌承气汤加减。

（4）气虚血瘀：益气活血，扶正祛邪，方用补阳还五汤加减。

（5）阴虚风动：镇肝息风，滋阴潜阳，方用镇肝熄风汤加减。

（6）络脉空虚：祛风通络，养血和营，方用大秦艽汤加减。

2）中脏腑

（1）痰热内闭：清热化痰，醒神开窍，方用羚羊角汤加减。

（2）痰蒙清窍：温阳化痰，醒神开窍，方用涤痰汤加减。

（3）元气败脱：益气回阳固脱，方用参附汤、独参汤加减。

3. 其他治法

（1）单味中药或提取物：丹参、川芎、红花、人参、三七、黄芪、白及、天麻、钩藤、竹沥等。

（2）中成药复方：丹参、川芎嗪、血栓通、红花、参附、参麦、灯盏细辛、刺五加、醒脑静、清开灵等注射液，西黄丸、安脑丸、人参再造丸和华佗再造丸等。

（3）穴位刺激治疗：如体针、电针、陶针、耳针、刺血疗法等，常取穴位有人中、内关、三阴交、极泉、尺泽、阳陵泉、风府、气舍等。

（4）灌肠：可用安宫牛黄丸或承气汤类，或以辨证方制成药液。

（5）推拿：适用于半身不遂的病症。其手法可用推、拿、攘、接、擦、捻、搓。取穴有风池、肩井、肩髃、天井、手三里、合谷、环跳、阳陵泉、委中、承山。部位：面部、背部及四肢，以患侧为重点。

（6）刮痧：对中经络的患者，可取平脊穴、膀胱经及四肢诸阳经所过之处进行刮痧治疗以疏畅气血，对血压偏高者可加取桥弓及足底（以涌泉为主）。

（7）点舌：主要用于中风昏迷患者的救治。将紫雪丹、至宝丹、安宫牛黄丸或苏合香丸等药物用水化后，用消毒棉签蘸药液不停地点舌，以达到药物从舌下吸收目的。

（8）贴敷：包括穴位贴敷疗法、敷脐疗法等，可用辨证所选方药或单验方敷贴。

（9）药枕：如石膏枕（生石膏适量，打碎后装入枕芯，令患者枕之，用于脑出血急性期）、菊丹芎芷枕（菊花、牡丹皮、川芎、白芷共研末，装入枕芯，令患者枕之，用于脑出血患者的恢复期或缺血性脑梗死患者急性期）等。

4. 综合治疗

（1）中药内外兼治法：内服外贴、针药联合，根据病情联合灌肠、推拿、刮痧、点舌、药枕等疗法。

（2）中西医结合疗法：西医治疗根据缺血性脑卒中或出血性脑卒中以神经保护、对症支持、防治并发症为主，必要时行介入或手术治疗。中医则辨证施治，标本兼治，中西医结合相辅相成，优势互补。

5. CVA 中医预防

（1）辨证预防脑卒中：患者的中医体质类型均有瘀血体质，缺血性脑卒中以气虚质、阴虚质和痰湿质居多，出血性脑卒中以阳盛质、痰湿质居多，根据不同体质进行中药或饮食调理。

（2）围手术期静脉应用中药制剂：如复方丹参、川芎嗪、血栓通、红花、参附、参麦注射液等，1次/d，7d为一个疗程。

（3）贴敷：可用辨证所选方药或单验方行穴位贴敷疗法或脐疗法等，1次/d。

（4）围手术期穴位刺激：针灸、电针、温针等，多取百会、印堂、曲池、足三里、阳陵穴等调神通络，留针30 min，1次/d，7～10 d为1个疗程。

三、肺部感染的中西医结合防治规范

肺部感染是由多种病原体所引起的终末气道、肺泡及肺间质的炎性反应，是术后的常见并发症。术后肺部感染的发生会延长患者住院时间、增加住院费用，甚至发展成为呼吸衰竭，对患者术后生活质量及生存率造成极大影响。

（一）围手术期肺部感染风险的评估与预防

1. 术前因素

（1）风险因素评估：具体见表4-9。

表4-9 术前肺部感染风险因素

风险因素
年龄≥60岁是术后肺部感染的独立风险因素
慢性肺部疾病
吸烟史
肥胖
营养不良
其他系统合并症：高血压、脑卒中、糖尿病、冠心病、贫血、心功能不全、肾功能不全等

（2）预防措施：根据上述肺部感染风险因素，给予相应处理，具体见表4-10。

表4-10 术前肺部感染预防措施

风险因素	预防措施
年龄	针对年龄≥60岁患者，术前对患者重要功能脏器、基础疾病、全身状况进行全面评估，积极治疗合并症。
慢性肺部疾病	合并COPD等慢性肺部疾病患者，术前全面复习病史、常规进行肺功能检查及肺部影像学检查，评估肺部感染风险；积极治疗肺疾病、进行呼吸功能锻炼、改善肺功能、控制呼吸道感染。
吸烟史	术前戒烟至少6周
肥胖	对肥胖患者，尤其是病态肥胖患者术前进行肺功能、动脉血气检查及屏气试验等以评估肺功能及其储备能力；改善肺功能，存在低氧血症等异常时采取必要的干预措施。

风险因素	预防措施
营养不良	对患者进行全面的营养评估，并根据患者营养风险状况及胃肠功能等综合判定予以肠内或肠外营养支持治疗，对减少术后肺部感染有重要意义
其他系统合并症	合并高血压、CVA、糖尿病、冠心病、贫血、心功能不全、肾功能不全者，术前积极治疗

（3）建议：对术前存在肺部感染风险患者，进行肺功能、动脉血气检查及肺部影像学检查等以全面评估肺部感染风险，积极改善肺功能并治疗合并症。

2. 术中因素

（1）风险因素评估：肺部感染的发生，与手术类型、手术方式、手术持续时间、麻醉方式、术中失血量、输血、术中低体温等因素相关，具体见表 4-11。

表 4-11　术中肺部感染风险因素

风险因素	风险内容
手术类型	上腹部手术患者肺部感染发生率高
手术方式	开腹手术较微创手术肺部感染发生率高
手术持续时间	手术持续时间为术后肺部感染发生的独立危险因素，手术持续时间越长，肺部感染发生率越高。
麻醉方式	全身麻醉气管插管有增高肺部感染的风险
术中失血量	术中失血量过多会导致机体免疫功能低下、严重贫血及低蛋白血症导致的肺组织水肿及换气功能降低都会增加术后肺部感染风险的风险
输血	输血是患者术后肺部感染的独立危险因素
术中低体温	术中低体温可影响机体免疫功能，导致术后肺部感染增加

（2）预防措施：具体见表 4-12。

表 4-12　术中肺部感染预防措施

风险因素	预防措施
手术方式	在条件允许的情况下，应优先选择机器人或腹腔镜等微创式式
手术持续时间	做好充分的术前准备，在保证手术效果的情况下尽量减少手术时间
全身麻醉气管插管	避免侵袭性操作、插管深度较深，减少术后气管导管留置时间
术中失血	采取微创式等尽量减少术中失血量，对术中失血量大的患者积极采取措施预防感染的发生
输血	在围手术期尽量做到术前补充因生理性或病理性丢失的液体、缩短手术时间、有效控制术中失血，避免或减少输血
术中低体温	术中使用保温毯、加温输液、使用温水冲洗腹腔等维持患者体温

（3）建议：做好充分的术前准备、尽量选择微创式、缩短手术时间、减少术中出血及保温等。

3. 术后因素

（1）术后风险因素评估：肺部感染风险因素具体见表 4-13。

表 4-13 术后肺部感染风险因素

风险因素	风险内容
术后卧床时间	术后卧床时间越长,肺部感染发生率越高
术后疼痛	术后疼痛影响患者早期呼吸功能训练、咳痰及下床活动,增加肺部感染发生率
留置鼻胃管	术后长时间放置鼻胃管使患者难以进行有效的咳嗽、咳痰及呼吸锻炼,影响患者早期进食,延缓患者术后康复,同时也会增加术后肺部感染发生的风险

（2）预防措施：具体见表 **4-14**。

表 4-14 术后肺部感染预防措施

风险因素	预防措施
术后卧床时间	术后早期适量床上活动或下床活动
术后疼痛	术后给予多模式充分镇痛
留置鼻胃管	尽早拔除鼻胃管

（二）术后肺部感染治疗

（1）控制肺部感染危险因素,去除病因,对症支持治疗。

（2）根据病原体对症控制感染。

（3）雾化吸入治疗。

（三）肺部感染中医药防治

1. 辨证分型

肺部感染中医属风温肺热病。风热病邪是本病的主要病因,病位主要在肺,可涉及心、胃、大肠、肾等。病机是正气不足、加以感受外邪而成,中医药治疗当以祛邪扶正为原则。可分为下列证型。

（1）风热犯肺：见于风温肺热病初期,证见发热,咳嗽,痰黄或白黏稠,微恶风寒,头痛咽痛,舌边尖红,舌苔薄白或黄苔,脉浮数。

（2）痰热壅肺：证见恶寒发热,咳嗽气喘,胸痛,舌红苔黄腻,脉滑数或洪数。

（3）肺热腑实：证见发热口渴,咳嗽喘促,腹满胀痛,舌红苔黄燥,可伴有神昏谵语,舌红,脉滑数或弦数。

（4）阴虚肺热：证见口渴咽干,低热缠绵,面色潮红,干咳无痰,或痰少而黏不易咯出,舌质红而干,苔少或光剥,脉细数。

（5）肺脾气虚：证见低热无力,自汗,畏风寒,气短喘促,舌淡苔白,或舌苔花剥,脉弱。

（6）热闭心包：证见咳嗽,发热口渴,气粗带喘,胸闷,痰中见血,烦躁不安,时有谵语,或昏迷抽搐,唇甲紫绀,舌红绛,无苔,脉弦数或洪数。

（7）阴竭阳脱：证见大汗淋漓,高热骤降,气急鼻煽,唇甲紫绀,烦躁不安,神志不清,面色苍白，肢冷唇青，舌质黯，脉微细欲绝。

2. 辨证施治

（1）风热犯肺：辛凉解表，清宣肺热，方用银翘散加减。

（2）痰热壅肺：清宣肺热，化痰降逆，方用麻杏石甘汤合千金苇茎汤加减。

（3）肺热腑实：清肺化痰，通腑泄热，方用宣白承气汤加减。

（4）阴虚肺热：养阴清热，润肺止咳，方用沙参麦冬汤加减。

（5）肺脾气虚：补肺健脾，调和营卫，方用参苓白术散加减。

（6）热闭心包：清心凉营开窍，方用清营汤合菖蒲郁金汤加减。

（7）阴竭阳脱：回阳救逆，益气敛阴，参附龙牡汤合生脉散加减。

3. 其他治法

（1）单味中药或提取物：甘草、金银花、鲜竹沥、化橘红、蒲公英、败酱草、鱼腥草等。

（2）中成药：银翘解毒丸、双黄连口服液、鱼腥草口服液、复方鲜竹沥液、清肺消炎丸、清肺抑火丸、养阴清肺丸、安宫牛黄丸等。

（3）针灸：体针选穴多以手太阴、手阳明经穴为主，根据病情之虚实分别用补泻之法，常取肺俞、尺泽、合谷、鱼际、曲池、大椎、太溪、外关、脾俞等；高热者取大椎、十宣穴，可用点刺放血。耳针可选肺、气管、神门、肝、皮质下、心、肾上腺等穴，并可用王不留行子压贴耳穴。

（4）穴位注射：选肺俞、大椎、曲池、定喘、风门等。

（5）雾化吸入：用鱼腥草注射液通过超声雾化器将药液喷入呼吸道。

（6）刮痧：取胸、背部脊柱两侧和肩胛区，刮至皮肤充血，可用于发热神昏者。

4. 综合治疗

（1）中药内外兼治法：针药联合。

（2）中西医结合疗法：西医治疗根据病原体控制感染、雾化吸入、降温等对症治疗。中医则辨证施治，标本兼治，中西医结合相辅相成，优势互补。

5. 肺部感染中医药预防

（1）辨证预防：根据不同体质进行中药或饮食调理，以提高机体抗御外邪能力。

（2）围手术期：应用板蓝根、大青叶等水煎服，1次/d，7d为一个疗程。

（3）中医药膳：金银花9g、鲜芦根30g、冰糖适量，煎汤代茶，可清热生津。

（4）积极锻炼身体，提高机体免疫力。

四、术后肝肾功能衰竭的中西医结合防治规范

（一）术后肝功能衰竭

术后肝功能衰竭（post operative liver failure，POLF）是指术后几天内突然发生大量的肝细胞坏死或出现肝暴发性衰竭，伴快速进行性黄疸、凝血功能障碍、肝性脑病、多器官功能障碍等的一种综合征，病死率高达50%，也是肝胆系统手术后主要并发症和死亡原因之一。因此，

围手术期进行有效的评估及防治可以大大降低术后患者的病死率，提高生存质量。

1. 术后肝衰竭风险的评估与预防

1）术前

已知的术前危险因素会增加术后肝衰竭的发病率，包括 70 岁以上男性、肝硬化、肝纤维化、肝炎（病毒性或脂肪性或其他）、阻塞性胆汁淤积、术前化疗（奥沙利铂、伊立替康等）、术前低白蛋白血症等。原位肝移植是术后肝功能衰竭的最佳治疗方案，但由于供肝稀缺、受体入选标准苛刻，仅能应用于少数患者。

（1）肝功能储备的术前评估：准确评估术前肝功能储备是避免出现术后肝衰竭的关键之一。临床常用术前肝功能评估指标具体见表 4-15 和表 4-16。

表 4-15　术前肝功能评估指标

评估指标	具体内容
酶学标志物	谷丙转氨酶、谷草转氨酶、碱性磷酸酶、谷氨酰转移酶、乳酸脱氢酶等
肝脏特异合成蛋白	血浆白蛋白、PT、INR；凝血因子 V、Ⅶ、Ⅷ、Ⅸ、Ⅹ 等
肝功能定量试验	吲哚氰绿清除试验；13_C-尿素呼气试验；利多卡因清除试验等
综合评分系统	Child-Pugh 评分；终末期肝病模型评分
肝体积评估	影像学重建技术；CT 三维成像；预测残肝体积

表 4-16　Child-Pugh 分级表

临床生化指标	1分	2分	3分
肝性脑病（级）	无	Ⅰ～Ⅱ期	Ⅲ～Ⅳ期
腹水	无	易消退	难消退
总胆红素（μmol/L）	<34	34~51	>51
白蛋白（g/L）	>35	28~35	<28
凝血酶原时间延长（s）	<4	4~6	>6

Child-Pugh 分级标准，一共分为三级：A级：5～6分，B级：7～9分，C级：≥10分。

（2）术前预防：充分术前准备，改善肝功能和全身营养状况。① 术前抗病毒治疗：对术前有病毒性肝炎的患者进行抗病毒治疗。② 高糖、高蛋白、充足的维生素饮食，有利于增加肝糖原的储备、提高血浆蛋白、减少糖异生和蛋白质消耗；对全身营养不良或食少消化功能低下者，应行辅助性低磷脂肪乳 TPN 治疗，糖脂比 2：1 为宜。若血浆蛋白低，血红蛋白不足 100 g/L 者，可经静脉补充血浆、白蛋白、氨基酸、足量的维生素 B、维生素 C、维生素 K 和新鲜血等；力求达到白蛋白 >30 g/L，总蛋白 >60 g/L，血红蛋白 >110 g/L，红细胞 >$3.15×10^{12}$/L，凝血酶原时间正常，腹水消退后，再行手术比较安全。③ 术前 1～3 d 预防性应用广谱抗生素和肠道杀菌剂，有利于防止肠道细菌易位增加感染的机会。④ 运用中医进行术前预防：情志调理：肝病本受七情干扰，兼面对肝脏大手术，大多患者有害怕焦虑的心理，肝失疏泄，谋虑失焉，决断无常则肝气郁结。患者多表现为情绪消沉、郁闷不乐，宜疏肝解郁为治则，可选用逍遥散加减（柴胡、白芍、当归、云苓、白术、炙甘草、郁金），配合心理疏导，以减轻手术应激不良反应。调补气血：肝病体质患者多表现疲倦、虚弱、贫血等症，《灵枢·本藏》谓："人之血气精神者，所以奉生而周于生命者也"。应用健脾益气养血，予四君子汤加味以扶脾土抑肝木，增强抗病能力，减轻应激反应。肠道准备：肝脏手术前必须做好肠道准备，中医下法具有除满消胀、荡涤肠胃、推陈致新的作用。体质壮实者可用大承气汤（大黄、芒硝、枳实、厚朴），体弱者予五仁丸加味（桃仁、杏仁、郁李仁、火麻仁、柏子仁、陈皮），服后大便 3～4 次即可。

2）术中

（1）术中危险因素：包括术中失血多、术中输血、手术时间长、缺血、阻塞性胆汁淤积、扩大肝切除术、残肝体积小等。

（2）术中预防措施：① 限制肝切除范围。可根据术前肝储备功能的检测结果和术中观察肝脏病变程度确定切肝范围。② 缩短阻断肝血供时间。③ 减少术中失血、缩短手术时间。④ 保证术中呼吸、循环稳定、充分供氧、避免较长时间低血压，对于防止术后肝衰和其他并发症有重要意义。⑤ 术中可辅以电针刺进行肝脏保护。电针刺合谷可抑制血清谷丙转氨酶升高，抑制炎性因子 TNF-α 和 IL-6 的释放；经皮穴位电刺激双侧足三里、三阴交、内关和曲池，能抑制开腹肝叶切除术患者肝门阻断后肝转氨酶和 TNF-α 的升高。电针内关穴可显著减轻脂肪酶引起的肝损伤生化指标升高和中性粒细胞浸润，在术中、术后发挥肝保护作用。

2. 术后肝衰竭的治疗

术后肝衰竭的支持治疗具体见表 4-17。

表 4-17　术后肝衰竭的支持治疗

临床表现	治疗或管理
黄疸	排除胆道梗阻，置入支架
血流动力学支持	采用胶体早期复苏，升压药物
肾功能不全	肾脏替代治疗、血液透析
凝血功能障碍	新鲜冰冻血浆
营养状态	早期肠内营养支持，TPN
疑有感染	早期应用抗生素
腹水	呋塞米+螺内酯，穿刺引流
脑病	利福昔明+乳果糖
门静脉高压	考虑早期滴注奥曲肽

3. 术后肝衰竭的中医药防治

术前需联合多种检查，识别高危患者，预测术后出现术后肝衰竭的风险。

1）中医药预防术后肝衰竭

（1）治病先治气：患者多有伤口疼痛、低热、胸闷腹满不舒，情绪不畅、大便不通、舌质瘀黯、脉象涩滞等。究其原因，手术应激时期，肝失条达，气机失调。宜采用疏肝理气、活血、通里泄热的方法，使肝气条达、气血通畅，则瘀血浊气郁热自除。在禁食期予针刺、加味大承气汤灌肠理气通腑，进食后应用四逆散、小柴胡汤或大柴胡汤加减。

（2）治肝须理脾：术后患者多见腹胀纳差、食欲不振等诸症。故治疗中当以疏肝健脾、扶土抑木为大法，可用四磨汤加味（党参、乌药、沉香、槟榔、白术、川楝子）。

（3）审证以求属：肝内胆管结石病例多合并胆总管结石，患者有不同程度黄疸但属阻塞性，肝功能损害较轻，术中切肝时间短、出血少，术后多存在腹胀、发热、身目黄疸、口干口苦、舌偏红苔黄浊、脉弦数等症，实证居多，治以疏肝理气清热利湿为主，可予茵陈蒿汤合大柴胡汤加减。良性肝肿瘤切除病例肝脏背景良好，肝功能多正常，无黄疸，应视术中情况指导术后处理，如肝门阻断时间长、出血多，术后注意调补气血。肝癌病例病情复杂，术中多需行肝门血流阻断，存在再灌注损伤，以及不同程度出血等创伤。术后早期少气乏力、面色淡白，因术中失血耗气所致，术毕即可滴注参麦注射液急补元气扶正；术后患者出现发热、腹胀、尿赤便结、舌苔黄、脉数等气滞腑实化热见证，初用针刺足三里、内关，并以大承气汤灌肠，待腑气通后口服大柴胡汤疏肝泄热。

2）中医药治疗术后肝衰竭

多以清热解毒、活血化瘀为法。肝为生痰之枢纽，百病皆由痰作祟，肝衰竭主要病理以毒、瘀、痰交结为主，肝病日久，克伐脾胃，上行于脑及心包，下涉于肾，累及血脉受损，三焦俱病，对本病的治疗，宜采用清热解毒、凉血活血、豁痰开窍之法，辨证和辨病相辅，早期诊断、早期治疗可提高本病疗效，降低病死率，从而显著改善患者预后。

（1）中药方剂内治法：肝衰竭治疗时以清热解毒、活血化瘀、开窍醒脑为主。对肝衰竭的治疗，《景岳全书》记载："不可以黄为意，专用清利，但宜调补心脾肾之虚，以培血气，血气复则黄必尽退。"① 扶正补虚法：补肾生髓成肝，适用于治疗精虚瘀黄的阴黄证。② 解毒凉血活血法：凉血解毒化瘀方：赤芍 60～150 g，茵陈 30～90 g，茜草和豨莶草各 30～45 g，白花蛇舌草 20～30 g，栀子 9～12 g，丹参 30 g，炒白术 30 g，白及 15 g。益气解毒化瘀方：炙黄芪、丹参、白术各 30 g，茵陈 30～60 g，炙附子 10～15 g，茜草、豨莶草各 30～45 g，鸡内金 20 g，虎杖 15～30 g，太子参 15 g。均按 1 剂/d，水煎至 250～300 ml，分 2 次温服。清热利湿法：行人工肝联合肝脾疏络饮治疗。

（2）中药方剂外治法：用解毒化瘀汤联合中药保留灌肠（大黄、乌梅）治疗肝衰竭，发现该疗法在改善患者肝功能、防治肝性脑病方面疗效显著。

（二）术后肾功能衰竭

急性肾衰竭是指肾小球滤过率突然或持续下降，引起氮质废物体内储留，水、电解质和酸碱平衡紊乱，所导致各系统并发症的临床综合征，常发生在术后数小时或数天内。2005 年将急性肾衰竭命名为急性肾损伤（acute kidney injury，AKI）：肾功能（肾小球滤过功能）于 48 h 以内下降，表现为血肌酐绝对值增加超过 0.3 mg/dL（≥26.5 μmol/L），或增加≥50%（达到基线值的 1.5 倍），或尿量小于 0.5 ml/（kg·h）持续超过 6 h（排除梗阻性肾病或脱水状态）。

目前，AKI 在围手术期最常见，其中心肺旁路术后 AKI 的发生率最高，占医院获得性 AKI 的 18% ~ 47%。围手术期相关 AKI 可以增加围手术期病死率，且随着 AKI 分级升高，围手术期病死率也随之升高。因此，早期识别围手术期 AKI 危险因素，并给予相应的预防措施对改善患者的预后至关重要。

1. AKI 风险的评估与预防

1）术前

已知的术前危险因素会增加 AKI 发病率，包括年龄 > 55 岁；男性；不稳定性充血性心衰；存在腹水；需要口服药物治疗或胰岛素治疗的糖尿病；高血压；轻度或中度围手术期肾功能不全；利尿剂、造影剂、有肾毒性的药物（如部分抗生素）等。

（1）肾功能术前评估：具体见表 4-18。

表 4-18　术前肾功能评估

评估项目	评估内容	
肾小球功能	肾小球滤过率：菊粉清除率；内生肌酐清除率；放射性核素肾小球滤过率测定；血 β_2 微球蛋白浓度（β_2 microglobulin，β_2-MG）；血肌酐及尿素氮浓度测定	
肾小管功能	近端肾小管功能	肾小管葡萄糖最大重吸收量；肾小管对氨基马尿酸最大排泌量；酚红排泄试验；
	远端肾小管功能	尿浓缩与稀释试验
	肾小管浓缩稀释功能	尿莫氏试验；禁水与饮水试验；自由水清除率
	肾小管酸化功能	测尿 pH 和净排酸量、HCO_3^-、可滴定酸、尿氨；氯化铵负荷试验（酸负荷试验）；碳酸氢根负荷试验（碱负荷试验）
肾血流量测定	测对氨基马尿酸清除率；滤过分数	

（2）术前预防：术前准备的基本原则是保护肾功能，维持正常的肾血流、肾小球滤过率、水电解质平衡，改善患者的营养状况。对不可改变的风险（如年龄、性别、病史等）仔细标注；对可以改变的风险，如药物使用进行干预，至少术前 24 h 停用 ARBs 或 ACEI，以增强患者对麻醉和手术的耐受力，提高患者在麻醉、手术中的安全性，降低术中、术后医源性肾脏并发症。

①改善患者的营养状况：纠正严重贫血、低蛋白血症等。②纠正紊乱的生理功能和治疗并发症：补充有效血容量，维持正常的肾血流量和肾小球滤过率；纠正水、电解质和酸碱代谢失衡；避免和慎用影响肾血流量的缩血管药；避免使用肾毒性药物（庆大霉素、甲氧苯青霉素）；合并有高血压或糖尿病者，术前必须有效控制血压或血糖及相关并发症。③早期识别 AKI：血肌酐和尿量只有在有活性的肾单位损伤超过 50% 时才开始出现变化，新的损伤标记物如中性粒细胞明胶酶相关载脂蛋白可以最早在损伤 2 h 后发生改变，因此结合使用肾损伤标记物和传统评估肾功能的肌酐可以更好地发现亚临床 AKI。④术前运用中医药调理预防 AKI。顺应四时：中医认为春夏养阳，秋冬养阴。一方面，需保养肾气，以助养护人体脏腑之阳；另一方面，利用夏季阳气旺盛之时，采用积极的手段，鼓舞体内阳气，保养肾气，去除阴寒之邪，对肾脏病

等慢性疾患的加重与进展可以起到预防作用，即"冬病夏治"。情志健康：平和的心态，放松的心情，处事泰然，有助于周身气机的调畅，气血充和，则有利于肾脏健康。科学饮食：养肾、护肾饮食，坚持"少""好""淡""鲜"四字原则。谨慎起居：防止外感，避免劳累，远离毒物。适度锻炼：适量运动有助于锻炼身体功能，以免增加肾脏负担。

2）术中

术中危险因素有患者术中容量不足、围手术期低血压事件、低血容量和尿路梗阻可能会诱发术后 AKI。此外，创伤较大的手术、急诊手术、体外循环后的心脏大血管手术等手术类型也易诱发术后 AKI。

（1）患者分层管理：慢性肾脏病（chronic kidney disease,CKD）患者发生 AKI 的风险最高，应根据术前肾功能的情况给予分层管理，包括维持机体内环境稳定、控制血压及液体平衡等。轻度肾功能异常（CKD 1～2 期）：注意维持机体内环境稳定，保护肾功能。CKD 3 期：药物清除率降低，除了注意围手术期肾功能保护外，还应注意控制麻醉药的剂量，权衡肾毒性药物的使用利弊。晚期肾功能异常（CKD 4～5 期）：围手术期更易合并其他器官功能障碍，因此还需注意加强其他器官功能支持，慎重选择手术方式（如缩小手术范围、避免体外循环等）、缩短手术时间以减少肾脏进一步损伤的风险。

（2）保持血流动力学稳定。合理控制血压：保持足够的平均动脉压对维持肾功能、确保足够的肾脏灌注压以及肾小球压力梯度非常重要。使用升压药物时应注意监测平均动脉压达到 60～65 mmHg，才能保证肾脏氧供和肾小球滤过率，老年人和高血压患者平均动脉压的目标值应该更高（＞75 mmHg）。液体管理：以目标导向为基础的液体治疗可以降低围手术期 AKI 的发生率，即以心输出量为目标值，避免液体过负荷。液体超负荷与死亡率增加相关。术中可辅以电针刺进行肾脏保护：针刺双侧合谷、足三里、太溪可使患者血肌酐水平降低，肾小球滤过率水平升高，从而发挥肾保护作用。此外，经皮穴位电刺激合谷、足三里、三阴交、曲池进行（刺激强度 3～5 mA，频率 2/100 Hz 疏密波）联合全麻，可有效改善术中肾脏血液的血流动力学变化，减轻肾脏的缺血再灌注损伤，加速肾脏功能的恢复。

3）术后

术后危险因素包括低血容量（出血或失水）、肾缺血、炎症、腹内压升高、心输出量下降、血管舒张、暴露于肾毒素、发生尿路梗阻、急性肺损伤、机械通气等。

（1）术后预防措施：维持足够的器官灌注，对术后早期的低血压进行治疗、维持体液平衡；治疗高血糖（目标血糖＜10 mmol/L）；对血流动力学稳定且无术后急性肾损伤的患者而言，可以在术后 48 h 后重新使用 ARB 或 ACEI；非甾体抗炎药需根据术后肺损伤的风险等级实行个性化用药。

（2）术后 AKI 的治疗：AKI 治疗原则是尽早开始，包括疑似 AKI 患者或 AKI 风险显著增高的患者。尽早确定术后肾损伤病因，并根据病因进行针对性治疗。对术后 AKI 患者，实施肾脏替代疗法的标准应该基于患者的预期及 AKI 相关的并发症，且在开始治疗时还需考虑 AKI 类型。急性疾病质量倡议会议发表了成人非心脏手术后 AKI 的相关共识，具体见表 4-19。

　　　　　　　　　　　　　　　　　　　　　　　　　　　　中西医结合精确麻醉

表 4-19　急性疾病质量倡议会议关于治疗术后 AKI 的相关建议

急性疾病质量倡议会议的建议	"肾脏病改善全球预后"的推荐力度	临床证据强度
在没有出血性休克的情况下，使用平衡缓冲等渗晶体而不是胶体作为术后 AKI 患者血管内容量扩张的初始管理	强	B
术后 AKI 合并血管舒缩性休克患者在输液的同时使用血管加压药	强	D
使用基于血流动力学和氧合参数来管理并治疗术后 AKI 患者，防止高危患者围手术期的 AKI 恶化	强	D
针对血糖浓度 < 10 mmol 的术后 AKI 患者进行胰岛素治疗	弱	未分级
不要使用利尿剂治疗 AKI，除非在容量超负荷的管理	强	A
不使用小剂量多巴胺非诺多泮、心房利钠肽或重组人胰岛素样生长因子 1 治疗 AKI	强	A
如无必要，则不使用肾毒性药品	强	A

　　AKI 是一种异质性疾病。基于其病因、预后和分子途径的不同，不同亚型可能其治疗策略不同。然而，目前没有比较权威的 AKI 亚型分类，其个性化治疗策略还有待进一步探讨。

　　（3）术后 AKI 的中医药防治：中医古籍有关癃闭、关格、水肿、溺毒论述与 AKI 临床表现类似。中医对 AKI 病因病机的认识：《素问·刺法论》："正气存内，邪不可干"；《素问·评热病论》："邪之所凑，其气必虚"，正气亏虚是 AKI 发生的第一要素。中医治疗原则采用八纲辨证论治。急则治其标，缓则治其本。《新药（中药）治疗急性肾功能衰竭临床研究指导原则（2002）》中将急性肾功能衰竭共分为热毒炽盛证、火毒瘀滞证、湿热蕴结证、气脱津伤证四种证型。根据辨证分型治疗原则：清热、泄浊、解毒（拟黄连解毒汤化裁）；清热利湿，凉血解毒（拟犀角地黄汤化裁）；清热化湿，祛浊解毒（拟黄连温胆汤化裁）；回阳救逆，益气固脱（拟参附汤合生脉散）。中医整体辨证施治途径有口服中药（煎剂、中成药）、静脉用药、肠道给药（结肠透析、中药保留灌肠）、局部中医特色治疗。治疗根据疾病不同时期、不同阶段，采取相应的治则治法。湿、热、瘀、毒病理因素常贯穿于 AKI 发生、发展的整个过程，因此中医辨证论治中必须兼顾各个环节。

　　利尿类中药：此类药物包括猪苓、车前草、茯苓、泽泻、金钱草、半边莲等，使用利尿药配合温肾药能够有效提高利尿效果，大量研究显示，温肾类中药能够帮助改善肾脏的血流量，利尿类中药可以帮助减少肾小管的重吸收，因此两者合用能够明显提高利尿作用。

　　免疫调节类中药：如雷公藤，此类中药可保护肾脏并提高肾功能，并且这类药物对免疫功能有双向调节作用。

　　促进肾排泄代谢废物类中药：研究发现大黄能促进尿素氮和肌酐等物质的排泄。此外，中医方剂香砂六君子汤，具有疏补化痰之功效，主治气虚肿满，痰饮结聚，脾胃不和，变生诸证者，可通腑泄浊，促进肌酐和尿素氮排出。本方由六君子汤加砂仁、木香组成，方中人参、白术、茯苓、甘草益气健脾；半夏、陈皮、砂仁、木香理气化痰。若脘腹痛甚者，加吴茱萸、高良姜；寒湿甚者，加肉桂、干姜；泛酸者，加煅瓦楞子、海螵蛸。

改善肾功能类中药：具有活血化瘀作用的中草药可明显改善肾脏血液循环，同时还可以帮助减轻血液的高凝状态，促进肾脏纤维组织吸收，如冬虫夏草确有改善肾功能的作用。

五、围手术期神经认知障碍的中西医结合防治规范

PND 泛指患者围手术期的认知功能改变。患者自身情况和手术等是 PND 发生的相关因素，其中高龄（＞65 周岁）、术前存在认知功能障碍、认知功能状态低下、受教育程度低、酗酒等是患者发生 PND 的高危因素，麻醉、手术、围手术期血流动力学紊乱、焦虑、抑郁、睡眠障碍、肠道菌群紊乱等也是诱发 PND 的重要原因。

（一）围手术期神经认知障碍的分类

根据认知功能障碍发生的时间，PND 可分为：① 术前即存在的认知功能障碍：术前即存在的、可以测量的、客观的认知功能受损。② 术后谵妄：发生在术后 1 周内或者出院前、符合 DSM-5 对谵妄的诊断标准。③ 神经功能恢复延迟：术后 30 d 内存在的认知功能减退。④ 术后神经认知障碍：从术后 30 d 到术后 12 个月存在的认知功能减退。又根据认知受损的程度分为术后轻度神经认知障碍和术后重度神经认知障碍。

（二）围手术期神经认知障碍诊断标准及辅助诊断方法

1. 诊断标准

根据 DSM-5，认知功能障碍可根据严重程度划分为轻度神经认知障碍和重度神经认知障碍。其中轻度神经认知障碍的诊断标准包括：① 患者自己、家属或医务人员证明其存在认知紊乱，包括患者主诉学习困难、注意力下降等，但不影响日常生活。② 有客观的神经精神量表检测低于对照组或正常人群 1～2 个标准差。严重神经认知障碍的诊断标准包括：① 患者自己、家属或医务人员证明其存在认知紊乱，且缺乏独立生活的能力。② 有客观的神经精神量表检测低于对照组或正常人群大于 2 个标准差。

术后谵妄的诊断更加强调注意力和意识水平紊乱等两大因素。术后谵妄常发生在术后 1 周内或出院前，病程呈现急性起病、暂时性和波动性等特点。谵妄的诊断标准包括：① 急性起病或精神状态的波动性改变。② 注意力集中困难。③ 思维混乱。④ 意识状态的改变。诊断要求必须满足①和②，并且至少满足③和④其中的 1 条或 2 条。

2. PND 辅助诊断方法

（1）神经心理学检测：是重要的认知功能障碍诊断方法，应酌情选择不同的量表进行评估，如筛选量表，综合评估量表，特定的认知功能检查（记忆、执行功能等），精神行为量表［神经精神问卷、汉密尔顿（Hamilton）抑郁量表，老年抑郁量表］等。

（2）神经影像学检查：有助于鉴别诊断，应进行头部 MRI 检查，有条件者可行单光子发射计算机断层图像、正电子发射断层成像和功能 MRI 检查。

（3）神经电生理检查：认知功能障碍的诊断十分重要，应进行脑电图、认知诱发电位等电生理检查。

（4）其他检查：应常规检查血常规、甲状腺功能、肝肾功能等，检查脑脊液中 Tau 蛋白和 β-淀粉样肽等有助于诊断。

（三）围手术期神经认知障碍风险的评估与预防

对 PND 的预防和干预措施应当贯穿整个围手术期。

1. 术前

1）危险因素评估

术前应充分评估手术患者的认知功能及 PND 发生的危险因素，包括年龄、性别、并存基础疾病、手术类型及拟行麻醉方式等因素。

2）预防措施

（1）麻醉医生应与患者及家属进行充分的术前沟通，解释可能存在的风险，尽量排除患者及家属的负面情绪，如紧张、抑郁、焦虑等。

（2）在专业的教育和团队合作下进行多种干预措施，包括对认知评估、预防和治疗，完善医患沟通，帮助手术患者认知重新定向、改善睡眠、适应视听损害，保证营养支持和氧合，做好疼痛管理，促进早期下床活动和（或）进行物理治疗等。

2. 术中

1）危险因素评估

（1）手术类型、时长：大手术如心脏手术后 PND 发生率较高，可能因心肺转流中体外循环导管产生了大量的微血栓，从而影响脑血流，导致认知功能改变。

（2）麻醉药物选择、麻醉深度、术中脑血流灌注与 PND 的发生密切相关。

（3）麻醉手术期间低血压、缺氧可致与记忆有关的海马部位功能受损，从而导致 PND。

2）预防措施

（1）合理使用麻醉药物，减轻炎性和疼痛反应，保持患者血流动力学稳定。

（2）控制麻醉深度：采用 BIS 控制镇静深度，研究表明镇静深度 48~57 的浅 BIS 组与 31~49 的深 BIS 组比较，PND 发生率明显下降。

（3）优化麻醉方式：在满足手术的前提下，可采用神经阻滞减轻术后早期运动痛，同时减少术后肺部并发症，缩短术后首次活动时间，降低术后谵妄发生率。

3. 术后

1）危险因素评估

手术刺激、炎性反应、术后睡眠质量下降、血流动力学紊乱、动脉氧分压的改变、感染等增加了患者的认知功能障碍风险。

2）预防措施

（1）对认知功能异常进行早期识别与干预。

（2）优化术后管理：采用多模式镇痛措施减少阿片类药物用量，并尽量减少引流管和静脉通路，促进患者早期活动和进食，可明显减少术后谵妄发生。

（四）围手术期神经认知障碍治疗

目前改善认知功能的药物主要通过改变大脑皮质内多巴胺和乙酰胆碱的水平进行治疗，兴奋性氨基酸拮抗剂与钙拮抗剂也能改善认知功能。

（1）拟胆碱药及胆碱酯酶抑制剂：中枢神经系统胆碱能通路是记忆及认知信息处理、存储中心，增强胆碱能递质系统功能可明显延缓疾病进程、改善临床症状。目前常用药物包括多奈哌齐、特可林、加兰他敏等。

（2）兴奋性氨基酸拮抗剂：谷氨酸是与正常记忆和学习过程有关的神经递质。美金刚可拮抗 N-甲基-D-门冬氨酸受体，阻止谷氨酸盐释放，减少兴奋性毒性作用，可改善认知功能。

（3）钙拮抗剂：钙拮抗剂有神经元保护作用。尼莫地平、尼卡地平、氟桂利嗪等均为脂溶性，易透过血脑屏障，扩张脑血管，增加脑血流，改善患者临床总体评价及认知功能。

（五）围手术期神经认知障碍中医药防治

1）辨证分型

PND 为全身性疾病，与五脏有关，病位在脑；病因与虚、痰、瘀相关；病性为本虚标实；病机为七情失调，心、肝、脾、肾功能紊乱，气血不足、肾精失充、脑髓失养、气虚痰瘀互结恶性循环。根据病程中症候表现不同可分肝气郁结证、心脾两虚证、肝肾阴虚证、气滞血瘀证、髓海不足证与痰浊阻窍证。

2）辨证施治

① 辨病位：为神志性疾病，其病位在脑，又与肝、脾、心、肾有关。因心主神明，为神志思维活动之中枢；肝藏魂，在志为怒；脾志为思，思考、思虑矣；肾主藏精、生髓，听力乃肾气所充，肾在志为恐。故本病为心脾、肝、肾病变累及于脑，但临床辨证应分清累及脏器损害之轻重。② 辨病性：本证的发病与先天、体质状况相关，总体为正气不足，肝肾二脏之虚是其根本。肝郁气滞致血瘀阻络、脑神失养而逆乱，脾气不足，促其聚湿生痰，影响心神。③ 辨标本：本证多因年老体衰、精血亏损所致。因此，肝肾亏虚为本，痰浊、瘀血、气滞等为标，临证要分清标本虚实，分别施治。临床常以如下分型论治。

（1）肝气郁结证：治疗原则为疏肝理气，滋阴潜阳，活血化瘀。常用天麻钩藤饮、钩藤散、黄连解毒汤或当归芍药散加减组方治疗。

（2）心脾两虚证：治疗原则宜健脾养心，补益气血，常用归脾汤丸、人参健脾丸加减组方治疗。

（3）肝肾阴虚证：治疗原则以补益肝肾，滋阴养血为主，可用六味地黄丸、知柏地黄丸加减组方治疗。

（4）气滞血瘀证：治疗原则为活血化瘀通窍，常用通窍活血汤、血府逐瘀汤加减组方治疗。

（5）髓海不足证：治疗原则为填精生髓，补肾健脑，常用左归丸、六味地黄丸加减组方治疗。

（6）痰浊阻窍证：治疗原则为豁痰开窍，化浊醒神。常用黄连温胆汤、半夏泻心汤、半夏白术天麻汤、涤痰汤加减组方治疗。

研究证实，滋肾养心、疏肝理气、活血补肾的方剂具有明显改善记忆障碍、拮抗记忆再缺失的作用，能明显提高学习和记忆能力。

3）围手术期穴位刺激

手法针刺、电针、温针等，多取百会、内关、合谷、神门等，可有效防治 PND。

六、免疫功能低下的中西医结合防治规范

免疫功能低下是指某种因素（如感染、肿瘤、手术、衰老、营养不良等）使免疫系统不能正常发挥生理功能，不能有效地对"非己"和"自己"抗原识别和应答，以机体自稳、排异、免疫监视和抗感染等生理性免疫应答功能低下和减退为主要特征的状态及其相应的临床表现。手术对机体创伤大，易导致患者免疫力低下，若不及时干预，易出现术后感染等并发症，不利于患者的快速康复。

（一）免疫功能减退的评估与诊断

评估患者有无免疫功能减退，需从体现免疫功能减退的临床特征中获得"提示"，然后进行免疫相关实验室检测才能做出定论。而对免疫功能减退的具体诊断，也是基于上述过程而进行的。

1. 与免疫功能减退相关的临床特征

（1）经常出现并高度怀疑为免疫功能减退的临床特征：① 慢性感染。② 出乎意料的反复感染。③ 不寻常病原菌所致的感染。④ 感染发作的间歇期中常不能彻底痊愈或治疗后未能很快好转者。

（2）较常出现的疑似免疫功能减退的临床特征：① 皮疹（湿疹、念珠菌感染）。② 慢性腹泻。③ 肝脾肿大。④ 反复发生脓疡。⑤ 反复发生骨髓炎等。

（3）与特异性免疫缺陷有关的临床特征：① 共济失调。② 毛细血管扩张症。③ 局部白化病。④ 血小板减少症。⑤ 湿疹。⑥ 手足搐搦症等。

2. 免疫相关的实验室检测

1）初步过筛性试验

（1）血常规及涂片做细胞分类计数。

（2）血清免疫球蛋白水平检测 IgG、IgA、IgM、IgE。

2）其他可进行的试验

（1）外周血中各种单个核细胞定量。① T 细胞：白细胞分化抗原（cluster of differentiation，CD）$_3$，CD_4，CD_8，T 细胞抗原受体（T-cell antigen receptor，TCR）$_{\alpha\beta}$，$TCR_{\gamma\delta}$。② B 细胞：CD_{19}，CD_{20}，Ig（μ、δ、γ、α、κ、λ），Ig 相关分子（α，β）。③ NK 细胞：CD_{16}。④ 单核细胞：CD_{15}。⑤ 激活标记：异常表达人类白细胞分化抗原 DR 区（human leukocyte antigen-DR，HLA-DR），CD_{25}，CD_{80}。

（2）T 细胞功能测定。① 皮肤迟发型超敏反应（纯化蛋白衍生物、白念珠菌素、破伤风类

毒素）。② 对丝裂原的增殖反应（刀豆蛋白 A、抗 CD_3 等）和对同种异型细胞的增殖反应（混合淋巴细胞反应）。③ 细胞因子的生成。

（3）细胞功能测定。① 天然的或常有的获得性抗体：同族血凝素，对常见病毒（流感、风疹、麻疹）和细菌毒素（白喉、破伤风）的抗体。② 注射蛋白质（破伤风类毒素）和糖类（肺炎球菌或嗜血流感杆菌等菌苗）抗原后的抗体应答。③ IgG 亚类测定。

（4）补体。① 总补体溶血活性。② C_3、C_4。

（5）吞噬功能：① 硝基四唑氮蓝还原试验。② 白细胞趋化试验。③ 中性白细胞杀菌活性测定。

3. 免疫功能减退的诊断

其诊断应包括：① 免疫功能减退的确立。② 原发性抑或继发性，持久性抑或暂时性。③ 查明免疫功能减退的程度和位点。通过病史（主要为感染史、预防接种史、家族史等）、体检（包括免疫系统检查）和免疫实验室检查，可为大部分患者明确诊断。为了解病损环节和诊断某些特殊病症，通常需将患者送往具有特殊诊断条件的医院做更为精细复杂的体内外免疫学检测，方可诊断。

（二）免疫功能减退的治疗

其治疗原则应是重建或者恢复患者的免疫功能，但目前多采用免疫补充或替代疗法，其疗效有限。

（1）消除自身抗原形成的外因：有些免疫功能低下有明确的外界诱因，如药物引起的白细胞减少症，停用诱发的药物，患者则可逐渐痊愈；对感染引起的免疫功能低下，应该用抗生素等消除感染。

（2）免疫抑制剂：如糖皮质激素、细胞毒药物、环孢霉素等。

（3）生物治疗：如单克隆抗体疗法、淋巴细胞分离除去疗法、胸腺素及细胞因子治疗等。

（三）免疫功能低下的中医药防治

1. 辨证要点

免疫功能低下病因病机的复杂性决定了其临床症状的多样性，几乎涉及所有脏腑病变的临床表现，其辨证论治尤为重要。由于免疫功能减退大多存在病程较长、病性缠绵、变化复杂、兼杂证多、复合致病因素多等特点，故应根据免疫功能减退的病因病机特点，在辨证过程中应充分运用病因辨证、八纲辨证、气血津液辨证和脏腑辨证，尤其需要明辨寒热、气血、虚实及病变的脏腑所在。其临床常见证型分述如下。

（1）肺气不足：证见咳喘反复发作，或有发热恶寒，自汗畏风，少气短息，语声低怯，动则咳喘益甚，吐痰清稀，面色淡白，神疲体倦，舌淡苔白，脉缓弱无力。

（2）脾气虚弱：证见神疲乏力，少气懒言，面色萎黄，形体消瘦，腹胀纳少，食欲不振，食后胀甚，大便溏薄，或体胖浮肿，舌淡苔白，脉缓弱。

（3）肝郁气滞：证见胸胁或小腹胀满窜痛，情志抑郁寡欢，善太息，乳房作胀或痛，痛经，月经不调，甚或闭经，或咽中有物梗阻，吞之不下，吐之不出，或胁下痞块，舌苔薄白，脉弦。

（4）虚风内动：证见手足蠕动，眩晕耳鸣，潮热颧红，口燥咽干，形体消瘦，舌红少津，脉细数。

（5）肝胆湿热：证见胁肋灼热胀痛，面赤口苦，厌食腹胀，呕恶欲吐，大便不调，小便短赤，或身目发黄，或寒热往来，或有阴部瘙痒，女子带下色黄秽臭，舌红，苔黄腻，脉弦数或滑数。

（6）肾精亏虚：证见极度消瘦，眩晕且鸣，视物昏花，男子精少不育，女子经闭不孕，性功能低下，成人早衰，耳鸣耳聋，健忘恍惚，两足痿软，发脱齿摇，神情呆钝，舌淡，脉细弱。

（7）肾阳虚衰：证见膝腰酸冷，形寒肢冷，下肢尤甚，面色㿠白或黧黑，神疲乏力，男子阳痿、早泄、精冷，女子宫寒不孕，小便频数清长，夜尿多，大便稀溏，或五更泄泻，舌淡苔白，脉沉细有力。

（8）瘀血内阻：证见疼痛如针刺刀割，痛处固定不移，拒按，常以夜间为甚。面色黧黑，肌肤甲错，皮肤可见紫斑、紫点，肝脾肿大，女子月经量少或崩漏，可见痛经或闭经，舌质暗紫，或有瘀点、瘀斑，或苔少无苔，或舌下静脉曲张，脉象细涩、沉弦或结代。

2. 辨证施治

多运用经方加减、专病专方、自拟方剂等。

（1）肺气不足：补益肺气、调和营卫，以玉屏风散、桂枝汤等化裁。

（2）脾气虚弱：益气健脾，以四君子汤、补中益气汤等化裁。

（3）肝郁气滞：疏肝解郁，以柴胡疏肝散等化裁。

（4）虚风内动：养血息风，以阿胶鸡子黄汤、四物汤等化裁。

（5）肝胆湿热：清泻肝胆湿热，以龙胆泻肝汤、泻青丸等化裁。

（6）肾精亏虚：当补肾填精，以补天大造丸、右归丸等化裁。

（7）肾阳虚衰：温补肾阳，以右归丸或桂附八味丸、二仙汤等化裁。

（8）瘀血内阻：活血化瘀、养血和血，以桃红四物汤等化裁。

3. 其他治法

（1）单味中药或提取物：如黄芪、人参、白术、山药、刺五加、绞股蓝、沙棘、大枣、蜂蜜、甘草、鹿茸、冬虫夏草、熟地黄、何首乌等。

（2）补益气血、补益阴阳类中药制剂：如十全大补丸、人参注射液、小儿肺宝散、六君子丸、补中益气丸、黄芪注射液、阿胶膏、复方阿胶浆等。

（3）穴位刺激：如电针、温针等，选取合谷、曲池、足三里、三阴交、神门、关元、气海、命门、外关、列缺、大椎、气泽等穴位。

4. 综合治疗

（1）中药内外兼治法：内外中药、针药联合。

（2）中西医结合疗法：西医治疗以免疫补充或替代疗法为主；中医则以平调阴阳、扶正祛邪为主，辅以益气补血之品，审证求因、辨证施治，标本兼治，中西医结合相辅相成，优势互补。

七、深静脉血栓形成的中西医结合防治规范

DVT 是指血流在深静脉腔内不正常凝结，阻塞静脉腔，导致静脉回流障碍，以下肢深静脉多见，常见于老年患者及骨科、妇产科、血管外科和胸外科等手术患者，是围手术期主要的致死、致残病因。有效防治 DVT 可降低患者病死率，提高生存质量，减少医疗费用。

（一）深静脉血栓形成风险的评估与预防

根据 DVT 的危险因素进行分层，并给予相应的预防措施，降低 DVT 发生。

1. 术前

（1）危险因素评估：DVT 危险因素的分层具体见**表 4-20**。

表 4-20　术前 DVT 危险因素分层

分层	危险因素
低危险*	术前卧床 > 3 d，或大手术后 4 周内；截瘫或近期下肢石膏固定；久坐不动；肥胖；妊娠或分娩；静脉曲张等
中危险*	年龄 40～60 岁；膝关节手术（2 周内）；中心静脉置管；恶性肿瘤或化疗；充血性心衰；呼吸衰竭；激素替代治疗或口服避孕药；脊髓瘫痪；妊娠或产后；DVT 后；血栓形成倾向；高血压、糖尿病病史多年等
高危险*	年龄 ≥ 60 岁；骨盆、髋、股骨骨折；胫、腓骨骨折及下肢严重软组织损伤；髋、膝关节置换术（预计 2 周内进行）；重大腹部外科手术后（1 个月内）；严重创伤；大面积烧伤；脊髓损伤；高血压Ⅲ级；糖尿病酮症；严重凝血功能障碍等
极高危险*	具有 2 项或 2 项以上高危险因素；1 项高危险因素附加低、中危险因素 2 项

*指仅含有所列危险因素中的一项。

（2）预防措施：根据上述 DVT 危险因素分层，给予相应处理，具体见**表 4-21**。

表 4-21　术前 DVT 预防措施

分层	预防措施
低危险	无血栓者，采用基本预防措施。健康教育包括下肢肌肉按摩、足踝活动、抬高患肢，辅助措施包括弹力袜、足底泵等
中、高危险	无血栓者，基本预防措施联合药物预防，低分子肝素 12 500 或 25 000 IU，每日 1 次，维持至术前 12 h
中、高危险	有血栓者，尽早抗凝、溶栓，如有抗凝禁忌或严重的髂股静脉血栓不能抗凝者，进行相关科室会诊，确定是否放置静脉滤网，或转血管外科手术治疗
极高危险	低分子肝素 12 500 IU，每日 2 次，必须抗凝至术前 12 h，根据患者凝血及血栓变化情况决定抗凝持续时间
极高危险	若抗凝后有出血倾向，应记录出血的时间、部位、程度，查凝血指标和 D-二聚体，根据病情变化请相关科室会诊，做出相应处理，与术者一起向患者或家属交代风险

（3）建议：根据病史、D-二聚体及下肢超声等检查行 DVT 风险评估，高度重视 DVT 中度

以上风险的患者，并与患者及家属充分沟通。术前采用药物预防 DVT 的患者，应评估药物对术中管理和有创操作的影响，根据药物代谢特点、患者情况、麻醉和手术要求等选择或停用药物。

2. 术中

（1）危险因素评估：术中 DVT 的发生，与患者术前的状况、手术体位、手术时间长短、是否输血、术中使用止血药物等密切相关，术中危险因素评估具体见**表 4-22**。

表 4-22　术中危险因素评估

分层	危险因素
低危险	年龄＜40 岁，术前生命体征平稳，术中血压、血糖控制稳定，术中仰卧位且未改变体位，手术时间＜30 min，未输血、未使用止血药物，无其他危险因素
中、高危险	年龄 40～60 岁，术前有血栓病史，且术中血压、血糖控制不稳定及电解质紊乱，术中持续低血压或低氧血症，术中采用特殊体位（如俯卧位、头高脚低位、肾脏体位等），手术时间≥3 h，术中不适当使用止血药物及利尿药物，术中大量输血，术中使用止血带、骨水泥及大量肌松药等
极高危险	在上述 2 种以上中高危险因素基础上，年龄＞60 岁，骨科大手术（全髋关节置换、全膝关节置换、髋部骨折手术），重度创伤，脊髓损伤等大手术

（2）预防措施：具体见**表 4-23**。

表 4-23　术中 DVT 预防措施

分层	预防措施
低危险	无血栓者：采用基本预防措施（首选间歇充气加压装置，其次是弹力袜），术中保温、维持血流动力学稳定，手术操作应轻巧、精细，尽量避免损伤静脉内膜。
中、高危险	无血栓者：采取基本预防措施（首选间歇充气加压装置，其次是弹力袜）同时，控制血压、血糖稳定，轻度稀释血液，适度补液，规范使用止血带，避免不恰当使用止血药及利尿药
	有血栓者：在上述预防措施基础上，维持血流动力学稳定，严格控制止血带压力及使用时间，及时给予防止血小板积聚的药物，合理控制容量
	术中全麻及特殊体位患者：高度关注麻醉恢复期及体位变动
极高危险	在上述中、高危险因素患者处置的基础上，应更加注意维持血流动力学稳定、止血带使用时间、骨水泥适应证以及容量的合理控制和凝血功能的变化

（3）建议：重视中度以上风险的 DVT 患者，维持血流动力学稳定，警惕极高危的 DVT。放置下腔静脉滤器不推荐作为术中初级预防措施，存在抗凝绝对禁忌证或抗凝过程中发生 DVT 的患者，可使用临时性下腔静脉滤器（过滤网）以防栓子脱落引起肺栓塞等严重并发症。

3. 术后

（1）术后危险因素评估：术后发生 DVT 较术前、术中更常见，危险因素评估具体见**表 4-24**。

4

表 4-24　术后危险因素评估

分层	危险因素
低危险	年龄＜40岁，椎管内麻醉、手术时间＜30 min，术中仰卧位且未改变体位，未输血、未使用止血药物，使用术后镇痛，VAS＜4分，术后生命体征、血糖、电解质稳定，无其他危险因素
中、高危险	年龄40～60岁，有血栓病史，术中全麻及特殊体位、手术时间≥3 h，术中大量输血，使用骨水泥不当，或长时间使用止血带及大量肌松药，VAS＞4分，术后血压、血糖控制不稳定及电解质紊乱，持续低血压或低氧血症，术后卧床过久，活动受限，术后利尿、脱水治疗不当，血容量不足，术后止血药物或脂肪乳剂使用不当，术后DIC救治不当等
极高危险	在上述2种以上中高危险因素基础上，年龄＞60岁，骨科大手术（全髋关节置换、全膝关节置换、髋部骨折手术），重度创伤，脊髓损伤等大手术

（2）预防措施：具体见表 **4-25**。

表 4-25　**术后 DVT 预防措施**

分层	预防措施
低危险	无血栓者：使用术后镇痛，VAS＜4分，采取基本预防措施，健康教育，尽早下肢主动或被动活动，尽早下床活动，避免脱水，保证有效循环血量。
中、高危险	无血栓者：采取基本联合物理预防措施，密切观察凝血指标，尽早联合药物预防。 有血栓者：在上述预防措施基础上，及时给予防止血小板积聚的药物，阿司匹林100 mg每日1次；低分子肝素12 500或25 000 IU，每日1次，7～10 d；如发生DVT，及时溶栓治疗，如尿激酶或重组组织型纤溶酶原激活物。
极高危险	在上述中、高危险因素患者处置的基础上，一旦高出血风险降低，应尽早开始药物预防（低分子肝素或普通肝素至少持续30 d）联合物理预防措施。

（二）深静脉血栓的治疗

（1）抗凝：普通肝素、低分子肝素、维生素 K 拮抗剂、直接 Xα 因子抑制剂。

（2）溶栓：尿激酶、重组链激酶、重组组织型纤溶酶原激活剂、新型溶栓药（如瑞替普酶、替奈普酶）。

（3）介入或手术治疗。

（三）深静脉血栓的中医药防治

1. 辨证分型

中医学将 DVT 命名为股肿，湿、热、瘀、虚是其病理基础，湿热、瘀血、气血瘀滞、脉络阻塞是致病因素，活血化瘀、健脾化湿、清热利湿、行气止痛为其主要治法，根据病程中的症候表现不同可分为下列证型。

（1）湿热下注：证见患肢红肿灼热，股三角区明显压痛，小腿部位活动时疼痛，舌红，苔黄腻；脉滑数或弦数。

（2）血瘀湿阻：证见下肢肿胀、疼痛，肤色紫暗，活动时加重，患肢足踝区有青筋显露，舌黯或有瘀斑，脉涩。

（3）脾肾阳虚：证见患肢肿胀久不消退，按之不硬而无明显凹陷，皮肤发紫或皮色苍白，面容憔悴，身倦无力，动则汗出，患肢微痛或不痛，舌质淡而有齿痕，苔薄白；脉沉细无力。

2. 辨证施治

多运用经方加减、专病专方、自拟方剂等。

（1）湿热下注：清热利湿，活血通络，方用四妙勇安汤加减。

（2）血瘀湿阻：活血化瘀，祛湿消肿，方用血府逐瘀汤加减。

（3）脾肾阳虚：温肾健脾，活血利水，方用真武汤和补阳还五汤加减。

3. 其他治法

1）单味中药或提取物

川芎、丹参、红花、桃仁、人参、水蛭、三七、黄芪、三七总苷片、水蛭素等。

2）活血化瘀、益气活血类中药制剂

红花、黄芪、复方丹参、疏血通、血栓通、丹参川芎嗪、脉络宁注射液等。

3）外治法

（1）中药外敷：消肿止痛散、冰黄散、冰片、芒硝、黛柏膏、中药封包、中药热奄包等。

（2）熏洗：可采用活血消肿散、补阳还五汤、丹参、玄参、当归、红花、水蛭、延胡索、黄芪、苍术、黄柏、川牛膝等。

（3）穴位贴敷法：川芎、黄柏、三棱、桂枝、冰片等。

（4）针灸（电针、温针等）：常取穴位有血海、太冲、气海、髀关、足三里、阳陵泉、环跳等。

4. 综合治疗

（1）中药内外兼治法：内服外贴、内外中药、针药联合。

（2）中西医结合疗法：西医治疗以溶栓、祛聚、抗凝为主；中医则以清热利湿、活血通络为主，辅以益气之品，审证求因、辨证施治，标本兼治，中西医结合相辅相成，优势互补。

5. DVT 中医药预防

下述中医药疗法对 DVT 治疗的同时，更具预防作用。

1）中药方剂

经分期诊治、辨证论治后的经方、专病专方、自拟方剂等对 DVT 均有预防作用，术前 3～5 d 可服用，术后继用 7～5 d。

2）艾灸联合中药热奄包

（1）艾条温灸神阙 15～20 min，隔日行治 1 次；

（2）中药热奄包（吴茱萸、小茴香、肉桂、苏子、莱菔子、白芥子等）熨敷神阙 1 次/d，持续至出院。

3）中药外敷、电频导入、熏洗

（1）温热敷活血祛瘀、消肿止痛中药（双柏水蜜膏）2 次/d，每次 4 h。

（2）消栓通脉散（芒硝、冰片、大黄、红花、海桐皮等）中药封包外敷并裹住维持 4～6 h，1 次/d，14 d 一个疗程。

（3）中药电频导入每次 30 min，1～3 次 /d。

（4）活血行气、利湿通络中药（黄芪桂枝五物汤加减方）熏洗双足或双小腿每次 30 min，1～3 次 /d。

4）围手术期静脉应用中药制剂

丹参川芎嗪、脉络宁、复方丹参、血栓通注射液等，1 次 /d，共 2 周。

5）推拿

选择经络循行路线上腧穴 6～8 个，采用手法推拿，每次 10 min，2～4 次 /d。

6）穴位敷贴

川芎、黄柏、三棱、桂枝、冰片等研末，加入凡士林调为膏状涂抹于双侧足三里，8 h/d，1 次 /d。

7）围手术期穴位刺激（针灸、电针、温针等）

多取血海、太冲、气海、百会、委中、太溪、陷谷等，每次 30 min，1 次 /d，10 d 为 1 个疗程。

8）中医药膳

进食活血祛瘀、祛湿利水的食物，如山楂、田七、丹参等；多饮水及适当粗纤维饮食。

（高宝来　余剑波　宫丽荣　杜诗涵　吴晓炀）

第八节　中西医结合麻醉病案分析集萃

病例1　中西医结合治疗急性腰痛1例

病例摘要：患者，女，40岁，急性右侧腰痛2周余伴有活动受限，坐起、翻身等改变体位时疼痛剧烈，疼痛VAS分4（9）分，坐轮椅就诊。既往慢性腰痛史，从事小儿推拿工作10年余。专科查体：右侧腰方肌压痛（+），右腹斜肌压痛（+），双侧臀中肌压痛（+）。

诊断：① 中医诊断：腰痛（气滞血瘀证）。② 西医诊断：腰软组织损伤，腰方肌肌肉痉挛。

治疗及疗效：① 中医治疗：取水沟、委中。患者取坐位，头部稍微后仰，取水沟穴位，穴位常规消毒，针尖向上呈15°夹角，快速刺入0.2～0.3寸，先旋转半圈，再行针雀啄法，反复行针约1 min，同时嘱患者缓慢活动腰部，运动幅度由小到大，留针15 min。然后患者采取俯卧位置，取委中进针得气后行针用泻法，然后留针约20 min。② 西医治疗：选取患侧腰方肌激痛点、患侧腹斜肌激痛点和双侧臀中肌激痛点。找到激痛点，常规消毒后，快速穿刺至出现肌肉抽搐跳动，根据患者耐受的程度，尽量肌肉跳动消失后退针。

治疗后嘱患者起床，翻身无痛，下地可独自行走，不需旁人搀扶，VAS分2（4）分，三天后来复查，已舍弃轮椅，行走自如，疼痛消失，疗效满意。

病案分析：中医学认为急性腰扭伤是因为腰部的突然闪挫，督脉和足太阳经脉脉气受阻，气滞血瘀而致。据"病在下，高取之"的取穴原则，针刺水沟，可以疏通督脉的经气、调和气血，从而使腰部经脉气血运行通畅。委中为足太阳膀胱经合穴，可舒经活络，行气活血，善治腰痛之功。二者合用，可见奇效。而西方学认为，急性腰痛患者多数是由于姿势不正、腰部活动超限等引起的腰部软组织受损而致，通常在患区可以触及条索状硬物，即激痛点。准确针刺激痛点可以松解肌肉痉挛，改善血液循环，进而能够有效消除疼痛。因此，结合中医的整体观，选取穴调和气血，而患处针刺激痛点松解肌肉痉挛，远近结合，中西合璧，消除病痛，疗效确切又精准，值得临床进一步推广。

病例2　中西医结合治疗顽固性痛经10余年1例

病例摘要：患者，女，30岁，顽固性痛经10余年，通常于月经前2日出现下腹疼痛、坠胀，VAS评分3（9）分，伴有经血量少，畏寒肢冷，近几年痛经逐渐加重，口服布洛芬2粒效果甚微。就诊时已排除器质性病变。既往体健。专科查体：腹斜肌压痛（+），腹直肌压痛（+），大腿内收肌压痛（+）。

诊断：① 中医诊断：痛经病（寒凝血瘀证）。② 西医诊断：痛经。

治疗及疗效：① 中医治疗。取双侧足三里、地机和三阴交。常规皮肤消毒后，针刺双侧足三里、地机、三阴交得气后行捻转补法1 min，留针30 min。② 西医治疗。选取腹肌、大腿内收肌、腰骶部多裂肌激痛点。找到激痛点常规消毒后，快速进针至激痛点，反复穿刺至出现肌肉抽搐跳动 2～3 下后退针。

于月经前 1 周左右治疗，一次治疗后疼痛缓解明显，治疗为 2 次/月，连续治疗 6 次后 VAS 分 2（4），疗效满意。

病案分析：清代《女科经纶》："此妇人经血不调，必审脾气化生之源，而健脾为调经之要也。"故选取脾经地机、三阴交和胃经足三里以健脾和胃、调补气血。肌筋膜经线理论认为，人体的肌肉通过肌筋膜网相互连接，并对整体的连续性及功能造成影响，肌肉并不仅作用于骨骼，而是通过筋膜连接并相互作用，其中所描述的腹肌-腰背肌-盆底肌群是其核心肌群所在。因而，子宫的生理解剖位置、血运及功能与核心肌群的力学平衡关系密切。当核心肌群内形成激痛点，局部肌肉持续痉挛收缩，不仅会出现疼痛，亦会进一步影响子宫的血运及功能。灭活激痛点，不但可以解痉、止痛，还可以舒筋通络、改善子宫微循环。

因此，结合中医的经络理论与西医的肌筋膜经线理论协同舒筋通络、调和气血，气调痛止。

病例 3　中西医结合治疗颈源性头痛 20 余年 1 例

病例摘要：患者，女，47 岁，双侧头痛 20 余年，以左侧额颞部疼痛为重，伴有颈肩酸胀疼痛不适，疼痛间断发作，近几年疼痛逐渐发作频繁，疼痛加重，VAS 分 2（9）分，镇痛药（具体不详）疗效不明显，劳累可诱发疼痛。既往颈椎病史，专科查体：双侧斜方肌压痛（＋），双侧胸锁乳突肌压痛（＋），双侧颞肌压痛（＋＋）。

诊断：① 中医诊断。痹病、头痛。② 西医诊断。颈源性头痛。

治疗及疗效：① 中医治疗。取仰卧位，先针刺后溪再刺列缺，得气后留针 30 min。② 西医治疗。选针刺激痛点与颈部自我拉伸相结合。选双侧颞肌激痛点、双侧胸锁乳突肌激痛点、双侧斜方肌激痛点。找到激痛点常规消毒后，快速进针至激痛点，反复穿刺至出现肌肉抽搐跳动 2～3 下后退针。

一次治疗后疼痛明显减轻，治疗 1 次/周，连续治疗 5 次后，患者疼痛明显减轻，颈肩不适明显好转；治疗后随访 3 月，疼痛未发作。

病案分析：中医学认为导致头痛发生的基本病机是"不通则痛"和"不荣则痛"。其治疗应疏通经脉，行气和血，通则不痛。针刺后溪可通调督脉、振奋阳气、通血脉、行气血，有明显镇静止痛作用。列缺与任脉相通，任脉上行头面且与督脉相合，对头面部和颈项部的功能均具有重要调节作用。二穴合用可疏通头颈部经脉、络脉、经筋之邪，邪去络通，通则不痛。西医认为，颈部软组织代偿力学结构的失常导致炎症的出现，刺激了高位颈神经及其分支，因而产生头痛。针刺肌筋膜激痛点，可以有效地解除激痛点的肌肉痉挛和神经卡压，改善局部微循环，从而减轻疼痛。此案例采用中西医、远近结合取穴联合针刺治疗对于缓解病痛，综合提高患者生活质量具有明显优势。

病例 4　中西医结合治疗急性落枕 1 例

病例摘要：患者，女，32 岁，右侧颈肩疼痛 1 周余，转头疼痛加重伴有活动受限，VAS 分 4（9）分，因处在哺乳期不能用药，疼痛严重影响其生活。既往体健。查体：右侧颈肩肩胛提肌压痛（++），右侧斜方肌压痛（+）。

诊断：① 中医诊断。落枕、失枕。② 西医诊断。颈部肌肉痉挛。

治疗及疗效：① 中医治疗。针刺后溪，得气后嘱患者活动颈部，治疗时间 10 min。② 西医治疗。快速穿刺肩胛提肌激痛点、斜方肌激痛点，至出现肌肉抽搐跳动，根据患者耐受的程度，尽量肌肉跳动消失后退针。

1 次治疗后疼痛明显缓解，仅剩局部酸胀感，VAS 分 2 分，转头活动范围大幅度提高，疗效满意。1 周后复查，患者活动已不受限，疼痛消失。

病案分析：落枕为临床常见、多发症状，重者疼痛严重、颈部活动受限明显，通常是由于颈部肌肉痉挛引起，而后溪作为治疗落枕的经典穴位，疗效显著；为巩固疗效在局部针刺激痛点，进一步缓解肌肉痉挛、改善局部微循环，疗效好。

病例 5 中西医结合治疗踝关节外侧肿痛 1 例

病例摘要：患者，女，40 岁，右踝关节外侧疼痛半年余，走路劳累后疼痛加重伴有踝关节肿胀，VAS 分 2（7）分。半年前右踝关节扭伤史。专科查体：踝关节周围局部压痛（+），肿胀，踝关节 MRI 未见明显异常。

诊断：① 中医诊断。痹证、筋痹。② 西医诊断。踝关节炎。

治疗及疗效：① 中医治疗。取三阴交、昆仑、太溪、照海，毫针直刺，平补平泻，得气后留针 25 min。② 西医治疗。快速进针至腓骨三肌激痛点，反复穿刺至出现肌肉抽搐跳动 2 ~ 3 下后退针。

治疗 1 次 / 周，6 次治疗后疼痛明显缓解，VAS 分 1（3）分，肿胀明显改善；踝关节活动较治疗前灵活。

病案分析：中医认为陈旧性踝关节扭伤日久不愈是由于损伤后脉络受损，血离经脉，经脉受阻，不通则痛；近部取穴既是脏腑经络病变的反应点，也是气血瘀滞、经络不通的中心位置，亦是踝关节本体感受器的位置所在；故取上述穴位施针可直达病所，促进局部血液循环，恢复受损踝关节功能。西医激痛点则是依据牵涉痛原理，根据疼痛部位，灭活激痛点，从而改善血液循环，解痉止痛，中西医相结合，有异曲同工之效，临床疗效确切且稳固。

病例 6 中西医结合治疗手骨关节炎疼痛 1 例

病例摘要：患者女，59 岁，双手指关节疼痛半年余，伴有酸胀活动不利，晨起僵硬感明显，长时间不动僵硬酸胀明显。VAS 分 2（4）分。既往体健。专科查体：指关节局部压痛（+），骨间背侧肌压痛（+），指伸肌压痛（+），其他检查结果正常。

诊断：① 中医诊断。筋痹、骨痹。② 西医诊断。手骨关节炎。

治疗及疗效：① 中医治疗。取中渚、后溪。局部消毒后，针对准穴位垂直刺入，得气后留针 20 min。② 西医治疗。取指伸肌激痛点、骨间背侧肌激痛点。找到激痛点常规消毒后，快速进针至激痛点，反复穿刺至出现肌肉抽搐跳动 2 ~ 3 下后退针。

上述治疗为 1 次 / 周，3 次治疗后疼痛与酸胀均明显缓解，自觉活动较治疗前灵活很多，疗效满意。

病案分析：手骨关节炎属中医学中骨痹、筋痹范畴。如《素问·痹论》："痹在于骨则重，在于脉则血凝而不流，在于筋则屈不伸"。《灵枢·官针》对痹症的针刺疗法均以近部取穴为主。中渚与后溪相配可舒筋通络、调和气血。激痛点的牵涉痛理论则是根据疼痛部位，灭活相关激痛点，从而改善局部微循环，达到消炎止痛的目的。因此，将二者相结合，可以迅速调和气血、舒筋通络，消炎止痛，疗效确切。

病例 7　中西医结合治疗膝关节痛 1 例

病例摘要：患者，男，64 岁，右膝关节痛数年，近 2 月余疼痛逐渐加重，蹲起、上下楼疼痛明显，VAS 3（8）分，影响日常生活。专科查体：膝周压痛（+），浮髌试验（−），过伸过曲试验（−），膝关节 MRI 示内外侧半月板 I～II 损伤，前后交叉韧带 I～II 损伤。

诊断：① 中医诊断。筋痹、骨痹。② 西医诊断。膝关节炎。

治疗及疗效：① 中医治疗。取左侧曲池。取仰卧位，常规消毒后针刺左侧曲池，得气后嘱患者活动膝关节，治疗时间 10 min。② 西医治疗。选取股四头肌激痛点、腘绳肌激痛点、腘肌激痛点。找到激痛点常规消毒后，快速进针至激痛点，反复穿刺至出现肌肉抽搐跳动 2～3 下后退针。

上述针刺治疗为 1 次 / 周，经 5 次治疗后，患者疼痛明显缓解，上下楼及蹲起均较前明显改善，VAS 分 2（3）分，疗效满意。

病案分析：中医学认为膝关节炎疼痛属于痹证范畴。以经筋拘挛、转筋、强直、疼痛和关节运动障碍为主要特征。关于经筋痹症的治疗，《灵枢·经筋》中提到"以痛为俞"，研究证实，阿是穴与激痛点病理本质是相同的：即挛缩的肌小节。因此，局部针刺激痛点能有效解除肌痉挛，改善微循环，有舒筋通络之功效。根据上病下治、左病右治的理论，肘关节是膝关节的对应点，曲池是膝关节的对应穴。此方法远近相结合，疗效迅速而确切。

病例 8　中西医结合治疗颈源性眩晕 1 例

病例介绍：患者，男，50 岁，头晕数年余，近 2 月头晕加重，体位改变时尤其以颈椎转动时眩晕明显，伴有轻微视物模糊不适感，来就诊前已排除耳石症及颅内病变。诊断为颈椎病。专科查体：枕后肌压痛（+），胸锁乳突肌压痛（+），椎间孔挤压试验（−），臂丛牵拉试验（−）。

诊断：① 中医诊断。眩晕、项痹。② 西医诊断。颈源性眩晕、颈椎病。

治疗及疗效：① 中医治疗。取颈夹脊、风池、百会。俯伏坐位，针刺风池、颈夹脊、百会，行平补平泻手法，得气后留针 30 min。② 西医治疗。选胸锁乳突肌激痛点，快速进针至激痛点，反复穿刺至出现肌肉抽搐跳动 2～3 下后退针。

上述针刺 2 次 / 周，5 次治疗后眩晕症状明显缓解，眼睛视物较之前明亮，疗效满意。

病案分析：中医学认为颈性眩晕病因、病机为因风致眩、因痰致眩，痰瘀使气血运行受阻，血不上荣，阳不上承，导致眩晕；故从辨证角度，眩晕治疗重点在督脉，疏通经络、活血化瘀等诸法。百会属督脉，为交会穴，能宣通气血，调节阴阳，息风通络，开窍醒脑；风池是祛风之要穴，可醒脑开窍；颈夹脊可调节督脉，振奋阳气；上述穴位均可调节气血，改善椎动脉循环，缓解眩晕。依据激痛点牵涉痛理论，灭活胸锁乳突肌激痛点可以有效改善头颈部血液循环，缓解眩晕。故此二者相结合，治疗头晕疗效确切而稳固。

病例 9　中西医结合治疗颞下颌关节痛 1 例

病例摘要： 患者，女，60 岁，左侧头面部疼痛 1 月余，疼痛伴有张口受限，张口度不到两指，疼痛 VAS 分 4（9）分，来就诊时已排除口腔及颅内病变。既往体健。专科查体：颞下颌关节周围压痛（+），咬肌压痛（+），颞肌压痛（+）。

诊断： ① 中医诊断。痹症。② 西医诊断。颞下颌关节痛。

治疗及疗效： ① 中医治疗。取患侧下关、双侧合谷。取仰卧位，针刺双侧合谷及患侧下关，得气后留针 20 min。② 西医治疗。选翼外肌激痛点、翼内肌激痛点、颞肌激痛点、咬肌激痛点，快速进针至激痛点，出现肌肉抽搐或酸胀后留针 20 min。

上述治疗 1 次 / 周，一次治疗后疼痛明显缓解，开口度较之前张大，连续治疗 5 次后疼痛基本消失，张口度恢复至正常，疗效满意。

病案分析： 本病属中医学痹症范畴。痹症主要病机是经筋劳损，或风寒湿邪阻滞，导致下颌关节周围气血凝滞，脉络受阻，筋膜挛缩，关节屈伸不利；针刺下关有消肿止痛，通经活络，通关利窍之功效。研究证实，阿是穴与激痛点病理本质是相同的：即挛缩的肌小节。阿是穴是痹症的重要取穴，即"以痛为俞"，因此，局部针刺激痛点能有效解除肌痉挛，改善微循环，有舒筋通络之功效。合谷为临床常用要穴之一，"面口合谷收"，擅治头面五官疾病。因此，局部取穴与远端取穴相配合，使下颌关节周围经络疏通，筋肉得养而痛止。此案例采用中西医理论相结合治疗，起效迅速而疗效稳固。

病例 10　中西医结合治疗带状疱疹后神经痛 1 例

病例摘要： 患者，77 岁，左侧腰腹部带状疱疹后神经痛 2 年余，疼痛呈胀痛与烧灼复合疼痛，疼痛发作时伴有恶心呕吐，持续性疼痛伴有间断性加重，1 天发作数次，以夜间痛为著，VAS 评分 4（9）分，严重影响饮食和睡眠。疼痛发作时靠注射止痛针缓解（具体不详）。既往体健，2 年余前沿左侧腰腹部起带状疱疹，后遗神经痛至今。专科查体：左侧 T10–L3 胸腰部皮肤可见带状疱疹结痂后色素脱落，左下腹部痛觉过敏，压痛（+）。

诊断： ① 中医诊断。蛇丹痛。② 西医诊断。带状疱疹后遗神经痛。

治疗及疗效： ① 中医治疗。针刺夹脊、内关、足三里、合谷、太冲，得气后留针 30 min。② 西医治疗。选患区即带状疱疹侵犯的神经支配区域寻找激痛点，快速进针至激痛点，反复穿刺至出现肌肉抽搐跳动 2～3 下后退针。此外，患者疼痛剧烈，且时间较长，针刺治疗同时配合口服西药治疗为普瑞巴林 75 mg，每日 2 次；加巴喷丁 0.3 g，每日 3 次；甲钴胺 0.5 mg，每日 3 次。氨酚羟考酮 1 片，爆发痛时用。

上述针刺治疗为 1 次 / 周，第一次治疗后患者反馈呕吐已停止，夜间痛仅凌晨发作一次，

4

连续治疗约 10 次后氨酚羟考酮已停用，患者疼痛 VAS 分 2（4）分，疼痛发作时频率减少，发作时间缩短，疼痛程度明显减轻，两个月来增重 5 kg，疗效满意。

病案分析：带状疱疹后神经痛为老年患者的常见病、高发病，中医认为其主要病机：一是气血不通，不通则痛；二是老年阴虚血亏，不能荣养脉络，不荣则痛。针刺夹脊穴，可以对脊神经后支进行有效刺激，阻断痛觉纤维传导，结合内关、足三里，具有宽胸理气，健脾和胃止痛之功效。合谷与太冲相配，调和气血，气调痛止。在患区针刺激痛点治疗神经痛，其起效的原因可能为激痛点能间歇性自发放电，经过的神经干或神经支会受此电刺激影响，引发周围神经的间歇性、致敏性疼痛。因此，针刺激痛点可以缓解由于其自发放电引起的疼痛，进而能够有效消除疼痛。此案例采用中西医结合、远近结合取穴联合针刺治疗可缓解病痛，综合提高患者生活质量。

病例 11　针刺辅助麻醉下行经内镜逆行胰胆管造影术 1 例

病例摘要：患者，男，89 岁，身高 170 cm，体重 82 kg。西医诊断为胆总管结石。中医诊断为肝郁气滞证。既往史：高血压，冠心病，冠脉支架置入术后，糖尿病，腔隙性脑梗史。拟行经内镜逆行胰胆管造影术（endoscopic retrograde cholangio pancreatography，ERCP）、经十二指肠镜胆管取石术。ECG 示：心肌缺血。心脏彩超示：射血分数 63%，二、三尖瓣轻度返流。胸片 X 线报告：肺纹理增粗。其余化验检查均正常。

麻醉实施：静脉复合麻醉 + 针刺麻醉。术前常规禁饮、禁食，入室前含服 2% 利多因胶浆行口咽部局部麻醉。患者取侧俯卧位，入室后针刺合谷、内关、胆囊穴、太冲，得气后留针至手术结束。留针后鼻导管吸氧（5 L/min），连接多功能监护仪和 Narcotrend 麻醉意识深度监测仪。麻醉诱导前输注 300 ml 羟乙基淀粉 130/0.4 氯化钠注射液。留针后 15 min，先静脉泵注右美托咪定 0.2 μg/kg（5 min）、静脉注射依托咪酯 0.1 mg/kg，静脉泵注右美托咪定 0.5 ~ 0.7 μg/（kg·h）维持。Narcotrend 麻醉意识深度检测维持于 50 ~ 60。术中循环、呼吸平稳，手术顺利，术后即刻清醒，安返病房。

病案分析：ERCP 是胰胆管疾病重要的诊断和治疗方法。在操作中由于咽部或胃肠道刺激造成的反射和痉挛，许多患者难以接受，不能很好配合，影响 ERCP 检查和治疗的顺利进行，且操作过程中的不良刺激可致心肌耗氧剧增，易诱发心律失常、心力衰竭等严重意外。同时，患者采取侧俯卧位，对通气功能有一定影响，术中呼吸管理带来困难；术中既要维持适当的麻醉深度，又要维持呼吸、循环稳定。该患者美国麻醉师协会（American Society of Anesthesiologists，ASA）分级为Ⅲ级，高龄高危，合并症多，心肺储备功能低，对手术麻醉耐受性差，因而采取静脉复合麻醉 + 针刺麻醉辅助。

依托咪酯和右美托咪定对呼吸、循环抑制小，适用于老龄、心肺等重要脏器储备功能降低的患者。复合针刺，在减少麻醉药用量的同时利于患者快速恢复。

针对肝郁气滞证结合 ERCP 取石术的操作特点，选取合谷、内关、胆囊穴、太冲。合谷为手阳明大肠经原穴，总治头、面各症，为齿、喉咙（咽喉）等症之特效穴，可减轻内窥镜对咽喉的刺激与不适。由于大肠经与肺经相表里，且合谷与肺经的络脉直接相通，故此穴可以宣肺理气，因而有利于术中肺功能的管理。太冲为足厥阴肝经原穴，其功能为平肝息风、清热利湿、通络止痛，主治黄疸、胁痛等。合谷配太冲，为治痛对穴，其功用为镇痛、镇静、镇痉、疏肝利胆。内关为心包经络穴，其功能为宁心安神、理气止痛。胆囊穴为经外奇穴，其功效利胆通络。

综上所述，应用针刺辅助静脉麻醉用于该患者 ERCP，对呼吸和循环的影响小，麻醉效果更满意，且对患者疾病的全身调理及术后恢复起到良性治疗作用。

病例 12　针刺联合静脉麻醉下行结肠镜结肠息肉切除术 1 例

病例摘要：患者，男，67 岁，身高 175 cm，体重 87 kg。西医诊断为结肠息肉，拟行经结肠镜结肠息肉切除术。中医诊断为气滞血瘀证。ECG 示心肌缺血，胸片、化验检查均正常。

麻醉实施：局部麻醉＋静脉复合麻醉＋针刺麻醉。术前常规禁饮、禁食，患者侧卧位，入室后针刺合谷、太冲、内关、足三里、上巨虚，得气后留针至手术结束。留针后面罩吸氧（5 L/min），连接多功能监护仪，开放外周静脉，输注 300 ml 羟乙基淀粉 130/0.4 氯化钠注射液。留针后 15 min，先后静脉注射舒芬太尼注射液 10 μg、依托咪酯 0.2 mg/kg，患者入睡后开始手术。手术结束后即刻苏醒，内镜医生满意度、麻醉医生满意度、患者满意度均 10 分。

病案分析：肠镜操作中刺激肠道且持续向肠道内注入气体，患者难以耐受，尤其是肥胖患者如不能很好配合，则可导致操作困难而无法顺利完成手术，因此选择静脉麻醉辅以针刺麻醉。针刺可以起到镇静、镇痛、理气之功效，可减少麻醉用药剂量，且术后肠蠕动恢复迅速，患者术后腹部不适感明显减轻。

针对气滞血瘀证、结合肠镜的操作特点，选取合谷、太冲、内关、足三里、上巨虚。合谷配太冲，为治痛对穴，可镇痛、镇静、镇痉和疏肝利胆。内关为心包经络穴，其功能为宁心安神、理气止痛。足三里，为足阳明胃经的合穴，功能为生发胃气、燥化脾湿，主治急慢性胃肠炎、胃痛、呕吐、呃逆、腹胀、腹痛、泄泻、便秘、痢疾等胃肠病证。配合内关，有和胃降逆，宽中利气的作用，主治胃脘痛；配合合谷，补之益气理中，泻之升阳降浊。上巨虚为足阳明胃经穴，为大肠的下合穴，具有调肠胃、通经络的作用；配内关治疗胃脘痛，腹胀，腹痛；配足三里有良好的镇痛作用。

综上所述，应用局部麻醉＋静脉复合麻醉＋针刺麻醉，患者术中耐受良好且苏醒迅速，术者满意度高，且可促进患者术后肠功能的快速恢复。

病例 13　1 例局麻联合针刺麻醉下行右侧腹股沟疝修补术

病例摘要：患者，男，90 岁，身高 170 cm，体重 61 kg。诊断为右侧腹股沟疝，中医诊断为寒凝气虚证。既往史：冠心病、房颤、糖尿病、脑梗史、右侧肢体活动欠佳、慢性肾衰史、小脑萎缩。拟行右侧腹股沟疝修补术。ECG 示：房颤。心脏彩超示：射血分数 55%，二、三尖瓣轻度反流。胸片 X 线报告：肺纹理增粗。其余化验检查均正常。

麻醉实施：局部麻醉＋针刺麻醉。术前常规禁饮、禁食，入室后针刺合谷、内关、神门、印堂、三阴交、安眠，得气后留针至手术结束。留针后鼻导管吸氧（5 L/min），输注 300 ml 羟

4

乙基淀粉 130/0.4 氯化钠注射液。留针后 20 min 开始局麻、手术。手术结束后即刻苏醒，术者满意度、麻醉医生满意度、患者满意度均 10 分。

病案分析：该患者高龄，有脑梗史，小脑萎缩，右侧肢体活动欠佳，合并冠心病、房颤、糖尿病等，实施椎管内麻醉或全麻风险高，因而选择局部麻醉 + 针刺辅助麻醉。针刺可以起到镇静、镇痛、安神，调理气血的功效，辅助患者顺利完成手术，安全度过围手术期。针对寒凝气虚证，结合疝修补术的操作特点，选取合谷、内关、神门、印堂、三阴交、安眠。合谷，为全身镇痛要穴，可调和气血，气调则痛止，尤其对头、面、躯干、四肢等镇痛作用显著。内关为手厥阴心包经络穴，八脉交会穴之一，其功能为宁心安神、理气止痛。研究证明，针刺内关还可增强心肌收缩力，增加冠脉血流，改善心功能，调整异常心律等作用。神门为手少阴心经穴位，可宁神安寐，是治疗失眠的常用腧穴；配合内关，则可调养心脾，益气养血，安神定志；且内关配神门还可改善冠状动脉供血不足、纠正心律失常。印堂有宣通阳气和络止痛之功；印堂配合谷为对穴治痛，其功用为和络止痛，疏风清热，宣通鼻窍。三阴交乃足三阴之交会穴，以调理肝、脾、肾三经气机为主，调理冲任，配合内关、三阴交，则可交通心肾，安神定志。安眠具有安神定志、平肝潜阳的功效，是治疗失眠的经验效穴；配合神门、三阴交可宁心安神，因而可辅助镇静镇痛作用。

综上所述，应用局部麻醉 + 针刺麻醉，大大降低椎管内麻醉和全身麻醉的风险，且术后康复迅速。

病例 14　针刺联合静脉麻醉下行胃镜检查术 1 例

病例摘要：患者，女，38 岁，身高 165 cm，体重 77 kg。中医诊断：肝胃不和证。西医诊断：胃炎。ECG、胸片、生化检查均正常。

麻醉实施：局部麻醉 + 静脉复合麻醉 + 针刺麻醉。术前常规禁饮、禁食，入室前含服 2% 利多卡因胶浆做口咽部局部麻醉，患者侧卧位，入室后针刺合谷、内关、足三里、太冲，得气后留针至检查结束。留针后内镜面罩吸氧（5 L/min），连接多功能监护仪，开放外周静脉，输注 300 ml 羟乙基淀粉 130/0.4 氯化钠注射液。留针后 15 min，先后静脉注射舒芬太尼注射液 5 μg、依托咪酯 0.1 mg/kg，患者入睡后开始行胃镜检查。术后苏醒迅速。术后内镜医生满意度 9 分，麻醉医生满意度 10 分，患者满意度 10 分。

病案分析：胃镜检查刺激咽部可造成反射和痉挛，尤其是年轻患者难以耐受，影响操作的顺利进行，因而选择静脉复合麻醉辅以局部麻醉 + 针刺麻醉。针刺具有镇静镇痛之功效，可减少麻醉用药剂量。

针对肝胃不和证，结合胃镜的操作特点，选取合谷、内关、神门、足三里、太冲。合谷为手阳明大肠经原穴，为四总穴之一，"面口合谷收"，为齿、咽喉等症之特效穴，因而可减轻胃镜对咽喉刺激所致不适。内关为心包经络穴，八脉交会穴之一，其功能为宁心安神、理气止痛。神门为手少阴心经原穴，其功能为调节自律神经、补益心气、安定心神。足三里，为足阳明胃经的合穴，功能为生发胃气、燥化脾湿，主治急慢性胃肠炎、胃痛、呕吐、呃逆、腹胀和腹痛等胃肠病症；配合内关，有和胃降逆，宽中理气的作用；配合合谷，补之益气理中，泻之升阳降浊。太冲为足厥阴肝经原穴，其功能为平肝息风，通络止痛；合谷配太冲，功效为镇痛、镇静、镇痉、疏肝利胆。该患者为肝胃不和，肝气犯胃，而太冲可以疏肝、理气、止痛，加之合谷调和气血，气调痛止。

综上所述，该患者选用局部麻醉＋静脉复合麻醉＋针刺麻醉，其耐受良好且苏醒迅速，术者满意度高，且对患者疾病的起到一定治疗作用。

病例 15　针刺麻醉下行 ERCP、胆管支架置入术 1 例

病例摘要：患者，女，93 岁，身高 150 cm，体重 47 kg。西医诊断为胆管占位。中医诊断为气滞血瘀证。既往史：冠心病，腔隙性脑梗死，小脑萎缩。拟行 ERCP、胆管支架置入术。ECG 示：心肌缺血。心脏彩超示：射血分数 60%，二、三尖瓣轻度反流。其余化验检查均正常。

麻醉实施：局部麻醉＋针刺麻醉。入室前含服 2% 利多卡因胶浆行口咽部局部麻醉，患者取侧俯卧位，入室后针刺合谷、内关、神门、胆囊穴、太冲，得气后留针至手术结束。留针后鼻导管吸氧（5L/min），输注 300 ml 羟乙基淀粉 130/0.4 氯化钠注射液，留针后 20 min 开始手术。完成手术顺利，内镜医生满意度 9 分，麻醉医生、患者满意度均 10 分。

病案分析：该患者 ASA 分级Ⅳ级，高龄并存冠心病、腔隙性脑梗史、小脑萎缩，心肺储备功能差，不能耐受根治性手术，因而选取 ERCP、胆管支架置入术。该操作可致咽部或胃肠道刺激，患者难以耐受，可能会影响手术操作的顺利进行，因而本病例选择局部麻醉辅以针刺麻醉。针刺可以起到镇静、镇痛、安神、调理气血的功效。

针对气滞血瘀证，结合 ERCP 的操作特点，选取合谷、内关、神门、太冲、胆囊穴。合谷为手阳明大肠经原穴，"面口合谷收"，为齿、咽喉等症之特效穴，因而可减轻内窥镜对咽喉的刺激与不适。大肠经与肺经相表里，且合谷与肺经的络脉直接相通，故此穴可以宣肺理气，因而有助于改善患者肺功能，提高患者手术的耐受性和安全性。内关为手厥阴心包经络穴，其功能为宁心安神、理气止痛。神门为手少阴心经原穴，可调节自律神经、补益心气、安定心神，常用于治疗心绞痛、神经衰弱、惊悸、失眠、痴呆等。神门配内关可增强其镇静作用，治疗心痛、健忘、失眠等。太冲为足厥阴肝经原穴，合谷配太冲，镇痛、镇静、镇痉，疏肝利胆。胆囊穴为经外奇穴，其功效利胆通络，主治胆囊炎、胆石症等胆道疾病，选择此穴有助于患者围手术期的快速康复。

综上所述，该患者选用局部麻醉＋针刺麻醉，患者耐受良好，术者满意度高，在降低麻醉风险的同时，对患者疾病的全身调理及术后恢复起到良性治疗作用。

病例 16　针药复合麻醉下行心脏不停跳冠状动脉搭桥术 1 例

病例摘要：患者，男，51 岁，身高 168 cm，体重 63 kg。因"胸痛胸闷 5 年加重 2 天"入院。西医诊断为冠状动脉心肌桥。既往高血压，冠心病史。冠状动脉造影示：左主干正常，左前降支中段心肌桥，收缩期压迫 95%，心肌梗死溶栓治疗（thrombolysis in myocardial infarction，TIMI）血流Ⅲ级，左回旋支、右冠均未见明显狭窄。心脏彩超示：静息下基本正常。胸部 CT：右肺上叶慢性炎症。其余化验、检查均正常。拟针药复合麻醉下行不停跳冠状动脉搭

桥术。

麻醉实施：无气管内插管下静脉复合麻醉＋针刺麻醉。患者入室后选取合谷、内关、郄门给予电针刺激，频率 2 Hz，电针刺激一直持续到患者手术结束。常规心电监护＋吸氧，连接多功能监护仪和 Narcotrend 麻醉意识深度监测仪。针刺持续 30 min 后，先静脉泵注右美托咪定 1 μg/（kg·h），10 min 后静脉注射舒芬太尼 5 μg，诱导完成后，静脉靶控输注丙泊酚 1 μg/ml＋瑞芬太尼 0.8～1.5 ng/ml 维持，Narcotrend 麻醉意识深度监测 50～60。术中按需给予血管活性药物维持血流动力学稳定。术后即刻苏醒，术后意识清晰，术后无恶心、呕吐、无明显疼痛。

病案分析：根据"经脉所过，主治所及"原则，选取合谷、内关和郄门。合谷、内关是临床上最常用提高痛阈的穴位，且内关配郄门可治疗心痛。郄门宁心理气、宽胸止血。常规的心脏手术均须在气管内插管全身麻醉下完成，选用针刺具有镇痛、镇静作用并可减少手术中麻醉药物用量。术后复苏期间针刺穴百会、足三里、三阴交；头为诸阳之会，百脉之宗，而百会则为各经脉气会聚之处，具有醒脑开窍的作用；足三里配合三阴交，可以补中益气，加快患者术后快速康复。

电针辅助静脉复合麻醉用于患者心脏不停跳冠状动脉搭桥术，对呼吸和循环的影响小，在减少麻醉用药量的同时减少了右美托咪定、丙泊酚和瑞芬太尼等的不良反应，且对患者疾病的全身调理及术后恢复起到良性治疗作用。

病例 17　针刺麻醉下行右颈内动脉支架植入术 1 例

病例摘要：患者，女，72 岁，身高 158 cm，体重 65 kg。因"阵发性头晕不适 4 年，加重 1 月"入院。西医诊断为右颈内动脉重度狭窄。既往高血压，冠心病史。头颈部 CT 血管造影术示：主动脉弓混合斑块形成，双侧颈总动脉多发钙化斑，右侧管腔重度狭窄。ECG 示：窦性心律，V1～3 导联异常 Q 波。心脏彩超提示：左房增大，主动脉窦部增宽；主动脉瓣增厚伴轻度钙化，二、三尖瓣轻度反流，心脏射血分数 67%。拟针刺麻醉下行右颈内动脉支架植入术。

麻醉实施：入室后电针刺激合谷、内关，频率选用 2 Hz，电针刺激一直持续到手术结束。常规心电监护＋吸氧。针刺持续 30 min 后，手术开始。当导管进入右侧颈总动脉，扩张球囊时，患者突发意识丧失，心率从 65 次/分降至 38 次/分，血压 56/42 mmHg；即刻针刺人中、百会，患者很快意识清醒，生命体征趋于平稳，手术顺利完成。

病案分析：根据"经脉所过，主治所及"的原则，结合颈内动脉支架植入术的操作特点，针刺合谷、内关。合谷为手阳明大肠经原穴，总治头、面各症，是临床上常用的提高痛阈的穴位。内关为心包经络穴，其功能为宁心安神、理气止痛。颈动脉支架植入术是目前临床上颈内动脉狭窄主要的治疗方法，但在手术过程中，特别是球囊扩张时，继发的颈动脉窦反射易致患者出现意识障碍、血压下降、心动过缓甚至心搏骤停，术中应密切监测患者生命体征，必要时给予干预。百会、人中是督脉经穴，头为诸阳之会，百脉之宗；百会为百脉之会，是各经脉气血汇聚之处。针刺百会可醒脑开窍，升高血压；人中是急救要穴，可调整人体，平衡阴阳，运行气血。术中当患者出现意识障碍、血流动力学不稳定时，针刺百会、人中可及时调控心率、血压，保证患者安全。

病例 18　针药复合麻醉下行体外循环辅助二尖瓣机械瓣膜置换术 1 例

病例摘要：患者，女，59 岁，身高 160 cm，体重 60 kg。因"心悸伴乏力 3 月余"入院。西医诊断：风湿性心脏病；二尖瓣狭窄。否认高血压、糖尿病等系统性疾病。心脏彩超示：风湿性心脏病；二尖瓣狭窄伴轻度关闭不全（瓣口面积 1.6 cm^2）；双房增大；少中量三尖瓣反流，肺动脉收缩压约 51 mmHg。拟行体外循环辅助二尖瓣机械瓣膜置换术。

麻醉实施：无气管内插管下针药复合麻醉。患者入室后电针刺激合谷、内关、后溪、支沟穴，频率选用 2 Hz，电针刺激一直持续到患者手术结束。常规心电监护和吸氧，连接多功能监护仪和 Narcotrend 麻醉意识深度监测仪。针刺持续 30 min 后，先静脉泵注右美托咪定 1 μg/（kg·h），10 min 后静脉注射舒芬太尼 5～10 μg，麻醉维持右美托咪定 0.4～0.7 μg/（kg·h）＋瑞芬太尼靶控输注 0.8～1.5 ng/ml，Narcotrend 麻醉意识深度监测维持在 50～60。术中按需给予血管活性药物维持血流动力学稳定。术中麻醉用药量少，术毕即刻苏醒。

病案分析：根据"经脉所过，主治所及"原则，选取合谷、内关、后溪、支沟。该例患者针刺所选穴位后术中仅辅助少量镇痛及镇静药物。患者入 PACU 后，针刺百会、足三里、三阴交。头为诸阳之会，百脉之宗，而百会则为各经脉气汇聚之处，具有醒脑开窍的作用；足三里配合三阴交，可以补中益气，加快患者术后康复。

针药复合麻醉用于患者体外循环辅助二尖瓣机械瓣膜置换术，对呼吸和循环的影响小，在减少麻醉用药量的同时减少了右美托咪定、阿片类药物等的不良反应，麻醉效果更满意，且对患者疾病的全身调理及术后快速恢复起到良性治疗作用。

病例 19　针刺治疗胸腔镜下纵隔肿物切除术后呼吸功能恢复不全 1 例

病例摘要：患者，女，48 岁，身高 165 cm，体重 73 kg。因"胸闷伴咳嗽不适 1 月"入院。既往体健，入院查体：活动后气急、气促，咳嗽无痰，左眼睑轻度下垂。胸腺 CT 平扫示：右上纵隔占位，考虑胸腺瘤可能大。其他检查大致正常。西医诊断：纵隔肿物：胸腺瘤？重症肌无力，眼肌型。拟行胸腔镜下纵隔肿物切除术。

麻醉实施：入手术室后，常规心电监护＋吸氧，连接多功能监护仪和 Narcotrend 麻醉意识深度监测仪，开放中心静脉、有创动脉测压。麻醉诱导：丙泊酚靶控注射 4.0 μg/ml＋舒芬太尼 35 μg＋罗库溴铵 73 mg＋盐酸利多卡因 50 mg＋地塞米松 5 mg，35# 左支双腔支气管插管。麻醉维持：靶控输注丙泊酚 2.0～2.5 μg/ml＋瑞芬太尼 2～2.5 ng/ml，同时吸入七氟烷 0.3～0.7 最低肺泡有效浓度；Narcotrend 麻醉意识深度监测 45～60。术毕患者清醒，静注阿托品 0.5 mg＋新斯的明 1 mg，潮气量恢复，于手术间拔出气管导管。

随后入 PACU，患者主诉胸闷，呼吸浅快，四肢微凉，SpO$_2$ 93%，血气分析：PaCO$_2$ 56.4 mmHg，pH 值 7.27；考虑呼吸功能恢复不全，即刻予以针刺百会、列缺、足三里。针刺 20 min 后，患者胸闷好转，心电监护示 SpO$_2$ 为 100%，针刺 30 min 后复查血气：PaCO$_2$ 值 45.4 mmHg，pH 值 7.36，患者呼吸均匀，四肢温，无明显胸闷气急，安返病房。

病案分析：重症肌无力合并胸腺瘤患者对非去极化肌松药敏感，一般只需要常规量的

1/4～1/5 即满足肌松要求；术后容易引起肌松残留，呼吸功能不全，需要格外重视。

《会元针灸学》载："百会者，五脏六腑奇经三阳百脉之所会，故名百会"，归属于督脉，别名"三阳五会"；针刺百会可调督脉以改善头部经脉气血，继而统调全身气血，使阴阳平衡，醒脑安神。列缺出自属于手太阴肺经之络穴，亦是八脉交会穴（通于任脉）；列缺有宣疏肺热、利胸膈作用；针刺列缺可使人清爽，犹霹雳行空，阴霾消散，而天朗气清矣。足三里隶属足阳明胃经，《黄帝内经》有"治痿独取阳明"之说，阳明经多气多血，阳明经又能滋生气血，气血健旺，经络充盈，其痿自起；足三里所入为合，内合于脾胃脏腑，外联络于经脉，诚治痿之要穴也。三穴相配，调和阴阳，补中益气，振奋阳气，共凑通气利血之力，有效改善患者的呼吸功能，促进患者术后快速康复。

病例 20 针刺治疗人工流产后宫缩痛 1 例

病例摘要：患者，女，32 岁，身高 165 cm，体重 51 kg。因"停经 2 月，要求终止妊娠"入院。西医诊断为（孕 4 产 2 宫内妊娠）早期人工流产。既往体健，各项检查基本正常，拟静脉麻醉下行人工流产术。

患者入室后常规心电监护 + 吸氧，连接多功能监护仪和 Narcotrend 麻醉意识深度监测仪，开放外周静脉，舒芬太尼 5 μg 静注，靶控输注丙泊酚 2.5 ～ 3.0 μg/ml 维持，Narcotrend 麻醉意识深度监测 50 ～ 60，手术顺利，生命体征平稳。

术毕患者清醒后，主诉小腹剧烈疼痛，VAS 评分 9 分，初步诊断为"术后宫缩痛"，即刻予以针刺双侧足三里、三阴交、地机、太冲，平补平泻法，患者得气后留针，即刻主诉疼痛减轻。留针 10 min 后，VAS 评分 3 分；留针 20 min，VAS 评分 0 分，安返病房。

病案分析：术后由于缩宫素作用，子宫收缩剧烈。宫缩痛常选取地机、三阴交、足三里、太冲等穴位治疗。地机是足太阴脾经的郄穴，郄穴是经脉气血曲折深聚之处，常用来治疗本经循行所过部位及所属脏腑的急性病症，足太阴脾经"入腹，属脾"，在循行过程中抵少腹；《采艾编》中有记载："关元，小肠募，三阴任脉之会"，可见脾经的经气与任脉相通，冲任主胞宫，因此地机治疗术后宫缩痛疗效明显。足三里属于足阳明胃经，行腹内，至气街中而合；三阴交属于肝、肾、脾三阴经交会穴，太冲为肝经原穴，肝、肾、脾三经均入腹内。足三里、三阴交、太冲三穴相互配合，能通经活络，活血行气，对下腹手术有良好的镇痛作用。

病例 21 针刺麻醉下行经皮肾活检穿刺术 1 例

病例摘要：患者，女，56 岁，身高 162 cm，体重 60 kg。因"乏力纳差伴尿频尿急 2 月余"入院，既往系统性红斑狼疮 20 余年；为明确诊断，拟单纯针刺麻醉下行经皮肾活检穿刺术。

麻醉实施：患者入室常规心电监护 + 吸氧。针刺肾俞，期间不辅助其他任何麻醉药物。手术时间 10 min，患者生命体征平稳，VAS 评分 0 分。

病案分析：针刺麻醉是指用针刺止痛效应预防手术中的疼痛及减轻生理功能紊乱的一种方法。肾俞，属足太阳膀胱经，肾之背俞穴，肾脏的寒湿水气由此外输膀胱经，具有缓解腰痛、肾脏病，补肾助阳、调节生殖功能，外散肾脏之热的功能作用。

传统经皮肾活检穿刺术需要重复多点注射局部麻醉药物，且很难渗透到组织深部；局部麻醉药的积聚常常会挤压周围组织造成正常结构移位和变形，影响手术质量，延长手术时间，并可能增加并发症风险，很多患者术中出现不适和烦躁；针刺麻醉不影响正常组织结构、并发症更小的特点，很好地解决了上述问题，并且在穿刺位置需要调整时，术者可以灵活调整穿刺点位置，极大减轻患者的疼痛和烦躁，在肾病科手术操作中具有良好的应用前景。

病例 22 针刺麻醉下行白内障超声乳化摘除联合人工晶体植入术 1 例

病例摘要：患者，男，87 岁，身高 168 cm，体重 62 kg。因"右眼渐进性视物不清 5 年余，加重 1 年"入院。诊断为白内障（右眼）。既往高血压、糖尿病，主动脉夹层病史，ASA Ⅲ级。拟针刺麻醉下行"白内障超声乳化摘除联合人工晶体植入术"。

麻醉实施：患者入手术室后常规心电监护 + 吸氧，开放外周静脉。针刺双刺合谷、太冲，患者得气后留针至手术结束。针刺诱导后 30 min，2% 利多卡因表面麻醉下手术开始，手术时间 15 min，术中生命体征平稳。

病案分析：合谷为手阳明大肠经原穴，属阳主表，宣泄气中之热，升清降浊，宣通气血之功，且合谷总治头、面各症，是临床上常用提高痛阈的穴位；针刺合谷也可以通过作用于大脑皮层前回、小脑区、扣带回区等区域，以调整多巴胺等神经介质，缓解患者紧张情绪。太冲为足厥阴肝经原穴，其功能为平肝息风、清热利湿、通络止痛。合谷配太冲，为治痛对穴，其功用为镇痛、镇静、镇痉，疏肝利胆；二穴均为原穴，根据选穴原则五脏有疾，取之十二原的理论而取之。肝与胆相表里，太冲疏肝利胆，清利肝胆湿热，理气止痛，合谷调和气血，气调痛止，因而可以镇静安神，平肝息风作用。

患者高龄，既往有高血压、糖尿病、主动脉夹层病史，ASA Ⅲ级。手术本身对患者的血流动力学影响不是很大，但考虑到患者高龄且合并多种基础疾病，特别是有主动脉夹层病史，风险较大，应积极控制血压、心率，减少应激，避免血流动力学波动。针刺干预可以镇痛，抑制应激，抗焦虑，稳定患者情绪，大大避免手术及麻醉风险，为手术顺利进行提供保障。

病例 23 针刺治疗术后瘙痒 1 例

病例摘要：患者，女，50 岁，身高 158 cm，体重 60 kg。因"反复肛门块物脱出 1 年"入院。诊断为"混合痔"。既往体健，各项检查基本正常。拟静脉麻醉下行痔切除术。

患者入室后常规心电监护 + 吸氧，静注舒芬太尼 5 μg，靶控输注丙泊酚 2.5 ~ 3.5 μg/ml，0.5% 盐酸利多卡因切口局部浸润麻醉，Narcotrend 麻醉意识深度监测 50 ~ 60。手术时间 20 min，术中生命体征平稳。术毕患者苏醒后，主诉肛门区域瘙痒难耐，烦躁不安。初步诊断为"肛门瘙痒"，考虑到术后创面已包扎，予以针刺双侧合谷、外关止痒。患者得气感明显，针后 5 min，主诉肛门瘙痒较前减轻。再予行针并留针 10 min，患者情绪逐渐平复，无呻吟。留针 20 min，肛门瘙痒感明显缓解。

病案分析：肛门瘙痒是指肛门周围皮肤无任何原发皮肤损害而仅有瘙痒症状的一类精神功能障碍性皮肤病。肛肠术后患者极容易出现肛门瘙痒，西医认为肛肠术后患者继发肛门瘙痒症主要是因肛门神经感受器受到刺激所致。

中医将肛门瘙痒称为谷道痒，外因多与患者情绪高度紧张、感受风邪有关，内因主要源于患者体内大肠湿热、肺腑虚弱、肝肾不足等；治疗上针对性的中医药调理或熏洗以祛除湿热。考虑到患者瘙痒难耐，情绪紧张，且患者肛门手术后下肢活动不便，于是选取针刺手腕部合谷、外关。《素问·气穴论》指出合谷为"肉之大会"，该穴是肺脏之精气，出于大肠之腑，通过三焦气化，出于皮下腠理，汇聚于此；其为手阳明大肠经之原穴，阳明经善于开泄，有清除大肠湿热、宣通气血之功，能够有效缓解皮肤瘙痒。研究表明，针刺合谷可以通过作用于大脑皮层前回、小脑区、扣带回区等区域，以调整多巴胺等神经介质，缓解患者紧张情绪。外关，为手少阳三焦经之络穴，八脉交会穴通于阳维脉，具有舒筋通络、宣通气血之功，可治疗手足少阳经所过部位的经脉阻滞不通的疾患，"治风先治血、血行风自灭"，气血顺畅则瘙痒自止。两穴相配，共奏通利气血之力，有效缓解皮肤瘙痒。

病例24 针刺治疗术后苏醒延迟1例

病例摘要：患者，女，27岁，身高163 cm，体重65 kg。因"右上腹胀闷不适1月余"入院。诊断为胆囊结石伴胆囊炎。既往体健。腹部超声示：胆囊结石，胆囊壁毛糙。各项检查大致正常。拟全麻下行腹腔镜胆囊切除术。

静脉泵注右美托咪定0.2μg/kg，5 min后先后给予丙泊酚靶控输注4.0μg/ml+舒芬太尼40μg+顺阿曲库铵13 mg后气管内插管、机械通气。丙泊酚靶控输注1.5～2.5μg/ml+七氟烷0.3～0.7最低肺泡有效浓度静吸复合维持麻醉，Narcotrend麻醉意识深度监测50～60。手术时间90 min，术中生命体征平稳。术毕自主呼吸恢复后拔出气管导管，入复苏室进一步复苏，60 min后，患者仍不能睁眼，对疼痛刺激无明显反应，Steward评分1分；血气分析、心电监护均正常。

考虑患者苏醒延迟，予以针刺百会、素髎，患者得气感明显，即刻出现皱眉、流泪症状，对疼痛刺激出现反应。针刺5 min后患者意识逐渐恢复，Steward评分4分；再予行针并留针20 min，患者完全苏醒，Steward评分6分，安返病房。

病案分析：术后患者苏醒延迟，当归属于中医学神昏范畴，中医认为其多因气血阻滞、清窍蒙蔽所致。《史记》曾记载了扁鹊治虢国太子尸厥："若太子病，所谓尸厥者也……扁鹊乃使弟子阳厉针砥石，以取外三阳五会，有间，太子苏"；可见针灸促醒历史悠久、有效。百会归属于督脉针刺百会可调督脉以改善头部经脉气血，继而统调全身气血、使阴阳平衡，醒脑安神。素髎穴名意指督脉气血在此液化而降，本穴物质为神庭传来的水湿之气，至本穴后则散热缩合为水湿云气并由本穴归降于地，降地之液如同细小的孔隙中漏落一般。水克火，且督脉总督人体一身之阳气，针之散阳邪而解热；水涵木，肝木主风，故针之可醒脑开窍，镇惊止痉。素髎深层组织末梢感受器的集中区恰是其针刺升压的针感点所在部位，针刺素髎容易出现喷嚏反射，接近于苏醒状态，较水沟促苏醒效果更好。

病例 25　针刺治疗全身麻醉后苏醒延迟 1 例

病例摘要：患者，女，69 岁，因"腰痛伴左下肢麻木 10 月"入院，入院诊断：腰椎间盘突出症 L3/4（中央型）；腰椎管狭窄（L3/4）。各项检查均未见明显异常。患者在气管内插管全身麻醉下行腰后路微创脊柱内镜下 L3/4、4/5 脊髓硬膜外髓核摘除术＋椎管、神经根管减压术＋椎管、神经根管扩大成形术＋椎间 Cage 植骨融合术＋经皮椎弓根钉棒系统内固定术。

静注依托咪酯和芬太尼行麻醉诱导，靶控输注丙泊酚和瑞芬太尼维持麻醉。手术时间 5 小时 05 分，麻醉时间 5 小时 46 分。术中出血 2100 ml，输入去白细胞悬浮红细胞 6 U，病毒灭活新鲜冰冻血浆 400 ml。手术结束患者可按指令活动下肢后拔除气管导管，后送至 PACU。

入 PACU 时患者可按指令睁眼，对刺激有反应，Steward 评分 4 分。15 min 后发现患者呼之不应、对疼痛刺激无反应，双侧瞳孔等大等圆，直径约 2 mm，对光反射稍迟钝，双侧病理征未引出。患者生命体征平稳，继续观察。入 PACU 2 h，多次检查患者均呼之不应，压眶刺激无反应。期间查动脉血气分析基本正常。考虑患者苏醒延迟。

予针刺印堂、水沟，水沟采用雀啄法强刺激。针刺后患者即刻苏醒，可正常对答，可指令抬起双腿，双下肢肌力 4 级，但仍然不能睁眼。针刺 15 min 后，患者神志清，对答切题，双下肢肌力 4（＋），但仍然无法睁眼。患者生命体征平稳，送患者回病房观察；次日随访，患者神志清，精神尚可，正常睁眼，对答切题，四肢肌力正常。追问病史后得知患者术前一天（1 月 14 日）晚上整夜未睡，睡眠时间短（约 1～2 h）。

病案分析：本病例苏醒延迟可能原因，手术前睡眠较差，一定程度的睡眠剥夺可以增强麻醉药的效能；同时老年患者中枢神经系统功能退行性改变，对麻醉药物的耐受性下降。患者苏醒拔出气管导管后在复苏室出现呼之不应，对疼痛刺激无反应，属于窍闭神封的状态；治疗上应予醒脑开窍，故而选取印堂、水沟二穴。印堂位于督脉循行线上，督脉"起于下极之俞，并于脊里，上至风府，入属于脑"，而脑为元神之府，因此印堂常用于神志病的治疗。水沟属于督脉穴位，位于督脉与任脉的交会部位，督脉"总督诸阳"为"阳脉之海"，任脉为"阴脉之海"，选取此穴具有醒脑开窍，通经导气，调和阴阳的作用，是治疗神昏的要穴。研究发现颅脑损伤后刺激水沟可通过减轻钙超载以减轻神经系统继发性损害及血管痉挛，并且针刺该穴具有改善脑组织中多巴胺、肾上腺素等神经递质水平，从而起到改善大脑皮质能量代谢水平、抑制内皮素生成及减轻自由基反应作用，能有效恢复患者意识状态。

病例 26　针刺辅助麻醉下冠状动脉支架植入术 1 例

病例摘要：患者，男性，91 岁，因"胸腹疼痛伴便秘 1 周"前往外院求治，予抗感染、禁食补液、清洁灌肠等对症处理，症状缓解后自行离院。8 天后患者再次出现胸腹部疼痛，较前加重入院，查血常规示：白细胞 $19.54 \times 10^9/L$，中性粒细胞计数 $17.39 \times 10^9/L$，中性粒细胞比例 88.9%；超敏 C 反应蛋白 150.00 mg/L。CT 平扫示：符合慢性支气管炎、肺气肿改变；双肺多发陈旧性病灶，临近胸膜增厚；考虑右肺中叶、双肺下叶炎症；主动脉、冠状动脉硬化，降主动脉局部钙化内膜向内移位。ECG 示：窦性心动过速，不排除房扑，偶发室性早搏，I 度房室传导阻滞，不完全性右束支传导阻滞，中度 ST 段压低，左房增大。心脏彩超示：二尖瓣、主动脉瓣微量反流，三尖瓣少量反流。左室舒张功能减退。收缩功能正常范围内。射血分数 68%。CT 血管造影检查示：考虑降主动脉穿透性溃疡并壁间血肿形成，动脉硬化。遂以"主动脉壁间血肿"收治入院，计划行主动脉腔内支架置入术。

麻醉实施：采用针刺复合麻醉。入室后常规监测。首先进行针刺预处理，针刺双侧内关、孔最，左侧足三里、三阴交，得气后连接电针仪，选用疏密波 2/100 Hz，强度以患者可以耐受为度。随后静脉给予 0.5 μg/（kg·min）右美托咪定镇静。手术开始前给予地佐辛 10 mg 辅助镇痛，术中以硝酸甘油、去甲肾上腺素调控血压。针刺 30 min 左右，患者进入浅睡眠状态；手术历时 1 小时 25 分钟，整个手术过程中患者处于"浅睡眠，自主呼吸"的麻醉状态，患者术中生命体征平稳、配合度高。

病案分析：患者高龄、基础病复杂，全身麻醉风险较大，如果采用气管内插管全身麻醉有加重肺部感染的风险，甚至出现拔管困难，综合考虑后决定采用针药复合麻醉。针刺具有一定的镇痛作用，同时有利于维持循环的稳定，配合镇静、镇痛药物，大大降低了全身麻醉所带来的风险。

本次病例选取了双侧内关、孔最，左侧足三里、三阴交。内关为手厥阴心包经之络穴，"循经以上，系于心包，络心系"，善于治疗胸痹、心痛病等心系疾病，有改善循环的功能。孔最，为肺经穴位；肺合皮毛，皮毛为一身之藩篱，是机体防御外邪的第一道屏障，因此肺有维护肌表，防御外邪的作用。手术所引起的金石创伤不可避免地损伤人体正主血脉，与心包本同一体，其气相通。心不受邪，心包为心之外膜，由心包代心受邪而为病。足三里为胃经合穴，足阳明胃经多气多血，针刺足三里有调和气血的功效，现代研究显示足三里有镇痛作用。三阴交，为足太阴脾经穴位，足三阴经相交于此，有健脾益气，调补肝肾之效，配合足三里能够调和气血，共同起到镇痛的作用。

病例 27　针刺辅助麻醉下直肠癌根治术 1 例

病例摘要：患者，女，67 岁，因"大便带血伴肛门坠胀感 3 天"入院，诊断：直肠高分化腺癌；支气管扩张并感染、慢性支气管炎并肺气肿。既往有肺大疱病史。入院血常规示：白细胞 10.24×10^9/L，中性粒细胞 8.52×10^9/L。ECG 示：窦性心律不齐。肺功能检查示：极重度混合通气功能障碍。肺部 CT 示：支气管扩张并感染，慢性支气管炎并肺气肿，多发肺大疱。心脏彩超示：二尖瓣、三尖瓣少量反流。患者计划行"腹腔镜下直肠癌根治术"。

麻醉实施：采用针刺辅助麻醉。患者入室后针刺双侧内关、合谷，连接电针仪，采用疏密波，频率 2/100 Hz，持续至手术结束。采用咪达唑仑、丙泊酚、瑞芬太尼进行麻醉诱导，靶控输注丙泊酚、瑞芬太尼维持麻醉，辅以芬太尼镇痛，顺式阿曲库铵持续泵注，采用麻黄碱、多巴胺、硝酸甘油维持血压。术中动脉血压维持在（112~159）/（50~78）mmHg 之间。术中输液 2200 ml，其中羟乙基淀粉 500 ml，复方氯化钠 1500 ml，生理盐水 200 ml。术中失血量 20 ml、尿量 700 ml。手术时长 3 小时 45 分钟，麻醉时长 5 小时 20 分钟。麻醉停药 5 分钟后能完成指令动作且肌力恢复后拔除气管导管。术后随访患者恢复良好。

病案分析：老年患者对麻醉药物的耐受性较差，术中容易出现循环波动，加之手术时间较长，麻醉风险较大；患者有肺大疱病史，合并支气管扩张并感染，肺部通气功能较差，气管内插管有可能会加重肺部感染甚至会出现术后拔管困难。综合考虑后决定采取气管插管全身麻醉＋针刺麻醉。

针刺选取双侧合谷、内关。合谷为手阳明大肠经穴，手阳明经属于大肠，合谷又为其原穴；《灵枢·九针十二原》曰："凡此十二原者，主治五脏六腑之有疾也"，故合谷可用于治疗肠道疾病；阳明经多气多血，合谷善于调和气血、通经止痛。内关为手厥阴心包经之络穴，"循经以上，系于心包，络心系"；心主血脉，与心包本同一体，其气相通。《灵枢·经脉》"手心主之别，名曰内关……实则心痛，虚则为头强，取之两筋间也"，印证了内关穴善于治疗胸痹、心痛病等心系疾病；此外，内关为八脉交会穴，通于阴维脉，合于胃、心、胸部位，经脉所过，主治所及，常用于心胸疾病的治疗，对维持循环功能的稳定具有一定作用。

病例 28　针刺辅助麻醉下胸交感神经切断术 1 例

病例摘要：患者，女，28 岁，因"双手潮湿多汗 10 余年"入院，诊断为"原发性手汗症"。既往体健。入院后各项检查正常。计划行"胸腔镜下双侧胸交感神经干（T3/4）切断术"。

麻醉实施：采用硬膜外麻醉＋针刺麻醉。入室后常规监护。首先进行硬膜外麻醉，选取 T4/5 进针，入针深度 4.5 cm，置管 5 cm，麻醉平面 C7～T12 水平。硬膜外麻醉后针刺双侧内关、孔最，进针 0.8 寸，得气后连接电针仪，选用疏密波 2 / 100 Hz，持续至手术结束。术中患者生命体征平稳，无明显不适。

病案分析：胸腔镜下双侧胸交感神经干切断术虽为小手术，但大多采用双腔管气管内插管全身麻醉，因双腔管管径较粗，应激反应较强，术后恢复较慢。基于以上考虑，选用硬膜外麻醉＋针刺麻醉，以期促进患者的早期恢复。

内关为手厥阴心包经之络穴，"循经以上，系于心包，络心系"；同时内关又为八脉交会穴，主治本经病和胃、心、心包络疾患；同时，心主血脉，与心包本同一体，其气相通，因此内关具有稳定循环功能的作用。研究显示内关有双向调节作用，能够调节心率，维持循环功能稳定。孔最，为肺经穴位，肺外合皮毛，皮毛为机体防御外邪的第一道屏障，因此肺有维护肌表，防御外邪的作用。胸腔手术不可避免损伤人体正气，引起较强的应激反应，孔最为肺经本经穴位，在维护人体正气的同时能够减轻炎性反应。

病例 29　针刺辅助麻醉在妇科腹腔镜手术中的应用 1 例

病例摘要：患者，女，53 岁，入院诊断为"子宫腺肌病、子宫腺肌瘤、异常子宫出血、盆腔粘连、子宫内膜息肉"。既往体健，化验及各种检查基本正常。拟行腹腔镜下全子宫切除术＋双侧输卵管切除术＋盆腔子宫内膜异位症切除术＋宫颈扩张术。

麻醉实施：采用气管内插管全身麻醉＋神经阻滞＋针刺麻醉。入室后针刺双侧内关、支沟；连接电针仪，选用疏密波 2 / 100 Hz 进行刺激直至手术结束，强度以患者可以耐受为度。

麻醉诱导选用丙泊酚、瑞芬太尼。插管后采用 0.3% 罗哌卡因行双侧腹横肌平面阻滞。静脉输注丙泊酚、瑞芬太尼、小剂量右美托咪定维持麻醉。托烷司琼 4 mg 以预防呕吐。手术结束前给予氟比洛芬酯、喷他佐辛术后镇痛。术中液体入量 1100 ml，出血量 20 ml，尿量 200 ml。术后随访患者恢复良好，术后 NRS 3 分，无恶心呕吐，手术结束后 7 小时 18 分钟排气。

病案分析：全子宫切除术临床常见，麻醉并无特殊，但如何能够让患者术后快速恢复是本病例关注点。本病例患者女性、不吸烟、拟行腹腔镜手术、术中使用阿片类药物，是 PONV 的高危人群；为降低恶心呕吐风险，采用了多模式镇痛方案，包括区域麻醉。参照 PONV 的防治指南，大于 2 个危险因素应给予 3～4 项预防措施；为此，本病例选用丙泊酚麻醉、5-HT 受体拮抗剂（托烷司琼）、糖皮质激素（地塞米松）、针刺治疗以预防 PONV。同时术后快速康复与疼痛、早期胃肠功能恢复相关，穴位刺激在镇痛的同时可促进患者术后胃肠功能的恢复。

中医理论认为，恶心呕吐病机为胃失和降，胃气上逆，治疗上应予降逆止呕。内关是心包经别走三焦经之络穴，又与冲脉合于胃心胸，通阴维脉而主一身之阴络，故有通理三焦之效，上可宽胸理气，主治上焦气机不畅，胸闷胸痛；中可和胃降逆，主治中焦气机失调之胃痛、胁痛、呕吐、反酸、烧心；下可理气活血，主治下焦气血失和之腹痛泄泻等；该穴是目前普遍公认的用于治疗 PONV 的标准穴位。支沟属手少阳三焦经，《难经·六十六难》云："三焦者，原气之别使也，主通行三气"；三焦为原气升降出入之通道，可疏通一身之气，促进气机的运行，体内水谷精微输布依赖于三焦之气的导引，故支沟擅于治疗胃肠系病症，在治疗便秘病症上尤为突出。《勉学堂针灸集成》云："支沟，能通大便之秘"。因此选取支沟有利于患者术后排气，有利于术后胃肠功能的早期恢复。

病例 30 经皮穴位电刺激在无痛胃镜检查中的应用 1 例

病例摘要：患者，女，51 岁，身高 162 cm，体重 51 kg。西医诊断：慢性胃炎急性活动期。中医诊断胃痛，辨证为肝气犯胃证。患者既往失眠症，2 次无痛胃镜麻醉史，检查后均有恶心呕吐症状。心电图检查示：窦性心律，心肌缺血；其他检查基本正常。拟门诊行无痛胃镜检查。

麻醉实施：经皮穴位电刺激＋全凭静脉麻醉。术前常规禁饮、禁食，入室前含服 2% 利多卡因胶浆行口咽部局麻。入室前 10 min 开始经皮穴位电刺激合谷、内关、足三里、梁丘直至检查结束，入室后常规监测血压、心率、呼吸、SpO$_2$，鼻导管吸氧 2 L/min，静脉注射丙泊酚、依托咪酯容积 3∶1 混合液 0.15～0.2 ml/kg，无睫毛反射后开始检查。检查期间患者生命体征平稳，检查中无呛咳、体动、无低氧血症。检查时间 4 min，结束后 1 min 呼之睁眼，无恶心、呕吐和躁动等不适；PACU 观察 15 min 后，符合离室标准，患者和操作者对麻醉满意度高。

病案分析：胃镜诊疗时患者常有咽喉不适、咳嗽、恶心呕吐等不适感。胃镜检查时采用经皮穴位电刺激＋全凭静脉麻醉，经皮穴位电刺激可发挥镇痛、抑制胃肠痉挛和减轻应激反应，并避免使用阿片类药物。针刺对心血管有抑制或兴奋的双向调整作用，能部分对抗异丙酚对心血管的抑制作用，使血流动力学更加稳定。

针对肝气犯胃证，结合胃镜检查的操作特点，选取合谷、内关、足三里、梁丘。合谷主治发热、头痛、目赤肿痛、鼻衄、血渊、咽喉肿痛和齿痛，为大肠经之原穴，气能升降，血能宣通，调理肠胃，宽中理气；合谷具有提高该经络疼痛阈值作用，且可激活 β-EP，进而产生镇痛作用。内关宁心安神、理气止痛，主治心痛、心悸、胸闷、胸痛等心胸病证，胃痛、呕吐、呃逆等胃疾，失眠、癫痫等神志病证，上肢痹痛、偏瘫、手指麻木等局部病证，且对机体心血管系统具有抑制或兴奋的双向调整作用。足三里为"土中之土"（胃经为戊土，足三里为胃经之合穴亦为戊土），补之益气理中，泻之升阳降浊；足三里可调节胃电节律，使亢进的胃肠运动降低。针刺合谷、足三里及内关不仅可以镇痛，还可调节胃肠运动，可有效缓解胃镜检查时胃肠壁机械性牵拉挤压所致张力反射。梁丘为足阳明胃经的郄穴，胃镜检查者多有胃炎或是胃溃疡等胃病，凡遇情志不遂或胃纳不适，可致疼痛、恶心、呕吐，梁丘能很好地缓解胃镜检查术中出现的不良反应。

病例 31　经皮穴位电刺激在老年患者人工髋关节置换术中应用 1 例

病例摘要：患者，女，79 岁，身高 160 cm，体重 67 kg。西医诊断为左股骨颈骨折。中医辨证为瘀血阻络证。既往史：高血压，糖尿病，慢性支气管炎病史。拟行左侧人工髋关节置换术。ECG 示：心肌缺血。心脏彩超示：射血分数 60%，三尖瓣少量反流，左室舒张功能减低。胸部 CT 示：双肺轻度炎症。动脉血氧分压 68 mmHg，其余化验检查均正常。

麻醉实施：采用硬膜外麻醉 + 经皮穴位电刺激复合麻醉。在百会、大椎、健侧足三里、健侧血海处用皮肤清洁剂去除皮肤油脂后贴电极片，连接经皮穴位电刺激仪，采用疏密波，刺激频率 2/100 Hz，波宽 0.2～0.6 ms，刺激强度由弱到强逐渐调节至患者可耐受的最大强度（8～12 mA），麻醉前持续刺激 30 min。随后实施 L2/3 间隙硬膜外麻醉。麻醉效果满意，术中生命体征平稳，无并发症发生。术后安返病房。

病案分析：老年患者各器官存在不同程度功能减退，手术中更易发生循环波动和低体温。本病例选用硬膜外麻醉 + 经皮穴位电刺激（经皮穴位电刺激百会、大椎、健侧足三里、健侧血海）复合麻醉。

针对瘀血阻络证，结合老年患者行髋关节置换术的特点，选取百会、大椎、健侧足三里、健侧血海。百会，气血物质为天之天部的充盛阳气，散热冷缩后循督脉下传前顶穴，升阳举陷，益气固脱，寒则补之灸之，热则泻针出气，还可发挥双向调整血压作用。大椎可发挥温经散寒、通络止痛作用，常用于对因寒致痛的诸多病证进行治疗，特别是督脉阳气虚引发的太阳表寒证作用更为突出。针刺百会和大椎都有一定的镇静催眠作用。足三里是足阳明胃经的合穴，具有益气行血、温通经络、补益阳气之功效。血海，有化血为气，运化脾血之功能，为人体足太阴脾经上的重要穴道之一。

病例 32　针刺辅助治疗急性大面积脑梗死 1 例

病例摘要：患者，男，58 岁，主因"呼吸困难伴大汗 3 小时"入院，既往高血压、糖尿病、陈旧性脑梗死病史，入院时患者神志淡漠、精神差，双侧瞳孔等大正圆，左：右 2.5 mm：2.5 mm，院外头胸 CT 提示：多发脑梗，脑萎缩，脑白质稀疏；双肺炎症、水肿。MRI 及 MRI 血管造影检查提示急性大面积脑梗死。

4

麻醉实施：给予气管切开呼吸机辅助通气、抗感染、化痰、活血化瘀、改善脑代谢、营养脑神经及中医针灸等中西医结合治疗。本例患者经过综合治疗 1 周后神志和肌力均逐渐改善，可脱机自主呼吸，自主睁眼，左侧肢体不动，右侧肢体可动，部分神经专科查体不合作，双侧腱反射（＋＋），双侧巴宾斯基征（＋）。

病案分析：脑梗死中医属神昏范畴，针刺取穴以督脉和阳经穴为主，选取百会、双侧足三里和曲池，曲池属手阳明大肠经，足三里属足阳明胃经，二者所在经络均属十二经脉，且汇聚于百会（属督脉），将毫针刺入穴位，后将毫针与电刺激装置连接，根据患者疾病和自身情况选取电针参数进行治疗；电针对神经系统的保护作用已被证实，疗效确切。

病例 33　针刺治疗全麻下行腹腔镜下左半肝切除术后恶心 1 例

病例摘要：患者，女，62 岁，主因"突发上腹部疼痛 1 天"入院，腹部 CT、超声提示：肝左叶肝内胆管扩张伴结石。全麻下行腹腔镜下左半肝切除术，术后清醒后拔除气管内导管，诉恶心，未见呕吐。

麻醉实施：根据该患者手术及恶心情况，选取电针刺双侧内关、合谷、足三里，毫针取穴，得气后连接电刺激治疗仪，调整参数，电流强度以患者可耐受为度，选择疏密波，电刺激时间为 30 min，间隔 1 h 后重复，诉好转，且未再出现恶心、呕吐，安返病房。

病案分析：PONV 是手术和麻醉后最常见的并发症之一，目前研究已证实穴位刺激能通过抑制呕吐中枢和（或）调节胃肠功能以防治 PONV。内关是目前公认的用于治疗 PONV 的标准穴位，穴位配伍可增强临床效果，故再选取肝胆手术常用的合谷、足三里。

病例 34　中西医结合治疗药物中毒患者 1 例

病例摘要：患者，女，42 岁，主因"意识丧失 1 小时"收入我院重症医学科。既往精神分裂及高血压病史，查体：神志不清，呼吸急促，双侧瞳孔等大等圆（1.5 mm∶1.5 mm），对光反射弱，双巴宾斯基征未引出，双肺呼吸音粗、可闻及干湿性啰音，双下肢水肿（－）。血液中奥氮平成分 0.93 mg/L（中毒量＞0.3 mg/L）。入院时诊断：① 中医诊断：腹痛病（气滞血瘀证）。② 西医诊断：奥氮平中毒、重症肺炎、呼吸衰竭。

治疗及疗效：① 西医治疗。下胃管行洗胃，导泻，气管内插管呼吸机支持，动态监测中心静脉压、动脉血压，根据结果及时调整静脉液体容量；根据病原学培养结果（血培养、尿培养、痰培养）及时调整抗生素。行血液净化治疗清除体内炎性介质及药物毒素；余予以抑酸，抑酶，中和氧自由基，保肝，化痰，营养心肌，维持电解质及酸碱平衡。② 中医治疗。予以新斯的明足三里注射、温灸、耳穴压豆、三腔营养管行中药注入及联合中药灌肠促进大便排出。经过 2 天治疗后，患者神志逐渐转清，患者自主呼吸可，呛咳有力，4 天后满足拔管指征，成功撤除呼吸机并拔出气管插管。

病案分析：奥氮平属于镇静安神类药，其中毒首先应该尽早、尽快、彻底洗胃，而洗胃液通常应该在 10 000 ml 以上，胃液选择温清水，应用甘露醇（导泻）和活性炭在肠腔内吸附，同时给予利尿、特效解毒药氟马西尼，必要时行血液灌流及连续性血液净化治疗，针对器官损伤情况、神志情况、呼吸循环情况等给予相应器官支持和对症处理。中医学认为，服用药物中毒，毒邪首先积聚于食管，经食管入胃，使得气血生化无权，毒邪假脾胃之途，侵入气血，弥漫三焦，内而脏腑，外达肌腠，致正气受损，气血失和，三焦枢机不利，津液敷布无权，心、肺、脾、肾、膀胱等脏腑功能失调，甚则出现真阳亡失，真阴耗伤，阴阳离决。病位多见于肺胃，累及心脑、肝肾等。治疗上，药物中毒者初起多为实证，后期转为虚证或虚实夹杂证，根据每个时期的不同应辨证施治，早期邪毒炽盛，正气尚足，耐于攻伐，当急驱毒邪，后期以虚证或虚实夹杂为主，当清除余毒，扶正固本。成药选择参麦注射液、参附注射液等，方剂大黄甘草汤、大承气汤、甘草泻心汤加减。针刺穴位选择足三里、三阴交、内关、合谷、人中、百合、血海、曲池、中脘、气海、关元。此病例发挥了中医和西医各自在药物中毒方面的优势，既遵循奥氮平中毒治疗指南规范化治疗，又充分发挥中医整体观念和辨证论治，既发挥循证医学的优势，又充分把握整体和个性化治疗的辩证关系，中西合璧，治疗效果显著。

病例 35　中西医结合治疗重症急性胰腺炎 1 例

病例摘要：患者，男，42 岁，主因"突发腹部疼痛不适 4 天、呼吸困难"入院。既往体健。专科查体：腹胀满，未见胃肠型及蠕动波，无腹壁静脉曲张，腹胀，上腹部及左侧腹压痛，无反跳痛及肌紧张，肝脾肋下未触及，胆囊墨菲征阴性，麦氏点无压痛及反跳痛。腹部 CT：急性坏死性胰腺炎、十二指肠周围炎、腹盆腔积液、双肺炎性病变、双侧胸腔积液。诊断：① 中医诊断。腹痛病（气滞血瘀证）。② 西医诊断。重症急性胰腺炎、Ⅰ型呼吸衰竭、腹腔感染、腹腔积液、胸腔积液、电解质代谢紊乱、肺炎。

治疗及疗效：① 西医治疗。动态监测中心静脉压、动脉血压，根据结果及时调整静脉液体容量；有创呼吸机支持；B 超引导下分别行胸腔、腹腔、胆囊、胰周、脾周穿刺等多根导管置入引流；患者麻痹性肠梗阻行三腔空肠营养管置入；根据病原学培养结果（血培养、尿培养、痰培养、肺泡灌洗液检测）及时调整抗生素；行血液净化治疗清除体内炎性介质及毒素；予以抑酸，抑酶，中和氧自由基，保肝，化痰，营养心肌，肠内营养，维持电解质及酸碱平衡，适当补液等对症支持治疗。② 中医治疗。予以新斯的明足三里注射，中上腹外敷芒硝，温灸、耳穴压豆、三腔营养管行中药注入及联合中药灌肠促进大便排出。经过 7 天治疗后，大小便基本正常，生命体征基本平稳，成功撤除呼吸机并拔出气管插管，并转入普通病房继续治疗。

病案分析：① 西医治疗。早期液体复苏，反复评估血流动力学状态以指导液体输入；高流量吸氧，必要时使用有创通气并采用肺保护性通气策略；B 超引导下分别行胸腔、腹腔、胆囊、胰周、脾周穿刺等多根导管置入引流；血液净化治疗清除体内炎性介质及毒素；根据病原学培养结果及时调整抗生素；降低腹内压如镇静、镇痛、肌松等；开始选择全肠外营养，待胰酶正常，复查 CT 示胰腺情况稳定后给予肠内营养，肠内营养采取空肠营养管连续输注；抑酸，抑酶，中和氧自由基，保肝，化痰，营养心肌，肠内营养，维持电解质及酸碱平衡，适当补液等支持治疗。② 中医治疗。重症急性胰腺炎可归属于胃心痛、脾心痛范畴；多因感受六淫之邪、饮食不节、情志失畅、胆石、虫积、创伤等因素酿成湿热，湿热蕴结中焦，伤及脾胃，脾土壅滞，肝失条达，土壅木郁，气血瘀闭，以致传导失职，腑气通降不利而腹痛；病位主要在腹部中焦，常伴发多个脏器的损伤。腑气不通是本病的基本病机，通里攻下应贯穿本病治疗的始终。根据"急则治标，缓则治本"的原则，急性期针对肝郁气滞、肝胆湿热、腑实热结、瘀毒互结及内闭外脱的病机特点，分别予疏肝解郁、清热化湿、通腑泄热、祛瘀通腑、回阳救逆的基本治疗原则；缓解期针对肝郁脾虚、气阴两虚的病机特点，分别予疏肝健脾、益气养阴的治疗原则。根据《急性胰腺炎中医诊疗专家共识意见（2017）》，通过辨证论治，方剂选取清胰汤加减胃注及灌肠，中上腹外敷芒硝，新斯的明足三里注射。针灸常用穴包括：足三里、下巨虚、内关、胆俞、脾俞、胃俞、中脘、公孙、神阙、天枢、合谷、章门、气海、内庭、阳陵泉、期门、血海、膈俞、太冲、膻中。此病例既遵循重症急性胰腺炎治疗的相关指南，又充分发挥了中医药在治疗腑气不通相关疾病中通里攻下的优势，中西合璧，治疗效果显著。

病例 36　中医诊治术后意识障碍 1 例

病例摘要：患者，79 岁，因肠梗阻急诊入院。既往高血压 20 年，陈旧性脑梗死 17 年，冠心病、陈旧性心梗 7 年余，冠状动脉支架置入术后。神志清楚，腹膨隆，脐周可触及肿物，大小约 5 cm×6 cm，伴触痛，伴反跳痛及轻度肌紧张，急诊行胸腹部 CT 检查示：小肠梗阻，不排除内疝；右侧肺炎，双侧少量胸腔积液。拟全麻下行急诊剖腹探查手术。术中可见小肠颜色发黑，失去活力，已坏死，盆腔可见 100 ml 血性腹水，行"部分小肠切除术 + 肠吻合术 + 腹腔引流术"。术后转入 ICU 监护治疗。术后第 1 d 停用右美托咪定镇静 12 h 后，患者自主呼吸可，但仍昏睡，呼之不应，刺痛有反应，无遵嘱动作，复查头胸腹 CT 示：颅内未见新发病变，右肺炎症，腹腔少量盆腔积液。① 中医诊断：神昏。② 西医诊断：意识障碍。

病案分析：针刺百会、合谷、内关、足三里、太冲，采取平补平泻手法，留针 30 min；针刺水沟、涌泉，采取泻法，留针 30 min。治疗后患者神志清，可遵嘱动作，试脱机半小时后予拔出气管导管。神昏即指神识丧失，对环境刺激缺乏反应的症状。常因痰浊、热毒、外伤、气血逆乱、阴阳衰竭及其他强烈刺激等，使神明失主。本病例属于闭证，治疗上以开闭通窍为主。所选穴位为开闭通窍常用穴，治疗效果显著，值得临床推广。

病例 37　全产程经皮神经电刺激联合硬膜外阻滞在产妇自然分娩中应用 1 例

病例摘要：产妇孕 40 周 +3 天，单胎、头位，无头盆不称，无产科和内科合并症，无产道异常。产妇临产后开放上肢静脉通道，实施全产程分娩镇痛。潜伏期行经皮神经电刺激镇痛，主穴选择双侧合谷 + 三阴交，配穴选择足三里，选择频率为 2/100 Hz 疏密波刺激，电流强度从 15 mA 开始，增至引起明显的震颤感且产妇可耐受为宜，直至胎儿娩出后结束。进入产程活跃期选择 L2/3 间隙行硬膜外穿刺，成功后予以首剂 0.1% 罗哌卡因 + 枸橼酸舒芬太尼 0.4 μg/ml 的混合液 8 ml，连接并开启硬膜外自控镇痛泵。产妇疼痛 VAS 分 2 ~ 4 分。

病案分析：本案所选合谷具有行气活血、镇静止痛、双向调节子宫平滑肌的功效，经皮神经电刺激其可激活内源性镇痛系统，促使内源性阿片类物质 β-EP 释放，从而发挥全身镇痛效应。三阴交具有补气行血、补益肝肾、调经止带的功效，经皮神经电刺激其能增强子宫的收缩力和收缩频率，兴奋盆腔神经丛，引起子宫收缩。合谷与三阴交为经典的"下胎对穴"，通过刺

　　　　　　　　　　　　　　　　　　　　　　　　　中西医结合精确麻醉

激两穴可以达到协调宫缩和减轻分娩疼痛的效果。足三里对于垂体-肾上腺髓质系统功能有双向性良性调节作用，经皮神经电刺激可显著降低机体的应激反应，具有很好的脏器保护作用。经皮神经电刺激联合硬膜外阻滞镇痛是将能够调动机体内源性镇痛系统及抑制应激反应的针刺镇痛用于产程潜伏期与硬膜外阻滞镇痛用于产程活跃期相结合的全产程多模式分娩镇痛方法。其既弥补了活跃期针刺镇痛不全，又避免了过早实施硬膜外分娩镇痛对宫缩及产程存在影响的潜在风险，改善了分娩结局及围产儿结局，保证了母婴安全。

病例 38　全产程经皮穴位电刺激联合硬膜外阻滞在产妇巨大胎儿自然分娩中应用 1 例

病例摘要：产妇孕 2 产 1，孕 41 周 +3 天，单胎、头位，B 超显示胎儿双顶径 99 mm，预估胎儿体重 4050 g，巨大儿。产妇临产后实施全产程分娩镇痛：潜伏期行经皮神经电刺激镇痛，主穴选择双侧合谷 + 三阴交，配穴选择足三里；进入产程活跃期行硬膜外阻滞分娩镇痛。总产程时间 4 小时 38 分钟，新生儿阿普加评分 10。产妇全程疼痛 VAS 分 2 ~ 4 分。

病案分析：产妇巨大胎儿自然分娩时产痛剧烈，无法忍受。本案通过经皮神经电刺激合谷和三阴交，两穴可促进产妇内源性镇痛物质阿片肽的释放，并进一步激活阿片受体，提高产妇的耐痛阈，对痛觉信号的传递产生抑制效应，并兴奋盆腔神经丛，引起子宫平滑肌兴奋而产生子宫收缩，加速产程进展。经皮神经电刺激足三里可显著降低机体的应激反应，具有很好的脏器保护作用。进入产程活跃期，通过硬膜外阻滞分娩镇痛弥补了针刺镇痛产程活跃期镇痛不全的不足，使产妇得到了全产程分娩镇痛，顺利分娩。

病例 39　经皮穴位电刺激联合硬膜外阻滞用于子痫前期产妇分娩镇痛 1 例

病例摘要：产妇孕 38 周 +4 天，单胎、头位，子痫前期，经产科评估可行阴道试产。产妇临产后开放上肢静脉通道，实施全产程分娩镇痛。潜伏期行经皮神经电刺激镇痛，主穴选择双侧合谷 + 三阴交，配穴选择足三里 + 太冲，选择频率为 2/100 Hz 疏密波刺激，电流强度从 15 mA 开始，增至引起明显的震颤感且产妇可耐受为宜，直至胎儿娩出后结束。进入产程活跃期选择 L2/3 间隙行硬膜外穿刺，成功后予以首剂 0.1% 罗哌卡因 + 枸橼酸舒芬太尼 0.4 μg/ml 的混合液 8 ml，连接并开启硬膜外自控镇痛泵。产妇全程疼痛 VAS 分 2 ~ 4 分。

病案分析：子痫前期产妇基本病理生理变化是全身小血管痉挛和血管内皮损伤，全身各脏器各系统灌注减少，分娩过程中剧烈的产痛可导致产妇体内儿茶酚胺水平升高，血管收缩加剧，血压持续增高，循环系统剧烈波动，有诱发子痫的可能。临床上针对子痫前期产妇通过降压、解痉、镇静等措施维持产妇血流动力学之稳定，保证母婴安全。本案通过经皮神经电刺激合谷和三阴交可促进产妇内源性镇痛物质阿片肽的释放，并进一步激活阿片受体，提高产妇的耐痛阈，对痛觉信号的传递产生抑制效应，并兴奋盆腔神经丛，引起子宫平滑肌兴奋而产生子宫收缩，加速产程进展。经皮神经电刺激足三里和太冲两穴，可通过调节下丘脑核蛋白转录因子（c-Fos 蛋白）水平，降低机体的应激反应，使血清儿茶酚胺水平显著降低，且太冲为足厥阴肝经原穴，经皮神经电刺激该穴可使血气下行，虚阳下潜，对妊娠高血压有较好的防治功效。本案将能调动机体内源性镇痛系统并可有效控制血压的穴位电刺激镇痛与硬膜外镇痛相结合，为子痫前期产妇创造了更好的分娩镇痛方式，从而力求为高危产妇分娩镇痛的临床应用提供新思路和理论依据。

病例 40　经皮穴位电刺激用于脊髓栓系综合征产妇分娩镇痛 1 例

病例摘要： 产妇孕 2 产 0，孕 40 周 +3 天，单胎、头位，无头盆不称，无产道异常。产妇既往脊髓栓系综合征病史。产妇临产后开放上肢静脉通道，实施全产程经皮穴位电刺激分娩镇痛。主穴选择双侧合谷 + 三阴交，配穴选择足三里，选择频率为 2/100 Hz 疏密波刺激，电流强度从 15 mA 开始，增至引起明显的震颤感且产妇可耐受为宜，直至胎儿娩出后结束。总产程时间 5 小时 33 分，新生儿阿普加评分 10，产妇全程 VAS 评分 3～5 分。

病案分析： 本案产妇因患有脊髓栓系综合征，要求分娩镇痛，但无法实施椎管内阻滞分娩镇痛。本案通过经皮神经电刺激合谷和三阴交两穴可促进产妇内源性镇痛物质阿片肽的释放，并进一步激活阿片受体，提高产妇的耐痛阈，对痛觉信号的传递产生抑制效应，并兴奋盆腔神经丛，引起子宫平滑肌兴奋而产生子宫收缩，加速产程进展。经皮神经电刺激足三里还可显著降低机体应激反应，具有一定的脏器保护作用。

病例 41　经皮穴位电刺激用于腰椎骨折行后路椎弓根内固定术产妇分娩镇痛 1 例

病例摘要： 产妇孕 1 产 0，孕 41 周 +1 天，单胎、头位，B 超显示巨大胎儿。产妇既往因腰椎骨折行后路椎弓根内固定术。产妇临产后开放上肢静脉通道，实施全产程经皮穴位电刺激分娩镇痛。主穴选择双侧合谷 + 三阴交，配穴选择足三里，选择频率为 2/100 Hz 疏密波刺激，电流强度从 15 mA 开始，增至引起明显的震颤感且产妇可耐受为宜，直至胎儿娩出后结束。总产程时间 6 小时 11 分钟，新生儿阿普加评分 10，产妇全程 VAS 评分 3～5 分。

病案分析： 本案产妇因腰椎骨折行后路椎弓根内固定术，且为巨大胎儿，强烈要求分娩镇痛，但无法实施椎管内阻滞分娩镇痛。本案通过经皮神经电刺激合谷和三阴交两穴可促进产妇内源性镇痛物质阿片肽的释放，并进一步激活阿片受体，提高产妇的耐痛阈，对痛觉信号的传递产生抑制效应，并兴奋盆腔神经丛，引起子宫平滑肌兴奋而产生子宫收缩，加速产程进展。且本案所选合谷和三阴交为经典的"下胎对穴"，通过刺激两穴可以达到协调宫缩和减轻分娩疼痛的效果。经皮神经电刺激足三里还可显著降低机体的应激反应，具有一定的脏器保护作用。

病例 42　经皮穴位电刺激在中期妊娠引产中镇痛 1 例

病例摘要： 产妇孕 2 产 1，孕 25 周 +3 天，B 超显示胎儿患有法洛四联症，需行中期妊娠引产。产妇进入临产室后开放上肢静脉通道，实施全产程经皮穴位电刺激分娩镇痛。主穴选择双侧合谷 + 三阴交，配穴选择足三里，选择频率为 2/100 Hz 疏密波刺激，电流强度从 15 mA 开始，增至引起明显的震颤感且产妇可耐受为宜，直至胎儿娩出后结束。总产程时间 2 小时 13 分钟，全程 VAS 评分 3～4 分，引产顺利。

病案分析： 中期妊娠孕妇的宫颈及宫颈下段皆不成熟，在引产时可因宫缩（可致剧痛）强行将宫颈下段拉长，使宫颈扩张、疼痛加剧，因此，中期引产采取分娩镇痛更加必要。本案通过经皮神经电刺激合谷和三阴交可促进产妇内源性镇痛物质阿片肽的释放，并进一步激活阿片受体，提高产妇的耐痛阈。合谷和三阴交为经典的"下胎对穴"，通过刺激两穴可以达到协调宫缩和减轻分娩疼痛的效果。经皮神经电刺激还可显著降低机体的应激反应，具有一定的脏器保护作用。

病例 43　经皮穴位电刺激在中期妊娠引产中镇痛 1 例

病例摘要：产妇孕 1 产 0，孕 26 周 +2 天，羊水穿刺结果显示胎儿患有 21-三体综合征，需行中期妊娠引产。产妇进入临产室后开放上肢静脉通道，实施全产程经皮穴位电刺激分娩镇痛。主穴选择双侧合谷 + 三阴交，配穴选择足三里，选择频率为 2/100 Hz 疏密波刺激，电流强度从 15 mA 开始，增至引起明显的震颤感且产妇可耐受为宜，直至胎儿娩出后结束。总产程时间 2 小时 26 分钟，全程 VAS 评分 3 ~ 4 分，引产顺利。

病案分析：由于孕妇因胎儿畸形而被动引产，情绪低落，剧烈的宫缩更易使其产生强烈的恐惧和焦虑情绪。本案通过经皮神经电刺激合谷和三阴交两穴可促进产妇内源性镇痛物质阿片肽的释放，并进一步激活阿片受体，提高产妇的耐痛阈，对痛觉信号的传递产生抑制效应，并兴奋盆腔神经丛，引起子宫平滑肌兴奋而产生子宫收缩，加速产程进展。经皮神经电刺激足三里，可降低机体的应激反应，使血清儿茶酚胺水平显著降低，缓解产妇的焦虑情绪。

病例 44　中西医治疗感染性休克 1 例

病例摘要：患者，男，62 岁，因消化道穿孔、弥漫性腹膜炎、感染性休克入院。既往十二指肠溃疡、胃溃疡病史。神志淡漠，交流可，舌淡，苔白，脉弦，四肢末端发凉。查体：体温 36.7 ℃，心率 140 次 / 分，呼吸 20 次 / 分，血压 82 / 50 mmHg。全腹压痛，伴反跳痛及肌紧张，肠鸣音正常。患者病情危重，积极纠正休克的同时，立即全麻下行急诊剖腹探查手术。术中探查腹腔、盆腔内大量褐色浑浊腹水，约量 2500 ml，行胃穿孔修补术。

治疗及分析：术后转入重症监护室监护治疗，予亚胺培南联合替加环素抗感染，适当补液、去甲肾上腺素抗休克治疗的同时，予电针刺足三里、关元、合谷、涌泉，电流强度以患者可忍受为度，频率为 2/100 Hz 疏密波，电刺激 30 min，一日 2 次。术后第 3 d 生命体征平稳、停用升压药物并拔除气管内导管，第 5 d 转回普通病房。

表 4-26　患者生命体征及炎性指标情况

	术后 1 天	术后 2 天	术后 3 天	术后 4 天	术后 5 天
体温	38.5	37.4	37.3	37.3	36.8
白细胞计数（×10⁹/L）	6.55	17.44	22.34	14.09	16.03
中性百分比（%）	69.20	95.60	93.40	92.00	87.70
C反应蛋白（mg/L）	65.84	187.66	91.67	39.65	42.24
降钙素原（ng/ml）	＞200	＞200	64.63	20.04	4.75

| 白细胞计数（$\times 10^9$/L） | 6.55 | 17.44 | 22.34 | 14.09 | 16.03 |

（续表）

	术后1天	术后2天	术后3天	术后4天	术后5天
去甲肾上腺素剂量 μg/（kg·min）	0.6	0.3	0.15	停用	停用
针灸	有	有	有	有	有
休克指数	1.7	1.3	1.2	0.8	0.6

维持平均动脉压在70～75 mmHg，针刺于9点、16点施针。

感染性休克是病原微生物及其毒素在人体引起的一种微循环障碍状态，其发病机制极为复杂。目前研究认为其发病机制涉及免疫炎性反应失控、神经内分泌机制和体液介质等多方面。休克中医属厥证范畴，主要是气血阴阳不相顺接导致，治疗应辨清虚实，醒神回厥，本病例辨证属虚证，当补益元气、回阳救逆。予针药并用，针灸选取水沟、中冲、涌泉、足三里、气海、关元，中药选取参附注射液，患者术后第3 d生命体征平稳、停用升压药物并拔管，第5 d转回普通病房。

病例 45　针刺治疗围手术期心律失常 1 例

病例摘要：患者，男，75岁，1月前诊断为"胆管恶性肿瘤、梗阻性黄疸"，行B超导向下胆囊穿刺置管引流术；2周前于外院欲行手术治疗，开腹后因心动过速手术停止。既往阑尾术后、陈旧性脑梗死病史。本次于我院住院拟于全身麻醉下行胰十二指肠切除术。术前超声心动图未见明显异常；24小时动态心电图示：阵发性心房颤动，室性早搏；心肌酶谱大致正常。手术经历6小时27分钟，术中心率波动于70～90次/分之间，术后转入ICU监护治疗。患者术后心率波动于正常范围，患者清醒后心率增快，120次/分左右，心律齐，考虑气管插管不耐受，评估拔管指征后顺利拔管。拔管后1小时，患者仍存在窦性心动过速，心率波动于102～118次/分之间，偶有室性早搏，未述疼痛与心悸，循环稳定。

治疗及分析：该患者选用双侧神藏、灵墟、足三里行电针灸治疗，电流强度以患者可难受为度，疏密波电刺激30 min。针灸后15 min，患者心率降至100次/分以下，无不良反应。

心律失常是围手术期常见并发症，该患者术前存在阵发性心律失常病史，超声心动图及心肌酶谱未见器质性病变，可予中医治疗改善症状，加速康复。心律失常在中医称心悸，考虑本例患者素体虚弱，又经手术及七情刺激，心神受扰而发病，予针刺内关、神门、郄门、心俞、胆俞、巨阙，治疗效果明显。

病例 46　针刺治疗术后拔管时喉痉挛 1 例

病例摘要：患者，女，35岁，主因"查体发现胆囊息肉6月"入院。既往卵巢畸胎瘤术后，剖宫产术后。全身麻醉下行腹腔镜下胆囊切除术，术后神志清，自主呼吸和肌力恢复，口腔内大量清亮稀薄分泌物，予充分吸痰后准备拔出气管内导管，松套囊后无法拔出气管内导管，有卡顿感，患者烦躁，心电监护示：心率72次/分，呼吸18次/分，血压118/73 mmHg，SpO₂ 100%。气管镜检查示气管内导管套囊可正常充气和泄气，泄气后仍无法拔出气管导管，考虑喉痉挛。

治疗及分析：喉痉挛指喉部肌肉反射性痉挛收缩，使声门部分或完全关闭，可导致不同程度呼吸困难，甚至完全性呼吸道梗阻。患者口腔内分泌物多，分泌物和吸痰操作均可直接刺激喉部诱发喉痉挛。喉痉挛的中医病名为急喉风，治疗上应遵循"急则治其标"的原则，先迅速解除呼吸困难症状，待症状缓解后再辨证施治。本病例为突发喉痉挛，予急刺患者天突以迅速缓解喉痉挛，针刺治疗后，再次给患者吸痰后尝试拔除气管内导管，顺利拔出，予鼻导管吸氧观察 1 小时，患者述咽喉部略有疼痛，未诉其他不适，安返病房。天突具有宣肺宽胸、下气平喘的作用，是治疗咽喉部疾病的常用穴位。有研究显示，刺激天突对气管插管全麻术后患者的痉挛不适具有较好的缓解作用。在该病例中选择急刺患者天突以迅速缓解喉痉挛，治疗效果显著，操作简便，适合临床推广。

病例 47　中西医治疗脓毒症相关脑病 1 例

病例摘要：患者，男，62 岁，主因"持续下腹痛 3 天余"就诊。既往十二指肠溃疡、胃溃疡病史。查体：体温 36.7℃，心率 140 次 / 分，呼吸 20 次 / 分，血压 110/50 mmHg。神志清，交流可，急性病容，查体合作，发育正常，营养良好，平素情志不畅，饮食不节。全身皮肤及巩膜未见明显黄染，舌淡，苔白，脉弦。双肺呼吸音清，未闻及干性啰音及湿性啰音，心律齐，无过早搏动，心音正常。

诊断：① 中医诊断。肠痈病（大肠湿热证）。② 西医诊断。消化道穿孔；弥漫性腹膜炎；感染性休克。

急诊手术术中探查腹腔、盆腔内大量褐色浑浊腹水，量约 2500 ml，探查可见胃窦处溃疡穿孔，行"胃穿孔修补术 + 胃壁部分活检术 + 腹腔引流术"，术后转入 ICU。患者生命体征平稳、停用镇静镇痛 12 h 后，患者仍未恢复神志，呼之不应，压眶（+），双巴宾斯基征（-），查头 CT 未见异常，考虑脓毒症脑病。

治疗及分析：除常规抗炎治疗外，给予醒脑静注射液，静脉滴注 20 ml/ 次，1 次 / 日，用 5%～10% 葡萄糖注射液或氯化钠注射液 250～500 ml 稀释后滴注。予针刺百会、合谷、风池，中等强度的平补平泻手法，进针后连续捻转、提插 2～3 min，留针 30 min，1 次 / 日。患者于停药后 36 h 苏醒，并拔出气管插管，可对答及遵嘱活动，拔管次日转出 ICU。

脓毒症常伴有多器官功能障碍，脑组织尤其容易受损，临床表现为脓毒症相关性脑病，脓毒症相关性脑病是一种全身炎症反应所引起的弥散性脑功能障碍，以意识改变为特征，可有谵妄、昏迷、癫痫发作或局灶性神经系统体征。脓毒症相关性脑病的病性以实邪致病居多。心主神志，昏迷属心的病变。藏象学说将脑的生理病理归心分属五脏，脑为元神之府，主司精神活动；心藏神，主宰人的精神活动。心主血，上供于脑，血足则脑髓充。《医学衷中参西录》云："心脑息息相通，其神明自湛然长醒。"由此可见，心脑相通，脓毒症相关性脑病的病变部位在心脑清窍。醒脑静注射液和针刺百会、合谷、风池具有清热解毒、凉血活血、开窍醒脑之功效。现代研究证实针刺穴位具有神经保护作用。

4

病例 48　中西医结合治疗复杂粘连松解+肠排列+小肠穿孔修补术后胃肠功能障碍 1 例

病例摘要：患者，女，56 岁，主因"间断脐周绞痛 4 天，加重 1 天"入院。诊断"腹内疝伴肠梗阻；胃潴留"。全麻下急诊行"腹腔镜探查复杂粘连松解+肠排列+小肠穿孔修补术"，术后转入 ICU。术后 24 h，患者无排便、排气。

治疗及分析：患者主因"腹内疝伴肠梗阻"入院行手术治疗，术后患者胃肠功能恢复慢。中医理论认为外因（气滞、血瘀、热结、寒凝、湿阻、食积、虫结）伤及人体，使肠腑痞塞不通，气机停滞，运化失职，肠道通降受阻，而发痛、呕、胀、闭之肠结病。临床可表现腹痛时作时止，痛无定处，腹皮不紧，恶心、呕吐，腹胀或轻或重，腹中无痞块，舌红，苔薄白，脉沉弦，辨证为肠结病（腑实热结证）。目前研究证实中药及针灸可通过局部及全身调节，促进胃肠道功能恢复。为加速患者康复，减少围手术期并发症，术后采用中药灌肠联合穴位刺激治疗。方药采用复方大承气汤灌肠，通里攻下，行气止痛，1 次/日；针灸选取电针刺双侧合谷、足三里，毫针取穴，得气后连接电刺激治疗仪，调整参数，电流强度以患者可耐受为度，选择疏密波，电刺激时间为 30 min，2 次/日。采用中药联合穴位刺激当日患者开始排气、排便，术后第 3 d 转回外科普通病房继续专科治疗。合谷属手阳明大肠经，可调理肠胃，宽中理气；足三里，是足阳明胃经的主要穴位之一，可燥化脾湿，生发胃气，促进胃肠道蠕动。大承气汤具有峻下热结之功效主治阳明腑实证，大便不通，频转矢气，脘腹痞满。

病例 49　中西医结合治疗腹腔感染、肝脓肿 1 例

病例摘要：患者，男，50 岁，主因"间断腹痛不适 7 天，加重 1 天"入院。神志清楚，右上腹压痛，无反跳痛及肌紧张；墨菲征弱阳性，肝肋缘下未触及，未触及腹部肿块，叩诊无移动性浊音，肝区叩击痛（−）；未闻及振水音；肠鸣音正常，3 次/分。舌淡，苔白，脉弦。语声响亮，无异常气味；小便正常，大便 1 次/1~2 天。西医诊断：肝脓肿，腹腔感染，肝功能不全；中医诊断：胁痛病（气滞证）。

治疗及分析：行床旁超声穿刺置管引流+血液净化治疗；患者平素情志不畅，饮食不节，造成肝气郁结，脾气受损，肝失疏泄，脾不运化，水湿内停，蕴久化热，湿热停滞，发为胁痛。中药予清胆行气汤疏肝利胆、行气止痛；中药胃注灌肠通便治疗，加速肠道毒物排除；针灸选取电针刺双侧合谷、太冲，毫针取穴，得气后连接电刺激治疗仪，调整参数，电流强度以患者可耐受为度，选择疏密波，电刺激时间为 30 min，2 次/日。合谷属手阳明大肠经，为大肠经原穴，可推动天部层次的气血运动，向天部层次输送水湿云气，起充补大肠经整条经脉气血的作用，调理肠胃，宽中理气。太冲属足厥阴肝经，可平肝息风，清热利湿，通络止痛。入 ICU 2 周，患者病情稳定后转入外科普通病房继续专科治疗。

（林彦　余剑波　王曼　李艳　宋建钢　何玉海　黄增平

李宏　李翠　张圆　董树安　郭小云　李莉　王蓓）

第九节　中西医结合麻醉理论与实践培训纲要

一、培训大纲

1. 目的

探索和交流与麻醉和手术相关的中医药理论与实践方法，推广中医药应用理念和技术实践。

2. 目标

使参加培训的人员了解、接受和初步掌握有关麻醉中医药理论与实践的相关知识和技术，并能运用培训所得进行辐射性地区推广。

3. 附加目的

（1）让参加培训的专家和学员了解科室建设、科室结构并参与部分科室活动。

（2）让学员观摩和了解除培训内容以外所开展的麻醉与监测方面的新技术。

（3）开展宾主互动座谈，共同探讨和体验中医药在麻醉与镇痛领域的应用。

二、培训流程

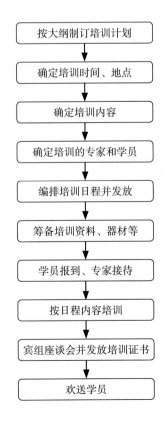

按大纲制订培训计划
↓
确定培训时间、地点
↓
确定培训内容
↓
确定培训的专家和学员
↓
编排培训日程并发放
↓
筹备培训资料、器材等
↓
学员报到、专家接待
↓
按日程内容培训
↓
宾组座谈会并发放培训证书
↓
欢送学员

三、培训内容

1. 麻醉中医药应用观摩

（1）专家演示（内容以手术情况而定）。

（2）百会、大椎、内关、足三里、三阴交等穴的选择。

（3）穴位刺激器的接驳与设置。

（4）穴位刺激技术（针刺、电刺激、推拿）。

（5）耳穴压豆。

（6）穴位刺激对血流动力学的影响。

（7）不同手术选穴原则。

2. 麻醉中医药理论与实践理论讲座

（1）麻醉中医药研究进展。

（2）麻醉相关中医基础理论。

（3）麻醉相关问题的中医理论。

（4）手术相关问题的中医理论。

（5）术后并发症中医理论分析。

（6）穴位刺激在围手术期应用。

（7）中药在围手术期应用。

（8）中医药围手术期应激反应调控。

（9）中医药围手术期并发症防治。

（10）典型病例分享。

3. 科室参观

（1）整体参观（特点区域：宣传窗、宣传板、陈列橱、图书馆）。

（2）科室文化建设与结构介绍（目标、主题、科室文化、运转机制）。

（3）科室管理（麻醉科工作手册）。

（4）参加科室交班（科室交班程序、规范、内容）。

4. 模拟技术培训

（1）穴位刺激模拟训练。

（2）穴位选择模拟训练。

（3）分组竞赛。

5. 宾主互动座谈会

（1）科室发展主题。

（2）科室建设与管理。

（3）中医药麻醉的发展与阻碍。

（4）中医药在麻醉与镇痛领域的应用。

四、培训时间、地点和参加人员

1. 每年举办培训两次

日期为三月、十一月最后一周的周日至周二或周四至周六。

2. 培训地点

（1）主题培训：手术室。

（2）观摩：手术室。

（3）理论授课：多媒体教室。

3. 参加人员

（1）专家1～2人。

（2）学员15～20人。

（3）培训教官4～5人。

五、培训资料

（1）培训通知（培训前1月发放）。

（2）培训手册（包括日程）。

（3）培训内容汇编（理论授课汇编）。

（4）联系方式。

（5）培训证书。

（6）合影照片。

（7）赠送书籍（近年出版书籍）。

六、培训设备与器材

（1）穴位刺激器。

（2）针灸针。

（3）穴位挂图。

（4）穴位铜人模型。

（5）《中药速记图》。

（6）常用中药饮片（附子、黄芪、桂枝、肉桂、山萸肉、麻黄、细辛等）。

七、培训总结

（1）培训内容成册（电子版）。

（2）培训成绩。

（3）培训中的不足。

（4）持续改进的内容和方向。

（王均炉　李跃兵　刘国凯　李惠洲　王秀丽　高宝来　余剑波　宫丽荣　杜诗涵

吴晓炀　林彦　余剑波　王曼　李艳　宋建钢　何玉海　黄增平　李宏　李翠

张圆　李艳　董树安　郭小云　李莉　王蓓　苏帆）

参考文献

［1］　刘娇,张炜,于巍,等.经皮穴位电刺激治疗术后疼痛的研究进展［J］.现代生物医学进展,2018,18(23): 4597-4600.

［2］　中国中西医结合学会麻醉专业委员会,甘肃省中西医结合学会麻醉专业委员会.穴位刺激辅助治疗术后 疼痛临床实践指南(2021)［J］.中华麻醉学杂志,2021,41(10): 1159-1165.

［3］　王秀丽,余剑波,李文志,等.中华医学会麻醉学分会,穴位刺激围手术期应用的专家共识［J］.中华麻 醉学杂志,2017,37(10): 1153-1158.

［4］　赵雪娇,胡嘉乐,BEVERLY G.GAY,等.成人全麻患者麻醉前评估临床实践指南分析［J］.临床麻醉学 杂志,2018,34(5): 463-467.

［5］　QIAO L, GUO M, QIAN J, et al. Research advances on acupuncture analgesia［J］. Am J Chin Med. 2020;48 (2):1-14.

［6］　TU Y, ZENG F, LAN L, et al. An fMRI-based neural marker for migraine without aura［J］. Neurology. 2020 18; 94 (7): e741-e751.

［7］　YU SW, LIN SH, TSAI CC, et al. Acupuncture effect and mechanism for treating pain in patients with Parkinson's disease［J］. Front Neurol 2019; 10: 1114.

［8］　赵宇,郑继根,陆明东,等.电针超前镇痛对脊髓背角神经元及星形胶质细胞活化的影响［J］.现代中西 医结合杂志,2020,29(18): 1957-1962, 1967.

［9］　周民涛,张彩举,付金厚,等.电针对老年冠心病患者行胃癌根治术后镇痛与应激反应的影响［J］.上 海针灸杂志,2020,39(8): 1027-1032.

［10］　TAN L. H., LI K. G., WU Y. Y., et al. Effect of electroacupuncture at different acupoints on the expression of NMDA receptors in ACC and colon in IBS rats［J］. Evidence-Based Complementary and Alternative Medicine, 2019, 2019(2):12.

［11］　JANG JH,KIM YK,JUNG WM,et al. Acupuncture Improves Comorbid Cognitive Impairments Induced by Neuropathic Pain in Mice［J］. Front Neurosci, 2019, 20 (13): 995.

［12］　ZHU J, XU Q, ZOU R, et al. Distal acupoint stimulation versus peri-incisional stimulation for postoperative pain in open abdominal surgery: a systematic review and implications for clinical practice［J］. BMC Complement Altern Med, 2019, 19 (1): 192.

［13］　ALI U, APRYANI E, WU HY, et al. Low frequency electroacupuncture alleviates neuropathic pain by activation of spinal microglial IL-10/β-endorphin pathway［J］. Biomed Pharmacother, 2020, 125: 109898.

［14］　HU Q, ZHENG X, LI X, et al .Electroacupuncture alleviates mechanical allodynia in a rat model of complex

Regional Pain syndrome type-I via suppressing spinal CXCL12/CXCR4 signaling［J］. J Pain, 2020, S1526-5900 (20) 30008-0.

［15］ XIANG X, WANG S., Shao F, et al. Electroacupuncture stimulation alleviates CFA-Induced inflammatory pain via suppressing P2X3 expression［J］. Int J Mol Sci, 2019, 20:3248.

［16］ HUANG CP, LIN YW, LEE DY, et al. Electroacupuncture relieves CCI-Induced neuropathic pain involving excitatory and inhibitory neurotransmitters［J］. Evid Based Complement Alternat Med, 2019, 2019:6784735.

［17］ LV ZT, SHEN LL, ZHU B, et al. Effects of intensity of electroacupuncture on chronic pain in patients with knee osteoarthritis: a randomized controlled trial［J］. Arthritis Research & Therapy, 2019, 14; 21(1): 120.

［18］ 黄涛. 针麻兴衰的启示与展望［J］. 医学与哲学, 2018, 39(5): 15-19.

［19］ ARSLAN H, AHMED HMA, YıLDıZ ED, etal. Acupuncture reduces the postoperative pain in teeth with symptomatic apical periodontitis: a preliminary randomized placebo-controlled prospective clinical trial［J］. Quintessence Int, 2019, 50 (4): 270-277.

［20］ 刘智, 滕永杰, 何慧鑫. 针刺复合麻醉对肺切除患者肺功能影响及对氧化性应激反应蛋白表达的回顾性分析研究［J］. 临床肺科杂志, 2018, 23(1): 111-114.

［21］ 冯吉杰, 陈彤宇, 周嘉, 等. 针刺麻醉下肺部手术临床实践发展历程［J］. 上海中医药大学学报, 2020, 34(5): 1-5.

［22］ 陈凌军. 针药复合麻醉应用于腹腔镜胆囊切除术的临床疗效观察［J］. 大家健康, 2016, 10(15): 122.

［23］ 顾小华, 刘佩, 李超, 等. 针药复合麻醉对老年患者人工髋关节置换术麻醉耐受性及术后精神障碍影响的临床研究［J］. 上海中医药杂志, 2018, 52(1):54-57.

［24］ 杨勇, 林新源, 曾婷, 等. 针刺复合局部麻醉应用于经皮椎体成形术的临床研究［J］. 中国针灸, 2018, 38(7): 754-756.

［25］ 周嘉, 陈彤宇, 袁岚, 等. 无气管插管针刺复合药物麻醉下心脏瓣膜手术的临床应用规范［J］. 世界中医药, 2017, 12(10): 2292-2296.

［26］ 马文, 朱余明, 周红. 等. 针药复合麻醉中不同频率电针对肺切除患者应激反应的保护作用［J］. 中国针灸, 2011, 31(11): 1020-1024.

［27］ 周一辰, 邵萍, 袁岚, 等. 针药复合麻醉在妇科宫腔镜手术中镇痛及镇静作用的临床研究［J］. 上海中医药杂志, 2020, 54(S1): 1-4.

［28］ SMITH CA, COLLINS CT, LEVETT KM, et al. Acupuncture or acupressure for pain management during labour［J］. Cochrane Database Syst Rev. 2020, 2(2): CD009232.

［29］ XIAO J, YI W, WU L. Effects of electroacupuncture on reducing labor pain and complications in the labor analgesia process of combined spinal-epidural analgesia with patient-controlled epidural analgesia［J］. Arch Gynecol Obstet. 2019 Jan; 299(1): 123-128.

［30］ NICOLIAN S, BUTEL T, GAMBOTTI L, et al. Cost-effectiveness of acupuncture versus standard care for pelvic and low back pain in pregnancy: A randomized controlled trial［J］. PLOS ONE, 2019, 14(4): e214195.

［31］ FERRANTE AMR, MOSCATO U, SNIDER F, et al. Controversialresults of the revised cardiac risk index in elective open repairof abdominal aortic aneurysms: Retrospective analysis on a continuous series of 899 cases［J］. Int J Cardiol, 2019, 277 (15): 224-228.

［32］ SELLERS D, SRINIVAS C, DJAIANI G. Cardiovascular complications after non-cardiac surgery［J］.

Anaesthesia, 2018, 73 (Suppl 1): 34-42.

［33］ BINH TQ, TRANG DV, VUONG NL, et al. NT-proBNP incorporated in prediction rule of major peri-operative adverse cardiacevent in non-cardiac surgery［J］.Surgeon, 2019, 17(3): 127-132.

［34］ 刘乐义, 刘子嘉, 许广艳, 等. 修订的心脏风险指数对老年冠心病患者非心脏手术围手术期主要心脏不良事件的临床评估价值［J］. 中国医学科学院学报, 2020, 42(6): 732-739.

［35］ 王飞, 郝学超, 朱涛. 老年患者非心脏手术围手术期心脏风险评估工具应用进展［J］. 国际麻醉学与复苏杂志, 2020, 41(4): 396-400.

［36］ 郭镜飞, 李楠, 乔红, 等. 非心脏手术后心肌损伤的危险因素［J］. 中华麻醉学杂志, 2020, 40(2): 143-145.

［37］ 王阶, 李军, 毛静远, 等.冠心病心绞痛主要证型的辨证诊断标准［J］.中国中西医结合杂志, 2018, 38(2): 154-155.

［38］ 陈江, 贾育松, 张立晶, 等. 骨科围手术期心血管风险评估及中医药治疗进展［J］. 医学研究杂志, 2020, 49(8): 5-8.

［39］ LEARY MC.VaradeP.Perioperative stroke［J］.Curr Neurol Neurosci Rep,2020,20(5):12.

［40］ VLISIDES PE, MOORE LE,WHALINMK, et al. Perioperative care of patients at high risk for stroke during or after non-cardiac, non-neurological surgery: 2020 guidelines from the society for neuroscience in anesthesiology and critical Care［J］. J NeurosurgAnesthesiol, 2020, 32(3):210-226.

［41］ 白丹, 向雯, 陈心足, 等 .胃癌术后肺部感染发生因素及围手术期干预措施［J］. 中华胃肠外科杂志, 2021, 24(2): 185-190.

［42］ 陈凛, 陈亚进, 董海龙, 等. 加速康复外科中国专家共识及路径管理指南(2018版)［J］.中国实用外科杂志, 2018, 38(1): 1-20.

［43］ 张海永, 高彩路. 中西医结合治疗外科术后肺部感染的效果［J］.中西医结合心血管病电子杂志, 2019, 7(12): 178.

［44］ LI YESHENG,CHENYI,ZHANGXINJI et al. Protective effect of electro-acupuncture on liver ischemia-reperfusion injury in rats.［J］.Exp Ther Med, 2018, 16: 1373-1380.

［45］ 魏来, 黄俊, 周柔, 等. 经皮穴位电刺激对开腹肝叶切除术患者肝脏缺血再灌注损伤后肝转氨酶和HMGB1的影响［J］. 湖南师范大学学报(医学版), 2020, 17(03): 20-23.

［46］ YU JUNG-SHENG, HO CHUNG-HAN, WANG HSIEN-YI et al. Acupuncture on renal function in patients with chronic kidney disease: a single-blinded, randomized, preliminary controlled study.［J］. J Altern Complement Med, 2017, 23: 624-631.

［47］ EVERED L, SILBERT B, KNOPMAN DS, et al. Recommendations for the nomenclature of cognitive change associated with anaesthesia and surgery-2018［J］. Anesthesiology. 2018; 129(5): 872-879.

［48］ 吴洪燕, 高鸿, 米智华, 高巨. 针刺在防治术后认知功能障碍中的机制研究进展［J］. 国际麻醉学与复苏杂志. 2021, 42(2): 205-209.

［49］ 林丹丹, 熊超, 吴安石. 术后认知功能障碍的防治进展［J］. 北京医学. 2018, 40(6): 495-497.

［50］ 陈功, 李潇潇, 周磊, 等. 老年人围手术期免疫功能损害的因素及影响［J］. 国际麻醉学与复苏杂志, 2019, 40(02): 143-150.

第五章
中西医结合麻醉研究热点与展望

第一节 整体提高患者功能储备

中西医结合是现代医学整体观的高度统一

中医的重要特点是整体观念，来源于中国古代哲学思想，用宏观思辨的模式来进行医疗活动，从哲学的高度来研究人的生理病理以及疾病的发展规律。现代医学模式已从单纯的生物医学模式向生物-社会-心理医学模式转变。辨证施治是中医认识疾病和治疗疾病的基本原则。辨证是决定治疗的前提和依据；施治是治疗疾病的手段和方法。所谓中医辨证，就是将四诊（望、闻、问、切）所收集的资料、症状和体征，通过分析、综合，辨清疾病的原因、性质、部位及邪正之间的关系，概括、判断为某种性质的证。所谓施治，又称论治，就是根据辨证结果，确定相应的治疗原则和方法。现代医学诊断疾病是不断对疾病的认识过程，也就是将问诊、体格检查、实验室及其他检查结果，根据医学知识和临床经验，对其进行分析、综合、推理后所获得的有关健康状态和疾病本质的判断，运用唯物辩证的思维方法得出符合客观事实的诊断。中医的辨证即类似西医的诊断疾病，都讲"整体观念"，将两者结合，以中医的整体观念关注生命，有机融合现代医学的诊疗模式，才能实现真正意义上的医学模式转变，从而达到人体内部及其和社会、自然界协调统一的目的。

第二节　中西医结合麻醉整体提高患者功能储备

中西医结合可以贯穿整个围手术期的始终，中医药理论注重整体内环境的改变，针对麻醉药物及手术应激创伤可能干扰、损伤的气血运行的病理变化，通过采用西药与中药相结合或非药物疗法相结合的方法，进行术前补气血、固阴阳，培元固本，益气生津，固护正气，整体提高患者系统功能储备，调控手术创伤后的应激反应及器官功能的保护，全面提高患者对麻醉手术的耐受。目前研究的热点集中在以下几个方面。

一、中西医结合特色宣教缓解术前焦虑

手术成功的前提是良好的麻醉效果，但患者对麻醉及手术缺乏正确认知，导致其对麻醉与手术易产生恐惧、焦虑等不良情绪，甚至可能会影响手术顺利实施。中医认为，情志异常可致气机紊乱、脏腑内伤。在术前访视中，除了运用现代医学知识给予患者一定的讲解外，采用情志宣教在访视过程中加强与患者的交谈，有针对性地指导患者发泄、排解负面情绪，有利于提升其对麻醉医师的信任。由于地域、时令、气候、生活习惯及体质的不同，康复与养生宣教更加注重个体化，同时将子午流注、二十四节气、四季的养生特点融入宣教中。大量研究表明，术前访视宣教对手术中可能出现的如呛咳、胸闷等不适症状加以详细说明，并指导患者进行配合，能够让患者做好充足的心理准备，在手术期间更好地配合麻醉医师，以取得良好的麻醉效果。

在术前除了良好的宣教能够调动患者的主观能动性，遵循传统康复与养生的原则也是一个令患者主动改变的过程。人体耳部分布丰富的迷走神经，对耳部穴位进行按压可以将神经冲动传导至脊髓、中脑、垂体、下丘脑，从而调节脏腑功能，促进机体气血运行。耳穴压豆是刺激耳部穴位以预防疾病的一种方法，操作简单、安全，见效较快，术前实施本法可起到调节阴阳、镇静安神的作用，进而缓解患者焦虑情绪。穴位贴敷充分利用中药材对皮肤的刺激作用，发挥疏通经络的效果，有利于患者预后。

二、多模式中医疗法调节术前脏腑功能

传统康复与养生技术可明确优化患者身体功能。首先指导患者进行时令饮食调理，辨证施膳，通过体质状况及机体五脏六腑功能状态，辨证后，选择对应音乐进行五音保健或疗疾。对身体状况较好的患者，讲解与教导太极、六字诀、八段锦等运动，对全身气机进行调理，能明显改善患者机体器官功能。太极等传统运动对人体之气的推动、对脏腑经络的刺激，都有利于脏腑功能的恢复。此类运动强度适中、干预过程安全，可降低血压、血脂等心血管疾病危险因素水平，增加运动能力，改善焦虑、抑郁状态而发挥身心兼顾的作用，可以提高心血管疾病患

者、呼吸系统疾病患者的术前心肺功能，使人体固有功能系统达到最佳状态。

对伴随有系统、器官功能障碍或疾病的患者，可请相关中医科室会诊，辨证施治，采用相应的针灸、推拿和中药进行辅助诊断和治疗，在中医导引术的基础上进行温针灸，可以进一步疏通经络、调理脏腑、活血止痛。温针灸作为针刺与艾灸相结合的临床治疗方式，通过在针尾安置的艾炷点燃，把热力传入穴位加以治疗，兼具温通经脉、行气活血，以心俞、厥阴俞等背部腧穴为主，通过温针灸的穴位刺激对五脏进行调理。同时，在进行中医导引术前对膻中、内关行温针灸治疗，膻中处于宗气聚集之处，能够理气通络，行气止痛；内关具有镇静止痛、宁心安神、通畅气血，兼具修复脏腑功能之功。中医导引术在运动过程中会不自主地对膻中、内关进行点揉、按压，配合运动前进行温针灸，对膻中及内关刺激相互配合，进一步改善术前身体功能，并采用培元固本的方法提高患者的各系统器官功能储备，以更好地耐受手术与麻醉。

三、运用中医药提高术前肠道准备的质量

良好的肠道准备是手术成功和加速手术患者康复的重要保障，机械性肠道准备是非常苛刻的医疗措施，目前广为应用的口服西药清肠的方法让很大一部分患者服药后饱胀难忍，更有少许人服药后出现严重恶心、呕吐、腹胀等，使患者对服用泻药产生排斥及恐惧感。从中医理论讲，严重违背了中医"存阴液，保胃气"的思想，严重干扰脾胃功能，甚至造成严重的脱水和水、电解质平衡紊乱。中医外治法在患者的治疗中地位日显重要，并取得了良好的疗效，如穴位贴敷、穴位埋线、针灸等，减少肠道屏障功能（脾胃之气）损伤，尽量调整和保全患者，在做好肠道术前准备的同时使其处于良好的脾胃功能状态。

穴位敷贴之所以能够取得较好疗效，是因为脐部具有丰富的血管和神经，药物可以较为容易地通过自身弥散进入脐部进而被人体吸收，亦可以越过消化系统，避免一些患者因为无法耐受药物造成消化道刺激而出现不良反应。选取相应的药物贴敷脐中，通过药物不断刺激局部腧穴，以疏通经络，调理气血。在穴位贴敷中，神阙为首选，其次为天枢。天枢为大肠经募穴，其气血旺盛，为大肠经气。选择贴敷的药物有猪牙皂、蛞蝓、枳实、炒莱菔子、大黄、木香等。穴位敷贴可以使药物避免受到交叉反应，可以更好地发挥药物自身的疗效。

中医子午流注理论原是根据人体经脉气血运行的盛衰开阖、阴阳五行生克规律、结合天干地支时间周期而按时取穴的一种针灸疗法。《黄帝内经》中"常以平旦，阴气未动，阳气未散，饮食未进，经脉未盛，络脉调匀，气血未乱，乃可诊有过之脉"，是寅时气血注于肺经的理论来源。气血自寅时从中焦开始运行，首先流注于肺经，而后于卯时流注大肠经，辰时至经胃经，巳时至脾经，午时至心经，未时至小肠经，申时至膀胱经，酉时至肾经，戌时至心包经，亥时至三焦经，子时至胆经，丑时至肝经，最后重新流入肺经，首尾相接，如环无端。子午流注择时法配合腹部穴位按摩应用于术前肠道准备效果良好，通常选取的穴位有天枢为大肠募穴，关元为小肠募穴，中脘为胃募穴，气海为肓之原穴，上述穴位均具有促进胃肠道蠕动、增进局部循环的作用。

四、以"药食同源"辨证施膳调节术前状态

中国的饮食文化已成为全球最具影响力的文化之一，并与中医药核心理论相结合，形成了独具特色优势的中医食疗，对手术患者更是有益。"药食同源"是中医学对人类最有价值的贡献之一，也是中医学选择食品最主要的标准。这个标准是建立在"以人为本"的基础上，而不是建立在以实验动物"检验"的客观基础上。

食疗包括体质食疗、子午流注食疗、二十四节气食疗及季节食疗。中医强调低脂、低盐、低糖、低固醇、高纤维饮食，指导患者清淡饮食，少量多餐，戒烟酒，多吃新鲜水果、蔬菜及含钾丰富食物。同时，还要根据不同季节气候合理进补。春季阳气生发，宜清淡饮食；夏季炎热多雨、暑热潮湿，宜清热祛暑、补气养阴；秋季燥气袭人，宜清肺降气、生津润燥；冬季气候寒冷，宜温补。此外，还要根据不同的体质类型选择食物。肥胖者宜选择健脾益气食物，体瘦者宜补益气血，如因阴虚、血亏、津少所致之消瘦，则应宜滋阴清热生津。食品或不少中药中，说是食物亦可，说是药品亦可，可谓两用之品。例如山药能健脾补虚、滋精固肾，治诸虚百损，疗五劳七伤；又如薏苡仁，主治筋急拘挛、不可屈伸，风湿痹痛，为脾虚泄泻，水肿之要药，还对治疗高脂血症等疾患有显效。

根据患者不同的辨证分型、不同的体质类型、不同的季节气候进行个性化的辨证施膳，通过日常饮食调整并结合运动锻炼来帮助患者调节术前身体功能。

五、中医药在术前镇痛的应用

疼痛是人体正常的生理应激反应，手术患者术前也常伴有各类疼痛，机体在疼痛的刺激下，会不断释放内源性物质，影响心肌、血管平滑肌，增加患者外周阻力和心肌耗氧量，导致患者术前循环波动和情绪焦虑。中医认为"不通则痛"，主要是由于患者机体肾气不足，经络受损、寒湿入侵等引起的疼痛。术前镇痛可以采用传统康复技术，利用耳穴压豆、针灸、推拿及中药内服外用进行辅助镇痛，尤其适用于术前伴随的原发性或继发性疼痛。

针刺镇痛法能通过穴位刺激，疏通和修复相关受损经络，并在连续波的不断刺激下，解除障碍，促进代谢，缓解疼痛。中药汤剂可以通过调控 5-HT 含量及受体表达，调节 β-EP 的释放，抑制神经递质，调节细胞因子分泌等途径发挥镇痛作用，并根据不同治法形成了芍药甘草汤、血府逐瘀汤等多种镇痛经方、验方。中医药除具有辅助镇痛的作用外，还可以通过通络、活血及补益提高患者的功能储备，改善患者机体内环境，降低疼痛应激反应，舒缓情绪，提高患者的疼痛阈，使患者更好地耐受手术与麻醉，并对患者术后康复带来有益的影响。

六、中医药联合应用预防血栓

中医认为血栓形成主要是由于气血运行不畅，气滞血瘀，瘀血阻于脉络，脉络滞塞不通，营血回流受阻，水津外溢，聚而为湿发为本病。中医康复治疗方式属于外用治疗手段，一般通

过针灸、药物熏洗、功能锻炼等方式来改善患者疾病部位的炎性状态，可以加快局部血液循环、调和气血，达到术前预防、抗血栓的作用。

久病长期卧床，肢体气机不利，气滞血瘀于经脉之中，营血回流不畅；或年老、肥胖、瘤、岩等致患者气虚，气为血帅，气虚无力推动营血运行，下肢又为血脉之末，故易发生阻塞。治疗以活血化瘀、通络利湿为要，或清热利湿，或益气健脾为法。中医主张以活血、利湿、清热为主要原则防治下肢深静脉血栓。红花可活血通经、散瘀止痛，桃仁可活血祛瘀，当归可活血化瘀、调经止痛，金银花可清热解毒，醋山甲可活血散结，鸡血藤可活血舒筋，川牛膝可活血通经，玄参可清热凉血、解毒散结，可共奏清热、祛湿、通络之功防治血栓形成。温针灸结合常规针灸取穴机制和艾灸温通血脉的功效，在预防血栓形成中发挥良好的作用，通常双侧取穴，可选血海主调血气；三阴交起健脾统血之效；气海主一身气机，疏导任脉，助阳化气，温通血脉，足三里补益气血，阳陵泉、太冲平息肝风，气血和畅。艾灸可通过增加局部温度，加快血液循环，促进针灸疏通气血之功效。中医药联合应用，加上饮食调理，减少卧床，定时活动下肢，可防止血栓形成。

特别注意的是，以上方法需要在专业的中医师指导下使用，严格把握指征，既能在术前预防血栓形成，又不影响术中、术后出凝血的状况。

第三节　全脏器功能保护概念

一、全脏器功能保护概念

中国中西医结合学会麻醉专业委员会首任主任委员苏帆从中医的整体观出发，采用辩证思维，结合中医的五行生克理论，提出了全脏器功能保护的概念。苏帆认为，术前患者可能伴随诸多疾病或创伤，为了使患者能更好地适应和耐受手术，可在手术之前进行"培元固本、补气养血、调和阴阳"等干预，以提高患者对麻醉手术的耐受力；在术中麻醉与手术创伤损害了机体的功能和完整性的前提下，可在术中进行"通经活络、引领周身气血运行"，从而调节内环境的再平衡，以保证系统功能的相对稳定。此外，手术可能造成身体的大量消耗，各器官系统功能发生紊乱，可在术后进行"回阳补气、温补三焦，调理脏腑失衡"，以促进机体康复，防治术后并发症。

二、全脏器功能保护概念科学内涵

用六经辨证的分层理论来阐述围手术期应激反应的发生、发展过程，从脏腑、经络和气化功能，到疾病由表入里、由浅入深的变化规律，及各脏腑器官及功能之间的相互联系、相互影响、互为因果，探讨了围手术期应激反应发生、发展和结果与六经辨证理论的一致性，为寻找合适、有效、标本兼顾的中西医结合调控围手术期反应方法提供了独到的思路和方法。经过多年的实践研究，苏帆提出手术患者气虚大于血虚是术后并发症发生的根本病机。他从气血理论建立了术后气虚大于血虚的理论，即"小马拉大车"理论。认为术后最重要的中医药干预是回阳、补气、益气，而活血化瘀为辅助手段。其理论依据是术前的禁食、禁饮伤水谷之气，手术创伤切口伤卫气（破气），术中出血伤营气（气随血脱），如伴随术中缺氧则伤清气，围手术期应激伤肾元气，手术中能输血、输液补充血的不足但无法补气。因此，综合结果导致患者术后气虚大于血虚，形成"小马"（气）拉"大车"（血）的局面，从而发生气虚血瘀、气郁血滞病理改变，即术后并发症的病机。

三、围手术期脏器功能中医特色保护

中西医结合可以贯穿围手术期的始终，甚至在术后远期也发挥着康复与养生的作用。简单地讲，术前应用可以从提高各系统功能储备、治疗伴随疾病及养心安神三个方面着手，以全面提高患者对麻醉手术的耐受；术中可以利用穴位刺激和某些中成药的调理作用来维护患者的内环境稳定，即中医讲的气血平衡，起到应激调控、容量调控和体温调控的作用，力求达到全器官功能保护来预防术后并发症的目的；同时可以利用穴位刺激治疗术中可能发生的高（低）血压、低体温、恶性高热、烦躁、寒战、心律失常等，避免了大量药物的应用；术后穴位刺激可以进行全麻催醒、抗焦虑，缓解恶心呕吐、谵妄、寒战、烦躁、瘙痒、尿潴留、嗜睡等不良反应；术后传统的康复技术如运动、音乐和食疗等可以全面促进术后生理功能的恢复；中药的辨证施治可以防治术后认知功能障碍、深静脉血栓形成、肺部感染、消化功能紊乱、免疫低下及心脑血管等并发症。

1. 穴位刺激在围手术期脏器功能保护中的应用

围手术期穴位刺激在一定程度上可减轻器官的氧化应激及缺血或再灌注损伤，降低炎性因子的产生，调节机体的免疫功能，达到心、脑等重要器官功能保护的作用。由于器官功能的不同，穴位选择的方法也不尽相同。穴位选择参考如下。

（1）心脏手术：内关是与心脏手术相关的主要穴位，术前 12 d 电针刺激内关（1 mA，2/15 Hz），可显著降低心肌缺血再灌注时的细胞凋亡。研究发现，术前 30 min 电针刺激郄门、内关能减少经皮冠状动脉介入治疗后的心肌损伤，电针组血清肌钙蛋白 I 的含量明显降低，心脏功能指标明显好转。

（2）肺脏手术：多选取刺激合谷、足三里和肺俞等，研究发现：麻醉诱导前取内关、足三里，波型选用疏密波（2/50 Hz），刺激强度为患者能耐受的最大量，持续刺激 20 min 后行麻醉诱导，可降低术中单肺通气时的炎性反应，产生肺保护作用。另外，在胸腔镜肺叶切除术中，以 2/100 Hz 的疏密波经皮电刺激患病侧内关、合谷、列缺、曲池，可显著减少术中阿片类药物用量，减缓术中单肺通气过程中 PaO_2 的降低，增强术后镇痛效果，较快麻醉恢复。

（3）脑部手术：研究发现电针风池、风府辅助静脉全身麻醉用于颅脑肿瘤切除术，能够明显降低术后血清中 S100β 和 NSE 水平起到脑保护的作用。采用穴位刺激内关、足三里、人中的方法可减轻凋亡因子、炎性因子的产生，同时增强机体的免疫功能。

（4）肾脏手术：经皮穴位电刺激合谷、足三里、三阴交、曲池进行（刺激强度 3 ~ 5 mA，频率 2/100 Hz 疏密波）联合全麻，可有效改善术中肾脏血液的血流动力学变化，减轻肾脏的缺血再灌注损伤，加速肾脏功能的恢复。

2. 中医药在围手术期脏器功能保护中的应用

中医认为，不同器官缺血再灌注损伤具有不同的病因病机，但总体来讲，缺血再灌注损伤多为本虚标实，气虚血瘀，虚乃致病之本，瘀、痰、热、毒是致病之标，治疗宜补气扶正，益气温阳，活血化瘀。常用的中药及提取物如丹参、川芎、姜黄素、黄芩苷、贯叶连翘、厚朴酚、芦丁、蛇床子素、尖叶假龙胆、葛根素、银杏总黄酮、藏红花、青蒿素、丹酚酸 A、柚皮苷、薯蓣皂苷、槲皮素等均在不同器官缺血再灌注损伤中发挥保护作用。研究显示，一些复方中药在缺血再灌注损伤中具有重要的保护作用，如桂枝甘草汤、苓桂术甘汤、芪桂益脉灵可减轻心肌缺血再灌注损伤；肾华片（由黄芪、女贞子、白术、莪术、金银花等组成）、复方仙草颗粒可减轻肾缺血再灌注损伤；而大承气汤、柴芍承气汤、参附注射液在肠缺血再灌注损伤中具有一定保护作用。近年来国内外学者对中药防治缺血再灌注损伤进行了大量实验研究，较多研究虽已证实中医药对缺血再灌注损伤具有保护作用，但具体机制大多不明确，目前研究中药抗缺血再灌注损伤机制中，多集中于清除自由基、抗炎、改善再灌注后能量代谢障碍、抑制细胞凋亡等。诸多研究试图通过某一种机制和环节解释中医药的防治效果，缺乏中医的整体治疗观念。另外中医药治疗缺乏证型、方药、疗效的统一标准，缺乏现代科学理论支撑及多中心临床试验大数据研究，因此尚需更为广泛和深入的基础与临床研究。

第四节 "新麻沸散"

一、麻沸散传奇及古代中医麻醉的发展

我国中药麻醉具有悠久且神秘的历史进程。中药麻醉剂——麻沸散的问世，比西方医学家用乙醚麻醉进行手术要早约 1600 年。关于麻沸散的最早记载见于西晋史学家陈寿所著的《三国志·华佗传》。书中记载，华佗遇到针灸和中药治疗无效的疾病时，会采用手术方法进行治疗，先让患者饮下麻沸散，麻醉后对其"剖腹断肠"，切除病灶，后"缝腹膏摩"，并能起到"一月之间，即平复矣"的治疗效果。现在发现的麻沸散的处方始见于孙思邈的《华佗神医秘传》。书中记载的麻沸散处方为：羊踯躅、茉莉花根、当归、菖蒲。但由于华佗的著作早已失传，孙思邈的《华佗神医秘传》所记载的麻沸散处方是否是华佗的原始配方，到目前为止也无人得知。然而，口服全麻药麻沸散的出现对外科学发展起了极大的推动作用，对后世产生了相当大的影响。

唐宋期间，中药麻醉发展迅速，全身麻醉已经应用于医疗。唐代孙思邈在其《备急千金要方》中强调了大麻的麻醉作用和用法：用大麻根茎及叶捣碎，取其汁液饮下，或煮大麻叶，可以减轻腕骨骨折导致的剧痛。《华佗神医秘传》中还详细记载了专为痈、疽、疮、疡等开刀时用的麻醉药方剂一组，共计三张处方。其中的"华佗琼酥散神方"最为后人称道。唐代骨伤学家蔺道人在《仙授理伤续断秘方》中，主张使用"整骨药"，这种麻醉药"用大草乌，刮去皮，为细末，每服逐半钱，温酒调下。如未觉，再添二分药，酒下"。更值得称道的是，蔺道人还对麻醉药用量、麻醉深度、麻醉药中毒的解救方法等进行了研究。宋代太医窦材所著《扁鹊心书》中记载了内服全身麻醉方剂——睡圣散，此方由山茄花（又名曼陀罗花、洋金花、风茄子）、火麻花（即大麻）共研为末，"服此即昏不知痛，亦不伤人"，同时还强调了成人与儿童的不同用量和效果指标"（成人）每服三钱，小儿只一钱。"

元代由于战争频繁，骨伤科疾病出现较多，医学家在此时期积累了丰富的外伤治疗和麻醉经验。危亦林在《世医得效方》中主张骨折在手法复位困难时，行切开复位法。他在总结前人麻醉经验的基础上，创新了草乌散，首次提出把追加使用曼陀罗花的全身麻醉法用于骨科临床治疗，麻醉用量按照患者年龄、体质及有无出血等具体情况而定，如服药后未能"麻倒"，可加曼陀罗花及草乌五钱，用白酒调和后服用，如果患者已出现类似酒醉的表现，则不能再加药。患者有老、有幼、有无力、有出血过多者，应按量给药，不可过多。这种既追求理想的麻醉效果，又要防止用药过量产生意外的麻醉原则，与现代医学全身麻醉的给药原则相似。

明代《普济方》对当时各种外治伤痛和麻醉的方剂及用法进行了总结，其中有与危亦林的草乌散相类似的麻醉药方，特别强调了曼陀罗花的麻醉作用，并记述在骨科手术时如患者怕痛，则用曼陀罗花与坐拿草各五钱，患者即入睡。手术时用刀割，或剪骨复位，甚至将箭头从骨中

拔出，患者都没有痛的感觉。明朝李时珍所著《本草纲目》，对许多麻醉方剂进行了验方和详细收录，把麻醉方的药味从危氏沿用下来的十余味精简到两味，证实仍然有麻醉作用，这是一大进步。

清代祁坤的《外科大成》中记载了整骨麻药方；清代赵学敏在其著作《串雅内编》中介绍了一个由草乌、川乌、天南星、蟾酥、番木鳖等组成的麻醉药方，不仅如此，还提出了用人参、生甘草、陈皮、半夏、白薇、菖蒲、茯苓组成的复方作为内服麻药的催醒剂，这是催醒方法的发展和提高。遗憾的是，到了晚清和民国时期，中国内忧外患，中药麻醉的应用和发展受到了很大的制约。1846年乙醚麻醉的研究获得成功，1847年乙醚麻醉技术传入中国，随着西学东渐，中药麻醉日渐式微。

二、近现代中医中药麻醉的发展

古籍文献中所记录的有麻醉作用的药物大致包括乌头、附子、莨菪子、闹羊花、曼陀罗花等。这些药物均属于"有毒"药物，这些"毒药"的不良反应就是使人致幻、昏迷，乃至抑制呼吸中枢，如过量服用还会导致昏迷死亡。而古人正是利用了这些药物的"毒性"，恰到好处地进行了麻醉。1949年以来，我国医药工作者为弘扬祖国传统医学，对古代的中药麻醉进行了深入发掘和新的研究，将以洋金花为主药的中药汤剂制成针剂成功应用于临床麻醉，使古老而神秘的中药麻醉重现光芒。随着现代医学的发展进步，分子生物学技术的突飞猛进，中药中的有效分子成分也被不断地深入挖掘，除了最为熟悉的洋金花和大麻等，用于麻醉镇痛的中药配方药主要成分是生草乌、生半夏、蟾酥、土细辛、生南星、花椒等，生草乌中包含多种生物碱，如乌头碱、次乌头碱、甲基乌药碱等，这些生物碱可以达到刺激皮肤的功效，使局部皮肤和黏膜的神经末梢出现兴奋，继而有灼热感、麻醉，最终没有知觉；蟾酥经过70%乙醇提炼之后，其提取物蟾酥灵具有麻醉作用，是可卡因的50倍，能有效抑制神经纤维动作电位；有研究指出，花椒对家兔的角膜有麻醉效果，20%的花椒水溶物及20%的花椒挥发油组合具有普鲁卡因一样的麻醉功效；土细辛内含有甲基丁香油酚，有麻醉效果。生半夏、生南星等均有类似于生草乌内生物碱，因此可以起到镇痛、抗炎以及局部麻醉作用。上述中药麻醉一般不会引发并发症，也不会引起过敏，因此可以广泛推广。

目前外科手术对全麻的要求主要为镇静、镇痛、肌肉松弛。为能顺利进行手术，以镇痛最为重要。有镇痛功能的中药材，常见的有如蟾酥、大麻、洋金花、罂粟壳、川乌、草乌、马钱子、制附片、羊踯躅、七叶莲、细辛、桂枝等数十种。马利安·恩古瓦比大学健康医学学院的M. Diatewa曾于2003年经大鼠实验验证曼陀罗的止痛作用，采用醋酸致小鼠扭体反应和热板反应，评价了曼陀罗的水提物和种子提取物对醋酸致小鼠扭体反应和热板反应的镇痛作用。结果表明，灌400 mg/kg的曼陀罗叶提取物和800 mg/kg的曼陀罗种子提取物具有较好的镇痛作用。纳洛酮降低叶提取物的镇痛活性，但不降低种子提取物的镇痛活性。ReenaV. Saini的团队也证实了曼陀罗提取物的镇痛、抗炎作用。他们从曼陀罗叶中分离鉴定了3个内酯类化合物，分别为曼陀罗内酯（D1）、含黄芪内酯的12-脱氧内酯（D23）和曼陀林（D27）。此外，分离得到的化合物对 LPS 激活的 J774A1.45 巨噬细胞产生一氧化氮抑制和促炎细胞因子。体内实验结果表明，D1、D23 和 D27（20 mg/kg）均能减轻不同动物模型的疼痛和炎性反应。对接分析表明，这些化合物与环氧酶（cyclo-oxygen-ase）COX-1、COX-2、脂氧合酶-1、NF-κB 和一氧化氮合酶有活性结合，验证了内酯的抗炎作用。结果证实了曼陀罗内酯类化合物具有良好的抗炎镇痛活性，并具有治疗慢性炎症性疾病的潜力。日本 Keiichi Sudoh 教授，以小鼠腹腔注射醋酸后的扭体反应为伤害性疼痛模型，以坐骨神经部分结扎所致小鼠足底表面刺激后的戒断反应为神经病理性疼痛模型，证明了蟾酥及含蟾酥的中草药可能通过激活中枢 5-HT 神经系统来治疗伤害性疼痛和神经性疼痛，如带状疱疹后神经痛、三叉神经痛、糖尿病性神经痛及术后或创伤后疼痛。美国 Margaret Haney 进行了一项随机、安慰剂对照、双模拟、双盲的研究使用经过验证的疼痛实验模型，在控制良好的条件下比较了吸食大麻和屈大麻酚（四氢大麻素）的止痛效果和持续时间。在受控条件下，大麻和屈大麻酚可以减轻疼痛，其中屈大麻酚比大麻能更持久地降低疼痛敏感度，并降低与滥用有关的主观影响等级。但很多学者认为大麻在某些情况下无疑具有镇痛作用，但它是一种含有许多潜在精神活性成分的化合物，其中大部分仍未得到研究。吸食大麻会导致大脑中一个非常广泛的调节系统受到干扰，根据个人、剂量和环境的不同，该系统可能会对情绪和情绪状态产生不可预测的急性和慢性影响。且大麻对认知的影响会造成损害，使一些日常任务（如驾驶）变得不安全。大麻有相当明显的成瘾潜力，因此一些接触它的人最终会以明显不健康的数量使用它，并会经历耐受性和戒断。当吸食大麻时，可能会导致肺或心脏损伤。尽管有这些担忧，大麻类化合物（有些已经有纯药用形式）确实显示出作为治疗慢性疼痛或其他疾病的药物的希望，值得进行更多的研究。诸如此类的研究比比皆是，使得中药麻醉的药理和分子学机制愈发清晰。

近年来，全国各地对中药麻醉的基础研究和临床运用日益广泛，主要集中在中药麻醉原理研究、中药麻醉催醒药研究、中枢抑制中草药的筛选、中草药肌松剂的筛选、中药麻醉的抗休克研究及中药麻醉的临床应用等诸多方面。目前，中药麻醉不仅应用于多种手术，其应用范围还逐步扩大到治疗精神分裂症、闭塞性脉管炎、流行性乙型脑炎、外伤性休克、顽固性头痛和癌性疼痛等。

三、"新麻沸散"概念的提出及中医药在围手术期中的作用

随着中医学的不断发展，中西医结合方向的崛起，有学者提出了"新麻沸散"的概念，"新麻沸散"不是一张处方，而是强调中西医结合在围手术期提高患者综合素质，为手术保驾护航，加快术后康复等一系列措施的整体概念。

1."新麻沸散"的概念

"新麻沸散"并非狭义的特定的组方，而是一个宏观概念，强调中医药加强患者围手术期间生理稳态平衡，即包括术前培元固本、术中通经活络及术后回阳救逆三大功能的系列方剂。对不同疾病、不同个体等，有不同的系列方剂，但"新麻沸散"总体上是要联合现代医学，致力于术前提高系统功能储备，术中维护内环境稳定，术后加速康复。中国中西医结合学会麻醉专

业委员会制订了中国特色围手术期医学的内涵：采用传统中医药的针灸、推拿和中药等为主要干预措施，配合食疗、运动和音乐疗法三大传统康复技术，对手术患者的气机、气血和脏腑等进行调节，并通过术前宣教，培养患者正确的康复与健康养生理念。

2. 新"麻沸散"在围手术期的作用

1）术前培元固本

术前系统性的优化，改善患者的全身状况。对全身脏器功能较好的患者，可以给予辨证施膳，嘱其适当运动，增强体质。对伴随有系统、器官功能障碍或疾病的患者，可请相关中医科室会诊，辨证施治，采用相应的中药进行辅助治疗，并采用培元固本的方法提高患者的各系统器官功能储备，以更好地耐受手术与麻醉。术前呼吸功能的恢复可采用呼吸功能锻炼的同时增加穴位推拿，如迎香等为辅助，以降低术后肺部并发症的概率。传统中医吸入治疗，古代医籍记载多为鼻腔直接给药或以中药蒸气吸入鼻腔，用于急救或治疗鼻咽疾病。如"薤捣汁，灌鼻中""吹皂荚末鼻中"等鼻窍给药方法，主要为通调肺气、醒脑开窍，可用于急救回苏，治疗昏厥等。新型中药雾化吸入制剂仍有待研发。术前肠道准备的同时采用相应的穴位刺激、灸治、揉腹或脐敷等方法作为辅助，尽量调整和保全患者，使其处于良好的脾胃功能状态，其根本是减少肠道屏障功能损伤。术前镇痛可以采用传统康复技术，利用耳穴压豆、针灸、推拿及中药内服外用进行辅助镇痛，尤其适用于术前伴随的原发性或继发性疼痛。中医药除具有辅助镇痛的作用外，还可以通过通络、活血及补益提高患者的功能储备，使患者更好耐受手术与麻醉，并对术后康复带来有益的影响。

2）术中通经活络

（1）优化麻醉方式：针药复合麻醉是指针刺和其他麻醉药物共同实施或完成麻醉，包括针刺联合麻醉、针刺辅助麻醉和针刺平衡麻醉。针刺复合麻醉是将原来单纯的针刺镇痛方案优化为"针刺 + 小剂量麻醉剂"的麻醉方案。目前已经形成了"术前诱导-术中麻醉-术后镇痛"全新的针刺麻醉模式，在心胸外科、脑外科、骨伤科、妇科、普外科、泌尿外科、耳鼻喉科等多个科室全面开展。

（2）优化容量管理：中医认为，容量的调控即气血平衡的调控。研究证明，围手术期给予中药注射液能够维持术中气血平衡，可降低术后不良反应发生概率，如参麦注射液、参附注射液。参麦注射液具有抗炎、抗休克、抗心衰、增强免疫、减少缺血损伤及治疗老年痴呆的作用；术中应用主要是增加患者对麻醉手术的耐受力，维持血流动力学的稳定，对患者器官功能进行全面保护。参附注射液具有提高心脏泵血功能、抗休克、减轻缺血再灌注损伤、减轻免疫损伤、增加抗伤害性刺激能力等作用；术中应用主要是减轻患者创伤应激，增加患者抗伤害能力，促进系统器官功能的恢复。

3）术后进程

（1）多模式术后镇痛：术后疼痛属于急性疼痛的范畴，中医认为急性疼痛当属不通则痛。中医治疗术后疼痛包括调和气血、通经活络、调畅气机、活血化瘀等。目前已有研制的中药止痛栓。常用的止痛汤剂如止痛如神汤。中药熏蒸、中药冰块、中药超前平衡镇痛法等多种手段改善术后疼痛，已投入临床应用，效果显著。

（2）防治 PONV：一般认为，PONV 是由手术创伤导致的气血改变及人为的医疗干预影响了机体气机的升降出入所致。恶心是由创伤出血导致中气不足而气血双虚引起，呕吐则是胃气和降不利而气滞上逆所致。中医药治疗恶心呕吐从调畅气机着手。近年来，中医治疗方法被应用于临床治疗 PONV，主要通过刺激腧穴、中药疗法及芳香疗法等方式，调理三焦，畅达气机，降逆止呕，从而达到防治 PONV 的效果。中西医结合方法将药物治疗与中医治疗相结合，用于防治麻醉和手术后患者的恶心呕吐，临床效果好，明显降低发病率，患者满意度高。

（3）POUR 的中医防治：术后尿潴留是施行椎管内麻醉手术患者术后常见并发症之一，对术后患者造成了很大的影响。尿潴留属于中医癃闭的范畴，是麻醉手术后导致气机逆乱，络脉受损，气滞血瘀而致膀胱气机不化所致。针刺治疗对于术后尿潴留有明确优势，而且若常规术后给以针刺治疗可以预防尿潴留的发生。治疗原则为调理膀胱、行气通闭。

（4）术后其他并发症的防治：中医的气血理论可以把围手术期应激反应相关并发症的理论概括为气虚血瘀，终将导致机体各个脏腑气血功能失调，这几乎是一切与手术相关并发症发生的基本病理学基础。术后并发症的中医药防治必须有整体观、治未病和辨证的思维，不能局限于一脏一腑。术前患者的肾气本虚是发生气虚大于血虚的重要前提，而术中强烈的应激反应和术后应激紊乱是气虚血瘀的重要起因，脏腑器官的气虚血瘀是导致相应并发症的病理生理基础。因此，防治术后并发症应在术前提高患者脏腑功能储备、术中维护气血平衡、术后防治器官功能障碍这三个方面着手。

四、未来中西医结合麻醉的发展展望

中西医结合麻醉，倡导整体提高患者功能储备，建立全脏器功能保护概念，探索"新麻沸散"实际应用价值，提倡针药复合麻醉，培养患者树立正确的养生观和乐观的生活态度，以达到术后远期康复与养生的目的。此外，探索、研发新型口服全麻药对中药麻醉具有极其重大的意义。老药新用，包括药物用法用量、药物配伍、熬制方式、给药途径的选择等各层面展开研究，探索现象，深入机制，以科学的方式解释中药麻醉的效用和安全性。具体包括：① 中医药发挥麻醉效应的分子机制。以往的中药研究停留在现象，应深入其分子机制的研究，寻找不同药物相互交叉的分子信号通路，从而进一步研究药物的科学配伍、增效、减毒等，达到科学用药的目标。② 中西医结合新靶点，目前的中西医结合方式还不够精准和个体化。中药与西药的相互作用，各病种、不同的机体状态，中西医结合的个体化措施仍需进一步探索。相信在未来，中西医能够实现融合、交互、渗透，真正实现中西医结合临床麻醉，把"新麻沸散"普及临床，真正让患者受益。

5

第五节　针药复合麻醉

针刺麻醉是针灸与麻醉相结合的产物，通过针刺不同穴位从而激活大脑内相关功能区域的某些核团，进而刺激相关的神经递质或活性肽的释放，达到调控作用。针刺麻醉的核心为针刺镇痛。中医学认为疼痛主要分为"不通"和"不荣"两大类。"不通则痛"指各种致病因素均可使气机闭阻，气滞则血凝，最终导致疼痛；"不荣则痛"指人体气血阴阳亏虚，不能濡养脏腑和经脉，造成气机失常而导致疼痛。"不荣"与"不通"两者常相互影响、互为因果。针刺之所以能够止痛，主要是因为其具有调气的作用。《灵枢·终始》曰："凡刺之道，气调而止"，《灵枢·刺节真邪》中有："用针之类，在于调气"，《灵枢·九针十二原》中亦有："刺之要，气至而有效"。调气是指局部得气和行气以促使气至病所，且"气为血之帅，血为气之母"，气行则血行，气的运行正常则血行也能够正常。针刺一方面能够调理脏腑气机，疏通经络，使气血运行通畅，脏腑经络得到濡养，解决"不通则痛""不荣则痛"的问题；另一方面，针灸能治神，使患者在疼痛发生时安定心神，抑制疼痛。针刺镇痛的西医机制目前尚未完全阐明，主要包括神经机制（中枢及外周神经）、神经化学机制、分子机制三个方面。通过对针刺镇痛神经机制的研究发现，针刺镇痛是通过针刺穴位使产生的神经冲动和痛源部位的疼痛信号传入脊髓，然后通过脊髓的负反馈调节机制，使针刺产生的神经冲动与痛源部位的疼痛信号在脊髓水平相互作用、整合，减少或抑制冲动继续传入中枢神经系统，使痛觉阈值改变，达到麻醉的目的。关于针刺镇痛的神经化学机制，有研究提出，神经肽类（内源性阿片肽类）是中枢神经系统内起镇痛作用的主要物质，主要包括脑啡肽、内啡肽等，这些物质与特异的阿片类受体结合可产生镇痛作用，但其合成和释放均受其他神经递质的影响。另外，针刺还可影响局部的脑活动，促使内源性阿片类物质释放。有研究发现，针刺引起的内啡肽、强啡肽释放分别只在脑内、脊髓中发挥镇痛作用，而脑啡肽在脑和脊髓中均可发挥镇痛作用。还有研究表明，低频电刺激可增加内啡肽和脑啡肽释放，高频电刺激可促使强啡肽释放，两种频率交替刺激可同时促进内啡肽、脑啡肽和强啡肽 3 种阿片肽释放，从而产生较强的镇痛效果。Biella 等发现，针刺可激活下丘脑-边缘系统，增加脑血流量，导致疼痛神经床上的各种神经信息失衡，进而修正疼痛感觉，提高疼痛阈值，从而缓解疼痛。王贵波等认为，针刺镇痛的分子机制可能与即刻早期基因 C-fos 和 C-jun 被激活有关，C-fos 和 C-jun 基因激活可促进内源性镇痛物质的生成与释放。

Nature 发文证明了针灸的神经解剖学原理。针刺麻醉按照循经取穴、辨证取穴及局部取穴的原则，根据不同病种和不同手术方式将针刺入相应的穴位，通过捻针或电针刺激方式降低患者的疼痛敏感性，并使患者保持清醒状态，以达到一定麻醉效果，是为手术提供无痛环境的一种非药物麻醉方法。

1958 年 8 月 30 日上海第一人民医院首次在扁桃体摘除术中采用针刺双侧合谷的方法，在没有使用任何麻醉药物的情况下顺利完成手术并获得成功。随后，全国各地都相继尝试将针刺麻醉应用于临床各种小型手术当中。1960年，针刺麻醉肺切除手术的成功，标志着针刺麻醉这一技术可以应用到大型手术中，从而促进了全国多家单位探寻针刺麻醉技术在各大、中、小型手术中的实践与应用。针刺麻醉逐步拓展到颅脑肿瘤切除、全喉切除、脾胃次全切除、甲状腺次全切除、剖宫产和子宫次全切除等手术中。1972年尼克松访华，尼克松本人及其代表团先后参观了针刺麻醉下进行甲状腺切除手术和肺叶切除手术，从而以针刺麻醉为契机在国际社会掀起一股针灸热潮，推动了针灸疗法走向世界。同年，王一山等成功完成了首例针刺麻醉体外循环心内直视手术，将针刺麻醉技术和适用病种提升到一个新的高度。

然而，随着前期针刺麻醉临床工作的大量开展和深入，单纯针刺麻醉的弊端凸显。在单纯针刺麻醉下施行手术时，存在镇痛不全、肌肉紧张和内脏牵拉反应等不足。虽然通过加强术前预测、穴位选择、优化针刺参数等方法提高了针刺麻醉的效果，但是仍存在上述问题，难以突破。故而，著名的针刺研究学者韩济生院士在深入研究了针刺麻醉后，于1996年提出"针刺辅助麻醉"的概念，针刺又进入了针药复合麻醉的阶段。针药复合麻醉是指以针刺为主，联合应用正常情况下不足以完成手术镇痛要求剂量的麻醉药物的麻醉方式。联合应用麻醉药物在能够达到完全镇痛、良好肌松和明显抑制内脏牵拉反应的同时，减少吸入麻醉药物、肌松药物、镇静和镇痛药物的用量。目前，针药复合麻醉主要作为复合麻醉技术的一部分已经广泛应用于各类型手术。

颅脑功能区手术中最大程度切除病灶同时保留正常神经功能与患者的预后及生存质量关系密切。手术者通常要在切除病灶与保留功能之间权衡与取舍。常规的"麻醉–苏醒–麻醉"技术虽能解决术中镇静问题，但术中唤醒通常需要2次气管插管或以喉罩维持呼吸道管理，气管插管全身麻醉不易耐受且拔出气管导管后再插入很困难，不利于术中呼吸管理和手术安全。随着针刺麻醉研究的深入，采用针药复合麻醉的方法，既解决了传统的针刺麻醉存在部分患者镇痛不全的问题，又能发挥针刺麻醉作用，对患者生理干扰小，恢复快，避免了气管插管。患者术中可保持意识清醒，维持正常认知功能，结合神经电生理技术，可配合进行语言和运动功能监测，从而精确定位神经功能区，制订相应手术方案，避免不必要的损伤，最大限度切除病灶，同时最大限度保留神经功能，提高患者预后。

2017年，高寅秋团队发表的《甲状腺手术针药复合麻醉应用指南》一文阐述了扶突电针及合谷、内关经皮穴位电刺激在甲状腺手术中的使用方法，指出针刺麻醉在甲状腺手术的镇痛效果要好于其他部位的手术。一方面是因为常用穴位组合既遵循"气至病所"和"经脉所过，主治所及"的中医理论，另一方面是同为颈部手术不需要像其他部位手术那样过分地牵拉肌肉，所以这项手术针刺麻醉能够在各级医院普遍开展，文章推荐使用交替频率2/100 Hz，1 mA起始的电流强度，刺激扶突和合谷、内关用于针刺辅助麻醉下的甲状腺手术。上海中医药大学附属曙光医院运用针刺复合麻醉技术为1例甲状腺癌患者成功实施了腺叶＋峡部＋对侧腺叶大部分切除＋中央区淋巴结清扫手术。整个手术过程患者保持清醒状态，术中循环稳定，无术后并发症，术后恢复时间快，住院总费用低。此外，严彦念等研究了经皮穴位电刺激静脉全麻行腔镜双侧甲状腺次全切除术的应用效果，以BIS、血流动力学、异丙酚靶控浓度、免疫应激等指标综合评价针刺麻醉的临床作用，结果表明针刺与异丙酚用量有明显的协同作用，显著减少异丙酚靶控浓度，减轻了异丙酚对心血管系统的抑制作用。减少了麻醉药的使用，加之经皮穴位电刺激本身的整体调整作用，可使患者术中呼吸、循环功能稳定，增加手术麻醉的安全性。

针药复合麻醉运用于肺部手术也可以减少术中麻醉药物用量，对机体有良性的调节作用。西安交通大学王强团队成功为气胸患者施行针刺复合麻醉下胸腔镜肺大疱切除手术：在手术全程保留患者自主呼吸，不行气管插管，患者在术中可以配合麻醉医师和术者的指令，手术完成后能够立即下床走出手术室，改变了传统胸腔镜手术必须在全麻下进行的常规做法，避免了术后需要苏醒、用车推出手术室的弊端。朱余明等通过对 85 例肺叶切除术患者针刺后溪、支沟、内关、合谷等穴位，证明了术中针刺可减少丙泊酚、瑞芬太尼用药量，针刺与药物麻醉具有协同作用。研究者以术前及术后取支沟、内关（术侧）、内麻点（双侧）；术中取双侧后溪、支沟、内关、合谷，电流强度 2～3 mA，频率 4～8 Hz，连续波，强度以患者耐受为度。对比全身麻醉术后单纯应用芬太尼镇痛，发现术后针刺可减少镇痛药的使用量约 20%。对肺部手术患者来说，在手术中心肌在缺血、缺氧状态下会产生大量氧自由基，破坏生物膜，引起细胞损伤，内皮功能障碍。针刺一方面可以增加超氧化物歧化酶含量清除氧自由基，减少脂质过氧化物形成，保护心肌；另一方面，针刺可以提高患者心肌细胞的抗缺血、缺氧能力，增强心肌组织中 NO 的活性，调节心肌细胞内钙离子浓度，抑制心肌细胞线粒体内钙超载，抑制心肌细胞凋亡、促进心肌细胞的恢复，从而在围手术期起到心脏保护作用。樊文朝等通过对 163 例开胸肺切除术患者静脉血心功能的指标（谷草转氨酶、肌酸激酶、乳酸脱氢酶）进行分析表明针药复合麻醉能够在一定程度上对手术患者的心功能起到保护作用。实验还表明针刺在保持心肌收缩功能及血流动力学稳定方面同样具有一定的积极作用。针药复合麻醉对肺脏的保护作用还体现在可降低术中肺内分流率和改善肺氧合。研究者认为，经皮电刺激孔最、肺俞可以降低单肺通气时的肺内分流率，改善肺的氧合作用。还有研究表明，电针可以在机体多种组织中调节血管活性物质，改善局部血液循环状态。所以，经皮穴位电刺激亦可能通过该途径去实现下丘脑-垂体-肾上腺轴的调节作用。

另外，由于肺部手术对肺组织及胸廓的损伤，术后患者肺功能恢复常较其他手术慢，有研究表明患者术后早期肺功能恢复的最重要影响因素就是术后疼痛。术后肺功能的恢复锻炼常常受到术后伤口疼痛的限制而难以进行。针刺镇痛能够有效缓解术后疼痛，从而在一定程度上减轻患者术后早期康复锻炼引起的伤口疼痛，有利于术后肺功能的恢复。

上海中医药大学附属曙光医院周嘉团队通过针药复合麻醉与常规全身麻醉比较研究，发现采用针药复合麻醉的心脏瓣膜手术能获得同样满意的手术成功率，而在麻醉药的使用量、初次下床活动时间、监护室滞留时间、术后住院天数、医疗总费用、术后初次进食时间等方面两组差异具有统计学意义（$P < 0.05$，$P < 0.01$），针药复合麻醉组优于常规全身麻醉组。表明针药复合麻醉下的心脏瓣膜置换手术安全，效果满意。由于术中无气管插管，麻醉药物用量少，术后可早期进食、早期活动，故术后并发症明显减少，与之相关的医疗费用明显降低。

随着 ERAS 理念在国内的完善及发展，结合我国独特的中医学发展，形成了中国特色的发展路径。同时腹腔镜外科技术的发展因其创伤小、疼痛轻、恢复快等优点促进了快速康复外科的发展。但腹腔镜手术中的人工气腹会加重应激反应，另外过多的药物有可能会产生毒性反应或者后遗效应，造成不利影响。而研究显示腹腔镜手术针刺麻醉辅助全身麻醉能够抑制术中应激反应，减少麻醉药物使用量，降低术后呕吐发生率，镇痛效果更好。此外，针刺麻醉在术前准备中也具有明显优势，除降低患者的焦虑、紧张情绪外，在腹部外科术前肠道准备中也具有优势。研究显示，传统肠道准备方式上给予腹部天枢、神阙、中脘、大横推拿，可提高肠道清洁度，有利于提高病变检出率。浙江省长兴县中医院观察电针加药物麻醉对胃癌根治术后疼痛及应激反应的影响。对照组给予常规药物麻醉，观察组加用电针干预。分别于麻醉前、术后 2 h、12 h、24 h 进行 VAS 评分，测定心率、平均动脉压、血清 β-EP 及促肾上腺皮质激素水平，结果显示观察组 VAS 评分低于同期对照组；心率、平均动脉压各项指标均低于同期对照组；血清 β-EP 水平显著高于同期对照组。血清促肾上腺皮质激素水平均显著低于同期对照组，提示电针加药物麻醉能显著减轻胃癌根治术后患者的疼痛和应激反应。

此外，针药复合麻醉用于其他类型的手术，均展现出其独特优势。在麻醉应用中，将针刺与药物结合应用的麻醉方式在促进患者更为平稳地度过围手术期、改善术后不适和促进生理功能的恢复方面取得了显著的进展。王强和熊利泽提出针药平衡麻醉促进患者术后康复的新理念，指出针刺麻醉更是在优化患者状态，减少麻醉药物用量，促进患者康复等方面起着积极的作用。空军军医大学西京医院熊利泽根据其平衡镇痛效果与促进安全性的内涵，提出了"针药平衡麻醉"（acupuncture-drug balanced anesthesia）的新理念，指的是在麻醉应用中，利用针刺与药物结合应用的麻醉方式来促进患者更为平稳地度过围手术期，改善术后不适和促进生理功能的恢复。"针药平衡麻醉"的理念试图更为准确地阐述针刺麻醉在围手术期的疗效。在此基础上，王强通过分析针刺在围手术期的有益作用，提出了"围手术期针刺"这个新概念，不仅关注患者的手术过程，更注重最终的预后和转归，将整个诊疗过程从手术的一个点扩展成围手术期的整个面，缓解患者术前的焦虑，优化其功能，减少术中麻醉药物用量，保护重要脏器，减轻手术及麻醉应激，有效预防术后疼痛，防治 PONV，改善患者长期预后。

针刺麻醉至今已走过 60 余年的发展历程。在新的时期，针刺麻醉仍然具有独特的生命力和发展提升空间。一方面，针刺麻醉手术规范还有待完善、制订和推广。另一方面，术后加速康复正在成为 21 世纪医学的一项新理念和治疗康复模式。然而，现有 ERAS 缺乏中医或中西医结合元素和方案。针刺麻醉应用在围手术期不同时期具有独特的疗效，在加速术后恢复方面具有自己的特色和优势。在未来，应该继续加强基础与临床研究，加强不同层级医院参与的多中心应用推广研究，真正让针药复合麻醉这一我国独创的研究成果得以惠及广大手术患者。

第六节　中西药复合麻醉

中药麻醉在我国已有悠久的历史。华佗被认为是世界上第一个使用麻醉药进行胸腔手术的人，从这以后历代医家对中药麻醉的研究也逐渐鼎盛起来。现代中药麻醉是从麻沸散等古方的基础上发展而来的。1949 年以来，我国医药工作者为弘扬祖国传统医学，对古代的中药麻醉进行了深入发掘和不断提高，使古老而神秘的中药麻醉重现光芒。

中药产生麻醉效果的主要依据，目前主要有以下几种观点：

中药麻醉止痛药气味多辛温，辛能散能行，温能疏通脉络，脉络得利，气血畅行，疼痛自除。中药麻醉止痛药，其性味功能各具特点，临床应用要因势利导，颉取其长。如川乌虽辛、苦、温，有大毒，但久煎可去其毒性，即所谓"去其气取其味"，善治风寒湿痹，酸痛麻木，脘腹冷痛之症；草乌与川乌同属毛茛科植物，其作用更强；细辛辛香走窜，温散力强，为外感风寒头痛，身痛之要药；白芷辛温芳香，可解表祛风寒，除湿通窍道，上行头面，为阳明经头面疾患之要药；甘草味甘，甘能缓急止痛，入脾经善补脾益气，调和中焦，更有调和诸药味，解诸药之毒的功能。

现代药理学研究证实，常用的中药麻醉止痛药中均含有特定的有效成分，如川乌、草乌含有乌头碱，乌头碱对各种神经末梢及中枢神经先兴奋后麻醉，以达到止痛的目的；细辛含挥发油，实验证明有局部麻醉作用；白芷含白芷毒素，具有镇痛及兴奋中枢神经的作用；甘草含甘草甜素，甘草甜素水解后有类肾上腺皮质激素样作用，通过缓解或抑制平滑肌痉挛达到止痛的目的。目前，单方中药麻醉药研究较少，主要集中在蟾酥的麻醉及镇痛效果研究上。孙世明报道，将蟾酥溶于 75% 的乙醇，制成 1～4% 酊剂，涂咽部及扁桃体，进行扁桃体切除术，优良率达 98%，用蟾酥注射液进行甲状腺切除手术，麻醉效果优良率为 90%。李平等利用蟾酥 2 g、盐酸可卡因 1 g、95% 乙醇、甘油各等份，用于治疗牙髓疼痛患者，封药后疼痛明显减轻，其有效率达 33.2%。周源等研究蟾酥与维拉帕米镇痛协同作用，结果蟾酥对醋酸所致小鼠腹痛、热板法致小鼠足痛均有明显的对抗作用，合用维拉帕米能显著增强镇痛效果。苟新元等用棉签蘸取蟾酥乙醇提取液，涂宫颈内及宫颈表面，待 3～5 min 后，施行人工流产术 180 例，结果蟾酥组一级镇痛 152 例（84.4%）、二级镇痛 23 例（12.8%）。在其他单味中药麻醉及镇痛效果研究方面，俸世林将干洋金花 50 g，白酒 500 ml（或 50% 乙醇），放入玻璃瓶内密封浸泡，治疗急性软组织损伤性疼痛 125 例，用棉花或纱布蘸药适量，反复擦摩患处，3 d 为 1 疗程，一个疗程痊愈 25 例，占 20%。两个疗程痊愈 65 例，占 52%。除金汉等研究了洋金花制剂与氯丙嗪联合对麻醉效果的影响，将二者按不同剂量加入生理盐水静脉滴注，结果洋金花 0.1 mg/g 与氯丙嗪 1～2 mg/kg 联合时，14 例麻醉试验中，一级麻醉 7 例，二级 6 例，三级 1 例。李治淮等研究了麻黄水提取经口服给药，观察其对小鼠的麻醉效果，按 10 g/kg 体重给药时，经过一个潜伏期，动物会出现死亡；小于 10 g/kg 体重给药时，潜伏期随用药量的减少而延长，翻正反射消失率逐渐降低，在翻正反射消失后进入昏睡期，且苏醒后动物进食、活动无异常。

复方中药麻醉在临床上既可以用于局部麻醉、表面麻醉也可以用于全身麻醉。张明嵩采用上海中药麻醉厂的中麻Ⅱ号 2 mg、哌替啶 100 mg、乙酰吗嗪 20 mg、汉肌松 20 mg，配成中药麻醉剂，采用硬膜外腔麻醉方法，用于晚期血吸虫患者的脾脏切除手术，麻醉时间可维持 3 小时左右。廖夏林用花椒 20 g、川乌头（生）20 g、草乌头 20 g、附子 20 g、荜茇 20 g、细辛 5 g 粉碎后，95% 乙醇浸泡，取滤液进行全麻效果研究，结果发现，用棉球浸取浸液塞入蛙和蟾蜍口腔，3 min 后进入深度麻醉，可维持 2 h；对猫和鼠类采用腹腔注射给药，5 min 后进行深度麻醉状态，维持 3～4 h；对狗和兔，采用静脉注射，5 min 后进入深度麻醉状态，可维持 4 h。张玉英等将细辛、白芍、川芎、徐长卿等中药，经水蒸提取、过滤、浓缩、烘干后制成颗粒，采用灌胃给药，以电流刺激、热板法或腹腔注射醋酸致痛，通过测定大鼠痛阈值的方法探讨该中药配方的镇痛效果，结果表明其全身镇痛效果与左旋四氢巴马汀的效果基本一致。于洪波等通过收集在医院收治的实施腹腔镜胆囊切除术患者，随机分为观察组和对照组，对照组采用瑞芬太尼复合丙泊酚麻醉，观察组在对照组的基础上，于术前 12 d 及术后给予中药辅助治疗，中药方如下：黄芩 12 g、柴胡 10 g、白芍 15 g、大黄 10 g、茵陈 15 g、白术 15 g、郁金 10 g、太子参 15 g、白花蛇舌草 20 g、甘草 10 g、半夏 10 g，水煎服，1 剂 / d，连服 5 d，证实中药联合瑞芬太尼复合丙泊酚麻醉用于腹腔镜胆囊切除术可显著降低心率、SBP 和 DBP，缩短首次排气、排便及肠鸣音恢复时间，降低外周血 IL-6 和 TNF-α 水平，减少不良反应，不失为一种可行、有效、经济的麻醉方法。该研究完成了 100 例腹腔镜胆囊切除术患者采用中药联合瑞芬太尼复合丙泊酚麻醉的临床研究，并应用于当地医院，改善了腹腔镜胆囊切除术患者预后，提高了医院床位的使用率 4%～9% 及周转率 3%～6%，单个患者治疗费用降低 5%～10%，最大限度地提高了腹腔镜胆囊切除术患者的麻醉效果，改善了患者预后，患者治疗费用降低，具有较好的社会效益。吴玲娟等选取 50 例人流手术患者，将其随机分成观察组和对照组各 25 例，对照组患者采用常规麻醉措施，观察组患者应用洋金花制剂麻醉，比较两组患者手术后疼痛程度、术中血压及血氧饱和度变化情况及苏醒期不良反应发生情况。结果发现观察组患者疼痛程度明显低于对照组，差异有统计学意义（$P < 0.05$）；观察组术中血压及血氧饱和度稳定情况好于对照组，差异均有统计学意义（$P < 0.05$）。应用两种不同麻醉方法实施人流术后，两组患者苏醒期不良反应比较，观察组患者不良反应率为 8%，低于对照组 32%，差异有统计学意义（$P < 0.05$），说明人流手术麻醉时应用洋金花制剂，降低了患者疼痛程度，术中患者血压和血氧饱和度较好，可降低患者苏醒期间不良反应发生率。

1949 年以来，尤其是近年来我国在中药麻醉研究和临床应用虽然取得了一定的成就，但要更好地应用中药麻醉仍有很长的路要走。比如建立健全有效的中医麻醉疗效评价体系，加强对中药麻醉效果及麻醉的现代药理学机制的深入研究，以期为中药麻醉剂的推广应用提供坚实的理论依据，加强中药麻醉的研发，以期能筛选出性能强、作用快的麻醉镇痛中草药或中药复方制剂供临床应用，并积极探索中药麻醉剂的最佳用药剂量与手术时间、手术强度、手术种类间的关系等。

第七节 术后远期康复与养生

术后远期康复，主要指综合的、协调的应用医学、教育、社会职业的各种方法，使患者已经丧失的功能尽可能恢复和重建。手术后患者机体可能会出现生理结构改变、部分功能丧失、精神心理压力、免疫功能低下等，导致短期或长期不良反应及并发症，影响患者术后生活质量并缩短生存期，给家庭和社会带来沉重负担。近年来，中医药在围手术期中发挥重要作用，中医诊治疾病主要强调整体观念与辨证论治相结合，其能从整体上调节机体的气血阴阳平衡，达到从整体解决局部问题的目的。同时，辨证论治理论指导下的中医药技术和方法，强调个体化方案，更具有靶向性，具有疗效突出、不良反应小、价廉效优的优势。现就中医药在术后远期康复与养生中的应用做一简单介绍。

一、提高机体免疫力

中医学认为，人体是一个有机整体，人体功能的正常运行是全部脏腑功能协同作用的结果。外科手术会造成切除部位生理功能减退或丧失，导致人体气血津液产生不足，脏腑功能紊乱，引起一系列生理功能无法正常进行，导致临床出现一系列病理表现。胃肠肿瘤手术会造成消化道解剖结构及生理功能改变、消化吸收面积减少，导致营养摄入较差、免疫力低下。临床治疗以益气养血为首要法则，使气血津液等物质基础来源充足，进而达到提升人体正气、提高免疫力、加快术后康复的目的。临床研究发现，香砂八珍汤联合肠内营养能提高胃肠肿瘤患者术后免疫功能和营养情况。以黄芪、仙鹤草、灵芝、姜竹茹、绿梅花等为主的扶正安中汤辨证治疗恶性肿瘤手术后患者，有助于患者脾胃功能恢复及后续治疗。黄芪扶正汤能提高甲状腺癌患者术后免疫指标及生活质量指数。重剂黄芪治疗恶性肿瘤患者术后切口久不愈合，具有托毒生肌之功效，收效良好。林洪生以扶正培本兼解毒抗癌为主要治则，提高肺癌术后虚劳患者免疫功能，改善生存质量，可见，肿瘤患者术后主要运用黄芪、当归、白术、茯苓、熟地、炙甘草、焦三仙、枸杞子、鸡血藤等益气养血、健运脾胃类药物增强体质，提高免疫力，促进术后远期康复。

二、调畅气机，调理情志

研究发现，术后患者的转归与情志精神因素密切相关；而情志问题的出现多以肝气郁结为主要病机。王佳琦等认为，肝阳虚是恶性肿瘤术后并发抑郁的重要病因，临床基于"肝体阴而用阳"理论治疗，取得较好疗效。术后气血津液耗伤，肝血亏损不能濡养肝体，肝体失用，调畅气机功能失调，导致肝阴不足，气机郁滞。临床多选用柴胡疏肝散、逍遥散、归脾丸等疏肝理气、健脾补血类中药方剂调节乳腺癌术后患者抑郁状态。术后情志抑郁的影响仍将持续存在，易致气机升降失常：在临床治疗中以蒿芩清胆汤为主方，调整少阳枢机失利之病机，可达到手足少阳同治、和解表里兼能、清利上下的效果。恶性肿瘤术后患者因外貌改变、生理功能造成损伤、社会交往受限等因素而产生自卑抗拒心理，从而加重体内气滞痰凝、郁火积聚病理因素的产生。传统医学在辨证论治的基础上，采用理气化痰、疏肝解郁、重镇安神等方法缓解患者紧张抑郁情绪，改善体内因气机郁滞所造成的病理改变。乳腺癌术后的复发与转移是乳腺癌术后相关患者远期生存率并未显著改善的关键，长时间的放、化疗，患者极易出现负性情绪。乳腺癌根治术后有抑郁情绪和焦虑情绪的患者比例极高，不仅会降低治疗疗效，还会加重术后不良反应。大量研究表明，负性情绪直接影响着乳腺癌患者的预后及生存率。因此，将中医情志疗法作为辅助手段对乳腺癌患者后期康复显得尤为重要，在常规药物应用之外，应合理运用移情法、开导法、以情胜情法等缓解患者心理压力，针对患者不同的心理状态，施以相应的心理干预和情志调理，可显著提高患者远期生存率。

三、提高患者生活质量

外科手术在切除病灶的同时会不可避免地造成周围组织和神经功能损伤，对后期治疗和患者生活质量造成严重影响。脑外科围手术期常引起较强的应激反应，尤其是手术切除为有创治疗，易产生神经功能和认知障碍。而由红参、麦冬、五味子组成的注射剂益气复脉，能改善脑部手术后气阴两虚型患者神经功能缺损情况、提高治疗有效率；八珍汤联合通窍活血汤加减能保护脑肿瘤术后气虚血瘀证患者神经功能；古汉养生精是由淫羊藿、人参、黄精、黄芪、枸杞等12味中药组成，从延年益寿、补肾益脾、健脑安神等方向入手，从而调理人体血液循环，促进新陈代谢，提高机体免疫力，有效治疗脑动脉硬化，术后虚弱等。目前已有研究表明，古汉养生精在抗神经衰弱、抗疲劳、改善颅脑血流等具有重要作用。临床在补充气血阴液亏虚的基础上，辨证运用调气和血、解表散寒、清热祛湿、理气通腑等治则，采用小柴胡汤、桂枝汤、调胃承气汤、麻杏石甘汤等方剂治疗。研究发现中医体质养生健康教育过程中，增加了医患交流，加强了互信，还通过提高患者对养生知识的认知水平，调动了患者的主观能动性，间接地进行心理干预，消除了患者的紧张情绪，增强了治愈疾病的信心。短期内表现为减轻了疼痛感，促进患者早期活动能力及胃肠功能的恢复，有利于术后的康复。长远看，体质养生是一个长期积累的过程，通过养生建议中的饮食宜忌、生活起居、四季养生、保健穴位等方面对偏颇体质进行整体调整，以期达到阴平阳秘的健康状态，提高了患者术后的生活质量。太极拳训练可以改善稳定型心绞痛患者心肺功能，可提高脑静脉氧分压、最大氧脉搏、最大分钟通气量，改善稳定型心绞痛患者部分冠心病危险因素，提高稳定型心绞痛患者部分柔韧及平衡能力，改善患者焦虑、抑郁情绪，改善血脂，改善患者的气虚血瘀、痰浊证候，并提升患者的生活质量水平。可见，中医药在改善术后并发症、减少不良反应发生和提高患者生活质量等方面具有独特优势。可使更多患者受益，减轻患者疾病痛苦和家庭负担。基于中西医动静结合理论，运用中医辨证思想，采用中西医结合运动疗法指导患者进行术后有计划的个性化功能康复锻炼能够提高腰椎间盘突出术后患者的远期疗效，降低复发率。在进行常规的外科手术，给予中药进行湿敷处理，在疼痛的缓解、骨折的愈合及减少并发症发生等方面，都有显著的优越性。

5

第八节　中国版快速康复外科

ERAS 从最初的优化管理流程，发展到多学科协作模式，强调"以患者为中心"的理念，取得了显著的临床效果，已经普及全球范围。循证医学证据为 ERAS 的基础，通过多模式，外科、麻醉、护理及营养等多学科合作的方式。通过循证医学制订并验证有效的优化处理措施，减轻患者在临床诊疗过程中产生的生理和心理应激。根本宗旨是促进患者平稳度过围手术期，加快患者早期恢复机体各种正常功能。减少围手术期并发症、缩短住院时间、避免再入院、降低死亡风险以及减少医疗费用。核心为强调以服务患者为中心的诊疗理念。

中国传统康复技术以中医理论为指导，运用传统治疗方法和康复措施，恢复患者的功能障碍，尽最大努力保留、改善和恢复患者的身体功能，保持心理健康，提高其生活质量。中国传统医学极具特色的理论体系中以人为本、辨证论治等的核心内容与 ERAS 的循证医学理念不谋而合，二者能够相得益彰、深度融合。ERAS 措施中融入传统康复技术，势必能优化其进程。自 2007 年 ERAS 这一概念引入国内，我国针对不同疾病的 ERAS 的研究层出不穷，且质量逐年提升。中医药治疗与 ERAS 理论相结合的研究也在近几年取得不菲的成果。这些研究融入的传统康复技术包括针灸、推拿、中药、食疗、音乐疗法及运动疗法，可针对 ERAS 进程中各项需求进行主动干预，从而增强 ERAS 各项进程的效果。以 2019 年由来自山东、河北、上海、成都、陕西、北京和四川 7 个省市的 38 名专家参与的《妇科围手术期加速康复的中西医治疗专家共识》的发表为标志，中西医治疗与 ERAS 的研究和联合应用进入一个新的高度。

但是大多数有关中医药治疗与 ERAS 理论相结合的研究为单中心研究，缺乏更具大规模、多中心的研究。中医药在 ERAS 应用中的治疗手段较多，但在具体应用中无章可循，并没有形成统一的理论及应用思路，因而有迫切必要形成具有中国特色的 ERAS。

一、中药和中医技术在围手术期中的应用

中药和中医技术在促进手术患者的快速康复临床实践中积累了丰富的经验。刘杨等提出了针药平衡麻醉的新理念，大量研究证明，在围手术期的术前准备、术中管理及术后处理三个环节均可进行中西医结合的有效干预，尤以针药复合麻醉最为常用，并形成了"术前诱导、术中麻醉、术后止痛"的针刺麻醉镇痛新模式。

（一）术前准备

术前患者的情绪调整、基础病的控制、肠道准备是术前需要关注的重要问题，中药和中医技术对术前问题具有很好的调整作用，通过良好的调整使患者处于最佳接受手术状态。

1. 焦虑失眠

手术患者术前普遍存在焦虑和恐惧导致的失眠，引发心理和生理应激反应，影响手术和术后恢复。ERAS 的术前宣教结合中医的健康和情志教育，使患者以积极平和的心态对待手术。术前应给予常规健康宣教和必要的镇静催眠，同时还采用中医运动疗法，五禽戏、八段锦等功法调节免疫功能、改善心肺功能。研究证实术前五禽戏锻炼，可明显降低结直肠肿瘤患者心率，提高血氧水平，改善肺活量，调节机体免疫功能。神门、皮质下主穴辨证配穴行耳穴贴压择期手术患者，也可以达到镇静安神，有效缓解焦虑情绪，明显改善睡眠障碍的效果，针刺百会、神门、印堂、内关、三阴交、足三里治疗焦虑效果显著，关于针灸缓解患者术前焦虑的也有报道。张延东等在术前耳穴贴压可以减轻患者术前焦虑。

2. 体温准备

麻醉过程中患者代谢率降低，药物抑制中枢性体温调节，患者长时间的暴露导致术中体温降低，一般多采用输液加温，暖风毯、循环水服和温水冲洗增温，但是存在费用高，无菌要求冲突问题，患者术前针刺能够增温，延缓术中体温下降，可以补充原有保温措施。

3. 肠道准备

术前的肠道准备是手术准备的重要一环。术前肠道准备一般采用抗生素口服、灌肠，但是存在水、电解质紊乱和酸碱平衡失调的可能，年老体弱患者更容易发生，并且容易发生术后感染和吻合口瘘。良好的术前肠道准备是预防术后吻合口瘘和感染的关键。中药通下剂在腹部手术前的肠道准备中可加快胃肠蠕动，通过肠蠕动发挥肠道机械性清除作用，增加胃肠道的血流量，改善肠道微循环，与西药导泻剂相比具有一定的优势。番泻叶是中药泻下药，泻热导滞、利水通便，抗菌止血，不会损伤肠黏膜，术前口服或灌肠可用于肠道准备。针灸也是肠道准备的可选方法，Kotani 等证实术前针灸减轻术后疼痛、恶心呕吐，减少麻药用量，降低应激水平。

（二）术中管理

1. 针刺辅助麻醉

针灸麻醉简单易行，经济高效，使用安全，在 ERAS 麻醉方案中的融入可以减少麻醉药物用量，缩短术后自主呼吸的恢复时间和苏醒时间，使术后患者早期清醒并恢复活动。针刺麻醉经历了初探、临床推广、机制探索和聚焦研究等阶段。针刺辅助麻醉可进一步完善麻醉效果，减少麻醉药物使用，降低术中应激反应，这些作用有效弥补了 ERAS 的不足，所以时至今日仍在临床应用。单纯针刺麻醉的不足是镇痛效果不如麻醉药、存在肌紧张、内脏牵拉反应，因而在复杂和大手术中很难单独使用。在口腔科、耳鼻喉科检查或者治疗中，中药表面麻醉剂比使用局部浸润麻醉药物易行，不良反应小。某些中药也可以尝试用于浅表麻醉，如蟾酥、细辛、天南星、半夏、冰片、麝香、薄荷、樟脑、川椒、草乌等制成的复方中药外用制剂的局部麻醉作用十分明显。

2. 镇痛

针刺麻醉可以促进人体释放内源性镇痛物质内啡肽，提高痛阈，因而能够减少阿片类镇痛药的用量。电针刺激双侧合谷、内关结合麻醉方法在甲状腺手术中镇痛效果好，不影响手术操作。通过功能 MRI 也发现针刺有镇痛的作用。针药结合辅助静吸复合全身麻醉为理想的临床麻醉方式。周嘉等采用针药复合麻醉成功施行 80 例心脏瓣膜置换手术，术中患者浅睡眠和自主呼吸，无痛，没有采用气管插管，术中麻醉药用量减少，术后并发症低、术后恢复较快，可以作为该专科临床麻醉的应用规范。

3. 抑制应激反应

手术对患者属于较大的创伤，导致患者严重的应激反应，而针刺麻醉可以有效地抑制人体应激反应，有益于患者的术后快速康复。在老年髋部骨折围手术期严格执行 ERAS 措施，配合穴位贴敷、耳穴压豆、中药热奄包和隔姜灸可以减轻术后患者应激水平，降低不良反应，快速康复，可以考虑在临床中推广。

4. 肌松作用

术中肌松十分重要，良好的肌松是手术成功的基本要求。传统中医有许多中药具有肌松作用，比如箭毒可以用于肌松剂。庞峻等发现 80 例肛肠手术患者中用腰俞穴位注射复方薄荷脑注射液，与肛周局部浸润麻醉比较，有更好镇痛效果、更广镇痛范围，特别是呈现很高的肛门松弛程度。研究发现术中应用耳穴贴压法可有效缓解阑尾切除及直肠黏膜环切术中的牵拉反应，减轻减少恶心呕吐，促进术后康复。尽管如此，中医药联合 ERAS 在术中运用的报道很少，其价值也需要更加深入的探讨。

（三）术后处理

术后并发症是影响术后康复的重要因素之一。麻醉药物、麻醉方式和控制装置的发展使麻醉不良反应逐渐减少。尽管如此，麻醉导致的术后恶心呕吐、感染、手术吻合口瘘和肠梗阻也比较常见。减少术后并发症的方法和药物也是需要给予足够重视的研究课题。

1. 肠麻痹

临床上尚无促进术后胃肠功能快速恢复的有效药物和方法，但是术后肠活动抑制，导致肠麻痹发生，因而利用中医药促进肠功能恢复具有显著的临床价值。中医学理论将术后胃肠功能紊乱归于内脏痹证，认为是肝胃不和与肝脾不和，采用内服承气汤类、四磨汤加减，外用芒硝、大黄贴脐；术后三焦、交感耳穴贴压，推拿胆俞、胃俞和双侧足三里、三阴交，均可以增强胃肠道蠕动，从而缓解腹痛、腹胀。行气活血、润肠化瘀的中药汤剂可以用于预防和治疗术后肠粘连。术前和术后禁食导致的肠道电生理紊乱，镇痛剂吗啡抑制胃肠活动，肠道手术操作引发的炎性反应等都可能引起术后肠梗阻，针刺结合穴位注射和穴位贴敷等也可恢复肠功能，避免术后肠梗阻。

2. 肠道功能

术后不同程度存在术后的肠道功能障碍，而且肠道功能的恢复也是影响手术后患者恢复的重要因素。术后采用相应的中药制剂融入 ERAS 方案，可加速术后胃肠功能恢复，改善肠道血液循环，抑制手术导致过度炎性反应和提高机体免疫力等。在 ERAS 治疗基础上，柳东杨等在肝胆外科术后应用加减四磨汤，邹瞭南等在腹腔镜结直肠癌围手术期应用四君子汤，储兰芳等在胆道术后用通腑脐贴膏敷脐，郑燕生等利用芳香、温性、理气类药外敷腹部进行中医外治，程火玲等黄芪和生大黄用于胃癌术后等，均不同程促进胃肠功能恢复，改善营养状况。针灸也被证明可促进ERAS治疗患者的术后康复，严志登等用电针足三里结合小承气汤显著促进了患者急诊开腹术后的胃肠功能恢复。冯吉等在术前加用中药灌肠、针刺足三里，术后加用促进肠蠕动的中药，耳穴按摩，与常规ERAS治方案相比，显著加速了结直肠癌患者的术后恢复。电针足三里，人参薏苡附子败酱散口服联合ERAS使结直肠癌手术患者术后胃肠功能恢复加快，术后并发症减少，住院时间缩短。穴位敷贴和中药足浴疗法结合ERAS明显促进腹腔镜子宫全切术患者术后胃肠功能恢复。可见中药和中医技术是ERAS的有效补充和提高。

3. 恶心呕吐

PONV是多因素导致常见的、严重的术后问题之一。临床上采取联合用药，但是仍然存在部分患者纠正效果较差。内关是用于恶心呕吐的治疗首选穴位。内关穴位注射地塞米松对防治PONV具有良好效果。穴位加药物减少围手术期阿片类镇痛药的用量，恢复术后胃肠功能，减少恶心呕吐，双向调节胃肠运动，纠正术后胃肠功能紊乱。李星国等发现电刺激双侧足三里、内关联合阿扎司琼能够减少对血浆胃动素分泌，减轻PONV。林江海等发现，内关和足三里穴位埋线对甲状腺全身麻醉术后的PONV有较好的预防的作用。对根治性膀胱切除术后的患者，按照ERAS的方案，结合穴位敷贴，促进胃肠道功能恢复十分有效。

4. 尿潴留

术后12 h仍未排尿、膀胱充盈、下腹胀痛即为POUR，是术后患者的常见症状，需要及时纠正。一般给予关元、气海和足三里穴位刺激并注射新斯的明，可以促进术后排尿，纠正尿潴留。耳穴刺激可有效缓解术后尿潴留，镇痛，恢复胃肠功能和减轻恶心呃逆，抗炎，减轻水肿和促进睡眠。电针膀胱俞、关元、中极、足三里和三阴交能够增强肌肉收缩，促进膀胱功能恢复，改善宫颈癌术后的排尿障碍。

5. 静脉血栓

术后患者血液往往处于高凝状态，有发生静脉血栓的危险。刺激三阴交可明显降低红细胞聚集，降低血液黏稠度，促进血流速度，可以防止下肢深静脉血栓形成。

6. 镇痛

术后镇痛多采用大剂量阿片类药物，在ERAS的理念则建议多模式术后疼痛管理方案，强调术后减少阿片类用药量以避免恶心呕吐、尿潴留和严重的呼吸抑制等不良反应，提倡以非甾体抗炎药为术后镇痛的基础用药，但也具有胃肠道反应和肾毒性。针刺镇痛能够有效控制患者的术后疼痛，而且可以减少镇痛药物用量。有报道揭示耳穴压豆在腹腔镜胆囊切除术中的应用效果显著，能够有效减轻患者术后疼痛程度，加快康复进程。再者，针刺增加内啡肽、脑啡肽等内源性阿片受体，发挥镇痛效应，减少使用阿片类药物，降低镇痛药物不良反应。益气活血化瘀的方剂也可以明显减轻肛肠或子宫肌瘤术后患者的疼痛症状。

7. 神经功能

头脑损伤和颅内肿瘤手术后经常伴随各种颅神经损伤后遗症，特别是肢体功能障碍。中医对这些后遗症的治疗具有无可比拟的优势。一篇报道称针灸以百会、内关、人中、阴陵泉、足三里为主穴，印堂、关元、尺泽、太息等穴位为副穴用于中风后肢体功能障碍患者，可改善患者的肢体功能障碍程度，部分恢复肢体功能。针刺患者头部对侧顶颞前斜线、顶颞后斜线，上肢尺泽、内关、极泉、合谷等穴，针刺并施灸下肢足三里、三阴交等穴，联合康复训练可明显改善脑肿瘤术后患者的神经功能障碍，提高生活能力。

二、未来研究建议

近年来，虽然中医药结合 ERAS 措施方面进行了诸多的探索，取得了一些成果，但是还存在需要进一步探讨的问题，需要在更大范围、更深层面进行系统的、全方位的研究，以期形成具有中国特色的、更科学的、更规范的中医药结合 ERAS 的措施。

（1）中医理论博大精深，方法手段多样，能够在 ERAS 治疗应用的方法不能仅局限于目前所应用的策略。中医简单易行、经济实用、安全，因此，可以在 ERAS 的措施中尝试更多的中医手段，并且优选疗效确切、西医无法代替的手段和药物融入 ERAS。

（2）目前的中医药结合 ERAS 的研究都属于单中心，缺乏广泛性和同质性，因而首先以目前应用较为成熟的《妇科围手术期加速康复的中西医治疗专家共识》为基础，在相关的疾病的中医药结合 ERAS 研究中采取多中心、多学科合作，增大样本量，严格措施流程，最终制订单病种或某些相近专科疾病中西医结合 ERAS 治疗方案。

（3）运用现代分子生物学技术，首先从动物和细胞进行中医方法和药物的分子机制探讨、疗效评价和推广使用，促进中医现代化和科学化的建设，明确中医药方法在 ERAS 治疗中的作用。针对某一具体疾病，研究中西药组合的方式、时机和效果。

（4）针灸和中药在术前和术中的作用需要深入研究。针刺麻醉效果肯定，无论是单独还是联合麻醉药物，均有较好作用。针刺麻醉有助于优化术中麻醉方法，可减少吸入性麻药和麻醉性镇痛药的用量，减少对人体生理功能的影响，降低应激反应，契合 ERAS 核心，促进患者术后康复。中药麻醉还具有抗休克功能，镇痛时间长，并发症少，但其麻醉效果和机制需进一步确定。

（5）多学科广泛合作，在更高层面建立完善、规范的传统中医深度融合的中国版的 ERAS。中医药参与 ERAS 治疗研究模式很少，中医药在 ERAS 的措施中融合较少。少量报道主要集中在器官功能调理方面，在围手术期的运用的报道极少，并未形成较为成熟的中西医结合 ERAS 治疗模式。未来的研究必须深刻领会 ERAS 核心，深挖中医药宝库，从围手术期的三个环节展开，使中药及中医技术广泛参与到 ERAS 治疗中，以期制订中国版的 ERAS 规范措施。

三、展望

目前中医药在围手术期的应用尚处于初步研究阶段，中西医结合 ERAS 的研究也不过是近两三年的才起步的。在围手术期术前准备、术中管理和术后处理三个阶段，中医药都可以发挥较为积极作用，我国的研究者也做出很多有益的尝试，取得了一些经验。借助加速康复外科的核心理念，系统、全面地开展多中心的合作，进一步展开中西医结合在围手术期作用的研究。

虽然中医药在围手术期的作用是辅助的，ERAS 才是处于主导地位，但中医药的独特作用也是不可替代，在某些方面甚至是不可或缺的。我国关于针刺麻醉的研究时间长，研究也深入广泛。然而中药麻醉的进展并不理想，用于临床很多药物都是中药的提取物或者合成物，如阿片、麻黄碱、筒箭毒碱等麻醉常用药。相信通过研究人员的不懈努力，不断地挖掘中药宝库，一定会有更高效、不良反应更小的中药成分应用于临床。中医强调平衡，以整体作为调整对象，重在调动人体内在各种功能促进整体康复。中医扶正，西医手术针对病患器官，二者相得益彰，互为补充。将中医手段融入 ERAS 方案，既赋予传统中医新应用，更使 ERAS 方案完善，效果更好。通过整合中医药与 ERAS 联合方案，以期形成中国特色的中西医结合的 ERAS 新模式，丰富 ERAS 方案，促进患者恢复，提升患者生存质量。

第九节　中国特色围手术期医学

　　围手术期是指从患者决定接受手术治疗开始到基本康复的一段时间，涉及术前评估、麻醉和手术治疗、术后恢复等。这是围绕外科手术治疗的评估、治疗和康复过程，一般包括术前5～7 d，术中及术后7～12 d或至30 d。围手术期是住院患者死亡率较高的环节，因而国内外都将围手术期死亡率作为评价手术、麻醉质量与安全及患者康复的重要和关键指标。2014年，世界卫生组织已将其列入《全球100项核心健康指标》。围手术期医学顾名思义就是有关围手术期的一切医疗活动和研究，覆盖术前、术中、术后全过程，除了麻醉科和手术室之外，还需要外科、急救、重症医学、心血管、呼吸、神经、营养、康复等各学科的有效参与。既往医学领域里，麻醉学的工作重点主要在手术室，随着医学的发展和麻醉学的进步，麻醉学的性质已转变为一门研究临床麻醉、生命功能调控、重症监测治疗和疼痛诊疗的科学。近年来，麻醉医生的工作重点已从手术室扩展到术后恢复室、ICU和疼痛医学。2015年麻醉学专业权威杂志 *Anesthesiology* 发表了一篇题为 *Future of Anesthesiology Is Perioperative Medicine: A Call for Action* 的文章，对"麻醉学"更名为"麻醉和围手术期医学"的决议进行了讨论，可以预见，麻醉学的未来与围手术期医学密切相关。围手术期医学是一个非常广泛的医学范畴，依据外科患者的住院时间段，可分为术前、术中和术后三个时段，从医学内容来看，则包含了各时段内的一切医疗活动及与之相关的医学研究。目前有关麻醉学向围手术期医学转化的共识是：保证临床麻醉安全有效，最大限度降低麻醉死亡率和严重并发症的发生率，改进麻醉学科的临床工作，改善患者的长期转归，提高患者手术后的长期生存率和生存质量。麻醉医生将围手术期医学作为未来工作和理想的奋斗目标，其目的是积极和更好地参与患者的围手术期管理，以提高患者围手术期的安全和术后预后。

　　手术历来是中医"扶正祛邪"的重要手段之一。两千多年前的《灵枢·痈疽》就有"治之不衰，急斩之"的截肢手术记载，以及后来华佗发明麻沸散用于手术麻醉，"刮骨疗疮"，都体现了中医对外科手术的重视。中华人民共和国成立以后，毛泽东主席提出了"中西医结合"的指导思想，并且成为我国医学研究的主要方向之一。习近平总书记指出："中医药学是中国古代科学的瑰宝，也是打开中华文明宝库的钥匙。""十四·五"规划和2035年远景目标纲要把"坚持中西医并重和优势互补，大力发展中医药事业"作为全面推进"健康中国"建设的重要内容，充分彰显了我们党守护人民健康的坚定决心和科学路径。《素问·四气调神大论》："圣人不治已病治未病，不治已乱治未乱，此之谓也。"则给出了中国特色围手术期医学的深刻内涵，也使我们窥视了广大麻醉医师孜孜不倦追求的医术最高境界。作为我国医疗卫生事业的独特优势，中医药学包含着中华民族几千年的健康养生理念及其实践经验。肾元理论、阴阳五行理论、气血理论、经络理论、脏腑理论为我们提供了坚实的理论基础，气血平衡理论形象地描述了麻醉手术的全过程，气血与肾元理论完整阐述了围手术期应激反应的发生、发展，"正气存内，邪不可干"的辨证理论探讨了术后并发症的发生机制和防治方法。术前"虚则补之"为手术创造良好条件，进行养生与康复等宣教，应用四诊仪进行体质评估与诊断，传承中药、针灸、推拿、穴位刺激、食疗、运动、音乐等治疗方法进行术前干预。术中"精准麻醉"为手术保驾护航，中西合璧联合应用脉象仪等监测，辨证施治，给予针刺、穴位刺激、中成药及针药复合麻醉等方法降低患者并发症发生的概率，帮助患者早日健康。术后辨证施治减少术后并发症的发生，综合应用针灸、推拿、中药、运动、食疗及音乐调理等辅助康复技术，实现术后快速康复。

我们要牢牢把握我国医药卫生事业改革发展的新机遇，乘势而上，进一步促进中医药传承创新发展，加强中西医结合，大力发展中国特色围手术期医学，更好守护人民健康。深入发掘中医药宝库中的精华，充分发挥中医药的独特优势，推进中医药现代化。

（西安交通大学第一附属医院麻醉手术部）

5

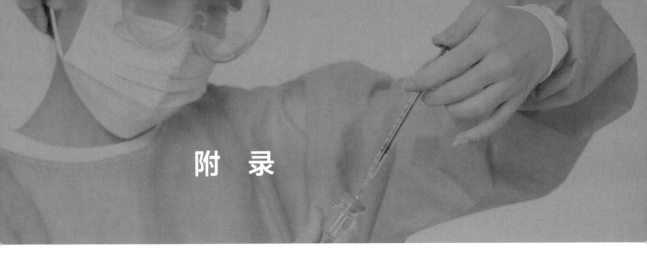

附　录

附录1　常用方剂名称与常用中药

一、常用方剂

1. 麻黄汤

2. 桂枝汤

3. 大承气汤

4. 小柴胡汤

5. 理中汤

6. 四逆汤

7. 真武汤

8. 白虎汤

9. 麻杏石甘汤

10. 乌梅丸

11. 银翘散

12. 桑菊饮

13. 藿香正气散

14. 二陈汤

15. 当归四逆汤

16. 四君子汤

17. 补中益气汤

18. 四物汤

19. 六味地黄丸

20. 左归丸

21. 右归丸

22. 桃核承气汤

23. 血府逐瘀汤

二、常用中药

1. 发散风寒药

麻黄：辛、微苦，温。归肺、膀胱经。发汗、平喘、利水。

桂枝：辛、甘，温，归心、肺、膀胱经。发汗解表、温经通阳。

紫苏：辛，温，归肺、脾经。发表散寒，行气宽中，解鱼蟹毒。

荆芥：辛，微温，归肺、肝经。祛风解表，透疹疗疮，止血。

防风：辛、甘，微温，归膀胱、肝、脾经。祛风解表、胜湿止痛，解痉。

羌活：辛、苦，温，归膀胱、肾经。解表散寒、祛风胜湿，止痛。

白芷：辛、温，归肺、胃经。解表祛风，燥湿，消肿排脓，止痛。

生姜：辛，微温，归肺、脾经。发汗解表，温中止呕，温肺止咳。

香薷：辛，微温，归肺、胃经。发汗解表，和中化湿，利水消肿。

辛夷：辛，温，归肺、胃经。散风寒，通鼻窍。

藁本：辛，温，归膀胱经。发表散寒，祛风胜湿，止痛。

苍耳子：辛、苦，温，有小毒。归肺经。宣通鼻窍，祛风湿，止痛。

2. 发散风热药

薄荷：辛、凉，归肝、肺经。疏散风热，清利头目，利咽，透疹。

蝉蜕：甘，寒，归肺、肝经。疏散风热，透疹、明目退翳，息风止痉。

牛蒡子：辛、苦，寒，归肺、胃经。疏散风热，解毒透疹，利咽散肿。

桑叶：苦、甘，寒，归肺、肝经。疏散风热，清肺润燥，平肝明目。

菊花：辛、甘、苦，微寒，归肺、肝经。疏风、清热，解毒明目。

葛根：甘、辛，凉，归脾、胃经。解肌退热，透发麻疹，生津止渴，升阳止泻。

柴胡：苦、辛，微寒，归心包络、肝、三焦、胆经。和解退热，疏肝解郁，升举阳气。

升麻：辛、甘，微寒，归肺、脾、胃、大肠经。发表透疹，清热解毒，升阳举陷。

蔓荆子：辛、苦，平，归膀胱、肝、胃经。疏散风热，清利头目。

淡豆豉：辛、甘，微苦，寒，归肺、胃经。解表除烦。

3. 清热泻火药

石膏：辛、甘，大寒，归肺、胃经。清热泻火，除烦止渴，收敛生肌。

知母：苦、甘，寒。归肺、胃、肾经。清热泻火，滋阴润燥。

栀子：苦，寒，归心、肺、肝、胃、三焦经。泻火除烦，清热利湿，凉血解毒，消肿止痛。

夏枯草：苦、辛，寒。归肝、胆经。清肝火、散郁结、降血压。

芦根：甘，寒，归肺、胃经。清热生津，止呕除烦。

天花粉：甘、微苦，微寒。归肺、胃经。清热生津，清肺润燥，消肿排脓。

淡竹叶：甘、淡寒。归心、胃、小肠经。清热除烦、利尿。

4. 清热燥湿药

黄芩：苦，寒。归肺、胆、胃、大肠经。清热燥湿，泻火解毒，止血安胎。

黄连：苦，寒。归心、肝、胃、大肠经。清热燥湿，泻火解毒。

黄柏：苦，寒。归肾、膀胱、大肠经。清热燥湿，泻火解毒，退虚热。

龙胆：苦，寒。归肝、胆、膀胱经。清热燥湿，泻肝胆火。

苦参：苦，寒。归心、肝、胃、大肠、膀胱经。清热燥湿，祛风杀虫，利尿。

5. 清热凉血药

生地黄：甘、苦，寒，归心、肝经。清热凉血，养阴生津。

玄参：苦、甘、咸，微寒。归肺、胃、肾经。清热凉血，滋阴解毒。

牡丹皮：苦、辛，微寒。归心、肝、肾经。清热凉血，活血散瘀。

赤芍：苦，微寒。归肝经。清热凉血，祛瘀止痛。

水牛角：咸、寒。归心、肝、胃经。清热、凉血解毒。

紫草：甘、寒。归心、肝经。凉血活血，解毒透疹。

6. 清热解毒药

金银花：甘，寒。归肺、心、胃经。清热解毒，疏散风热。

连翘：苦，微寒。归、肺、心、胆经。清热解毒，消痈散结。

蒲公英：苦、甘，寒。归肝、胃经。清热解毒，利湿通淋，消痈散结。

大青叶：苦、咸，大寒。归心、肺、胃经。清热解毒，凉血消斑。

牛黄：苦，凉。归肝、心经。清热解毒，息风止痉，化痰开窍。

鱼腥草：辛，微寒。归肺经。清热解毒，排脓利尿。

射干：苦，寒。归肺经。清热解毒，祛痰利咽。

白头翁：苦，寒。归大肠经。清热解毒，凉血止痢。

板蓝根：苦，寒。归心、胃经。清热解毒，凉血利咽。

青黛：咸，寒。归肝、肺、胃经。清热解毒，凉血散肿。

土茯苓：甘、淡，平。归肝、胃经。解毒除湿，通利关节。

山豆根：苦，寒。归肺经。清热解毒，利咽散肿。

白花蛇舌草：微苦、甘，寒。归胃、大小肠经。清热利湿，解毒消痈。

紫花地丁：苦、辛，寒。归心、肝经。清热解毒，消痈散结。

穿心莲：苦，寒。归胃、肺、大肠、小肠经。清热解毒，燥湿消肿。

马齿苋：酸，寒。归大肠、肝经。清热解毒，凉血止血。

马勃：辛，平。归肺经。清肺利咽，解毒，止血。

秦皮：苦，寒。归肝、胆、大肠经。清热解毒，清肝明目。

白鲜皮：苦，寒。归脾、胃经。清热解毒，除湿止痒。

鸦胆子：苦，寒。有小毒。归大肠、肝经。清热解毒，截疟治痢，外用腐蚀赘疣。

熊胆：苦，寒。归肝、胆、心经。清热解毒，止痉明目。

7. 清虚热药

青蒿：苦、辛，寒。归肝、胆、肾经。退虚热，凉血解暑，截疟。

地骨皮：甘、淡，寒。归肺、肝、肾经。凉血退蒸，清泻肺热。

白薇：苦、咸，寒。归胃、肝经。清热凉血，利水通淋，解毒疗疮。

银柴胡：甘，微寒。归肝、胃经。退虚热，清疳热。

胡黄连：苦，寒。归心、肝、胃、大肠经。退虚热，除疳热，清湿热。

8. 攻下药

大黄：苦，寒。归脾、胃、大肠、肝、心经。泻下攻积，清热泻火，解毒，活血祛瘀。

芒硝：咸，苦，寒。归胃、大肠经。泻下软坚，清热。

芦荟：甘，寒。归肝、大肠经。泻下清肝，杀虫。

番泻叶：甘、苦，寒。归大肠经。泻下导滞。

9. 润下药

火麻仁：甘，平。归脾、大肠经。润肠通便。

郁李仁：辛，苦，甘，平。归大肠、小肠经。润肠通便，利水消肿。

10. 峻下逐水药

甘遂：苦、甘，寒，有毒。归肺、肾、大肠经。泄水逐饮，消肿散结。

牵牛子：苦，寒，有毒。归肺、肾、大肠经。泻下逐水，祛积杀虫。

大戟：苦、辛，寒，有毒。归肺、肾、大肠经。泄水逐饮，消肿散结。

芫花：辛、苦，温，有毒。归肺、肾、大肠经。泄水逐饮，祛痰止咳，外用杀虫疗疮。

巴豆：辛，热，有大毒。归胃、大肠、肺经。泻下冷积，逐水退肿，祛痰利咽。

11. 祛风湿药

独活：辛、苦，微温。归肝、膀胱经。祛风湿，止痹痛，解表。

威灵仙：辛、咸，温。归膀胱经。祛风湿，通经络，止痹痛，消骨鲠。

木瓜：酸，温。归肝、脾经。舒筋活络，除湿和胃。

秦艽：苦、辛，微寒。归肝、胃、胆经。祛风湿，舒筋络，清虚热。

防己：苦、辛，寒。归膀胱、肾脾经。祛风湿，止痛、利水消肿。

五加皮：辛、苦，温。归肝、肾经。祛风湿，强筋骨，利水消肿。

桑寄生：苦、甘，平。归肝、肾经，祛风湿，益肝肾，强筋骨，安胎。

络石藤：苦，微寒。归心、肝经。祛风通络，凉血消肿。

12. 化湿药

苍术：辛、苦，温。归脾、胃经。燥湿健脾，祛风湿。

厚朴：苦、辛，温。归脾、胃、肺、大肠经。行气燥湿，消积平喘。

藿香：辛，微温。归脾、胃、肺经。化湿解暑，止呕。

砂仁：辛，温。归脾、胃经。化湿行气，温中安胎。

白豆蔻：辛，温，归肺、脾、胃经。化湿行气，温中止呕。

草果：辛，温。归脾、胃经。燥湿、温中、截疟。

佩兰：辛，平。归脾、胃、肺经。化湿解暑。

13. 利水渗湿药

茯苓：甘、淡，平。归心、脾、肾经。利水渗湿，健脾安神。

泽泻：甘、淡，寒。归肾、膀胱经。利水渗湿，泻热。

薏苡仁：甘、淡，微寒。归脾、胃、肺经。利水渗湿，健脾除痹，清热排脓。

猪苓：甘、淡，平。归肾、膀胱经。利水渗湿。

车前子：甘，寒。归、肾、肝、肺经。利水通淋，渗湿止泻，清肝明目，清肺化痰。

滑石：甘、淡，寒。归胃、膀胱经。利水通淋，清解暑热，祛湿敛疮。

海金沙：甘，寒。归膀胱、小肠经。利尿通淋。

石韦：苦、甘，微寒。归肺、膀胱经。利水通淋，清肺止咳。

茵陈：苦，微寒。归脾、胃、肝、胆经。清利湿热，利胆退黄。

金钱草：甘、淡，微寒。归肝、胆、肾、膀胱经。除湿退黄，利水通淋，解毒消肿。

木通：苦，寒。归心、小肠、膀胱经。利水通淋，泻热通乳。

通草：甘、淡，微寒。归肺、胃经。清热利水，止痒。

地肤子：苦，寒。归膀胱经。清热利水，止痒。

14. 温里药

附子：辛、甘，热。有毒。归心、肾、脾经，回阳救逆，补火助阳，散寒止痛。

干姜：辛，热。归脾、胃、心、肺经。温中散寒，回阳通脉，温肺化饮。

肉桂：辛、甘，热。归脾、肾、心、肝经。补火助阳，散寒止痛，温经通脉。

吴茱萸：辛、苦，热。有小毒。归肝、脾、胃、肾经。散寒止痛，温中止呕，助阳止泻。

小茴香：辛，温。归肝、肾、脾、胃经。散寒止痛，理气和中。

高良姜：辛，热。归脾、胃经。散寒止痛，温中止呕。

花椒：辛，热。归脾、胃、肾经。温中止痛，杀虫止痒。

丁香：辛，温。归脾、胃经。温中止呕，散寒止痛，温肾助阳。

15. 理气药

陈皮：辛、苦，温。归脾、肺经。理气健脾，燥湿化痰。

青皮：苦、辛，温。归肝、胆、胃经。疏肝破气，消积化滞。

枳实：苦、辛，微寒。归脾、胃、大肠经。破气化痰，除痞消积。

木香：辛、苦，温。归脾、胃、大肠、胆经。行气止痛。

沉香：辛、苦，温。归脾、胃、肾经。行气止痛，温中止呕，纳气平喘。

香附：辛、微苦、微甘，平。归肝、脾、三焦经，疏肝理气，调经止痛。

川楝子：苦，寒。归肝、胃、小肠、膀胱经。有小毒。行气止痛，杀虫，疗癣。

乌药：辛，温。归肺、脾、肾、膀胱经。行气止痛，温肾散寒。

荔枝核：辛、微苦，温。归肝、胃经。行气散结，散寒止痛。

佛手：辛、苦，温，归肝、脾、胃、肺经。疏肝解郁，理气和中，燥湿化痰。

柿蒂：苦，平，归胃经。降气止呃。

16. 消食药

山楂：酸、甘，微温。归脾、胃、肝经。消食化积，活血化瘀。

神曲：甘、辛、温。归脾、胃经。消食和中。

麦芽：甘、平。归脾、胃、肝经。消食和中，回乳消胀。

谷芽：甘、平。归脾、胃经。消食和中，健脾开胃。

莱菔子：辛、甘，平。归脾、胃、肺经。消食除胀，降气化痰。

鸡内金：甘，平。归脾、胃、小肠、膀胱经。消食健胃，固精止遗。

17. 驱虫药

使君子：甘，温。归脾、胃经。驱虫消积。

苦谏皮：苦，寒。有毒。归肝、脾、胃经。杀虫疗癣。

槟榔：苦、辛，温。归胃、大肠经。驱虫消积，行气利水。

雷丸：苦，寒。有小毒。归胃、大肠经。杀虫。

榧子：甘，平。归肺、胃、大肠经。杀虫消积，通便润肺。

18. 止血药

大蓟：苦、甘，凉。归心、肝经。凉血止血，散瘀解毒消痈。

小蓟：苦、甘，凉。归心、肝经。凉血止血，散瘀解毒消痈。

地榆：苦、酸，微寒。归肝、胃、大肠经。凉血止血，解毒敛疮。

槐花：苦，微寒。归肝、大肠经，凉血止血，清肝明目。

侧柏叶：苦、涩，微寒。归肺、大肠经。凉血止血，化痰止咳。

白茅根：甘，寒。归肺、胃、膀胱经。凉血止血，清热利尿。

三七：甘、微苦，温。归肝、胃经。化瘀止血，活血止痛。

茜草：苦，寒。归肝经。凉血止血，活血祛瘀。

蒲黄：甘，平。归肝、心经。收敛止血，祛瘀止痛。

白及：苦、甘、涩，微寒。归肺、胃、肝经。收敛止血，消肿生肌。

仙鹤草：苦、涩，平。归肺、肝、脾经。收敛止血，止痢杀虫。

棕榈炭：苦、涩，平。归肝、肺、大肠经。收敛止血。

血余炭：苦、涩，平。归肝、胃、膀胱经。收敛止血，化瘀利尿。

炮姜：苦、涩，温。归脾、肝经。温经止血，温中止痛。

艾叶：苦、辛，温。归肝、脾、肾经。温经止血，散寒调经。

19. 活血祛瘀药

川芎：辛，温。归肝、胆、心包经。活血行气，祛风止痛。

延胡索：辛、苦，温。归肝、脾、心经。活血行气止痛。

郁金：辛、苦，寒。归肝、胆、心经。活血行气止痛，清心开窍，利胆退黄，凉血止血。

姜黄：辛、苦，温。归肝、脾经。活血行气，通经止痛。

乳香：辛、苦，温。归肝、心、脾经。活血行气止痛，消肿生肌。

没药：苦、辛，平。归心、肝、脾经。活血止痛，消肿生肌。

五灵脂：苦、咸、甘，温。归肝经。活血止痛，化瘀止血。

丹参：苦，微寒。归心、肝经。活血化瘀，凉血消痈，安神。

红花：辛，温。归心、肝经。活血通经，祛瘀止痛。

桃仁：苦、甘，平。有小毒。归心、肝、大肠经。活血化瘀，润肠通便。

益母草：苦、辛，微寒。归肝、心、膀胱经。活血调经，利水消肿。

牛膝：苦、甘、酸，平。归肝、肾经。活血通经，补益肝肾，利尿通淋，引血下行。

鸡血藤：苦、甘，温。归肝经。行血补血，舒经活络。

附录2 常用穴位

一、头、面、颈部常用穴位

百会

[位置] 在头顶正中线与两耳尖连线的交点处。

[主治] 头痛、眩晕、高血压、脱肛等。

太阳

[位置] 在眉梢与外眼角之间，向后约1横指凹陷处。

[主治] 头痛、眼疾、面瘫。

阳白

[位置] 前额，目直视瞳孔正中直上，眉上1寸。

[主治] 面瘫、头痛、眼疾。

攒竹

[位置] 前额，眉头凹陷中，额切迹处。

[主治] 头痛、眼疾、眉棱骨痛、呃逆。

睛明

[位置] 目内眦上方眶内侧壁凹陷中。

[主治] 眼科各种病症、心悸。

风池

[位置] 胸锁乳突肌上端与斜方肌上端之间凹陷，与乳突平齐。

[主治] 感冒、头痛、头晕、项强颈痛、眼疾、高血压病。

风府

[位置] 枕外隆凸直下，两侧斜方肌之间凹陷中。

[主治] 眩晕、项强颈痛、中风不语、癔症、咽喉肿痛等。

迎香

[位置] 鼻翼外缘中点旁，鼻唇沟中。

[主治] 鼻炎、鼻塞、口歪。

印堂

[位置] 两眉毛内侧端中间的凹陷中。

[主治] 头痛、眩晕、鼻疾、高血压。

水沟

[位置] 人中沟上1/3与下2/3的交界处。

［主治］昏迷、癫狂、口眼歪斜、腰脊痛。

神庭

［位置］前发际正中直上 0.5 寸。

［主治］头痛、目眩、眼疾、鼻衄、癫狂。

头维

［位置］额角发际上 0.5 寸。

［主治］头痛、目眩、眼疾。

二、胸腹部常用穴位

膻中

［位置］两乳之间，前正中线上，平第四肋间。

［主治］支气管炎、哮喘、胸痛、肋间神经痛、冠心病。

中脘

［位置］腹部，前正中线，脐上 4 寸处。

［主治］胃痛、胃溃疡、慢性胃炎、呕吐、呃逆等。

天枢

［位置］腹部，横平脐中，前正中线旁开 2 寸。

［主治］急慢性胃炎、肠炎、痢疾、便秘等。

气海

［位置］腹部，前正中线，脐中下 1.5 寸。

［主治］腹胀、腹痛、气虚体弱。

关元

［位置］腹部，前正中线，脐中下 3 寸。

［主治］腹痛、腹疾、尿路感染、月经不调、性功能障碍。

大横

［位置］脐中旁开 4 寸。

［主治］腹泻、便秘、腹痛。

三、背部常用穴位

大椎

［位置］在背部第七颈椎棘突下凹陷中，后正中线上。

［主治］发热、中暑、疟疾、精神分裂症、呼吸道疾病、颈痛部疼痛。

肩井

［位置］肩部，第七颈椎棘突与肩峰最外侧点连线的中点处。

[主治]肩背部疼痛、中风等。

风门

[位置]第二体胸椎棘突下旁开 1.5 寸。

[主治]感冒、呼吸道疾病、肩背部疼痛。

肺俞

[位置]第三胸椎棘突下旁开 1.5 寸。

[主治]支气管炎、哮喘、肺炎、自汗、盗汗、背痛等症。

心俞

[位置]第五胸椎棘突下旁开 1.5 寸。

[主治]神经衰弱、肋间神经痛、冠心病、心跳过速、精神分裂症、背痛等症。

肝俞

[位置]第九胸椎棘突下旁开 1.5 寸。

[主治]肝炎、胆囊炎、胃痛、眼痛、肋间神经痛、神经衰弱、月经不调、腰背痛等症。

脾俞

[位置]第十一胸椎棘突下旁开 1.5 寸。

[主治]胃病、神经性呕吐、肠炎、浮肿、贫血、腰背痛、慢性出血性疾病等。

胃俞

[位置]第十二胸椎棘突下旁开 1.5 寸。

[主治]胃脘痛、腹胀、肠鸣、恶心、呕吐。

三焦俞

[位置]第一腰椎棘突下旁开 1.5 寸。

[主治]腹泻、肠鸣、腹胀、呕吐、腰背痛。

肾俞

[位置]第二腰椎棘突下旁开 1.5 寸。

[主治]肾病、腰痛、遗精、遗尿、月经不调、哮喘、耳鸣、耳聋、脱发、腰肌劳损等症。

命门

[位置]第二腰椎棘突下。

[主治]腰痛、阳痿、遗精、泄泻、带下。

大肠俞

[位置]第四腰椎棘突下旁开 1.5 寸。

[主治]腰痛、腹胀、肠鸣、腹泻、便秘。

小肠俞

[位置]横平第一骶后孔，骶正中嵴旁开 1.5 寸。

[主治]腹胀痛、遗精、遗精、遗尿、血尿。

华佗夹脊

[位置]第一胸椎起至第五腰椎止，每椎棘突下旁开 0.5 寸，左右各 17 个穴。

［主治］背腰部疼痛、神经衰弱、五脏六腑功能失常等。

四、上肢部常用穴位

曲池
［位置］曲肘成直角，在肘横纹头与肱骨外上髁连线的中点处。
［主治］上肢关节疼痛、瘫痪、麻木、高血压、高热、过敏性疾病、皮肤病等。
合谷
［位置］第二掌骨桡侧的中点处。
［主治］感冒、五官科疾病、面神经麻痹、神经科疾病、各种疼痛等。
尺泽
［位置］在肘横纹上，肱二头肌腱桡侧缘凹陷中处。
［主治］咳嗽、哮喘、咽喉肿痛、臂痛、肘关节疼痛、皮肤病等。
内关
［位置］腕掌侧远端横纹上2寸，掌长肌腱与桡侧腕屈肌腱之间。
［主治］心脏疾病、神经系统疾病、精神障碍、胃痛、呕吐、各种疼痛等。
劳宫
［位置］横平第三掌指关节近端，第二、三掌骨之间偏于第三掌骨。
［主治］中风昏迷、心绞痛、癔病、手指麻、掌痛等症。
神门
［位置］腕掌侧远端横纹尺侧端，尺侧腕屈肌腱的桡侧凹陷中。
［主治］心痛、心烦、惊悸、善忘、不寐。
外关
［位置］腕背侧远端横纹上2寸，尺骨与桡骨间隙中点。
［主治］热病、头痛、耳聋、耳鸣、肘臂屈伸不利。
扭伤穴
［位置］屈肘，掌心向内，曲池与腕背侧横纹中央连线的上1/4与下3/4交界处。
［主治］急性腰扭伤。

五、下肢部常用穴位

环跳
［位置］在股骨大转子最凸点与骶管裂孔连线的外1/3与内2/3交界处。
［主治］腰腿痛、坐骨神经痛、下肢麻痹、瘫痪、麻木等。
血海
［位置］髌底内侧端上2寸，股内侧肌隆起处。

［主治］月经不调、崩漏、闭经、股内侧痛等。

足三里

［位置］小腿外侧，犊鼻下3寸，胫骨前嵴外1横指处，犊鼻与解溪连线上。

［主治］脾胃不和、恶心呕吐、胃痛、急性胃肠炎、关节炎、下肢麻痹、半身不遂等。

阳陵泉

［位置］屈膝，在腓骨头前下方凹陷处。

［主治］肝胆疾病、高血压、偏瘫、下肢麻木疼痛等症。

委中

［位置］腘窝横纹中点。

［主治］急性胃炎、呕吐、腰腿痛、坐骨神经痛、关节炎、偏瘫、腰痛、牛皮癣等症。

承山

［位置］腓肠肌两肌腹与肌腱交角处。

［主治］腰痛、腓肠肌痉挛、便秘等。

三阴交

［位置］内踝尖直上3寸，在胫骨内侧缘后际。

［主治］生殖系统疾病、下腹痛、腹泻、湿疹、神经性皮炎、荨麻疹等。

悬钟

［位置］外踝尖上3寸，腓骨前缘。

［主治］胁痛、胸腹胀满、足与小腿挛痛、痔出血等。

太溪

［位置］内踝尖与跟腱之间的凹陷中。

［主治］头痛、目眩、咽喉肿痛、耳聋、耳鸣、气喘、失眠、月经不调、遗精等。

涌泉

［位置］足底，屈足卷趾时足心最凹陷处。

［主治］头痛、目眩、头昏、咽痛、小便不利、大便困难、昏厥等。

（苏帆）

名词索引

中西医结合精确麻醉